‖\ 见识城邦

更新知识地图　拓展认知边界

癌 症 传

A BIOGRAPHY

OF CANCER

[美]悉达多·穆克吉 著　　马向涛 译

中信出版集团 | 北京

图书在版编目（CIP）数据

癌症传 /（美）悉达多·穆克吉著；马向涛译 . --
北京：中信出版社，2022.1（2025.1 重印）
书名原文：The Emperor of All Maladies: A
Biography of Cancer
ISBN 978-7-5217-1431-9

Ⅰ.①癌… Ⅱ.①悉… ②马… Ⅲ.①癌－医学史－
普及读物 Ⅳ.① R73-091

中国版本图书馆 CIP 数据核字（2020）第 022414 号

癌症传
著者： 　[美]悉达多·穆克吉
译者： 　马向涛
出版发行：中信出版集团股份有限公司
　　　　　（北京市朝阳区东三环北路 27 号嘉铭中心　邮编　100020）
承印者： 三河市中晟雅豪印务有限公司

开本：787mm×1092mm　1/16　　　印张：39.25
插页：4　　　　　　　　　　　　　字数：572 千字
版次：2022 年 1 月第 1 版　　　　印次：2025 年 1 月第 10 次印刷
京权图字：01-2011-6826　　　　　书号：ISBN 978-7-5217-1431-9
　　　　　　　　　　　定价：88.00 元

谨将本书献给罗伯特·桑德勒

（Robert Sandler，1945—1948）

以及那些历经磨难的癌症患者

疾病不仅是生命的暗夜，它也是法律赋予的身份。每个人与生俱来都拥有健康与疾病的双重国籍。尽管我们愿意乐享健康的生活，但是迟早会有那么一天，或者说至少在某段时间之内，我们将被迫屈从于疾病的淫威。[1]

——苏珊·桑塔格（Susan Sontag）

2010 年，全世界将有 700 多万患者死于癌症，而其中包括大约 60 万美国人。在美国，男性与女性一生中罹患癌症的概率分别为 1/2 与 1/3，癌症死亡人数分别占世界死亡人数的 15% 以及美国死亡人数的 25%。除此之外，癌症在某些国家将超过心脏病成为最常见的死亡原因。

作者注记

　　本书以传记形式演绎了癌症发展史。癌症是一种具有古老历史的疾病，曾令人们谈虎色变。随着时代变迁，癌症逐渐演化为一类形态各异的致命性疾病，由于它不仅在医学、科学与政治领域发挥着影响力，而且在社会生活中具有强烈的象征意义，因此人们经常把癌症定义为这个时代的瘟疫。将本书起名为"癌症传"可以说是实至名归。人类一直在试图了解这种永生化疾病的临床特征，渴望揭开癌症发病机制的神秘外衣。然而我的终极目标并不局限于这本传记：人类在未来能否治愈癌症？我们是否可以从人类肉体与社会中永久根除这类疾病？

　　癌症不是某种单一疾病，而是由许多疾病组成。我们之所以将其统称为"癌症"，是因为它们具有相同的基本特征：细胞异常生长。除了生物学共性之外，癌症在发展过程中还被赋予了深刻的文化与政治烙印。虽然本书不可能将所有癌症的故事娓娓道来，但是我会努力凝练 4 000 年来抗癌战争的精华。

　　毫无疑问，完成这部传记是一项浩大的工程，而其创作灵感源于我在医学院度过的平凡生活。2003 年夏季，我在完成住院医师培训以及研究生课题（肿瘤免疫方面）之后，开始在波士顿的丹娜－法伯癌症研究所与麻省总医院接受肿瘤内科学专科培训。起初，我只是为了投稿当年的学术期刊才撰写一些癌症治疗方面的文章。但是这个目标很快就成长为一次重要的探索之旅，它不仅让我领悟到自然科学与医学的神秘，还深入到文化、历史、文学以及政治等领域，让我在时空穿梭中重温癌症的前世与今生。

本书的核心故事将围绕两位重要人物展开。他们作为理想主义者生活在相同的年代，并且在孩提时都历经了美国战后的科技繁荣。为了帮助人类社会摆脱癌症带来的困扰，他们以近乎偏执的热情投入一场全国性的抗癌战争中。第一位人物是西德尼·法伯（Sidney Farber），他被后人誉为"现代化学疗法之父"。法伯在研究中偶然发现，某种来自维生素衍生物的化学物质具有强大的抗癌作用，于是他开始期望能够找到一种可以治愈所有癌症的方法。第二位人物是来自曼哈顿的社会活动家玛丽·拉斯克（Mary Lasker），她具有传奇般的社交能力与政治能量，与法伯在抗癌战争中并肩奋斗了几十年。其实法伯与拉斯克只是人类在 4 000 年的抗癌过程中凝聚了坚毅、想象力、创新与乐观品质的典范。从某种意义上来说，抗癌战争也是一部特殊的军事史，而这些无影无踪的对手随时随地潜伏在我们身旁。当然这类战争也具有以下共同之处：优胜劣汰、连绵不绝、毁誉参半、绝处逢生，并且不可避免地会出现伤害、罪孽、遗忘以及死亡。最终，人类逐渐认识到了癌症的本质，就像一位 19 世纪的外科医生在某本书的卷首插图处的留言：众病之王，恐怖之君。

免责声明：在自然科学与医学领域中，只有科学家与研究人员才可以评判某项发现是否具有重大意义，并且赋予发明人或者发现者相应权责。虽然本书涉及大量发现与发明的历史，但是这些都不能作为法律上确权的首要证据。

本书在创作过程中参考了大量相关书籍、研究报告、期刊论文、回忆录以及访谈记录；此外，本书还从部分个人、图书馆、藏品、档案以及文件中汲取了海量信息，我将在本书结尾处对此一并致谢。

但是有一项致谢不能放在结尾表述。这本书不仅是探索往昔癌症历史的回顾之旅，更是我作为一名肿瘤科医生的成长历程。如果没有那些患者多年以来的鼓励，我也不可能从临床培训的磨砺中收获良多。这些患者是本书创作最重要的知识源泉，我在写作过程中也不断地得到他们的教导与启发。我将永远感谢他们。

伴随感谢而来的是我应尽的义务。由于本书涉及患者的亲身经历，因此对保护这些患者的隐私与尊严提出了严峻挑战。对于病情已经公之于众的病例（例如之前有过采访或文章报道），我将用真实姓名进行表述。如果病情尚未对外界公布，或者受访者要求保护隐私，那么我将会使用化名，并且故意混淆他们的身份，增加追踪他们的难度。当然，这些人物及其遭遇均源自现实生活。我恳请本书读者尊重他们的隐私并保持合理的距离。

目 录

引　言

沉疴尚需猛药，

否则完全无效。[1]

——威廉·莎士比亚，《哈姆雷特》

癌症将与人类长期共存。在抽象科学中，我们可能会忽略以下基本事实……医生不仅要治病，更要救人，而这种理想的职业存在往往会令医生陷入两难。[2]

——琼·古德菲尔德（June Goodfield）

　　30 岁的卡拉·里德是马萨诸塞州伊普斯威奇的一位幼儿园老师，同时她也是 3 个年幼孩子的母亲。2004 年 5 月 19 日清晨，卡拉被一阵剧烈的头痛从睡梦中唤醒。她后来回忆道："那种头痛非比寻常，简直就是头痛欲裂。这种感觉让我迅速意识到，必定是出了什么严重的问题。"

　　其实这种严重的头痛症状已经持续了将近 1 个月。4 月底的一个早上，卡拉发现后背出现了几处瘀斑。在随后的 1 个月里，这些形态不规则的瘀斑此消彼长，在其背部留下了地图样的痕迹。除此之外，她的牙龈也在不知不觉中变得苍白。性格活泼的卡拉是一名精力充沛的教师，她通常会每天花上几个小时带着一帮五六岁的孩子在教室里做游戏。可是到了5月初，她几乎连楼梯都爬不动了。更为严重的是，卡拉甚至出现晨起后浑身无力的症状，唯有手脚并用爬过走廊才能来到其他房间。尽管卡拉每天都要间断地睡上12~14个小时，但是她在醒来后仍然会感到极其疲惫，只得再次缓慢地挪到沙发上继续休息。

在发病后的4周里，卡拉的先生陪着她去看了两次病，但是全科医生既没有做化验检查，也没有明确诊断。与此同时，幽灵般的骨痛在她的身体里时隐时现。医生对于卡拉的症状勉强做了些解释，这也许是偏头痛导致的结果，她建议卡拉用阿司匹林来控制症状。然而这样做只是加重了卡拉的牙龈出血。

卡拉平时性格开朗、善于交际并且热情好客。她对于自身病情的波动更多的是感到疑惑而不是担心。卡拉从小到大没怎么生过病。医院对她来说是个陌生的场所，她从来没有找专科医生看过病或者咨询过问题，更不用说要与肿瘤科医生打交道了。卡拉幻想和杜撰出了许多理由来解释自身的症状，这一切可能只是过度劳累、精神抑郁、消化不良、神经衰弱或者失眠造成的结果。但是最终，卡拉意识深处的第七感告诉她，一场来势汹汹的灾难性风暴已经来临。

5月19日下午，卡拉请邻居代为照顾她的3个孩子，然后自行驱车到诊所按照医嘱抽血化验。医生给卡拉开了常规化验单以了解血细胞计数的情况。检验师在从卡拉身上抽了一管静脉血后马上就注意到了其中的异常。与正常人的血液相比，卡拉的静脉血不仅颜色浅淡，而且黏稠度低，好像被稀释过一样。

卡拉做完化验后就一直等着出结果，但是当天并没有任何反馈。第二天早晨，卡拉在鱼市接到了诊所打来的电话。

诊所护士在电话里说："我们还需要再抽血做化验。"

"那我什么时候过去？"卡拉边问边安排着忙碌的一天。她记得出门前留意过墙上的时钟，一块半磅[1]重的三文鱼鱼排正在购物篮中化冻，如果自己离开的时间太长，那么鱼排就有可能会变质。

最后，生活中司空见惯的细节构成了卡拉患病期间的回忆：时钟、拼车、孩子、装有浅色静脉血的试管、错过的淋浴、阳光下的三文鱼以及电话里紧张的声调。卡拉现在已经想不起来诊所护士都说了些什么，似乎只是例行公事般的催促。她清晰地记得护士当时说："现在就来。"

※※※

5月21日早晨7时左右，我在波士顿往来于肯德尔广场与查尔斯街之间的高速列车上得知了卡拉的病情。寻呼机上闪烁的信息冷漠地提醒我有急诊患者到来："卡拉·里德／新入院白血病患者／十四层／请尽快接诊。"列车冲出幽长的隧道后，麻省总医院的玻璃大厦突然映入眼帘，我几乎可以看到病房楼十四层房间的窗户。

我可以想象出卡拉茫然无助呆坐在病房里的样子，而此时医院已经开始了紧张忙碌的一天。采血管会从病房被转运到位于二层的检验科。护士正有条不紊地将标本送检，实习医生在为早间查房整理资料，仪器设备传来各种报警声，广播系统也在不停地发布寻呼。就在医院深处的某个地方，一架显微镜正聚焦于卡拉的血细胞。

其实我对这种流程再熟悉不过了，由于急性白血病患者的病情瞬息万变，因此肿瘤科病房（位于楼上）与临床实验室（位于地下）会迅速行动起来。白血病是白细胞异常增殖导致的恶性肿瘤，而这种异常凶险的疾病也可以被视为某种残暴的化身。就像某位病房护士经常会去提醒他的患者，即便是被纸张划伤也可能会酿成大祸。

对于训练有素的肿瘤科医生来说，白血病代表了一类特殊的癌症。由于它起病过程迅速，临床症状严重，进展势不可当，因此需要我们迅

---

[1] 英美制重量单位，1磅约合0.45千克。——译者注

速、果断地做出抉择；白血病不仅让患者遭受折磨，同时也会让周围的人感到希望渺茫。患者的身体状况将会逼近脆弱的生理极限，包括循环系统、呼吸系统以及血液系统在内的全身各系统功能都会徘徊在崩溃的边缘。随后护士对卡拉的病史做了补充说明。卡拉之前在诊所完成的抽血化验结果显示，她的红细胞计数明显下降，还不到正常值的三分之一。与此同时，卡拉血液中的正常白细胞也被不计其数的白血病细胞取代，而这些体积增大的恶性细胞在肿瘤学术语中被称为"母细胞"。好在卡拉的医生最终还是做出了正确的诊断，并且及时将她转到麻省总医院接受治疗。

※※※

　　卡拉的病房外面是一条悠长空旷的走廊，泛着消毒水亮光的地板刚刚被稀释后的漂白剂擦过。我迅速梳理了一下卡拉需要做的化验检查，同时脑海中闪过采集病史需要询问的细节。然而我却不得不承认，即便是自己的同情也掺杂着作秀的成分。虽然为期两年的浸入式培训（旨在培养肿瘤专科医生）刚进行了10个月，但是我感觉情绪已经低落到了极点。在这段备受煎熬的日子里，我目睹了许多经治的患者因病离去。与此同时，我的内心也开始强大起来，逐渐能够客观面对死亡与绝望带来的负面影响。

　　与我同期在麻省总医院接受肿瘤学专科培训的住院医师共有7人。从教育背景上来看，我们这个团队的实力可以说是出类拔萃：大家分别毕业于五所医学院和四所教学医院，学历教育（医学与科学）的时间累计达到66年，一共获得了12个研究生学位。然而所有这些光鲜都无法与专科培训的强度相提并论。尽管之前上学、实习与工作的日子已经令人身心疲惫，但是我在进入专科培训的第一个月就彻底改变了认识，那些既往的历练相比之下简直就是小巫见大巫。

　　癌症对我们生活的影响无处不在。它干扰正常思维，霸占记忆空间，影响日常言行。如果医生不能控制癌症的蔓延，那么患者的生命将无法得到保障。在亚历山大·索尔仁尼琴的小说《癌症楼》(*Cancer Ward*)中，朝气蓬勃的主人公帕维尔·尼古拉耶维奇·鲁萨诺夫在45岁时发现自己的颈部有一个肿物，随后他就被放逐到北部寒冷地区一所无名医院的癌症楼接受治疗。医院仅凭临床表现就诊断鲁萨诺夫为癌症患者，而这在那个年代相当于宣判了死刑。突如其来的疾病剥夺了其公民身份。医院不仅强迫鲁萨诺夫穿上病号服（类似于悲喜剧中的戏服或是囚服），还完全控制了他的行为。鲁萨诺夫发现，人们只要被诊断为癌症患者，那么就会深陷恐怖的"古拉格"，可以说这种窒息和压抑与他之前所在的环境相比有过之无不及。[3]（索尔仁尼琴可能想把人情冷漠的肿瘤医院比作变化无常的极权国家。然而，我曾经就此观点向某位罹患浸润性宫颈癌的女性患者求证，没想到她毫不犹豫地回答道："其实我并不需要借助任何隐喻之类的修辞来理解这部作品。肿瘤医院就是限制人身自由的地方，这种地方与监狱根本没什么区别。"）

作为一名正在学习照护癌症患者的医生，尽管我当时对于失去自由的痛苦只是一知半解，但是作为旁观者依然能够感受到癌症的强大破坏力，这种仿佛能摧枯拉朽的力量将把所有事物都拖入其黑洞。在我开始专科培训的第一周，一位刚刚成功晋级的师兄主动向我传授经验，他特意压低了嗓音对我说："之所以这类项目被称为浸入式培训，是因为其强度令人无法忍受。千万不要让工作占据你的一切，要学会忙里偷闲享受医院之外的生活，只有张弛有度才能保证自己不会被拖垮。"

然而我在现实中却无法做到独善其身。每当我在夜晚迈着疲惫的脚步走向医院停车场时，映入眼帘的只有那些投射在混凝土建筑上的冰冷灯光。我每天晚上查房结束后都会陷入茫然。虽然汽车收音机在寂静中发出噼啪的声响，但是我的脑海里却不由自主地重现着当天发生的事情。患者的病情还在牵动着我的思绪，诊疗方案也萦绕在我的心头。

对于某位罹患肺癌的药剂师（66岁）来说，如果所有药物治疗均已失败，那么还需要再做一轮化疗吗？对于那位26岁的女性霍奇金病患者而言，是采用已经通过临床试验且疗效明显的化疗方案（冒着丧失生育能力的风险），还是选择正在进行临床试验的化疗方案（可以保全生育能力）呢？对于那位讲西班牙语的 3 个孩子的母亲来讲，如果她难以理解知情同意书上那些含混晦涩的书面语，那么是否应该让这名结肠癌患者入组一项新开展的临床试验呢？

我在与癌症患者朝夕相处的日子里，经常要通过观察仪器设备屏幕的细微变化来判断其转归，而这种过程就好似将电视机的对比度尽量调高。虽然我在工作中会竭尽全力去挽救患者的生命，但是也深感自己不过是这场抗癌战争中的沧海一粟，它涉及的领域远远超越我力所能及的范畴。对于初出茅庐的新手来说，我既有如饥似渴的热忱，也存在以偏概全的不足。

※ ※ ※

当我走出两年专科培训的孤单寂寞之后，我反而更迫切地想去了解更多有关癌症的历史：癌症发生源于何时？抗癌战争从何而来？或者，就像患者经常问我的那样：我们在抗癌战争中身处何处？我们怎样一路走来？是否可以预见到终点？最终能否赢得这场战争？

其实我创作本书的初衷就是回答这些问题，并且期望在探究癌症历史的过程中把这类形态多变的疾病的脉络梳理清楚。除此之外，我还会引用历史故事来反映癌症在现代社会中的变迁。例如，古代波斯王后阿托莎很可能就是一位Ⅲ期乳腺癌患者，当时 36 岁的她正深陷于孤独与愤怒的旋涡中。这位波斯王后起初为了隐瞒病情用衣物将胸部束紧，在经历了一场理智与情感的激烈冲突后，她痛下决心命令奴隶用刀将自己的患侧乳房切除。[4] 曾经有位女患者对我说，她的愿望就是让医生彻底切除被癌细胞累及的全胃（"斩草除根"）。而这让我想起了 19 世纪追求完美主义的外科医生威廉·霍尔斯特德（William Halsted），他倡导通过根治手术来治疗癌症。霍尔斯特德对手术寄予厚望，他认为只有扩大切除范围才能提高治愈率。

尽管几个世纪以来，人类从医学、文化以及隐喻层面对癌症发病机制进行了探索，但是认识水平依然局限于生物学领域。随着近几十年来科技发展日新月异，人们对于癌症的理解也发生了根本性转变。现在我们认为癌症是某种细胞生长失控引发的疾病，而基因突变就是导致上述结果的始作俑者［特异性影响促进细胞无限生长的 DNA（脱氧核糖核酸）］。在正常细胞中，功能强大的基因电路负责调控细胞的分裂与死亡；在癌细胞中，由于基因电路遭到破坏，细胞生长将不受控制。

其实癌症临床表现千变万化的核心问题就在于细胞的无限生长，当然这种貌似简单的模式也反映了细胞内部复杂的运行机制。包括人类在内的生物体只有通过细胞分裂才能生存，其间还要历经生长、适应、恢复与修复过程。一旦细胞生长机制出现异常、失去控制，那么癌细胞将以生命为代价完成上述过程。除此之外，癌细胞还具有生长速度更快以及适应能力更强的特点。从某种意义上来说，它们的生存能力比正常细胞更加完美。

我们可以将抗癌原则总结为以下两点：找到防止易感细胞发生突变的方法；在不影响正常细胞生长的同时清除突变细胞。虽然上述两点看似简单明了，但是实际上举步维艰。细胞恶性增殖与正常生长在遗传层面上存在许多相似之处，而如何进行鉴别可能是摆在人类面前最具重要意义的科学挑战之一。研究发现，癌症就潜伏在人类的基因组中：由于调控正常细胞分裂的基因能够被机体识别，因此这些执行关键细胞功能的基因发生突变后将被视为异物。此外，癌症还与社会发展息息相关：随着人类物种的寿命不断延长，我们不可避免地会遇到细胞恶性增殖的问题。（癌基因突变概率随着机体衰老而逐渐增高，也就是说，癌症本质上与年龄相关。）从某种相反的角度来看，假如人类在追求不朽，那么癌细胞也在寻觅永生。

然而在今后相当长的一段时间内，鉴别细胞恶性增殖与正常生长依然是我们努力的方向。（20 世纪的生物学家 J. B. S. 霍尔丹曾经说过："宇宙不仅比我们想象的要神奇，而且还远远超过人类思维的边际。"[5]当然这也是科学发展的必经之路。）但是有一点可以肯定：无论癌症研究何去何从，既往的那些丰功伟绩都将被载入史册。曾有一位作者认为癌症是人类疾病中最冷酷阴险的敌人，而抗癌战争的历史则展现了人类的创造力、适应力与意志力。不可否认的是，这段历史也充满了傲慢、狂妄、专制、误解、空想与炒作等误区，就像 30 多年前人们曾经大肆宣扬的那样，癌症将在几年内实现"治愈"。

※※※

从此以后，卡拉就在这间空荡荡的层流病房里与癌症进行抗争。当我走进病房的时候，看到她神情异常平静地坐在病床上，同时还像学校里的老师一样匆匆做着笔记。（她后来回忆起这段情节的时候说道："哪有什么笔记？我只是把当时的感想逐一记录下来。"）在得知女儿生病的消息后，卡拉的母亲赶紧搭乘夜航班机赶到医院。她冲进病房后默默地靠窗坐下，双手用力摇晃着座椅，红肿的眼眶中泛着泪光。当年卡拉记忆中的喧嚣场景早已模糊不清：护士们忙于配置药液，实习医生戴着口罩，穿着隔离服，输液架上挂着的抗生素即将注入她的静脉。

我向卡拉详细介绍了下一步的诊疗计划。从入院后第二天起，她将往返于不同的实验室完成各种化验检查。接下来我将为她进行骨髓穿刺，以便病理学家进行深入分析。根据前期检查结果，卡拉被诊断为急性淋巴细胞白血病，而这种在成年人中罕见的疾病却是儿童最常见的恶性肿瘤之一。"好在这种疾病可以治愈。"我抬眼看着卡拉，故意停顿一下以示强调。

可以治愈？卡拉在点头的同时眼神也变得明亮起来。然后她提出了一些迫切想了解的问题，例如如何才能治愈？她活下来的概率是多少？治疗需要多长时间？随后我就以上问题逐项进行了回答：一旦确诊为白血病，将立即开始化疗，整个疗程在 1 年以上；她的治愈率大约为 30%，也就是说不到全部患者的 1/3。

　　我们在不知不觉中已经交谈了一个多小时。现在是上午 9 点 30 分，此时脚下的这座城市已经完全从沉睡中苏醒。当我离开病房的时候，几乎是被气流推出门的，而紧闭的房门就此将卡拉与外界隔离。

第一部分

黑色体液，致癌元凶

———

回顾性研究在解决此类问题的时候具有明显优势，而这种简便易行的方法却经常为人们所忽视。[1]

——夏洛克·福尔摩斯

语出亚瑟·柯南·道尔爵士，《血字的研究》

第一章

"血液化脓"

尽管我们立即请来了名医，

但是他们在收钱后却表示，

"其实这种病根本无可救药"。[1]

——希莱尔·贝洛克（Hilaire Belloc）

缓解症状只是权宜之计，而治愈疾病才是最终目的。[2]

——威廉·卡斯尔（William Castle）1950年对白血病的评述

　　1947年12月的某个清晨，西德尼·法伯正在波士顿的实验室里焦急地等待着一个从纽约寄来的包裹。这间所谓的"实验室"位于儿童医院主体建筑后巷深处的半地下室中，其实它的面积（20英尺[1]长、14英尺宽）比药房的储存室大不了多少，整体环境由于通风不良显得潮湿闷热。[3]与此同时，就在几百英尺以外的医院病房楼中，各项工作已经开始有条不紊地进行。那些身着白色病号服的孩子正躺在铁制病床上不安地左顾

――――――――――

[1] 1英尺约等于0.3米。——编者注

右盼，而医护人员则穿梭于各个病房之间忙于查阅病历、开具医嘱以及配置药物。虽然从医院主楼到实验室只需要经过几条冰冷的走廊，但是法伯的实验室却显得冷冷清清，狭小的空间塞满了各种化学品与玻璃器皿，并且空气中还弥漫着防腐剂福尔马林的刺鼻气味。这里不是收治患者的病房，只有用于解剖与病理分析的尸体和患者组织标本（经地下通道转运）。当时法伯还是一位病理学家，他的工作内容包括制作标本、解剖尸体、辨认细胞与诊断疾病，但是从来不参与诊治患者。

法伯的专业是儿童病理学，其研究对象是各种儿童疾病。[4]他专心致志于显微镜下的微观世界，在地下室中度过了近20年的光景，并且众望所归地成为儿童医院的病理科主任。但是对于法伯来说，过度关注逝者的病理学与治疗生者的临床医学明显背道而驰。他现在已经无法忍受以旁观者的身份参与患者疾病的诊治工作。法伯对于组织学与细胞学研究感到厌倦，仿佛自身已经触及职业发展的天花板。

于是法伯决定在专业选择上做出重大转型。他要回归临床去为患者解除病痛，而不是像现在这样盯着显微镜下那些毫无生机的标本——努力实现从微观世界到宏观世界的华丽转身。法伯准备用从病理学研究中获取的知识创造出崭新的治疗方法。从纽约发往波士顿的包裹里装着几小瓶名为"氨基蝶呤"的黄色化合物结晶，或许它们能够为遏制儿童白血病发展带来一线希望。

※※※

如果法伯事先咨询过那些在楼上病房轮转过的儿科医生，初步了解一下开发抗白血病药物的可能性，那么他们肯定会建议法伯不要为此浪费时间。近一个多世纪以来，医学界在对儿童白血病表现出浓厚兴趣的同时也备感困惑与挫折。可以说这种疾病的分析与分类在当时已经做到了极致；儿童医院图书馆的书架上陈列着各种发霉的皮面精装工具书，包括安德森（Anderson）与博伊德（Boyd）主编的《病理学》

（*Pathology*）和《内科病理学》（*Pathology of Internal Diseases*）。其中不仅充斥着大量白血病细胞的插图，而且附有详尽的细胞分类说明。然而这些理论知识却令人们对于此类疾病更为恐惧。白血病就像蜡像博物馆里面的玩偶，通体散发着虚无缥缈的魔力。尽管人们对于这类疾病由浅入深地进行了详尽研究，但是在治疗或临床应用方面却毫无建树。某位肿瘤学家曾经回忆道："内科医生经常在学术会议上争论不休，可是讨论的结果根本无助于白血病患者。"[5] 急性白血病患者在刚入院时的确会引起关注，当然也会经过几轮貌似专业，实则华而不实的查房，最终这些患者的转归就像一本医学杂志描述的那样，"确诊、输血、等死"[6]。

自白血病被医学界发现以来，人们对于该病的研究就陷入了困惑与绝望的沼泽。1845 年 3 月 19 日，苏格兰医生约翰·贝内特（John Bennett）描述了一个特殊的病例：一位 28 岁的瓦匠不明原因出现脾脏肿大。贝内特在病历中记录道："患者主诉 20 个月前活动后出现严重乏力并持续至今；他既往身体健康且生活规律，此次入院查体发现面色晦暗。去年 6 月，医生在他的左侧腹部发现了肿物，其大小在进行性增长 4 个月后趋于稳定。"[7]

根据贝内特的描述，这位瓦匠的病情可能先是经历了静止期，后来又发生了急变，因此患者的病情在接下来的几周里表现为持续加重：频繁出现发热、出血以及腹痛等症状。很快他体内的肿瘤就扩散到了颈部、腋窝与腹股沟，而瓦匠的生命也危在旦夕。尽管患者接受了放血与导泻治疗，但还是无法阻止疾病恶化。当几周后贝内特对其进行尸检时，他确信自己找到了导致这些症状的病因。由于患者的血液中充斥着大量白细胞，并且这种脓液的重要组成部分也是反映感染的标志，因此贝内特推断瓦匠最终死于感染。他颇为自信地写道："该病例对于证实血液系统内广泛存在脓液具有重要意义。"[1]

假如贝内特能够找到脓液的来源，那么这个结论堪称完美无瑕。尽

---

[1] 尽管贝内特并不了解微生物与感染之间的关系，但是他已经注意到脓肿或者伤口可以导致化脓、脓毒症、发热以及死亡。——作者注

管他在解剖过程中仔细检查了尸体，对于具有脓肿或者受伤迹象的组织与器官进行了彻底排查，但是除了血液异常之外找不到任何感染灶的迹象。血液明显是自发变质出现化脓后才形成了脓液。于是贝内特将该病例称为"血液化脓"[8]，然后就匆匆结束了对它的研究。

其实贝内特关于血液自发"化脓"的观点完全错误。就在贝内特公布上述病例 4 个多月之后，24 岁的德国学者鲁道夫·菲尔绍（Rudolf Virchow）也独立发表了一篇病例报道，其内容与贝内特的病例具有惊人的相似性。[9]这位患者是一位 50 多岁的厨娘，其血液中的白细胞呈暴发性过度生长，并且在其脾脏内形成了黏稠致密的"血湖"。在对患者进行尸检时，病理学家甚至无须借助显微镜，就可以分辨出红细胞表面悬浮的那层凝乳状白细胞。

菲尔绍听说过贝内特的病例，但是他并不认同贝内特的主张。菲尔绍认为血液不会轻易转化成任何其他物质。此外，该病不同寻常的症状也令他非常困惑：为什么脾脏会出现肿大？为什么在患者体内未发现任何伤口或者化脓之处？菲尔绍开始怀疑问题是否在于血液系统自身。由于当时无法就这种疾病做出统一分类，因此菲尔绍最终决定用德文"白血"（weisses Blut）来命名，其实这不过是他对显微镜下数以百万计的白细胞的文字描述。[10] 1847 年，他将上述称谓改为更具学术味道的白血病（leukemia），而这个名字则源自希腊语"白色"（leukos）一词。

※※※

尽管将"血液化脓"重新命名为"白血病"的过程看似普通，但是这种转变对于理解白血病的本质产生了深远影响。在某种疾病发现的早期阶段，由于人们对其进行的研究缺乏坚实的理论基础（就像温室里的花朵），因此疾病命名与分类系统起着至关重要的作用。[到 20 世纪 80 年代早期（一个多世纪以后），同性恋相关免疫疾病（GRID）被重新命名为获得性免疫缺陷综合征（AIDS）[11]，这也标志着人类对于该病的认知发生了里程碑式的改变。[1] 虽然菲尔绍与贝内特都不了解白血病，可是菲尔绍没有被表面现象迷惑，他通过严谨的分析完全否定了贝内特的理论。菲尔绍没有被学术分歧束缚住手脚，他从此在该领域开辟出广阔的天地。

菲尔绍对于白血病的重新命名（其中还包括对病因的理解）反映了他在医学之路上谦虚谨慎的态度。[12] 尽管菲尔绍只是维尔茨堡大学的一名年轻教授，但是其学术造诣很快就超越了他在白血病命名上获得的美誉。作为一名训练有素的病理学家，他将毕生的精力都投入到以细胞学术语规范人类疾病的工作中。

其实这项工作在启动伊始就面临着许多艰难险阻。19 世纪 40 年代早期，菲尔绍正式开始涉足医学领域。在当时的历史背景下，人们认为几乎所有疾病都是某种无形力量作用的结果，例如瘴气、神经症、不良情绪以及歇斯底里。菲尔绍对于这些虚无缥缈的病因感到困惑不解，于是他将全部热忱投入到观察显微镜下细胞变化的工作中。1838 年，德国植物学家马蒂亚斯·施莱登与生理学家特奥多尔·施旺认为，细胞是构成全部生物体的基本单元。菲尔绍在借鉴上述理论的基础上将其发扬光大，并且成功创立了人类生物学中的"细胞学说"。该学说由两项基本原则组成：人体（与所有动植物相同）由细胞组成；细胞只能来自其他细胞，或者用他的话说就是，一切细胞来源于细胞。

虽然这两项基本原则看似简单明了，但是菲尔绍据此提出了对人类生长本质的重要假设。如果细胞只能来自其他细胞，那么生长过程仅能按照两种方式进行：细胞数量增加或细胞体积增大。菲尔绍将这两种方式分别称为增生与肥大。肥大是指细胞的数量并未发生改变，只不过是单个细胞的体积增大（就像充气后的气球）。与此相反，增生是指生长过程中细胞数量的增加。其实任何人体组织在生长时都会涉及增生与肥大这两种方式。例如，成年动物的脂肪与肌肉组织通常以肥大的方式完成生长。相比之下，肝脏、血液、肠道以及皮肤组织都是靠增生方式来实

---

[1] 当人们发现艾滋病病毒（HIV）是这种在全球迅速蔓延的疾病的罪魁祸首以后，学术界不久就摒弃了早期研究中对于同性恋具有文化"歧视"色彩的病名。——作者注

现更新，也就是说细胞只能来源于细胞。

菲尔绍提出的细胞理论颇具说服力，它不但更新了人们对于细胞正常生长的认识，同时还引发了学术界对于病理性生长的关注。研究发现，病理性生长与正常生长一样也涉及增生与肥大这两种方式。例如，当主动脉流出道发生梗阻时，心脏将被迫加强收缩以克服阻力，而心肌细胞在适应过程中会通过增大体积来提高收缩力，并且最终导致心脏肌肉肥厚以及心功能异常（病理性肥大）。

菲尔绍的研究对于本书的内容具有重要意义，他很快就意识到癌症就是病理性增生导致的典型疾病，而这些在显微镜下疯狂生长的癌细胞完全处于失控状态。当菲尔绍观察癌细胞的生长方式时，他注意到它们仿佛受到某种神秘力量的驱使。由于这已经超越了正常细胞的生长方式，因此学术界迫切需要对此重新命名。菲尔绍前瞻性地（尽管尚未明确癌变机制）将其称为"瘤形成"（neoplasia），而这个专业术语也将贯穿整个癌症研究的历史，并且反映出癌症与众不同、难以理解以及变化多端的本质。[1]

当菲尔绍于 1902 年去世时，人们根据研究结果已经勾勒出全新的癌症理论。癌症是一种病理性增生疾病，癌细胞具有自主分裂能力。这种异常增生将导致细胞分裂失控，形成的肿块还会侵犯机体器官并且破坏正常组织。此外，肿瘤也能够从原发灶转移至骨骼、脑、肺等远隔器官。根据组织学来源，癌症可以表现为不同的类型，例如乳腺癌、胃癌、皮肤癌、宫颈癌、白血病以及淋巴瘤等。但是就细胞水平来说，所有这些肿瘤的发病机制大同小异。无论其组织学来源为何，这些癌细胞都具有相同的特征，也就是细胞分裂病理性失控。

19 世纪 80 年代末期，研究白血病的病理学家终于取得了共识，他们开始重新评价菲尔绍工作的意义。此后，学术界摒弃了血液化脓的观点，而白血病也被归为血液系统肿瘤。曾几何时，贝内特的早期臆测为

---

[1] 虽然菲尔绍并不是这个名词的创造者，但是他对肿瘤的性状进行了完整描述。——作者注

科学家们营造了某种梦幻空间，他们开始寻找（并且如愿以偿地发现了其他致病微生物）各种隐身于白血病细胞中的寄生虫和细菌。[13] 然而当病理学家停止寻找导致感染的病因，并且重新把注意力集中到疾病本身时，他们就会发现白血病细胞与其他类型的癌细胞之间存在明显的共性。白血病是血液中白细胞恶性增殖导致的疾病，其与众不同之处在于这种癌症表现为流动的液态形式。

随着这些创新性手段的应用，白血病领域的研究终于迎来了突飞猛进的契机。到 20 世纪早期，人们已经注意到白血病可以分为不同的类型。菲尔绍首次报道的病例（后来被命名为慢性白血病）表现为病程较长且进展缓慢，同时白血病细胞会逐渐侵蚀患者的骨髓与脾脏。然而贝内特病例的临床表现大相径庭，该患者的病程较短且发展迅速，不仅伴有弛张发热与阵发出血，并且白细胞的生长速度也瞬息万变。

虽然我们将上文介绍的第二种类型称为急性白血病，但是此类疾病根据肿瘤细胞的特征还可以再分为两种亚型。正常白细胞可以大致分为髓样细胞或淋巴细胞两种类型。其中急性髓细胞性白血病（AML）是源自髓样细胞的血液肿瘤，而急性淋巴细胞白血病（ALL）是未成熟淋巴细胞导致的恶性疾病（起源于较成熟的淋巴细胞的恶性肿瘤被称为淋巴瘤）。

急性淋巴细胞白血病常见于儿童，它在当时是一种死亡率非常高的疾病。1860 年，菲尔绍的学生迈克尔·安东·比尔默（Michael Anton Biermer）首次记述了这种儿童常见白血病的临床表现。[14] 玛丽亚·斯派尔（Maria Speyer）是维尔茨堡一位木匠的女儿，她平日里不仅活泼可爱，而且精力充沛。由于玛丽亚在学校出现了嗜睡症状与皮肤瘀斑，因此家人带着这个 5 岁的小姑娘前来就诊。可是第二天清晨，她就出现了颈项强直的症状，同时体温也开始上升，于是玛丽亚的家人急忙请比尔默出诊。当天晚上，比尔默将从玛丽亚体内采集到的静脉血制成涂片，然后在床旁烛光的映照下通过显微镜进行观察，结果发现其中充斥着数以百万计的白血病细胞。那天夜里，玛丽亚的睡眠时断时续。次日下午，就在比尔默兴奋地向同事们展示这例"典型白血病"细胞涂片的时候，病入膏肓的玛丽亚口吐鲜血陷入昏迷。等到比尔默当晚再去玛丽亚家访视的时候，这位可怜的小姑娘已经于数小时前不幸去世了。综上所述，本例白血病患者的病情发展如同疾风迅雷，从最初发现症状到确诊再到死亡不过 3 天时间。[15]

※※※

虽然卡拉的病情不像玛丽亚·斯派尔的那样凶险，但是白血病对于她来说还是令人不寒而栗的。总体来说，正常成年人平均每毫升血液中大约包含有 5 000 个白细胞。然而这项指标在卡拉体内达到了惊人的每毫升 90 000 个，几乎是正常人血液中白细胞水平的 20 倍，其中恶性淋巴细胞占据了白细胞总数的 95%。尽管这些母细胞的生长速度几近疯狂，但却无法发育为成熟的淋巴细胞。急性淋巴细胞白血病与某些其他类型的癌症具有相似之处，例如癌细胞过度增殖会导致正常细胞发育停滞。这些数量庞大的未成熟淋巴细胞在遭遇微生物入侵时根本无力反抗，因而卡拉在淋巴细胞数量充足的情况下却面临着免疫功能低下。

由于白细胞由骨髓生成，因此骨髓活检是了解病情的重要手段，而我在与卡拉首次见面后的第二天上午就已经发现其结果极度异常。虽然骨髓从表面上来看并不具有固定形状，但实际上这种结构紧凑的组织是成年人的造血器官。通常来说，我们可以从骨髓活检标本中发现骨小梁成分，生长中的血细胞会围绕骨小梁形成血岛，并且能够为制造新鲜血液提供营养。可是在卡拉的骨髓中，正常组织结构已经荡然无存。鳞次栉比的恶性淋巴细胞占据了骨髓腔隙，它们在破坏了全部解剖结构之后没有留下任何造血空间。

当时卡拉的身体状况已经濒临崩溃。她体内的红细胞数量下降得非常严重，以至于血液根本无法携带充足的氧气（现在回想起来，头痛其实就是缺氧的早期症状）。与此同时，卡拉体内负责凝血的血小板数量几乎骤降为零，而这也是导致她身体出现瘀斑的原因。

为了治疗卡拉的疾病，我们需要小心谨慎地选择治疗方案。尽管化疗是控制白血病的首选方案，但是这种手段也会杀伤那些仅存的正常血细胞。然而在这生死攸关的时刻，我们只能竭尽全力放手一搏。对于卡拉来说，她唯一的选择就是勇往直前。

※※※

1903 年，西德尼·法伯出生于纽约州的布法罗市，而此时菲尔绍已经于 1 年前在柏林去世。西德尼的父亲西蒙·法伯（Simon Farber）在波兰时曾经是一名船员，他于 19 世纪末期移民美国后从事保险经纪工作。法伯一家住在市中心东部一个相对封闭的犹太社区里，他们的邻居包括店主、工人、职员与小贩。尽管这里的人们在经济上比较拮据，但是彼此之间的关系十分亲密。由于父亲对孩子们的期望很高，因此大家在学业上都不敢掉以轻心。他们在楼上可以使用犹太方言意第绪语，可是在楼下只允许用德语和英语交流。西德尼的父亲经常会把带回家的课本摊在桌子上，他希望每个孩子都能够从中挑选一本进行精读，然后写出详细的读书笔记。

西德尼在法伯家的十四个孩子中排行老三，他从小就受到这种学习氛围的熏陶。1923 年，西德尼·法伯从布法罗大学毕业。尽管法伯在学校期间主修的是生物学与哲学专业，但是这并不妨碍他去音乐厅演奏小提琴来勤工俭学。由于法伯能说一口流利的德语，因此他得以在海德堡和弗莱堡大学医学院接受培训。凭借在德国学习期间的出色表现，法伯不负众望成为哈佛大学医学院（位于波士顿）的一名二年级医学生。（这种辗转从纽约州途经海德堡再回到波士顿的求学路径在当时并不少见。20 世纪 20 年代中期，在美国的犹太学生几乎不可能直接进入医学院，他们通常会借道德国等欧洲国家的医学院，在取得入学资格之后再返回美国本土继续学习。）于是法伯就这样以一名插班生的身份进入了哈佛大学医学院。但是哈佛的同学们很快就发现他为人傲慢、不可理喻，同时法伯自己也因为要重修已经学过的课程而备感苦恼。虽然他穿着得体、做事严谨，但是刻板的举止也让其他人感到疏离。由于他习惯穿正装上课，因此很快被同学们戏称为"四扣西德"。

20世纪20年代末期，法伯顺利完成了病理学专科培训，成为波士顿儿童医院首位全职病理学家。[16] 他不仅完成了一部优秀的儿童肿瘤分类研究报告，还撰写了一本名为《尸检》（*The Postmortem Examination*）的教科书，而后者被学术界公认为该领域的经典之作。到20世纪30年代中期，尽管法伯已经成长为一名出类拔萃的病理学家，但是他在医院里作为"逝者专家"的尴尬境地丝毫没有改变。

然而法伯内心依然渴望亲自参与救治患者。1947年夏季，就在法伯坐在位于地下的实验室里冥思苦想时，他的脑海中突然萌发出一个灵感：法伯决定把注意力集中在儿童白血病这种疾病上。他认为只有化繁为简才有可能了解癌症的真实面目。尽管白血病的临床特征千变万化，但是其中有一点非比寻常：白细胞计数可以反映病情。

科学始于计数。如果想要理解某种现象，那么科学家必须先对它进行描述；如果想要做到客观描述，那么就必须先对它进行计数。假如癌症医学要成为一门严谨的科学，那么必须采用某种切实可靠且可以重复的方式对其进行测量。

从这个角度来说，白血病几乎有别于任何其他类型的癌症。在计算机断层扫描（CT）与核磁共振（MRI）技术问世之前，医生只能通过外科手术对体内实体肿瘤（肺或乳腺部位的）的大小变化进行测量，也就是说这一切都是建立在眼见为实的基础上的。不过白血病细胞却可以自由漂浮在血液中，因此测量工作就像血细胞计数那样简单。医生只需抽取患者血液或骨髓样本，然后置于显微镜下观察即可。

法伯据此推断，如果能够对患者体内的白血病细胞进行计数，那么任何干预手段（例如向血液输注化学药物）的疗效都可以得到评估。从理论上来说，他只需要观察白血病细胞的生长情况就足以评价某种药物的成败，于是他准备在癌症研究领域开始"试验"。

从此以后，这个想法就一直萦绕在法伯的脑海中。在20世纪40年代至50年代，年轻的生物学家们广泛认可化繁为简的理念，同时也深谙天下难事必作于易的道理。例如，通过细菌这样的单细胞生物就可以揭示人类这种大型多细胞生物的运行机制。1954年，法国生物化学家雅克·莫诺（Jacques Monod）正式宣布：大肠杆菌（一种体型微小的细菌）的基因调控机制必定也适用于大象。[17]

对于法伯来说，白血病就是这种生物学模式的代表。他准备从这种易于观察的疾病入手，然后顺藤摸瓜揭开癌症世界的神秘面纱，而这种思路与上述莫诺的研究如出一辙。法伯是一位天生聪明睿智的学者，此时他凭借直觉就迅速做出了判断。1947年12月的某个清晨，法伯在实验室里收到了来自纽约的包裹。当他撕开包装，取出装有化合物的小玻璃瓶时，法伯或许根本没有意识到癌症研究从此将跨入新纪元。

第二章

黑暗深渊

白血病的实际发病率与其受重视程度并不相称……实际上，在白血病治疗领域获取的经验教训为整个癌症研究指明了方向。[1]

——乔纳森·塔克（Jonathan Tucker）

《艾莉：抗击儿童白血病之战》

（*Ellie: A Child's Fight Against Leukemia*）

我们对于癌症扩散缺乏有效的治疗手段……只能目睹患者在肿瘤快速增长的同时，健康每况愈下。[2]

——约翰·拉斯洛（John Laszlo）

《治愈儿童白血病：跨入奇迹时代》

（*The Cure of Childhood Leukemia:Into the Age of Miracles*）

就在西德尼·法伯收到化学品包裹之际，医学发展正进入某个关键的时期。20世纪40年代末期，美国的许多实验室与医疗机构在新药研发中都取得了丰硕成果，而其中最具标志性的新药就是抗生素。[3]第二次世界大战期间，青霉素作为一种贵重的药品得到了广泛的应用（1939年，人们会把接受青霉素治疗的患者的尿液收集起来，提取尿液中的青霉素[4]，以避免任何一丁点儿的浪费）。到 20 世纪 50 年代早期，青霉素已经可以在巨大（容量达到数千加仑[1]）的反应罐中实现工业化生产。1942 年，虽然默克公司发售的首批青霉素仅有 5.5 克重，但是这个数字占据了美国抗生素库存的一半。[5] 10 年后，青霉素就实现了大规模批量生产，同时其价格已经降至每支 4 美分，仅相当于 1 加仑牛奶价格的 1/16。[6]

从此以后，新型抗生素在青霉素成功的指引下相继问世：研究人员分别在 1947 年与 1948 年成功分离出氯霉素[7]和四环素[8]。1949 年冬季，人们从某座养鸡场院落的霉菌块中提纯出另外一种抗生素，而这种具有神奇疗效的药物就是链霉素，《时代周刊》曾经在封面显著位置以如下标题报道："良药就在我们身边。"[9] 微生物学家约翰·恩德斯（John Enders）是法伯的好友，他的实验室就位于儿童医院某个僻静角落的一处砖结构建筑里[10]。恩德斯就是在这里通过那些晃动的塑料瓶来培养脊髓灰质炎病毒的，后来萨宾（Sabin）与索尔克（Salk）在其基础上研制出了脊髓灰质炎病毒疫苗。当时新药如雨后春笋一般不断问世：截至 1950 年，超过半数的常用药是最近 10 年才上市的新品种[11]。

相比那些疗效神奇的药物，或许公共健康与卫生事业观念的转换在改变美国疾病谱上的意义更为显著。例如伤寒是一种传播迅速且致死率很高的传染病，但是这种疾病却随着城市大力改造市政管网、实现污水清洁排放而得到遏制。[12] 结核病在 19 世纪被称为"白色瘟疫"，但即便是这种可怕的疾病也迅速销声匿迹。从 1910 年到 1940 年，随着卫生条件的改善以及公共卫生投入的增加，结核病的发病率直线下降超过 50%。[13] 据统计，美国人口预期寿命在半个世纪内从 47 岁提高到 68 岁，而这种人口寿命的大幅度增长超越了过去数百年的总和。[14]

医学在第二次世界大战之后实现了跨越式的发展，这反映了科学技术是推动美国社会变革的强大驱动力。医院数量在 1945 年到 1960 年持续

---

[1] 1 加仑（美）约等于 3.79 升。——译者注

攀升，全美范围内共新建了近千家医疗机构；住院患者人数在 1935 年至 1952 年增长了一倍多，从 700 万人次 / 年快速增加到 1 700 万人次 / 年。[15] 随着医疗照护条件得到显著改善，人们对于治愈疾病也寄予了更大期望。就像某位医学生看到的那样："当医生被迫告诉患者现有手段已经无能为力时，患者很有可能认为这是对其健康的漠视，甚至会质疑医生是否已经落后于时代发展。"[16]

年青一代喜欢居住在干净整洁的郊区新城，幻想着通过各种方法来远离死亡与疾病。他们沉浸在天长地久的信念里，热衷于享受豪华汽车、高档西装、家用电器（电视机、收音机、烧烤炉、洗衣机）、度假屋以及高尔夫俱乐部等物质带来的快乐。[17]莱维敦（Levittown）的前身不过是长岛郊区的马铃薯田，在这个具有象征意义的乌托邦里，"疾病"在民生问题排行榜上仅名列第三[18]，位于"收入"与"育儿"之后。实际上，当时美国社会对于"育儿"问题的关注度达到了前所未有的水平。随着生育率稳步攀升，到了 1957 年，在美国平均每七秒钟就有一名婴儿降生。[19]就像经济学家约翰·加尔布雷思（John Galbraith）在《富裕社会》（*The Affluent Society*）[20]一书中描述的那样，这将是一个青春常驻且永葆健康的无敌社会。

※※※

但是在所有这些疾病中，癌症领域的研究却始终停滞不前。如果肿瘤仅侵犯局部（例如，局限于某个器官或者部位的肿瘤可以通过外科手术切除），那么患者就有被治愈的可能。这种被称为切除术的治疗方法源自 19 世纪外科手术的进步。来自约翰斯·霍普金斯大学的威廉·霍尔斯特德就是一位杰出的外科医生。19 世纪 90 年代，他率先采用"根治性乳房切除术"来治疗乳腺单发恶性肿瘤。随着 20 世纪早期 X 射线的发现，放疗也被用于杀伤局部病灶的肿瘤细胞。

由于当时医学界对于癌症的发病机制一无所知，因此治疗这种疾病最有效的方法就是将肿瘤整块切除。医生想要治愈癌症（如果可以被治愈的话）只能依赖两种方法：手术切除或者放射线照射，也就是只能在冰（手术刀）与火（射线）之间进行选择。

1937年5月，就在法伯开始进行药物临床试验的10年前，《财富》杂志刊载了一份对于癌症医学的"全景调研"报告。[21] 然而该文的内容着实令人感到忐忑不安："其实我们无论在治疗还是预防领域都没有取得任何创新……尽管目前癌症治疗手段已经日趋高效且更人性化，以精细操作为导向的现代无痛外科手术取代了没有麻醉术或无菌术辅助的原始手术，过去曾让癌症患者饱受折磨的腐蚀剂已经被放疗（X射线与金属镭）取代……但是时至今日，医学界'治疗'癌症的方法仍然只有以下两种：切除与破坏病变组织（前者通过手术，后者通过X射线）。除此之外，我们尚未证明存在其他治疗手段。"

这篇刊登于《财富》杂志的文章题为《癌症：黑暗深渊》，其作者暗示了政策缺失与学科停滞就是导致"黑暗"的原因。癌症医学发展陷入僵局不仅与此类疾病的复杂性有关，更反映了整个意识形态领域对于癌症研究的漠视。"当时全美只有不到24家基金会致力于癌症基础研究。尽管这些基金会提供的研究经费从大约500美元到大约200万美元不等，但是其总额不会超过500万美元……其实一场大型橄榄球比赛的门票收入就差不多是上述金额的三分之一。"

然而就在研究经费捉襟见肘的同时，癌症发病迅速增长已经成为现实。尽管癌症在19世纪的美国社会中已经开始显露头角，但是这种疾病的身影还是湮没于众多常见病之中。1899年，来自布法罗的著名外科医生罗斯韦尔·帕克（Roswell Park）断言，癌症有朝一日会超越天花、伤寒以及结核病成为美国人的主要死因，可惜他的言论普遍被认为是某种不切实际的危言耸听，而整天忙于手术治疗癌症患者的帕克难免会有些夸大其词。[22] 可是还不到10年的光景，帕克的预言就已经逐渐变成了现实。除了个别几次零星暴发，伤寒患者的数量几乎可以忽略不计。此外，天花这种烈性传染病也得到了有效控制，到1949年，美国本土就没有出现过新发病例。[23] 相比之下，癌症不仅在发病率上超越了其他疾病，并且其死亡率也迅速跻身前列。从 1900 年到 1916 年，癌症死亡率增长了29.8%，超过了曾经猖獗一时的结核病。[24] 到 1926 年，癌症已成为美国人继心脏病之后的第二大死因。[25]

其实在构建国家级抗癌响应机制的过程中，还有许多类似于《癌症：黑暗深渊》的文章起到了推动作用。1937 年 5 月，《生活》杂志也在癌症研究领域展开了独立调研，并且最终得出了同样紧迫的答案。[26] 同年4 月与 6 月，《纽约时报》先后发表了两篇关于癌症发病率激增的报道。1937 年 7 月，《时代周刊》登载了有关癌症话题的文章之后，各大媒体开始关注并且争相报道此类内容。[27]

※※※

自 20 世纪早期，就不断有学者呼吁要构建国家级抗癌响应机制。1907 年，部分肿瘤外科医生在华盛顿特区的威拉德酒店齐聚一堂，他们在此成立了美国癌症研究协会（American Association for Cancer Research，AACR）[28]，希望能够从国会争取到更多的资金用于癌症研究。1910 年，该组织说服塔夫脱总统向国会提交了建立国家级癌症研究实验室的议案。尽管该议案最初引起了人们的关注，但是由于缺乏政治上的支持，因此几经努力还是被束之高阁。

20 世纪 20 年代末期，就在塔夫脱总统的议案被国会搁置 10 年之后，癌症研究终于迎来了马修·尼利（Matthew Neely）这位重量级人物。尼利曾经在西弗吉尼亚州的费尔蒙特做过律师，其性格中既有热情好客的成分，也有坚韧不拔的执着，而这也是他首次入选参议院。尽管尼利政治上的经验相对有限，但是他已经注意到癌症死亡人数在过去 10 年间出现激增（从 1911 年的 7 万人上升到了 1927 年的 11.5 万人[29]）。因此尼利请求国会拨款 500 万美元用来奖励任何"有助于控制癌症的方法"。[30]

由于该议案的目标华而不实（相当于在警长办公室里挂上嫌疑人的

照片），因此招致了各种荒诞不经的回应。在短短几个星期内，尼利位于华盛顿的办公室就被数以千计的信件淹没，而这些致信的游医与巫师异想天开地认为自己就拥有抗癌秘方：药膏、补药、油膏、涂油手帕以及圣水……[31] 当然这些回应也不可避免地激怒了国会，最终只给尼利提出的癌症控制法案批了 5 万美元，毫不留情地将预算削减到了原申请金额的 1%。

1937 年，百折不挠的尼利再次入选参议院，并且再次发起了全国性的抗癌运动，而这次他得到了参议员霍默·博恩（Homer Bone）与众议员沃伦·马格努森（Warren Magnuson）的支持。事到如今，癌症已经成为公众瞩目的焦点话题。《财富》与《时代周刊》登载的文章唤起了人们的焦虑不安，同时政客们抓住时机来彰显其社会责任感。1937 年 6 月，参众两院举行联席会议讨论通过立法来解决这个问题。[32] 该议案在经过初步听证之后便迅速通过了国会的各项审批流程，并且于 1937 年 7 月 23 日在国会联席会议上获得一致通过。两周之后，也就是 1937 年 8 月 5 日，罗斯福总统签署了国家癌症研究所法案（National Cancer Institute Act）。

该法案促成了国家癌症研究所（NCI）的诞生。这家崭新的科研机构旨在协调与癌症相关的研究与培训工作[1]，研究所的科学顾问委员会成员来自各大院校和医疗机构。[33] NCI 位于距离首都华盛顿市郊几英里[2]处的贝塞斯达（Bethesda），这里不仅拥有世界一流的实验室，还有富丽堂皇的礼堂与会议室，并且到处都被枝繁叶茂的拱廊与花园环抱。1938 年 10 月 3 日，参议员博恩在 NCI 破土动工之际胸有成竹地宣布："我们正在举全国之力来征服癌症，而这种疾病也是有史以来困扰人类的最大祸患。"[34] 在经过近 20 年的不懈努力之后，这个国家级抗癌响应机制似乎终于开始步入正轨。

尽管人们已经做出了正确的选择，但是 NCI 生不逢时。1938 年初

---

[1] 1944 年，NCI 成为国立卫生研究院（NIH）的下属机构。在此后的数十年里，其他专科疾病研究机构均以此为模板进行复制。——作者注
[2] 英里，英制长度单位，1 英里约等于 1 609 米。——编者注

冬，位于贝塞斯达的 NCI 园区刚刚开工几个月之后，这场抗癌战争便在一场席卷世界的灾难面前黯然失色。1938 年 11 月，纳粹政府开始对德国境内的犹太人展开迫害，动用军队将成千上万的无辜百姓赶进集中营。1938 年冬末，整个亚洲与欧洲都陆续燃起了战火，第二次世界大战也从此拉开了序幕。到 1939 年，这些局部冲突已经升级为全面战争。1941年 12 月，美国也卷入了这场旷日持久的浩劫。

战争迫使美国政府对项目资金投入的优先顺序进行了大幅调整。NCI 曾经想把位于巴尔的摩的美国海军医院转型为临床肿瘤中心，但是这家机构随后被迅速改建为一所战地医院。[35] 除此之外，原先申请的科研经费也被叫停，这些资金被用于直接与战争有关的项目。就连那些科学家、说客以及医生也从公众的视线中消失。就像某位学者回忆的那样："大部分人从此销声匿迹，他们的贡献通常只能反映在讣告里。"[36]

然而即便是 NCI 本身也险些夭折。由于国会承诺构建"全国性抗癌响应机制"[37]的资金从未兑现，因此 NCI 的地位也日趋变得无足轻重。尽管 NCI 配备了当时（20 世纪 40 年代）最现代化的设备，但是本应充满活力的园区还是沦为一座科学鬼城。某位科学家曾经戏谑地形容道："这是万籁俱寂的世外桃源。可是透过宽大玻璃窗的阳光经常会让人感到昏昏欲睡。"[1][38]

与此同时，社会公众对于抗癌战争的呼喊也变得悄无声息。在经历了短暂的狂热之后，癌症话题不仅再次从人们的视线中消失，并且又成为大家只能在私下议论的隐疾。范妮·罗斯诺（Fanny Rosenow）既是一位乳腺癌患者，也是抗癌运动的支持者。20 世纪 50 年代早期，她曾致电《纽约时报》，希望刊登为女性乳腺癌患者互助组织进行宣传的广告。[39]可是罗斯诺的电话几经周折才被转接至该报负责社会版的编辑。当罗斯诺提出上述要求之后，电话的另一头却出现了长时间的沉默，然后对方说道："我很抱歉，罗斯诺女士，《纽约时报》的版面上不能出现'乳腺'

---

[1]　1946—1947 年，尼利与参议员克劳德·佩珀（Claude Pepper）第三次提请审议国家癌症法案。但是该法案于 1947 年在国会以微弱的劣势被否决。[40]——作者注

或者'癌症'的字样。"

这位编辑继续说道："或许您可以用'胸壁疾病'来替换上述说法。"

罗斯诺感到非常愤怒，于是她挂断了电话。

※※※

1947 年，就在法伯正式涉足癌症研究时，人们对该领域的关注已经无法与 10 年前相提并论。癌症这种疾病再次成为社会的弃婴。当医患双方在儿童医院的病房里单枪匹马地与癌症抗争的时候，法伯已经开始在地下的实验室里酝酿化疗药物的临床试验。

其实特立独行就是法伯早期成功的关键。法伯平时注意与公众和媒体保持距离，他更愿意静下心来从细微之处来破解迷局。白血病在当时是一种罕见疾病，医学界对于该病根本无计可施，既缺乏药物又无法手术。难怪某位内科医生曾经这样评论："从某种意义来说，白血病在第二次世界大战以前甚至都不算是癌症。"[41] 实际上白血病就藏身于疾病王国的边陲，并且游走在理论研究与临床实践之间，而这与法伯自身的境遇如出一辙。

如果需要对白血病进行"分类"，那么该病应该属于血液学（以正常血液为对象的学科）研究的范畴。[42] 法伯认为，想找到治疗白血病的方法，就得从研究血细胞的变化开始。只要能够揭示正常血细胞的生成机制，那么他就可能发现阻止白血病细胞生长的路径。于是法伯准备采用逆向思维（从正常到异常）的策略来对付白血病。

其实法伯对于正常血液系统的了解大多来自乔治·迈诺特（George Minot）。虽然身材瘦小的迈诺特头发日渐稀少，但是犀利的目光却透着贵族气质。他的实验室就坐落于波士顿市的哈里森大街，而这座带有柱廊的砖石建筑距离朗伍德大街仅数英里之遥，那里汇聚了包括儿童医院在内的各种医疗机构。与许多在哈佛大学工作的血液病学家一样，法伯在加盟儿童医院之前（20 世纪 20 年代参加培训期间）曾经与迈诺特有过短暂的交集。

当时人们每 10 年便会发现某种特殊的血液病，而恶性贫血就是迈诺特时代的典型代表。研究发现，红细胞缺乏是导致贫血的原因，其中缺铁性贫血（铁是生成红细胞的关键营养成分）是最常见的类型。但是迈诺特研究的恶性贫血（罕见类型）与缺铁毫无关系（铁剂曾经是治疗贫血的标准方法，因此人们后来一直在沿用"缺铁"这个词）。迈诺特在治疗恶性贫血的过程中尝试过各种方法，例如让患者服用某些令人恶心的食糜（半磅鸡肝、夹生汉堡与生猪胃）[43]，甚至还有其学生呕吐的胃液[44]（辅以黄油、柠檬和香菜来调味）[45]。1926 年，迈诺特及其研究小组[46]确认恶性贫血源自某种关键的微量元素缺乏，而这种生物单分子后来被证实就是维生素 B_{12}。[47] 1934 年，迈诺特与其两位同事因为在该领域的突出贡献荣获了诺贝尔奖。[48]迈诺特的研究结果显示，采用生物单分子替代疗法就可以逆转这种复杂的血液疾病。此外，血液作为某种特殊的器官，其正常生理活动也受到分子开关的调控。

尽管迈诺特的研究小组已经获得了重大发现，但是当时还有另一种营养性贫血的病因尚未明确。在万里之遥的印度孟买的纺织厂里[49]（英国商人将工厂交给当地那些残暴的爪牙管理），穷困潦倒的工人靠微薄的收入糊口，他们普遍处于营养不良的状态且根本没有任何医疗保障，因此该病从道德层面也可以被视为某种"恶性"贫血。20 世纪 20 年代，为了研究此类慢性营养不良对于人体的影响，英国医生开始为这些纺织厂工人进行体检。研究结果发现，纺织厂工人贫血的现象非常普遍，而这个问题在产后的女工中尤为突出（这又是某种殖民文化的假象：首先让当地民众陷入水深火热的绝境，然后再将其纳入社会学或医学试验范畴）。

1928 年，年轻的英国医生露西·威尔斯（Lucy Wills）刚刚从伦敦女子医学院毕业，此后不久，她便在某个项目经费的资助下来到孟买研究这种贫血。[50]富有探险精神的威尔斯与其他同行比起来显得鹤立鸡群，也许她只是在好奇心的强烈驱使下才远赴遥远的国度，仅凭脑海中的灵机一动就想破解此类贫血的秘密。威尔斯在前往印度之前已经了解到迈诺特所从事的工作。但是迈诺特研究的恶性贫血与在孟买发现的贫血类型完全不同，后者无法通过摄入迈诺特调配的"混合食物"或维生素 B_{12} 逆转。不过令人感到惊喜的是，威尔斯无意中发现马麦酱（Marmite）可以治愈这种贫血，而这种深色的酵母酱在英国和澳大利亚的健身爱好者中非常受欢迎。由于她无法确定马麦酱中发挥关键作用的成分，于是便将此类化学营养素称作威尔斯因子。

随着研究的不断深入，人们后来发现威尔斯因子就是叶酸，而这种维生素类似物广泛存在于水果与蔬菜中（马麦酱含有丰富的叶酸）。[51]细胞在分裂时需要进行 DNA（携带细胞中全部遗传信息的化学物质）复制，叶酸在 DNA 合成中发挥着关键作用，所以它会对细胞分裂产生重要影响。由于血细胞在人体中的分裂速度十分惊人，平均每天新生成的细胞数量超过 3 000 亿，因此血细胞生成严重依赖于叶酸的正常供给。一旦出现叶酸匮乏（例如，孟买纺织厂工人们的蔬菜摄入量存在严重不足），那么骨髓就会停止生成新的血细胞。此时，数以百万计的未成熟细胞竞相挤占骨髓空间，就像生产线上塞满了滞留的半成品一样。现在骨髓已经彻底堕落为一座停工待料的车间，而这种窘境不禁让人联想起孟买的纺织厂。

※※※

1946 年初夏，尽管法伯意识到了维生素、骨髓与正常血细胞之间存在某种联系，但是他基于上述工作开展的首次临床试验最终铸成大错。露西·威尔斯曾经发现，缺乏营养的患者补充叶酸后就可以恢复正常血细胞生成。于是法伯也想知道叶酸在白血病患儿体内是否也能够实现这种逆转。即便这种想法的理论基础尚不成熟，可法伯还是匆匆招募了一批白血病患儿，然后开始为他们注射合成叶酸。

在随后的几个月里，法伯发现叶酸不仅没有阻止白血病的发展，反而导致这些患儿的病情迅速恶化。例如，其中一位患儿的白细胞计数几乎增加了一倍，而在另一位患儿体内，凶猛的白血病细胞已经浸润至皮肤组织形成了结节（斑块）。法伯见势不妙赶忙终止了试验。[52] 他后来把这种类似于自由落体过程的现象称为加速。

然而医院里的儿科医生对于法伯的试验感到非常恼火。这种叶酸类似物不仅令病情恶化，而且还可能加速白血病患儿死亡。尽管法伯遭遇了挫折，但是他却从中发现了端倪。假如叶酸能够促进患儿体内的白血病细胞生长，那么使用叶酸拮抗剂来阻断其供给会产生什么效果呢？或者说，抑制白细胞生长的化合物能否阻止白血病的进展？

通过分析迈诺特与威尔斯收集的观察资料，法伯在脑海中逐渐勾勒出一幅治疗白血病的朦胧画面。如果说正常骨髓的产生始于忙碌的细胞工厂，那么被白血病侵犯的骨髓就是超负荷运转的车间，并且它们已经沦落为疯狂制造癌细胞的单元。迈诺特与威尔斯发现，他们通过向机体提供营养成分就可以重启骨髓生产线。那么阻断营养成分供给是否能够遏制白血病患者的骨髓恶性增生呢？除此之外，治疗孟买纺织厂工人贫血的经验是否有助于法伯在波士顿重新设计治疗方案呢？

法伯的住所位于布鲁克莱恩镇的艾默里街，此处距离其位于儿童医院的实验室尚有一段距离，他即便是在上下班路上也无时无刻不惦念着此类治疗白血病的药物。[53] 虽然法伯的房子装修考究（铺着深色地板），但是他却难得回家吃顿像样的晚餐。法伯的妻子诺玛是一位音乐家兼作家，她平日里喜欢谈论歌剧与诗歌；当然这与法伯关注的尸检、试验和患者也形成了鲜明的对比。似乎诺玛弹奏的音符就是法伯夜晚离家返院工作的序曲。尽管研制抗癌药物的前景一片渺茫，没有人知道这种物质（法伯当年朝思暮想的"抗维生素"根本不存在）究竟源自何方，但是法伯的内心依然对黎明的到来充满了期待，同时我们现在熟知的化疗概念也开始在抗癌治疗中崭露头角。[1]

---

[1] 20世纪早期，威廉·B. 科利（William B. Coley）、詹姆斯·尤因（James Ewing）和欧内斯特·考德曼（Ernest Codman）曾经在纽约使用某种细菌毒素混合物（所谓的"科利毒素"）来治疗骨肉瘤。尽管科利注意到患者偶尔也会对此类毒素应答，但是由于上述方法（可能与免疫刺激有关）的疗效飘忽不定，因此从来没有引起肿瘤学家或外科医生的关注。——作者注

※※※

　　化学家耶拉普拉伽达·苏巴拉奥（Yellapragada Subbarao）是法伯的老友，他曾经为法伯第一次颇具灾难性的临床试验提供了叶酸，平日里同事们习惯称其为耶拉（Yella）。其实苏巴拉奥在许多领域都卓有建树，他不仅是一位具有内科医生背景的细胞生理学家，还是一位偶然间跨入生物学领域的化学家。但是苏巴拉奥刚强倔强且乐于冒险的个性也注定了他在科学道路上不会一帆风顺。苏巴拉奥早年在印度马德拉斯医学院完成了医科教育，随后他经过努力获得了去哈佛大学热带卫生学院深造的机会。1923 年，身无分文的苏巴拉奥在茫然无助中抵达了波士顿，而他旋即发现这里的气候与位于热带的家乡相差甚远。[54] 由于苏巴拉奥无法找到做医生的工作（没有美国行医执照），因此他只能在冰天雪地中于布莱根妇女医院做个夜班门房，工作内容就是为患者开门、更换床单以及清洗便盆。

　　不过苏巴拉奥并没有浪费这次难得的机会。原来在医院中结交的人脉关系发挥了重要作用，他最终如愿进入哈佛大学生物化学系做了一名全职研究人员。苏巴拉奥早年曾经致力于从活细胞中纯化分子，其实这种通过化学切割明确其组成的方法就相当于某种生物化学"解剖"。由于此类研究的方法并不复杂，因此只要持之以恒就能够取得丰硕成果。苏巴拉奥纯化了一种名为三磷酸腺苷（也称"腺苷三磷酸"）的分子，它是所有生物的能量源泉（三磷酸腺苷在细胞中携带"化学能量"）。除此之外，他还纯化了一种名为肌酸的分子，它是肌肉细胞中的能量载体。虽然以上任意一项成就都足以让苏巴拉奥稳获哈佛大学的教授职位，但是秉持素食主义的他毕竟只是个性格孤僻且口音浓重的外国人。苏巴拉奥的住所位于闹市区的某处单间公寓，他也只能与法伯这样习惯于夜间工作的同类惺惺相惜。1940 年，苏巴拉奥还是没能得到期待已久的终身教职与学术认可，于是他愤然加入了位于纽约州北部的美国氰胺公司旗下的立达制药（Lederle Labs），带领其研究团队进行化学合成领域的工作。

苏巴拉奥在立达制药迅速重启了既往的研发项目，他继续全身心地投入到人工合成细胞内天然化合物的工作中，并且希望它们能够作为人体营养补充剂。20 世纪 20 年代，另一家制药企业礼来公司（Eli Lilly）已经通过销售浓缩型维生素 B_{12}（恶性贫血患者体内缺乏的营养素）日进斗金。[55] 因此苏巴拉奥决定集中精力来研究叶酸缺乏性贫血这种经常被人们忽视的疾病。1946 年，在苏巴拉奥从猪肝中提取叶酸的尝试屡次受挫后，他开始改变策略，并且在几位科学家的帮助下从头开始合成叶酸。[56]

然而通过化学反应来合成叶酸给苏巴拉奥带来了意外的收获。由于上述化学反应涉及数个中间步骤，因此苏巴拉奥的团队[1]只要将化学方程式稍做调整就可以合成出各种叶酸异构体。虽然这些异构体的分子结构与叶酸非常相似，但是它们的功能却与叶酸大相径庭。研究发现，细胞中的酶与受体主要通过识别外来分子的化学结构来发挥作用。但是如果合成出某种"诱饵"（与自然分子结构高度相似）分子，那么它们就可以在与酶或者受体相结合后阻止反应发生，其结果就像是假钥匙牢牢卡在锁眼里，怎么也拧不开门。苏巴拉奥在几番努力之后发现，他合成的某些分子类似物就可以起到叶酸拮抗剂的作用。

现在法伯终于找到了朝思暮想的"抗维生素"（叶酸拮抗剂）。于是法伯致信苏巴拉奥，希望征得他的同意将叶酸拮抗剂用于治疗白血病患者。1947 年夏末，首批叶酸拮抗剂从位于纽约市的立达制药运抵法伯在波士顿的实验室。

---

[1]　西格（D. R. Seeger）与哈钦斯（B. Hutchings）是该团队的另两位关键成员。——作者注

第三章

凤凰涅槃

几个世纪以来，饱受这种疾病折磨的患者几乎经历过每种试验性治疗。为了寻觅治愈此类疾病的良方，人们的足迹曾经遍及旷野森林与神殿庙宇。除此之外，他们还将各种动物纳入研究范畴，希望能够从毛发或皮革、牙齿或趾甲、胸腺或甲状腺以及肝脏或脾脏中找到答案。[1]

——威廉·班布里奇（William Bainbridge）

找寻根除此类疾病的方法……只能寄希望于机缘巧合与阴错阳差。[2]

——《华盛顿邮报》，1946 年

多切斯特是一个典型的新英格兰郊区小镇，位于波士顿朗伍德医学区西南大约 7 英里的地方。小镇（呈三角形楔入内陆）的西侧紧靠被煤烟污染的工业区，东侧就是通往大西洋的灰绿色海湾。20 世纪 40 年代末期，大批犹太与爱尔兰移民（造船工人、铸铁工人、铁路工程师、渔民以及工厂工人）来到此处定居，而这些鳞次栉比的房子（砖木结构）就沿着蓝山大道逶迤上行。从此以后，多切斯特的面貌焕然一新，成为适合家庭居住的典型郊区城镇，这里不仅沿河建有公园与游乐场，还有高尔夫球场、基督教教堂与犹太会堂。人们通常会在周日下午来到富兰克林公园小聚，享受在绿荫之下漫步的惬意或者观赏动物园中鸵鸟、北极熊与老虎的憨态。

　　罗伯特·桑德勒是一位波士顿船厂工人的孩子，他家就在动物园对面不远处的某个地方。1947 年 8 月 16 日，年仅 2 岁的桑德勒[3]生了一场怪病。他最近两个多星期以来表现为持续低烧（体温波动毫无规律可循），随后又出现了精神萎靡与面色苍白的症状。他的孪生兄弟埃利奥特却是一个身体健康且活泼可爱的孩子。

　　桑德勒的病情在首次发烧 10 天之后出现了明显恶化。除了体温持续升高以外，他的面色也从红润转为苍白。于是桑德勒被送到位于波士顿的儿童医院就诊。正常脾脏作为储存与造血器官（很难在检查时在肋弓下触及），其体积与拳头大小相仿，然而桑德勒的脾脏却表现为明显肿大，就像沉重的沙袋一样坠入腹腔。法伯凭借显微镜下的一滴血就对其病情做出了诊断：成千上万的未成熟淋巴白血病母细胞正在疯狂地进行分裂，细胞中的染色体也在不知疲倦地重复着聚集与解聚（就像张开与握紧的小手）的过程。[4]

　　法伯在桑德勒住院前几周刚刚收到来自立达制药的首个包裹。1947 年 9 月 6 日，法伯开始为桑德勒注射立达制药研制的首个叶酸拮抗剂蝶酰天冬氨酸（PAA）。当时进行药物临床试验（即使这种药物存在毒性）通常无须征得患者知情同意。尽管家长有时会被笼统地告知所要进行的试验，但却从来没有人去关注或征询患儿的意见。1947 年 8 月 9 日，也就是 PAA 试验开始前不到一个月，旨在规范人体试验的《纽伦堡法典》正式颁布，其核心内容就是要求患者在参加人体试验之前必须绝对知情同意。然而当时远在波士顿的法伯是否听说过《纽伦堡法典》已不得而知。

　　可是 PAA 收效甚微。桑德勒的精神状态在接受治疗的一个月中每况愈下，同时他的下肢也由于脊髓受到白血病细胞的压迫出现跛行。除此之外，白血病还累及桑德勒的关节（出现剧烈的游走性疼痛）与骨骼（导致一侧腿骨病理性骨折并出现难以名状的疼痛）系统。到了同年 12 月，桑德勒似乎已经无可救药，其边缘厚钝的肿大脾脏已经进入盆腔。人们只能目睹这个精神萎靡、面色苍白且浑身水肿的男孩挣扎在死亡边缘。

1947 年 12 月 28 日，法伯从苏巴拉奥与凯尔迪（Kiltie）那里获得了一种新型叶酸拮抗剂，而这种名为氨基蝶呤的化合物在结构上与 PAA 仅有微小的差异。为了与时间赛跑，法伯在收到氨基蝶呤之后便迫不及待地将其注入桑德勒体内，他希望这种新药能够在缓解白血病进展上发挥一点作用。

氨基蝶呤的疗效非常显著。桑德勒体内的白细胞计数曾经攀升至天文数字（9 月是 1 万，11 月是 2 万，12 月接近 7 万），但是它们现在却突然停止增长并且维持在平稳状态。之后桑德勒体内的白细胞计数居然令人难以置信地出现下降，同时血液中的白血病母细胞数量也在逐渐减少直至销声匿迹。到了新年前夜，桑德勒体内的白细胞计数几乎降到了峰值的 1/6，已经非常接近正常白细胞水平。尽管桑德勒的白血病尚未治愈（显微镜下依然可以找到恶性白细胞），但是他在波士顿的严冬面前经受住了考验（进入了某种相持状态）。

1948 年 1 月 13 日，桑德勒回到儿童医院门诊复查，而这也是他两个月以来首次下地活动。由于桑德勒原先肿大的脾脏与肝脏明显缩小，因此法伯注意到他的衣服下摆显得非常宽松。此外，桑德勒的出血症状完全消失，其食欲也迅速得到改善（仿佛要弥补过去 6 个月以来的损失）。截至 1948 年 2 月，法伯注意到桑德勒的智力、营养以及运动水平已经与其孪生兄弟没有区别。顽强的罗伯特·桑德勒仅用了一个多月就恢复到了埃利奥特·桑德勒的状态。

※※※

桑德勒是白血病治疗史上首个获得缓解的病例，而法伯也在这种成功的激励下愈发忙碌。1948 年初冬，络绎不绝的患儿（以急性淋巴细胞白血病为主）纷纷慕名来到法伯的门诊，其中就有一位伴有咽痛的 3 岁男孩，以及一位出现头颈部肿块的两岁半女孩。苏巴拉奥为这些患者提供了足够的叶酸拮抗剂，法伯则招募了更多的医生来协助他开展工作，例如血液病学家路易斯·戴蒙德（Louis Diamond），以及詹姆斯·沃尔夫（James Wolff）、罗伯特·默瑟（Robert Mercer）与罗伯特·西尔维斯特（Robert Sylvester）等助理。

法伯在儿童医院进行的首次临床试验已经激怒了院方，他拟开展的第二次临床试验更是触碰到医院的底线。忍无可忍的院方终于决定将全部儿科实习医生撤出白血病化疗病房（化疗病房不仅工作氛围令人感到压抑，而且这种草率的临床试验也不适合医学教育）。[5] 于是法伯他们只能亲自去照护所有的住院患者。就像某位外科医生指出的那样，癌症患儿通常都会被安排在医院病房的角落里。[6] 曾有儿科医生认为，既然他们正在滑向黑暗的深渊，那么我们何不更仁慈温和一些？甚至有些医生主张"让他们平静离去"[7]。当某位临床医生提议将化疗作为挽救白血病患儿的最后手段时，法伯不禁想起了自己作为病理学家徒劳无功的日子，他毫不客气地对这种观点进行了驳斥："真要到了那个时候，恐怕只需要防腐液了。"[8]

法伯将洗手间附近某处病房的里间改造成了临时诊室，其余几位同事则被安置到病理科的各个角落（库房与楼梯间）。他们的工作环境非常艰苦，来自院方的支持更是微不足道。[9] 法伯的助手们居然还要自行打磨骨髓穿刺针，而这就像让外科医生磨刀一样令人匪夷所思。[10] 法伯的同事们在观察患者病情变化的过程中细致入微：每一次血细胞计数、输血治疗以及体温变化都会被记录在案。如果他们最终能够战胜白血病，那么法伯希望后人可以了解这场战役的细节，即便这种愿景在当时只是为人轻视的笑柄。

※※※

1948 年冬季，波士顿遭遇了罕见严寒的袭击，肆虐的暴风雪使法伯的诊疗工作陷入停滞。通往朗伍德大街的狭窄柏油路两侧堆满了泥泞的冰雪，前往实验室的地下通道已是滴水成冰（即便是在秋季也阴冷潮湿）。由于当时无法每天都为患者注射叶酸拮抗剂，因此法伯他们只能将注射频率改为每周三次。当暴风雪于 2 月开始减弱，他们又恢复了每日一次的治疗方案。

与此同时，法伯成功治疗儿童白血病的消息不胫而走，于是越来越多的患儿慕名前往儿童医院就诊。随着接诊患者数量的不断增加，法伯也从中发现了某种奇特的规律：叶酸拮抗剂不仅可以使白血病细胞计数下降，有时甚至还能令它们完全消失一段时间。实际上，类似于桑德勒这样获得显著缓解的病例并不少见，其中有两个男孩在经过氨基蝶呤治疗后重返校园[11]，还有一个曾经卧床 7 个月的两岁半女孩可以"正常活动与玩耍"了[12]。现在疾病缓解终于能够让这些白血病患儿重温童年的美好时光。

但是实际情况却远比人们想象的复杂。这些白血病患儿通常在缓解数月后就出现复发，就算苏巴拉奥使尽浑身解数也无法阻止病魔的脚步。不计其数的白血病细胞又会从骨髓中释放入血，即便是活性最强的叶酸拮抗剂都不能遏制其增长。1948 年，罗伯特·桑德勒在缓解数月后因白血病复发去世。

尽管叶酸拮抗剂带来的缓解非常短暂，但是这种真正意义上的缓解已经成为医学史上的里程碑。截至 1948 年 4 月，法伯团队已经在儿童白血病治疗领域收集到足够的临床资料，同时其论文初稿也被《新英格兰医学杂志》接受。[13] 根据文中报道，他们曾经应用叶酸拮抗剂治疗了 16 例白血病患儿，并且最终在 10 例患者身上观察到了疗效。其中有 5 位患儿（约占首批研究对象的 1/3）确诊后的生存期达到了 4~6 个月。对于当时的白血病患者来说，这区区 6 个月的生存期已经相当于凤凰涅槃。

※※※

1948 年 6 月 3 日，法伯的文章正式发表在《新英格兰医学杂志》上。

这篇长达 7 页的论文充斥着各种表格、插图、显微镜照片、化验值以及血细胞计数结果。尽管法伯的文字表述看似刻板教条，但是其中蕴含着科学与严谨。时至今日，这篇文章依然像其他旷世之作一样熠熠生辉。我们也可以把它比作流芳百世的经典文学作品：重温这段历史仿佛让我们置身于曾经喧嚣的波士顿儿童医院，而法伯与同事们正在夜以继日地为那些命悬一线的白血病患者研制新药。当然这个跌宕起伏的故事也会按照时间发展的脉络有始有终。

一位科学家曾经回忆道，当《新英格兰医学杂志》收到法伯的论文时，医学界对于这篇文章普遍的反应是"质疑和愤怒"[14]。然而对于法伯来说，其研究结果已经向世人传递出重要的信息：即便是白血病这种最为凶险的肿瘤也可以通过化疗得到缓解。在过去的 6 个月（1947 年 9 月—1948 年 2 月）里，尽管法伯憧憬的光明稍纵即逝，但是他已经看到了胜利的曙光。在癌症治疗史上，几乎从来没有通过化学药物治愈某种恶性肿瘤的先例。1948 年夏季，法伯的助手在对患者进行骨髓穿刺活检时发现，某位接受氨基蝶呤治疗的白血病患儿的骨髓涂片结果出人意料。他后来写道："由于骨髓结构看起来完好如常，因此很容易让人想到白血病已经治愈。"[15]

其实法伯的梦想就是治愈白血病。他理想中的抗癌药物不仅可以特异性地杀伤癌细胞，还能让正常细胞在再生后恢复生理功能；当然此类药物最好能够消灭各种恶性肿瘤细胞；实现化疗治愈白血病之时，也就是该方法用于其他常见肿瘤治疗之日。现在法伯已经在癌症医学领域发起了冲锋，并且引领整整一代医学家与科学家奋勇向前。

第四章

神秘瘟疫

我们可以通过见微知著的方法了解自己。[1]

——史蒂芬·杰伊·古尔德（Stephen Jay Gould）

医学界在 3 000 多年前就已经获知这种疾病。人类在寻求"治愈"的过程中也奋斗了 3 000 多年。[2]

——《财富》杂志，1937 年 3 月

现在该轮到癌症这种疾病破门而入了。[3]

——苏珊·桑塔格，《疾病的隐喻》
（*Illness as Metaphor*）

由于各种隐喻中涉及癌症的描述并不多见，因此我们倾向于将癌症当作一种"现代"疾病。而这种源自细胞恶性增生的疾病最终会坠入失控的深渊。按照现代生物学理论，我们可以把细胞想象成某种分子机器。一旦癌细胞接受启动指令就会持续生长，并且将转化为坚不可摧的自动机。

正如苏珊·桑塔格在《疾病的隐喻》一书中所强调的那样，癌症已经成为20世纪人类所面临的公敌，当然这也让我们想起曾经于19世纪肆虐全球的结核病。桑塔格为此特别指出，这两种疾病都可以用"龌龊"来形容，这个词具有"不祥、可恶以及讨厌"的意思。癌症与结核病不仅会使患者的生命消耗殆尽，同时它们带来的"濒死"感觉要比"死亡"结局更令人恐惧。

虽然癌症与结核病具有上述相似之处，但是属于另一个时代的结核病却被赋予了某种神秘色彩。维多利亚时代的浪漫主义甚至对结核病的症状（反复发热、迁延不愈、呼吸困难以及精神异常）产生了某种病态的崇拜。当时曾经有许多文人罹患此病。约翰·济慈临终前就住在罗马城的某处陋室内，从这里他可以俯瞰远处西班牙广场的阶梯。[4] 沉迷于浪漫主义的拜伦幻想着死于结核病会打动其情人。1852年，美国作家梭罗写道："死亡与疾病竟然如此美丽，它们就像……结核病患者脸颊上浮现的潮红。"[5] 德国文学家托马斯·曼在小说《魔山》（*The Magic Mountain*）中这样描述道，这种"潮红"源自结核病患者体内创造力的激情释放，而此类饱含净化、启迪以及宣泄作用的力量恰好凝聚成那个时代的精华。

相比结核病，癌症这种疾病更具现代意义。癌细胞就像某个阴险狡诈的利己主义者。外科医生兼作家舍温·努兰（Sherwin Nuland）认为："我们根本无法用正常思维来理解癌症的恶性行为。"[6] "转移"（metastasis）这个词通常被用来描述癌症从原发部位迁移到其他部位，其中 meta（变化）与 stasis（静止）这对神奇的组合在拉丁语中的意思是"动而若静"。当然转移不仅刻画出癌症变幻莫测的属性，它也反映了时代发展过程中的不确定性。如果说结核病通过病理性侵蚀（结核杆菌逐渐使肺组织形成空洞）夺去患者的生命，那么癌症的死因可以归咎为细胞过度增生令机体窒息，而这种病理性累积只是此类消耗性疾病的不同表现形式罢了。癌症是一种具有霸权主义属性的疾病，它可以肆无忌惮地侵犯正常组织，形成各种病灶，并且能够把某个器官作为"跳板"伺机向远处转移。除此之外，癌症始终在绞尽脑汁改头换面，它不仅在向机体大举进攻时无恶不作，还在对抗治疗时施展阴谋诡计蒙混过关，似乎癌症正在给人类传授生存技巧。癌症可以被视为与人类平行的物种，或许这种疾病比人类更适合生存。

由于癌症在人类社会发展的过程中被不断演绎，因此它也化身为某种穷凶极恶的现代幽灵。其实癌细胞就是由正常细胞变异而来的。之所以癌症可以成为横行霸道的侵略者与殖民者，部分原因在于它利用了人类物种或生物体正常进化过程中的某些特性。

癌细胞不仅分裂方式与正常细胞相同，而且也会遵循生物学的基本规律：由一个母细胞分裂成两个子细胞。虽然细胞分裂在正常组织中会受到严格调控（细胞生长或停滞分别由不同的信号控制），但是恶性细胞在肿瘤组织中却像脱缰的野马一样不受控制。"克隆"这个术语被生物学家用来描述那些具有共同遗传祖先的细胞，我们现在已经认识到癌症就是一种克隆性疾病。几乎所有已知的恶性肿瘤均来源于自身的某个祖先细胞，它一旦获得了无限分裂与永久生存的能力，就可以永无止境地产生子代细胞（就像菲尔绍在细胞学说中提到的那样，"一切细胞来源于细胞"）。

然而癌症不仅属于克隆性疾病，它更是某种克隆性进化疾病。如果癌细胞在生长过程中没有发生进化，那么它们就不会被赋予强大的侵袭、生存和转移能力。每代癌细胞都会产生少量与母细胞遗传物质不同的变异细胞。当化疗药物或免疫系统向癌细胞发起进攻时，突变克隆将在防守反击中继续扩增，最终实现癌细胞的适者生存。这种循环往复的突变、选择与增殖会产生越来越多适应生存与生长的癌细胞。在某些情况下，这些突变还会加速诱导产生其他突变，遗传不稳定性也将不遗余力地为产生变异克隆推波助澜。综上所述，癌症进化的基本逻辑与其他任何疾病完全不同。如果将人类物种作为达尔文选择的终极产物，那么这种潜伏在人体内部的疾病也将与我们结伴同行。

尽管此类文学修辞可以令人浮想联翩，但是我们在面对癌症时还是要谨言慎行。落笔之时，我曾经打算将癌症的"历史"作为主线。然而随着思路展开，我却感到自己仿佛已经将癌症作为人类的化身。因此我也开始将还原此类疾病的真实面目作为重点。本书并非只是一部记载疾病的历史，它更像是反映我个人心路历程的传记文学。

※ ※ ※

　　其实我在重新开始构思的时候也遇到了所有传记作家都会遇到的问题：癌症到底源自"何方"？癌症的历史有多长？是谁率先将癌症作为疾病记录在案的？

　　埃德温·史密斯（Edwin Smith）是个颇具争议的人物：有人说他既是学者也是商人，不仅擅长制作古董赝品，还是位自学成才的埃及考古学家。1862 年，他从埃及卢克索（Luxor）的一位古董商手里购买了（也有人说是偷了）一卷 15 英尺长的埃及纸莎草纸（papyrus，也称"纸草书"）。[7] 这卷破碎泛黄的纸莎草纸上写满了潦草的古埃及文字。该卷本目前被认为完成于公元前 17 世纪，其内容源自某部公元前 2500 年的手稿。这位抄写者（当然也可能是手忙脚乱的"剽窃者"）不仅字迹潦草，并且漏洞百出，经常在纸莎草纸的边缘用红墨水进行订正。

　　1930 年，史密斯纸莎草纸被翻译成英文。如今学术界普遍认为其记载了伊姆霍特普的教诲。这位伟大的古埃及医学奠基人生活在公元前 2625 年左右。考古学家发现，伊姆霍特普不仅是古埃及旧王朝时代少数几位平民出身的重臣之一，还是当时蓬勃发展的埃及复兴运动的领军人物。此外，身为左塞（Djozer）法老的宰相，伊姆霍特普的成就还涉及神经外科、建筑学、占星术以及天文学。即便是在希腊人征服埃及之后，他们也将伊姆霍特普这位旷世奇才当作神祇来供奉，并且将其神化为医药神阿斯克勒庇俄斯（Asclepius）。

　　然而史密斯纸莎草纸的与众不同之处恰恰在于其内容摆脱了神鬼传奇的桎梏。在那个由巫术、咒语以及魔法统治的时代，伊姆霍特普在描述骨折与脊椎脱位时用词客观公正，仿佛他正在撰写一部现代外科学教科书。史密斯纸莎草纸由 48 个病例组成，其内容涵盖了手部骨折、皮肤脓肿以及颅骨碎裂等。彼时伊姆霍特普已经将这些曾经的灵异现象上升至疾病范畴，并且从解剖、诊断、预后与总结等方面进行了阐述。

正是由于这位古埃及名医为后人照亮了前进方向，癌症才首次作为某种独立的疾病展现在世人面前。伊姆霍特普对第 45 个病例[8]提出了以下建议："如果你发现（某位）患者胸部隆起性肿物的界限已经超出了其乳房本身的范围；如果你的手掌在触及患侧乳房时感到其温度低于周围组织，同时在检查肿物的过程中没有感到任何皮肤温度升高的迹象；如果这个肿物质地光滑，不含任何液体，也没有分泌物，触诊时非常明显，那么你应该这样对他解释：'上述隆起性肿物就是问题所在……该肿物可以使乳房增大、水肿、变硬；仿佛摸到了一团亚麻布料，或是又冷又硬的生血果（hemat fruit）。'"

尽管伊姆霍特普并没有将这种隆起性肿物（质地又冷又硬、致密如生血果、皮下潜伏蔓延）定性为乳腺癌，但是我们已经很难再找到如此贴切的描述了。史密斯纸莎草纸中每个病例都会附有简明扼要的治疗方案，即使是姑息治疗也不例外，例如通过外耳道向神经外科患者灌注牛奶，以膏药或者油膏外敷伤口或者烧灼创面。然而伊姆霍特普在面对上述病例时却陷入了莫名的沉默。他在"治疗"部分中只写了简短的一句话："无可救药。"

当人们被迫接受了这种尴尬的现实之后，癌症这种疾病似乎就此从古代医学史中销声匿迹。与此同时，传染病开始在世界范围内横行无忌，并且在传说与史料中留下了神秘的足迹。公元前 1715 年，一场凶猛的瘟疫（可能是斑疹伤寒）在席卷了港口城市阿瓦里斯（Avaris）后导致人口大量死亡。[9]公元前 12 世纪，埃及多地出现的天花疫情让拉美西斯五世（Ramses V）的脸也留下了麻子[10]。此外，肆虐于印度河流域的结核病与洪水一样表现出明显的季节性特点。[11]但是如果癌症就隐身于这些大规模流行病的暴发间期，那么它必定是躲在某个角落里韬光养晦，因为我们在医学或其他文献中都无法找到其确切踪迹。

※※※

当我们再次获知癌症的消息时，距离伊姆霍特普生活的年代已经有2 000多年了，而这种疾病的踪迹依然隐匿于耻辱的沉默中。公元前440年左右，古希腊历史学家希罗多德在《历史》一书中记载了阿托莎的故事。[12]据他描述，这位波斯王后突然患上了某种罕见疾病。阿托莎不仅是居鲁士的女儿，也是大流士的妻子。大流士继承了阿契美尼德王朝的残暴统治风格，将帝国疆土扩张到从地中海吕底亚到波斯湾巴比伦的广大地区。阿托莎王后在位期间，她发现自己乳房上有一处肿块破溃出血，其病因可能是恶性度很高的炎性乳腺癌（在炎性乳腺癌中，恶性细胞侵犯乳房淋巴腺会导致皮肤出现红肿）。

其实只要阿托莎一声号令，那么从巴比伦到希腊的名医就会蜂拥入宫侍候于病榻左右。然而与之相反的是，她却甘愿将自己置于顾影自怜的境地。阿托莎把身体裹在被单里，似乎想摆脱尘世的烦恼。尽管大流士的御医们试图说服她接受治疗，但是他们几经努力后都无功而返。最后，阿托莎同意由一位名叫德摩西迪斯（Democedes）的希腊奴隶为她切除肿瘤。

手术后不久，阿托莎就从希罗多德的记述中神秘地消失了。对他来说，阿托莎的故事只不过是这部史学巨著中的一个小插曲。尽管我们不知道肿瘤是否复发，或者阿托莎的死亡原因与时间，但是这次手术至少暂时取得了成功。波斯王后在历经这场劫难后对德摩西迪斯感激不尽，同时摆脱病痛也使她重燃领土扩张的野心。当时大流士一直在计划征服波斯帝国东部边境的邻国斯基泰（Scythia）。由于德摩西迪斯渴望回到故乡希腊，因此他鼓动阿托莎说服大流士向西进攻希腊。从此以后，波斯帝国的战略方向就从东进调整为西拓，而随后发生的希波战争也成为西方早期文明史上的里程碑事件。从某种意义上来说，我们甚至可以认为是阿托莎身上的肿瘤引燃了战火。即便癌症这种疾病在岁月长河里深藏不露，可它还是在古代历史中留下了足迹。

※※※

　　然而希罗多德与伊姆霍特普只是历史故事的讲述者，其作品与历史上的其他同类故事一样，也难免会有瑕疵与矛盾之处。他们在文字中描述的"癌症"可能是真实的肿瘤，但也可能只是对于脓肿、溃疡、疣或痣等疾病的笼统概括。凡是那些在历史上被确诊为癌症的病例，多少都可以从保存至今的恶性组织中发现证据。如果想要亲身去体验这种古老疾病的神秘，并且近距离地了解癌症的前世今生，那么就让我们来到遥远的秘鲁南部平原，在漫天风沙的陪伴下探访一座具有千年历史的古墓。

　　这片平原就位于狭长的阿塔卡马（Atacama）沙漠的北缘。由于安第斯山脉（从秘鲁南部延伸到智利）的屏障作用使这里处于背风面，因此绵延近600英里的阿塔卡马沙漠气候异常干燥。在这种特殊的地理环境的作用下，阿塔卡马沙漠自有历史记录以来就没下过雨。虽然很难想象人类曾在这里繁衍生息，但是他们在历史上确实有据可查。平原上散布着数以百计的墓穴（在黏土层开挖的狭小浅坑），其表面被排列整齐的岩石覆盖。几个世纪以来，野狗、风暴与盗墓贼不仅让这些浅埋的墓穴重现天日，同时也为我们寻找癌症的足迹提供了证据。

　　墓穴中埋藏有科里巴亚（Chiribaya）部落成员的木乃伊。尽管科里巴亚人并未给死者做任何防腐处理，但是得天独厚的气候条件却很适合令其遗骸木乃伊化。黏土会从尸体下面将水分与液体吸干，热风则从上面将组织吹干。科里巴亚人通常会将尸体以坐姿摆放，这样逝者就可以在最短的时间内实现永生。

　　1990年，一座包含有大约140具木乃伊的大型墓穴引起了阿瑟·奥夫德海德（Arthur Aufderheide）的注意。奥夫德海德不仅是一位训练有素的病理学家，还是明尼苏达大学德卢斯（Duluth）分校的古病理学（以古代标本为研究对象）教授。由于其尸检对象是在考古现场发现的木乃伊，因此他与研究近期死亡患者的法伯截然不同。奥夫德海德将这些装有人体标本的小型无菌奶罐储存在明尼苏达大学的实验室（拱顶结构的地下室）。其藏品中包含有大约 5 000 块人体组织、大量活检标本以及数百具支离破碎的骨骼。

奥夫德海德在科里巴亚墓穴所在地搭建起临时解剖台，然后花了几个星期的时间为 140 具木乃伊进行尸检，最终在其中一具遗骸上发现了不同寻常之处。[13] 这具木乃伊（35 岁左右的年轻女性）出土于一座浅埋的黏土墓穴，她被发现的时候还保持着盘腿打坐的姿态。当奥夫德海德为她做检查的时候，其手指在木乃伊的左上肢触到了一个坚硬的"球形肿物"。这具保存完好的木乃伊皮肤纤薄脆弱，因此这个内部充满骨针的肿块显得格外醒目。毫无疑问，我们根据上述表现就可以将其确诊为骨肉瘤（恶性骨肿瘤），而它已经在这具木乃伊体内历经了千年的沧桑。奥夫德海德推测，该肿瘤在这位女性生前就已经穿破皮肤。由于即便是体积较小的骨肿瘤也会造成难以想象的痛苦，因此他认为该女子曾经遭受的折磨令其痛不欲生。

奥夫德海德并非是唯一在木乃伊标本中发现癌症踪迹的古病理学家。（由于骨肿瘤会形成坚硬的钙化组织，因此最有可能历经千年而状态如初。）他曾说："木乃伊中发现的许多其他类型的肿瘤均源自这些保存完好的恶性组织。目前最古老（公元 400 年前后）的病例（腹部肿瘤）见于一具出土于埃及达赫莱的木乃伊。"然而古病理学家在其他病例中并未发现具体的肿瘤标本，他们只是在木乃伊体内找到了肿瘤曾经生长过的痕迹。例如，某些木乃伊的颅骨或肱骨上密布的微孔可能来自皮肤癌或乳腺癌转移。1914 年，考古学家们在亚历山大地下陵墓中发现的一具埃及木乃伊（2 000 年前）体内存在肿瘤侵犯骨盆的迹象。[14] 人类学家路易斯·利基（Louis Leakey）不仅曾发掘出迄今为止年代最为久远的人类骨骼化石，而且还在附近的某处遗址发现了一块 200 万年前的下颌骨，上面带有非洲东南部地方性淋巴瘤的痕迹（但是该肿瘤的来源从未得到病理学证实）。[15] 如果上述发现能够作为恶性肿瘤存在的证据，那么癌症绝对不是通常意义上的"现代"疾病，它应该是我们在人类标本中见过的最古老的疾病之一，当然癌症也可能是人类发展过程中伴随人类最为长久的疾病。

※※※

　　但是癌症最引人注目的特点并非历史悠久，而是它在岁月磨砺中完全难觅踪迹。当我就此话题请教奥夫德海德教授时，他笑着对我说道："癌症的早期历史几乎无人知晓。"[16] 美索不达米亚人对于偏头疼已经有所了解，古埃及的著作中也有描述癫痫的词语。此外，《圣经·利未记》中提到的 tsara'at 是一种类似于麻风的疾病。[17] 阿育吠陀是印度的传统医学，其中不仅有描述水肿的术语，还有一位专司天花的女神。人们已经掌握了结核病这种白色瘟疫的特点，并且根据其临床症状创造了相应的名词，而这就像是因纽特人对结冰的不同阶段有不同的称谓一样。但即便是常见的乳腺癌、肺癌以及前列腺癌等也在历史文献中明显缺位。除了个别特例之外，我们在波澜壮阔的医学史中甚至找不到关于癌症的专著或是专司癌症的神灵。

　　其实这种缺位可能有以下原因。癌症是一种与年龄相关的疾病，其发病率有时会随年龄增长呈指数上升。[18] 例如，30 岁女性罹患乳腺癌的概率是 1/400，而这个数字在 70 岁的女性中会上升至 1/9。在远古社会中，由于人们长期遭受结核、水肿、霍乱、天花、麻风、鼠疫或肺炎等疾病的威胁，因此他们还没来得及罹患癌症就已经死于非命。即便当时有人注意到了癌症的存在，但它还是被其他众多疾病淹没。其实癌症的出现是一种双重否定的产物：只有当所有其他人类杀手被消灭之后，癌症才能堂而皇之地占据主导地位。19 世纪的医生经常将癌症发生与文明进步联系在一起：他们认为繁杂无序的现代生活在某种程度上诱导机体出现病理性增长。虽然这种联系貌似合理，但是并不构成因果关系。文明不会导致癌症发生，它只是在延长人类寿命的同时揭露了癌症的本质。

　　尽管长寿在 20 世纪早期就已经成为导致癌症流行的最重要因素，但我们也要清醒地意识到它可能并非唯一的缘由。自 20 世纪以来，人类在癌症早期诊断以及死因精确分类上取得了长足进展。而在 19 世纪 50 年代，白血病患儿的死因通常被归结为脓肿或感染（或者按照贝内特的

"血液化脓"理论来解释）。如今，手术、活检与尸检技术的发展使我们诊断癌症的能力得到进一步加强。例如，引入乳房摄影术貌似会导致乳腺癌发病率激增，其实这只是X射线帮助人们实现肿瘤早期诊断的结果。

当然现代生活结构发生巨变也会影响到癌症谱的组成，其中一些癌症的发病率将上升，而另外一些癌症的发病率会下降。例如直到19世纪末期，胃癌的发病率在某些人群中居高不下，可能是某些致癌物（酸洗剂和防腐剂）与细菌感染（地方病和传染病）相互促进的结果。不过胃癌发病率似乎随着现代制冷技术的应用（也可能是公共卫生条件改善减少了地方病感染的发生率）出现了下降。相比之下，由于20世纪早期吸烟人数增多，男性肺癌发病率从20世纪50年代开始急剧上升。女性群体则是从20世纪50年代开始吸烟，目前其肺癌发病率尚未达到高峰。

研究发现，这些人口学与流行病学变化对于疾病谱产生了巨大影响。1900年，罗斯韦尔·帕克曾经指出，结核病是当前美国社会最常见的死因。紧随其后的是肺炎（约翰斯·霍普金斯大学著名医学家威廉·奥斯勒称其为"死刑队长"[19]），然后是腹泻与胃肠炎，而癌症只能排在第七位[20]。到20世纪40年代早期，癌症已经在死因排行榜上攀升至第二位，仅次于心脏病。[21]与此同时，美国人的预期寿命增加了约26岁。[22]其中60岁以上人口的比例几乎增加了一倍，当然这也是大部分癌症开始发病的年龄。

尽管我们目前发现的古代癌症病例十分罕见，但是上述女性木乃伊身上的骨肿瘤令人印象深刻。想必她在生前也希望了解产生剧烈疼痛以及形成上肢肿物的原因。只要我们看到此类肿瘤就难免浮想联翩，而人类即将与这个尚在襁褓中的恶魔狭路相逢。

第五章

体液学说

黑胆汁是致癌元凶。[1]

——盖仑，130 年

其实我们对于癌症的具体病因或本质一无所知。我们在这一点上与古希腊人别无二致。[2]

——弗朗西斯·卡特·伍德（Francis Carter Wood），1914 年

它源自腐败的胆汁，恶劣的习惯，无耻的老板，变异的基因。[3]

——梅尔·格里夫斯（Mel Greaves）
《癌症：进化的遗产》（*Cancer: The Evolutionary Legacy*），2000 年

从某种意义上来说，疾病只是我们感知、命名以及应答的产物。[4]

—— C. E. 罗森堡（C. E. Rosenberg）

即便是某个来自远古的恶魔也需要通过名称来辨别。疾病命名就是描述患者遭遇的某种特定情况，因此普通文字需要经过加工才能变为医

学术语。在正式接受检查之前，患者首先只是一位向医生诉说痛苦经历的病史陈述者，其角色就像是某位刚刚到访疾病王国的过客。为了摆脱疾病的困扰，人们必须掌握倾诉的技巧。

其实古代疾病命名本身就浓缩了众多历史故事。例如，斑疹伤寒（这种烈性传染病经常会导致不规则发热）出自希腊语"众风之父"（tuphon），而现代名词"台风"（typhoon）也来源于此。中世纪的医生认为流感（influenza）周期性暴发是受到恒星与行星距离地球远近的影响，因此他们使用与占星术有关的拉丁语"influentia"来描述这种疾病。结核病（tuberculosis）源自拉丁语"tuber"，原意是像小青菜一样的肿大团块。瘰疬（scrofula）在拉丁语中是"小猪"的意思，那些排列成行的肿大腺体很容易让人联想到正在吃奶的猪仔。

在大约公元前400年的希波克拉底时代，希腊语"螃蟹"（karkinos）作为癌症的代名词首先出现在医学文献中。肿瘤周围经常分布着扩张的血管，这让希波克拉底想起了螃蟹挖沙时的样子。当然这幅画面不仅独具匠心（其实很少有肿瘤长得像螃蟹），还栩栩如生。此后，又有许多作家、医生以及患者在此基础上进行了完善。[5] 在某些人眼中，肿瘤坚硬粗糙的表面很容易让人联想到结实的螃蟹壳。其他人则认为肿瘤在体内悄然扩散就像螃蟹快速潜行。甚至还有人提出，癌症引发的突然刺痛就像是被螃蟹钳子夹到了一样。

除此之外，希腊语"onkos"在癌症历史上也具有重要意义。人们有时候会用它来描述肿瘤，而现代意义上的肿瘤学（oncology）正是由此得名。"onkos"在希腊语中表示数量或者重量，当然也可以从广义上理解为某种负担（癌症就相当于机体承受的某种重负）。"onkos"在希腊戏剧中指的是悲剧角色戴的面具，这个悲剧角色的演员还会头顶笨拙的锥状重物，象征着剧中人物所承载的心理负担。

尽管这些形象的比喻可能与我们目前对癌症的理解产生共鸣，但是被希波克拉底称为"karkinos"的疾病与我们现在理解的癌症在本质上大相径庭。希波克拉底归纳的"karkinos"基本上是肉眼容易辨别的浅表肿物（体积较大），例如来源于乳腺、皮肤、颌骨、颈部与舌部的肿瘤。其实希波克拉底对于良恶性肿瘤的区别一无所知，他提出的"karkinos"涵盖了机体内任何发生肿胀的结构，例如淋巴结、痈、息肉、脱垂、结核结节、脓疱以及腺体，而这种做法实际上是将各种病变不加选择地归入相同的病理学分类。

希腊人没有显微镜。他们从未想到过世间存在细胞这种实体，更不用说目睹此类生命的基本单位了。当然他们也不可能意识到"karkinos"概念的本质是细胞增长失控。然而希腊人在流体力学领域的造诣非常深厚，他们在水力学方面进行了许多革命性的尝试（水车、活塞、阀门、水槽以及水闸），而阿基米德在浴缸中发现的同名定律则把该学科推向了巅峰。与此同时，希腊人还将对水力学的专注延续到了医学与病理学研究中。为了诠释各种疾病的奥秘，希波克拉底根据液体及其容积的特点研究出了一套理论，并且广泛用于肺炎、脓肿、痢疾以及痔等疾病的临床实践中。希波克拉底认为，人体由血液、黑胆汁、黄胆汁与黏液等四种"体液"构成，并且每种体液都有其独特的颜色（红、黑、黄与白）、黏性以及本质特征。这四种体液在正常人体中处于理想的平衡状态（尽管有时并不稳定）。但是在患病时，某种体液过量将会打破体内的平衡。

古希腊医学家克劳迪亚斯·盖仑不仅医术高明，而且著作颇丰。公元 160 年左右，他在罗马行医期间把希波克拉底的体液学说推向极致。盖仑继承了希波克拉底的理论，他也是根据体液是否过量对疾病进行分类的。例如，炎症（表现为红、热、痛）被归结于血液过量。结核结节、脓疱、黏膜炎和淋巴小结（表现为冰凉、潮湿、苍白）的病因在于黏液过多。黄疸被归咎为体内黄胆汁过量。对于癌症来说，盖仑认为四种体液中最为阴险狡诈的黑胆汁就是致病元凶。[除此之外，抑郁症是另一种被赋予此类隐喻的疾病，人们同样将其病因归咎为这种过量的油腻体液。实际上，抑郁症在中世纪时被称为"melancholia"，它源自希腊语"melas"（黑）和"khole"（胆）。因此抑郁症与癌症这两种分属心理与生理范畴的疾病在词源上具有错综复杂的联系。]盖仑认为癌症"身陷"黑胆汁的包围之中，而肿块就源自这种瘀滞的体液。16世纪，英国外科医生托马斯·盖尔（Thomas Gale）曾经这样诠释盖仑的理论："黑胆汁是致癌元凶。如果体液具有腐蚀性，那么它就可以造成溃疡，基于相同的原因，此类肿瘤的颜色会更黑。"[6]

不过盖仑（或者盖尔）当时应该完全没有意识到，这种言简意赅的描述将对肿瘤学发展产生深远的影响。盖仑理论认为癌症是系统性恶变状态导致的结果，其根源在于体内黑胆汁分泌过量。肿瘤不过是机体深处功能失调的局部表现，同时这种生理失衡会对全身系统造成影响。希波克拉底曾经指出，癌症"最好不要治疗，以免患者减寿"[7]，令人匪夷所思。仅仅过了5个世纪，盖仑便凭借某些异想天开的生理学猜测将前辈的理论发扬光大。盖仑深信黑胆汁（与任何其他体液一样）遍及全身各个部位，因此他认为这是阻碍手术治疗癌症的问题所在。即便我们可以将肿瘤彻底切除，黑胆汁还是会像枝干内流动的液体一样循环往复。

盖仑于公元199年在罗马逝世，然而他对医学的影响却长达几个世纪。由于黑胆汁致癌理论的比喻非常形象，因此它深深植根于医生的脑海中。人们认为通过外科手术切除肿瘤是治标不治本的愚蠢行为，于是越来越多的外科医生将自身观察结果融入盖仑学说，并且进一步强化了其在肿瘤治疗领域的统治地位。14世纪中期，英国外科医生约翰·阿德恩（John Arderne）曾经写道："不要幻想通过手术治愈肿瘤。这种做法只会让你名誉扫地。"[8] 15世纪最负盛名的外科医生伦纳德·贝尔蒂帕利亚（Leonard Bertipaglia）认为："通过切除、剔除以及摘除来治疗癌症只会促使该病从非溃疡型向溃疡型转化……我在整个职业生涯中从未见过或听过手术治愈癌症的成功案例。"[9]

当然盖仑很可能在无意之间为癌症患者提供了某种权宜之计。在没有麻醉药与抗生素的中世纪，大部分外科手术都是在阴冷潮湿的陋室（通常是理发店的内室，随处可见生锈的手术刀与皮制的约束带）中进行，而这种治疗方法往往会导致威胁生命的灾难性后果。16世纪的外科医生安布鲁瓦兹·帕雷（Ambroise Paré）在书中描述过使用炭火加热的烙铁或硫酸药膏来烧灼肿瘤[10]。但即便采取上述手段来治疗皮肤表面的微小病变，创面也会迅速化脓并造成致命的感染。通常情况下，肿瘤组织受到非常轻微的刺激就会发生大出血。

洛伦茨·海斯特尔（Lorenz Heister）是 18 世纪的一位德国医生，他曾经将在其诊所中实施的乳房切除术描绘成某种献祭仪式："尽管许多女性在面对手术时毫无惧色且一声不吭，但是其他患者的惨叫还是会让久经沙场的医生放弃继续治疗的打算。为了完成此类手术，外科医生不仅需要保持意志坚定，还要学会不受任何外界干扰。"[11]

显而易见，大多数肿瘤患者宁可把命运托付给盖仑学说（通过药物导泻排出黑胆汁），也不愿将自己交给这些"久经沙场"的医生。于是药铺很快就被五花八门的抗癌秘方淹没：含铅酊剂、砷提取物、野猪牙、狐狸肺、精制象牙、脱壳蓖麻、白珊瑚、吐根、番泻叶以及各式各样的泻药，而酒精与鸦片酊则被用来治疗顽固性疼痛。[12]据文献记载，17 世纪流行的蟹眼糊（5 先令 / 磅）曾经是人们心目中以毒攻毒的良方。与此同时，治疗肿瘤的手段也越来越匪夷所思：羊粪、蛙血、乌鸦脚、臭甘菊、龟肝、按手礼、圣水或者铅板压迫等。

尽管盖仑已经对外科治疗肿瘤的效果做出了判断，但是依然不断有人尝试通过手术切除小型肿瘤（据说盖仑本人也为患者做过此类手术，不过这可能是基于整形或者姑息的考虑）。综上所述，将手术切除肿瘤作为根治这种疾病的方法只是极端情况下迫不得已的行为。当药物治疗与手术切除均无法起效时，医生们只好重拾被奉为经典的盖仑理论：人体仿佛是一块过度饱和的海绵，而治疗原则就是采用放血与导泻来排出多余体液。

第六章

走下神坛

对尸体施以酷刑只会破坏其解剖结构。[1]

——约翰·多恩（John Donne）

　　1533 年冬季，19 岁的安德烈亚斯·维萨里（Andreas Vesalius）从布鲁塞尔来到巴黎大学，他希望通过学习盖仑解剖学与病理学为日后从事外科工作奠定基础。然而令维萨里深感震惊与失望的是，不仅大学解剖课的内容荒谬到了极点，而且缺乏可供尸体解剖的专用场地。授课教师进行解剖演示的主宫医院（Hospital Dieu）地下室格外阴森恐怖，他们只能提心吊胆地穿行于腐烂的尸体之间，而野狗就在旁边肆无忌惮地撕咬着人体组织。维萨里在信中写道："除了 8 块血肉模糊且顺序错误的腹肌以外，再也没有人向我展示过肌肉或者骨骼标本，更不用说那些神经、静脉以及动脉的走行了。"[2] 由于缺少人体解剖学图谱的指引，因此外科医生为患者做手术就如同盲人摸象，仿佛水手在没有海图的情况下就准备去乘风破浪。

　　维萨里对于这些所谓的解剖学研究嗤之以鼻，他下定决心要绘制出属于自己的解剖学图谱。为了收集人体标本，维萨里跑遍了巴黎附近的墓地去寻找骨骼与尸体。[3] 他在巴黎市蒙福孔（Montfaucon）发现了一处规模巨大的绞刑场，这里随处可见吊挂在绞架上的死囚尸体。几英里之外，圣婴公墓（Cemetery of the Innocents）里也草草掩埋着那些大瘟疫受害者的残尸。

绞刑场与墓地为中世纪的解剖学家提供了便利，而维萨里也从这些地方收集到了足够的标本。他经常会在同一天之内突然两次来到现场，然后将捆在锁链上的尸体切成块偷偷运回解剖室。尽管维萨里身处这种恐怖的氛围中，但是他却让解剖学从此栩栩如生。1538 年，维萨里与提香画室的艺术家合作出版了他精心绘制的素描作品（版画与书籍），其中详细标注出动脉与静脉的走行和神经与淋巴结的分布。在一些版画作品中，维萨里运用分层解剖暴露出组织下方的潜在外科平面。而在另一幅素描里，他巧妙地通过大脑横切面来展示延髓池与脑室之间的关系，其作用与数百年后诞生的 CT 有异曲同工之妙。

维萨里的研究原本纯粹是为了丰富理论知识，但是这些成果很快就在实践中得到了验证。盖仑的体液学说认为，所有疾病都源自四种体液的病理性积聚，因此只能通过放血与导泻把致病体液排出体外。然而为了保证放血治疗能够立竿见影，该方法必须针对体内的特定部位实施。如果患者准备接受预防性放血（也就是预防疾病），那么穿刺点就要远离可能的病灶部位，以便致病体液排出体外。但是如果患者接受的是治疗性放血（治疗已确诊疾病），那么穿刺点就要靠近那些通向病灶的血管。

为了给这种牵强附会的理论找到依据，盖仑从希波克拉底学说中借用了同样模棱两可的表述 κατ' ίξιν（在希腊语中是"直入"的意思），并且用这个词来描述那些"直入"肿瘤深处的血管。然而盖仑创造的术语令医生们更加疑惑不解。他们也想弄清盖仑笔下的"直入"到底是什么意思。哪些血管会"直入"某个肿瘤或者器官，哪些血管又负责向外引流呢？总之，此类解释只能让人们身陷误解的迷宫。由于缺乏系统解剖学图谱（正常解剖尚未建立），因此谈不上病理解剖。

为了给外科医生呈现一部完整的解剖学图谱，维萨里决定从绘制全身血管与神经入手来解决这个难题。他曾经在信中写道："在消化吸收希波克拉底与盖仑这两位先贤理论的过程中，我感觉自己随手画下的静脉走行就可以轻而易举地诠释希波克拉底提出的'直入'概念，就像你所知道的那样，即便是那些知识渊博的学者对于静脉切开（放血）术也存在诸多分歧与争议。"

但是维萨里发现，这项研究在启动之后便一发而不可收。"我绘制的静脉素描图令医学院的师生们欣喜若狂，他们诚恳地希望我提供动脉与神经走行的示意图……我当然不能辜负他们的期望。"[4]人体内部结构之间的联系盘根错节：静脉跟神经伴行，神经与脊髓相连，脊髓和大脑相通，诸如此类。由于人体解剖学研究涵盖的内容纷繁复杂，因此维萨里还聘请了其他插画师来协助完成这项艰巨的任务。

尽管维萨里在解剖人体的过程中非常仔细，但是他依然没能发现盖仑学说中的黑胆汁。"尸检"一词源自希腊语"亲眼目睹"；现在维萨里已经学会通过双眼辨别真伪，他不再满足于盖仑理论所营造的幻象。维萨里发现，淋巴系统内有苍白色的水样液体，血管内流动着红色的血液，并且肝脏内也随处可见黄色的胆汁。然而盖仑学说中导致癌症与抑郁症的黑胆汁（渗出物载体）在人体中却踪迹全无。

维萨里发现自己的处境非常尴尬。他不仅曾经系统地接受过盖仑学说的熏陶，并且还研究、编撰与再版了盖仑的著作，可是作为盖仑生理学中核心概念之一的黑胆汁却无处寻觅。维萨里对于自己的发现采取了回避的态度。虽然他也在通过盛赞盖仑这位先贤来表达心中的内疚，但是作为一名彻底的经验主义者，维萨里只会根据其肉眼所见绘制图谱，至于结果则交给他人去评判。其实盖仑体液学说中的黑胆汁根本就不存在。维萨里曾经打算借助这项解剖学研究来拯救盖仑理论，不过最终他还是默默地颠覆了统治医学界长达千年的谬误。

※※※

1793 年，来自伦敦的解剖学家马修·贝利（Matthew Baillie）出版了一部名为《人体重要部位之病理解剖》（*The Morbid Anatomy of Some of the Most Important Parts of the Human Body*）的教科书。虽然这本书的读者也是外科医生与解剖学家，但是其主要内容恰恰与维萨里开展的工作相反。如果说维萨里描绘的是"正常"人体结构，那么贝利反映的就是病态或异常机体状态，这相当于通过某种倒置透镜来解读维萨里的研究。现在盖仑那些主观臆测的疾病理论已经岌岌可危。虽然盖仑学说认为黑胆汁只存在于肿瘤内部而非正常组织中，但是人们从未在病灶中发现过这种体液。贝利通过栩栩如生的版画作品描绘了肺癌（病灶大小与橘子相仿[5]）、胃癌（外观如同海绵[6]）以及睾丸癌（伴有恶臭的深度溃疡[7]）。然而他在肺癌与睾丸癌组织中根本找不到任何胆道结构。假如盖仑学说中的隐形体液网络确实存在，那么这种结构只能游离于肿瘤组织、病理世界以及正常解剖范畴。简而言之，此类假设在医学上根本不成立。贝利与维萨里一样，只会根据亲眼所见来描绘解剖图谱与肿瘤结构。经过长达数个世纪的等待，那些萦绕在医患双方脑海中的所谓黑胆汁通道与致癌体液终于走下了神坛。

第七章

"遥表同情"

我们在治疗癌症时应当谨记，不要指望内科用药能够起到什么效果，唯一可行的方案就是完全切除病灶。[1]

——《实用外科学词典》（*A Dictionary of Practical Surgery*），

1836 年

马修·贝利关于病理解剖的著作为手术治疗肿瘤奠定了理论基础。如果黑胆汁就像贝利发现的那样根本不存在，那么通过外科手术切除肿瘤就确实能够让身体摆脱这种疾病。然而当时外科学的发展还远远不能满足手术治疗肿瘤的需求。18 世纪 60 年代，贝利的舅舅、苏格兰外科医生约翰·亨特（John Hunter）也对盖仑学说非常不屑，他不露声色地在伦敦的诊所里为患者实施肿瘤切除术。尽管亨特精心设计了研究方案（最初在家中阴暗的兽笼里解剖动物与人类尸体），但是他还是遇到了难以突破的瓶颈。亨特凭借娴熟的手术技巧可以直达肿瘤所在部位。如果肿瘤本身"可以活动"（他这样描述浅表肿瘤），那么就能够在不影响其下方脆弱组织结构的前提下完整切除。亨特写道："如果肿瘤不仅可以活动并且还呈自然分叶状，那么医生也可以将它们安全切除。由于我们很容易被眼前的假象欺骗，因此在处理此类肿瘤时要非常谨慎，确保全部病变组织均在手术切除范围之内。"[2]

最后这句话的意义至关重要。虽然此类表述并未上升至理论阶段，但是亨特已经开始为肿瘤划定"分期"。根据他的研究结果，早期的局部肿瘤通常可以活动，而进展期、浸润性或者转移性肿瘤则表现为固定不动。亨特认为只有可以活动的肿瘤才值得通过手术切除。如果遇到进展期肿瘤，他会毫无隐讳地告诉人们能做的只有"遥表同情"[1]，这个令人毛骨悚然的结论不禁让我们想起了伊姆霍特普。

尽管亨特已经是一位近乎完美的解剖学家，但是他的外科理念要比其实践操作更为领先。亨特不仅做事率真果敢，而且精力极其旺盛，他平均每晚只睡 4 个小时。为了不断提高手术技巧，他解剖过的标本遍及动物王国的各个角落，其中就包括猴子、鲨鱼、海象、野鸡、熊以及鸭子。然而亨特发现自己在面对鲜活的患者时却产生了动摇。即便他能够以疾风闪电般的速度完成手术，同时患者也会在酒精与鸦片的作用下陷入沉睡，可是在这种生死转换（从冰冷的尸体到鲜活的患者）的背后依然险象环生。患者除了要忍受手术时的剧痛，还会遇到术后感染的威胁。对于那些侥幸从手术台上生还的患者来说，他们往往在不久以后便会更加悲惨地死于病榻上。

※※※

从 1846 年到 1867 年，在短短 20 余年间，两项重要发现的问世一举铲平了阻碍外科学进步的两座大山，从而使肿瘤外科医生能够重现亨特在伦敦诊所中进行的大胆尝试。

第一项便是麻醉术。1846 年，麻醉术首次在麻省总医院内一个拥挤的外科阶梯教室里进行了公开演示，而一个世纪之后西德尼·法伯的地

---

[1] 亨特使用这个短语来突出转移性肿瘤的特征（远处播散），他认为手术治疗此类肿瘤根本无效。
　　——作者注

下实验室距此还不到10英里。1846年10月16日上午10时左右，许多医生聚集在医院中央的一座穹顶大厅里。来自波士顿的牙医威廉·莫顿（William Morton）打开了配有吸入装置与内含1夸脱[1]乙醚的小型玻璃蒸发器。他打开喷嘴后请印刷工爱德华·阿博特（Edward Abbott）吸入了少量乙醚蒸汽。阿博特缓缓陷入沉睡，一位外科医生快步走到大厅中央，他非常麻利地在阿博特的颈部切了个小口，然后迅速缝扎住肿胀畸形的血管（由于不了解良恶性疾病的区别，因此人们将血管瘤也诊断为"肿瘤"）。阿博特在几分钟后醒来，说道："尽管我心里很清楚手术正在进行，但是在此期间我没有感觉到任何疼痛。"[3]

从此以后，麻醉术让广大患者摆脱了手术带来的痛苦，同时外科医生也不必再纠结手术时间的长短。虽然术中疼痛问题得到了解决，但是术后感染始终困扰着人们。这种感染直到19世纪中期仍然非常普遍，而且这种致命并发症的病因始终是个难解之谜。1819年，一位外科医生指出："我们必定忽视了（伤口中的）某些微妙因素。"[4]

1865年，苏格兰医生约瑟夫·李斯特（Joseph Lister）做出了与众不同的猜测，他认为只要去除隐匿在伤口中的"微妙因素"就可以解决这个难题。李斯特从传统的临床观察入手：他发现开放性伤口（直接暴露于空气中）会很快发生坏疽，但是闭合性伤口却很少发生感染。在格拉斯哥（Glasgow）皇家医院的外科病房里，李斯特经常见到红肿从伤口边缘开始蔓延，而受累的皮肤似乎在从内向外发生腐烂，随后患者可能会出现发热、流脓以及猝死（这才是真实的"化脓"）。

李斯特不禁想起了一项看似与此完全无关的试验。伟大的法国化学家路易·巴斯德在巴黎发现，暴露在空气中的肉汤会很快出现浑浊并且发酵，可是密封在消毒真空罐内的肉汤却可以保持清亮。巴斯德根据这些观察结果大胆地断言：空气中存在肉眼看不见的微生物（细菌），它们在落入肉汤后开始生长并造成浑浊。现在李斯特进一步验证了巴斯德

---

[1] 容积单位，在美国，1液量夸脱约等于0.946升。——译者注

的推测。由于开放性伤口中混杂着血块与裸露组织，因此它们就相当于某种巴斯德肉汤，成为细菌生长的天然培养皿。那么落入巴斯德（巴黎）培养基中的细菌是否与李斯特（苏格兰）患者伤口内的微生物有关呢？

李斯特灵机一动。如果细菌是导致术后感染的罪魁祸首，那么也许某种抗菌方法或者化学药物就能够遏制这些感染。他在临床日志中写道："我认为外敷某些具有破坏悬浮微粒作用的物质就可以避免伤口在空气中化脓。"[5]

在邻近的卡莱尔镇，李斯特注意到人们在处理污水时使用了一种带有甜味的廉价液体（含有石炭酸）。于是李斯特便开始将石炭酸软膏涂抹在术后的伤口上。（他认为将污水处理剂用于治疗患者根本不值得大惊小怪。）

1867年8月，一个13岁的男孩在格拉斯哥某集市上操作机器时手臂严重受伤，随后他被紧急送到了李斯特所在的医院。[6]由于男孩的开放性伤口中满是污垢，因此在这种情况下很容易发生坏疽。但是李斯特并没有为患者进行截肢手术，他希望通过石炭酸软膏来保全患肢免受感染。男孩的伤口感染开始逐渐加重，眼看着就要形成脓肿，然而李斯特不为所动，他继续加大石炭酸软膏的用量。几周之后，全部努力似乎都已陷入绝望。不过就在此时，伤口却奇迹般地变得干燥起来。到了1个月的时候，李斯特发现软膏下面的伤口皮肤已经完全愈合。

不久之后，李斯特的发明就被广泛用于癌症手术的一线。1869年，李斯特在乙醚（麻醉剂）与石炭酸（抗菌剂）的帮助下，在餐桌（手术台）上为妹妹伊莎贝拉·皮姆做了乳房肿瘤切除术。[7]伊莎贝拉不仅活了下来，而且没有发生感染（尽管她最终还是在3年之后死于肝转移）。数月之后，李斯特为一名疑似长有大腿肉瘤的患者实施了高位截肢。[8]到19世纪70年代中期，李斯特已经将手术作为治疗乳腺癌的常规手段，同时其切除范围也扩展至乳腺下方受累的淋巴结。

※※※

作为两项相伴问世的技术突破，抗菌术与麻醉术使外科学彻底摆脱了中世纪以来的停滞不前。新生代外科医生在乙醚与石炭酸皂的帮助下开始向手术禁区发起冲锋，最终实现了亨特时代只能在尸体上进行的复杂解剖操作。肿瘤外科在 1850 年至 1950 年取得了世纪辉煌，而外科医生则义无反顾地通过手术切除病灶向癌症宣战。

维也纳外科医生西奥多·比尔罗特（Theodor Billroth）是这个时代的领军人物。才华横溢的比尔罗特生于 1821 年，他曾经在音乐与外科领域倾注了几乎同样的热忱。（当然这两种专业也存在某些相似之处。两者都需要长期磨炼才能达到极致；两者都需要通过实践与积累阅历才能走向成熟；两者都依赖双手拇指的灵巧、精确与对称。）1867 年，比尔罗特在柏林担任教授期间开始系统性地研究开腹切除恶性肿瘤的方法。由于腹部外科手术的死亡率在比尔罗特的年代始终居高不下，因此他打算通过规范手术步骤以及细化操作技巧来降低死亡率。为了寻找安全的手术入路，比尔罗特花了近 10 年的时间在动物与人体标本上练习开腹与关腹手术。到 19 世纪 80 年代早期，他已经制定出规范的手术路径。比尔罗特写道："目前的研究结果足以证明开展手术治疗具有可行性。我们在今后应当将手术适应症作为关注焦点与研究方向，同时还要努力开发出针对所有疾病的手术治疗方案。我希望我们已经在该领域迈出了坚实一步，并且要尽己所能去拯救那些被诊断为绝症的不幸患者。"[9]

比尔罗特后来被任命为维也纳大学总医院的教授。他和学生们将已掌握的各种技巧应用到实践中，期望通过手术切除肿瘤（如胃、结肠、卵巢以及食道的肿瘤）来治愈癌症。然而他们在临床转化过程中也面临着许多意想不到的挑战。例如，肿瘤外科医生的目标是在切除肿瘤组织的同时保证正常组织与器官完整。但是比尔罗特很快就发现，需要有近乎上帝般的创造精神才可能实现这个目标。

自维萨里时代以来，外科学一直被归为自然解剖学范畴。由于肿瘤生长经常会超出正常解剖边界，因此外科医生必须通过手术实现解剖结构重建。例如，为了切除充满癌细胞的胃的远端部分，比尔罗特必须将残胃与附近的小肠进行吻合。依此类推，他在做完远端胃大部切除术后会将残胃与远端空肠进行缝合。到 19 世纪 90 年代中期，比尔罗特已经为 41 例胃癌患者做了这种全新的胃肠道重建手术，其中 19 例患者在术后得以幸存。[10]

这些手术的成功标志着癌症治疗取得了关键性突破。到了 20 世纪早期，许多局部生长的肿瘤（未发生转移的原发肿瘤）都可以通过手术切除，例如子宫癌、卵巢癌、乳腺癌、前列腺癌、结肠癌以及肺癌。如果上述肿瘤在侵犯其他器官之前就被切除，那么这些手术将可以极大地提高患者的治愈率。

尽管肿瘤外科学在临床实践中取得了丰硕成果，但是一些貌似局部生长的肿瘤仍旧会出现术后复发，而患者也被迫要接受第二次，甚至是第三次手术来切除复发病灶。与此同时，外科医生似乎已经身陷某种猫捉老鼠的游戏，他们也只能将患者一次次地送回手术台，仿佛肿瘤总是缓慢地从体内一点点向外扩张。[11]

但是如果我们能够让肿瘤在发生伊始便得到理想中最彻底的治疗呢？如果采用扩大范围的根治手术来彻底铲除病灶，消灭残存肿瘤，那么是否可以治愈传统局部手术无效的患者呢？在那个崇拜外科医生影响力与创造力的时代，人们对于手术根治肿瘤的理念充满了期待与想象。从此以后，曾经杂乱无序的肿瘤学便以星火燎原之势跨入了迅猛发展的新纪元。

第八章

根治主义

教授非常享受这种场合，

而这可以让他尽其所长。

他在旁边兴奋地告诉我——

"现在要切除患侧乳房。"

"对不起，"我难过地说道，

"可是我忘记了手术步骤。"[1]

——鲁道夫·费古奥尔勒（Rodolfo Figuoeroa）

《诗人医生》（*Poet Physicians*）

终于结束了：她穿好衣服后温文尔雅地走下手术台，同时眼睛在四处寻找着詹姆斯；然后她向外科医生和他的学生们行屈膝礼，并且用低沉清晰的语言请求他们原谅其失礼之处。当外科医生将她搀扶起来的时候，我们这些学生都像孩子一样泣不成声。[2]

——约翰·布朗（John Brown）描述的 19 世纪乳房切除术的场景

　　谈到根治手术的概念，我们就会想起威廉·斯图尔特·霍尔斯特德的名字。[3]尽管霍尔斯特德并未要求获得此项殊荣，但是他在该领域做出的贡献令其实至名归，而这就像外科医生之间无言的默契。其实霍尔斯特德并非根治手术的发明者，他只是从其他先行者那里继承了这种理念，然后将它发扬光大至尽善尽美的程度，于是其名字也从此与这种手术结下了不解之缘。

　　1852 年，霍尔斯特德出生于纽约某个富有的服装商人家庭。他从安多弗（Andover）的菲利普斯学院（Phillips Academy）毕业后考入了耶鲁学院（Yale College）。霍尔斯特德在大学里表现出的运动天赋要比学习成绩更吸引老师们的关注。其实霍尔斯特德能够进入外科领域发展纯属偶然。由于霍尔斯特德不想子承父业，因此他报考了医学院（他并不想成为外科医生）。1874 年，霍尔斯特德被哥伦比亚大学医学院（College of Physicians and Surgeons at Columbia）录取后旋即迷上了解剖学。他对该学科的痴迷就像晚年的其他爱好（纯种犬、纯种马、上浆桌布、亚麻衬衣、高档皮鞋以及完美缝合）一样历久弥新。霍尔斯特德不仅如饥似渴地阅读了大量解剖学教科书，他还以同样的热忱通过临床实践来弥补理论知识的不足。

　　19 世纪 70 年代中期，霍尔斯特德通过入门考试成为贝尔维尤（Bellevue）医院的外科实习医生，而这所纽约市属医院的外科诊室以经常人满为患著称。由于霍尔斯特德将全部时间都投入到学习与工作上，因此他每天都需要穿过纽约市区奔波于相距数英里的医院与大学之间。可想而知，霍尔斯特德在从医学院毕业的时候精神已经不堪重负。他在布洛克岛经过几周的调养后重新振作起来，然后以更加饱满的精力与热情继续自己的事业。虽然忘我的拼搏会令其身体逼近生理极限（几乎处于崩溃边缘），但是这种方式也成为霍尔斯特德攻坚克难的法宝，并且广泛应用于手术、教学以及癌症研究。

　　霍尔斯特德初出茅庐时恰逢外科学发生巨变的年代。放血、拔罐、沥滤与导泻曾是常见的治疗手段。19 世纪 50 年代，某位女性由于术后感染出现了抽搐与发热，而她接受的治疗甚至比手术本身还要野蛮。她的外科医生自鸣得意地写道："我先是将其双臂（各切一个大口子）和左右两侧颞动脉切开，接着让她体内的血液同时奔涌而出，最后等到患者出现抽搐症状，我才会停止这种操作。"[4]另有一位医生在给肺癌患者开具处方时写道："尽管这种疗法不能经常重复进行，但是少量放血能够暂时缓解病情。"[5]除此之外，贝尔维尤医院的"实习医生"还会拎着"脓液桶"[6]在走廊里跑来跑去，其间经常会有患者的脓液从桶里溅洒到各处。外科医生则习惯于使用唾液润湿羊肠线（便于穿针引线），而使用上述缝线缝合的伤口就直接暴露于空气中。不仅如此，他们还会把手术刀随意插在衣袋里到处走动。如果有手术器械掉落在沾满血污的地板上，那么也不过是掸掸灰再塞回到衣袋里，或是直接捡起来继续给患者手术。

1877 年 10 月，霍尔斯特德暂时离开了这个阴暗恐怖的白色世界（遍布导泻剂、放血器、脓液桶以及庸医），他前往欧洲走访那些位于伦敦、巴黎、柏林、维也纳以及莱比锡的诊所，而这些地方通常是美国年轻外科医生学习欧洲精湛手术技艺的场所。[7]机缘巧合的是，霍尔斯特德抵达欧洲时恰逢肿瘤外科学蓬勃兴起的阶段。维也纳总医院的手术演示厅是一处具有典型巴洛克风格的建筑，当时西奥多·比尔罗特就在这里向学生们传授胃切除术的新方法（比尔罗特告诉其学生们，现在距离完全切除肿瘤只剩下"关键的一步"[8]）。在距维也纳几百英里的哈雷（Halle），德国外科医生理查德·冯·福尔克曼（Richard von Volkmann）正在探索手术治疗乳腺癌的方法。霍尔斯特德在游学期间遇到了许多欧洲外科名家，其中就包括以肝脏精细解剖闻名的汉斯·恰里（Hans Chiari），以及擅长甲状腺手术的安东·沃弗勒（Anton Wolfler），后者曾师从于比尔罗特。

对于霍尔斯特德来说，这次短暂的欧洲之旅（柏林、哈雷、苏黎世、伦敦与维也纳）相当于特殊的知识洗礼。19 世纪 80 年代早期，虽然霍尔斯特德已经回到纽约工作，但是他的思绪还沉浸在那些欧洲同行的光环里：李斯特（石炭酸喷雾）、福尔克曼（癌症手术中的早期尝试）、比尔罗特（令人惊叹的腹部外科手术）。在这些榜样的激励与启发

下，霍尔斯特德全身心地投入到外科手术中，其足迹遍布罗斯福医院
（Roosevelt Hospital）、哥伦比亚大学医学院、贝尔维尤医院以及钱伯斯
医院（Chambers Hospital）。霍尔斯特德为人胆大心细且极具创意，他对
自己的手术技艺充满了自信。1882 年，霍尔斯特德在餐桌上为母亲切除
了感染的胆囊，而这也是美国首例成功完成的胆囊切除术。[9] 除此之外，
他还曾在妹妹产后出血的时候被紧急叫到现场，然后将自己的血液输注
给妹妹来挽救其生命。（那时候他对于血型概念一无所知，但是幸运的是
兄妹两人的血型完全匹配。）

※※※

1884 年，霍尔斯特德在纽约正处于职业生涯的黄金阶段，他恰好读
到了一篇描写新型手术麻醉剂可卡因的文章。在位于哈雷的福尔克曼诊
所中，霍尔斯特德曾经见过德国同行在手术时使用这种药物；它兼具物
美价廉与安全可靠的特点，非常适合作为外科麻醉的便捷手段。他对可
卡因产生了强烈的好奇心，并且开始为自己注射这种药物，希望在用于
麻醉手术患者之前测试其药效。霍尔斯特德发现可卡因的作用远不止一
过性麻痹那么简单：药物不仅唤起了他不知疲倦的本能，同时还增强了
其原本就狂热的活力。就像某位旁观者所述，霍尔斯特德的头脑"愈加
清晰，他不知疲倦并且夜不能寐"[10]。他似乎已经摆脱了凡夫俗子的平
庸，不再受到睡眠、精力以及情感的困扰，同时其焦躁不安的人格也终
于遇到了近乎完美的良方。

霍尔斯特德在随后的 5 年里对可卡因的依赖越陷越深，可是却丝毫
没有影响这位青年才俊在纽约如日中天的事业，同时他也在控制药瘾发
作上表现出绝无仅有的克己与自律。（据说霍尔斯特德会在床旁触手可
及之处放一瓶未开封的可卡因，而这也成为他在夜晚磨炼个人意志的手
段。）然而由于药瘾经常复发且势不可当，霍尔斯特德凭借自身的力量
已经无法戒除，因此他主动到位于普罗维登斯（Providence）的巴特勒疗

养院（Butler sanatorium）接受吗啡治疗，其实这种戒除可卡因成瘾的手段不过是以毒攻毒。1889年，尽管霍尔斯特德（他在纽约外科界依然名声显赫）深陷于这两种高度成瘾的药物之中无力自拔，但是他已经决定接受著名内科医生威廉·韦尔奇（William Welch）的邀请到新建的约翰斯·霍普金斯医院。韦尔奇这样做一方面是基于组建新科室的需要，另一方面则是希望把霍尔斯特德从纽约那个孤立无援、过度劳累以及药物成瘾的世界中拯救出来。

韦尔奇的努力确实产生了效果。霍尔斯特德一改之前喜好社交与应酬的生活，他似乎突然间回到了错落有致且完美无瑕的世外桃源。霍尔斯特德为年轻住院医师制订了一项令人生畏的培训计划，他准备按照自己的超凡理念来塑造他们的职业精神，其中就包括英雄主义、克己奉公、勤学苦练以及孜孜不倦。（他在1904年写道，"反对进行这种长期培训的声音认为，这将导致年轻外科医生的思想迂腐僵化"[11]，然而"这些岗位本来就不适合那些缺乏职业精神的人"。）霍尔斯特德娶了他曾经的护士长卡罗琳·汉普顿（Caroline Hampton），然后住进了位于山顶的一座三层豪宅（一位学生曾经将其形容为"冷若坚石且不宜居住"），但是他们却不可思议地各住一层。霍尔斯特德夫妇膝下无子，不擅社交，拘谨刻板且习惯隐居，他们平时以饲养纯种马与腊肠犬作为消遣。虽然霍尔斯特德对于吗啡具有严重的依赖性，但是他能够严格把控好用药剂量与间隔，以至于他最亲近的学生都没有察觉。霍尔斯特德夫妇刻意回避巴尔的摩的社交圈。如果有客人不请自来，到了其位于山上的豪宅，那么他们就会吩咐女佣以"主人不在家"为由婉拒拜访。

这种井然有序的生活令霍尔斯特德远离尘嚣，而他则心无旁骛地投入到乳腺癌的治疗中。在位于哈雷的福尔克曼诊所，霍尔斯特德曾目睹德国同行在切除乳腺肿瘤时力求精细与彻底。但是霍尔斯特德也意识到，福尔克曼诊所秉承的治疗理念如今遭遇了瓶颈。即便此类手术的切除范围已经绰绰有余，可是最终乳腺癌依旧会在数月甚至数年后复发。

到底是什么导致了乳腺癌复发呢？19世纪60年代，来自伦敦圣卢克医院（St. Luke's Hospital）的外科医生查尔斯·摩尔（Charles Moore）也注意到了这些棘手的局部复发问题。由于摩尔在此之前已经备受挫折，因此他开始用小黑点在乳房示意图上标注每次复发的解剖学特征，包括乳腺原发肿瘤、具体手术切缘以及肿瘤局部复发部位，并且最终创建出某种具有历史意义的肿瘤复发分布图。令摩尔感到吃惊的是，肿瘤复发的模式已经通过这些黑点跃然纸上。复发部位通常集中在一期手术的切缘，似乎切除范围不彻底导致了残余肿瘤卷土而来。摩尔据此总结道："乳腺癌手术必须彻底切除整个乳房……残余原发肿瘤持续生长是术后复发的原因。"[12]

摩尔假设的指向性非常明显。如果乳腺癌复发源自一期手术切除不足，那么外科医生就应该在术中切除更多的乳腺组织。既然手术切缘是肿瘤复发的症结所在，那为什么不扩大手术切除的范围呢？摩尔认为，外科医生试图让女性免受毁损（通常会有生命危险）的做法只是"心慈手软"[13]的表现，而这种做法只会进一步纵容肿瘤从刀下逃脱。霍尔斯特德于德国游学期间曾注意到，福尔克曼在手术中不仅会切除患侧乳房，而且还会将其下方纤薄的胸小肌（呈扇形分布）一并切除，希望能够借此彻底清扫那些残余肿瘤的微小碎片。

现在霍尔斯特德准备把这种治疗理念发挥到极致。福尔克曼手术的切除范围受限于胸壁的阻挡，霍尔斯特德则打算突破这道屏障。由于霍尔斯特德觉得切除纤薄的胸小肌意义不大，因此他决定继续切除乳房深部的胸大肌（负责肩膀与上肢运动的主要肌肉）。其实这种创新并非霍尔斯特德一人专属：19世纪90年代，来自纽约的外科医生威利·迈耶（Willy Meyer）也独立完成了同样的手术。霍尔斯特德将此类手术称为"根治性乳房切除术"，其中"根治"（radical）在拉丁语中是"根茎"（root）的意思，而他现在就打算采用这种方法把癌症连根铲除。

霍尔斯特德并不认可"心慈手软"的方式，他坚持手术切除范围应该超过胸大肌。然而仍有患者在接受根治性乳房切除术后复发，于是他继续将手术切除范围延伸至胸腔。到了1898年，霍尔斯特德主张的乳房切除术已经向"扩大根治"转变。现在他开始采用切断锁骨的方法来清扫其后方的淋巴结。霍尔斯特德在某次外科会议上宣布:"除了极少数个案之外,我们都会在术中清扫或者切除患者锁骨上窝的淋巴结。"[14] 而这也是为了强调保守的非根治手术在治疗乳腺癌时"并不彻底"。

与此同时,霍尔斯特德的学生们也通过刻苦钻研手术技艺成为后起之秀。[15] 约瑟夫·布拉德古德(Joseph Bloodgood)是霍尔斯特德培养的首批住院医师中的一员,他已经开始尝试在手术中清扫锁骨上区域的颈部淋巴结。哈维·库欣(Harvey Cushing)是另外一位明星学员,他甚至不惜通过"清扫前纵隔"来切除深藏在胸腔内的淋巴结。霍尔斯特德指出:"我们在不久的将来就会把清扫纵隔作为某些一期手术的标准术式。"[16] 现在根治性乳房切除术逐渐演变成为一场残酷的马拉松。而霍尔斯特德和他的学生们宁可扩大切除范围也不愿看到肿瘤复发。例如,某位欧洲外科同行不仅在手术中切除了三根肋骨与部分胸廓,还截去了这位女性乳腺癌患者的肩部与锁骨。[17]

霍尔斯特德坦承此类根治性乳房切除术就相当于某种"酷刑",同时这种扩大切除范围的治疗方法会给患者的身体带来永久性毁损。当胸大肌在术中被一并切除之后,患者的肩部会表现为耸肩时的内陷,并且手臂将无法前伸或外展。由于清扫腋窝淋巴结往往会破坏淋巴液正常回流,因此手臂也会因为液体积聚而粗如象腿,他将这种临床表现形象地称为"外科象皮肿"[18]。尽管此类患者通常需要经过数月甚至数年的时间才能康复,但是霍尔斯特德却认为这些结果均可以接受,仿佛它们只是血雨腥风之中无法避免的创伤。其实霍尔斯特德在工作中也并非铁石心肠。19 世纪 90 年代,他在描述一例颈部淋巴结清扫手术时这样写道:"我对于手术给这位年轻女性带来的伤害深感内疚。"除此之外,霍尔斯特德的外科笔记(简要记述了患者的术后恢复情况)也反映了其仁心仁术。例如,霍尔斯特德在某个病例的结尾处写道:"手臂活动自如。已经可以劈柴……没有出现肿胀。"而他在另外一个病例的空白处注明:"已婚,有四个孩子。"

※※※

但是霍尔斯特德倡导的乳房切除术能够挽救生命吗？根治手术确实可以治愈乳腺癌吗？那位令其"深感内疚"的女性患者能从这种毁损手术中获益吗？

在回答上述问题之前，我们需要先了解一下根治性乳房切除术蓬勃兴起的社会背景。19世纪70年代，当霍尔斯特德远赴欧洲向业界名家学艺时，外科学不过是一门刚刚摆脱青春期困扰的学科。到了1898年，它已经脱颖而出成为一个令人瞩目的专业，彼时的外科名家已经陶醉在这门技艺里，俨然将自己当成了舞台上的主角。外科医生将手术室称为"手术剧场"，他们把手术当成精心策划的演出，同时无数双期待的眼睛正在剧场上方凝视着他们。1898年，一位观察家在目睹了霍尔斯特德的手术后写道，这种感觉"就像是在欣赏艺术家以患者为对象进行创作的过程，仿佛来自威尼斯的凹雕工匠或佛罗伦萨的镶嵌大师在一展风采"[19]。霍尔斯特德乐于面对来自手术技巧的挑战，他希望通过努力挽救那些命悬一线的患者。霍尔斯特德写道："我发现自己更愿意接诊那些肿瘤体积较大的患者。"[20]或者说，他正在用手术刀与癌症展开决斗。

然而手术成功产生的短期疗效并不能作为治愈或者降低复发的预测指标。虽然霍尔斯特德的手术技巧可以像佛罗伦萨镶嵌大师一样精湛，但如果癌症的真实面目是某种慢性复发性疾病，那么即便他使尽浑身解数也无法治愈这种疾病。为了评价霍尔斯特德治疗乳腺癌的疗效，人们不应只关注患者的短期生存状况（围手术期或者术后5~10个月），而应该把这个时间延长到5~10年之后。

由于评价疗效还需要及时对随访患者的数据进行检验分析，因此霍尔斯特德在其巅峰时期（19世纪90年代中期）就开始注意收集各种统计学资料，以证实他采用的手术方式是最佳选择。彼时，根治性乳房切除术已经在临床上应用了10余年。霍尔斯特德采用该方法治疗了大量女性患者，而他切除的肿瘤足以在霍普金斯医院建立一个完整的"癌症标本库"[21]。

※※※

假如霍尔斯特德倡导的根治手术理论是正确的话，那么通过局部扩大切除就应该可以治愈那些小型肿瘤。然而他却犯了一个严重的概念性错误。尽管人群中乳腺癌的发病率相对固定（例如，每年有1%的人患病），但是这些肿瘤从一开始就表现为不同的生物学行为。有些女性患者的肿瘤在确诊时已经播散至乳房之外，如转移到骨骼、肺以及肝脏等部位。那些肿瘤局限于乳房（或者累及乳房与少量淋巴结）的病例则属于局部疾病。

霍尔斯特德对于根治手术的疗效深信不疑，他随时准备为任何乳腺癌患者实施这种手术。不过根治手术的疗效显然取决于肿瘤的类型，也就是与乳腺癌患者的肿瘤分期有关。虽然霍尔斯特德在根治性乳房切除术中已经做到了极致，但他还是无法治愈伴有远处转移的患者（肿瘤已经不再是局部问题）。相比之下，那些体积较小的局部肿瘤患者确实能够从手术中获益，因此对于这种患者只需要采用局部乳房切除术（无须实施根治手术）。由此可见，霍尔斯特德力推的根治性乳房切除术并不适用于上述两类患者。他一方面低估了远处转移的危害，另一方面高估了局部肿瘤的影响。无论患者的病情属于何种情况，她们都将被迫统一接受这种可怕的毁损性手术。对于局部肿瘤来说，手术创伤过大且为时过早；对于远处转移而言，手术收效甚微且为时已晚。

1898年4月19日，霍尔斯特德出席了在新奥尔良举行的美国外科协会（American Surgical Association）年会。[22]第二天，霍尔斯特德在众多外科医生的注视下登上了讲台，他已经准备好用图表给听众展示这些令人振奋的数据。乍看起来，其研究结果着实令人感到震惊：他所采用的术式在防止肿瘤局部复发方面均优于其他外科同行。霍尔斯特德在巴尔的摩将局部复发率降到了个位数，而这个结果与福尔克曼或者比尔罗特相比简直是天壤之别。就像霍尔斯特德曾经承诺的那样，他似乎已经把癌症连根铲除。

　　但是如果我们仔细观察一下，那么就会发现癌症并未得到根除。真正能够通过手术治愈的乳腺癌患者寥寥无几。在 76 位接受了"根治术"的乳腺癌患者中，只有 40 位女性的生存时间超过了 3 年，而剩下的 36 位（几乎占一半）患者在术后 3 年之内就死于被认为已经从体内"根除"的肿瘤。

　　然而霍尔斯特德及其学生们对此却置若罔闻。他们并没有回答这些数据反映出的现实问题：根治性乳房切除术真的能够延长生命吗？相反，他们只是变得更加固执己见。霍尔斯特德在新奥尔良强调，外科医生应该"清扫每位患者的颈部淋巴结"。[23] 尽管其他同行认为需要理性看待这种做法，但是霍尔斯特德在此时却根本不为所动，他在《纽约时报》登载的文章中强调："我没觉得颈部淋巴结清扫比腋窝淋巴结清扫的手术难度更大。我们应当像对待腋窝淋巴结一样来清扫颈部淋巴结。"

　　1907 年夏季，霍尔斯特德向位于华盛顿的美国外科协会提供了更多数据。[24] 他先是根据术前腋窝或者颈部淋巴结的转移情况将患者分为 3 组，然后再通过构建生存分析表来揭示上述患者的预后：在 60 位腋窝或者颈部淋巴结阴性的患者中，竟有 45 位患者的术后生存时间超过 5 年；而对于 40 位腋窝或者颈部淋巴结阳性的患者来说，仅有 3 位患者的术后生存时间超过 5 年。

　　总而言之，乳腺癌患者的预后与手术切除范围关系不大，它完全取决于术前肿瘤播散的范围。作为坚决反对滥用根治手术的代表，乔治·克赖尔（George Crile）曾经这样评论道："如果肿瘤已经进展到需要切除肌肉组织才能解决问题的程度，那么也就意味着这种疾病已经累及全身系统。"[25] 或者说此类手术根本没有意义。

　　但是假如霍尔斯特德在 1907 年就意识到这个问题的严重性，那么他随后表现出的断然回避就实属刚愎自用了。他在某篇文章中指出："然而即便我们提供的数据尚未反映根治手术的意义，我依然认为外科医生有必要对多数患者进行锁骨上区域淋巴结清扫。"[26] 不过此时，霍尔斯特德已经在乳腺癌领域日新月异的发展中显得精疲力竭。他只是一位外科医

生而不是账房先生，更不用说什么试验、数据与图表了。霍尔斯特德写
道："尤其是在评价乳腺癌手术疗效时，如果外科医生只是将统计学结果
作为黄金标准，那么他们在提供这些数据时最好不要弄虚作假。"[27] 按照
霍尔斯特德为人处世的标准，这种表述可以说是非常粗俗的。当然此番
言论也反映出霍尔斯特德对于根治手术能否经受检验的疑虑。他现在本
能地意识到，自己已经越来越难以把控这种复杂多变的疾病了（经常会
超出他的想象）。

　　霍尔斯特德发表于 1907 年的论文不仅是其收官之作，同时也是他在
乳腺癌领域最具代表性的作品。他希望解剖学领域能够迎来某种崭新的未
来，让自己心无旁骛地展现高超的手术技艺，从而摆脱这种根据研究终
点来反复评价手术效果的局面。由于霍尔斯特德在临床思维方面先天具有
局限性，因此他又重新回到了原有的工作（封闭的手术室）与生活（豪宅
中冰冷的藏书室）轨迹。从此以后，霍尔斯特德将治疗重点转向其他器官
（胸腔、甲状腺与大动脉），并且在这些领域的手术中继续锐意进取。但是
他再也没有就令其毁誉参半的根治手术发表过任何学术论文。

※※※

　　1891 年至 1907 年，根治性乳房切除术只用了 16 年便从巴尔的摩登
上全美外科学术会议的舞台，而人们在探索治疗癌症的道路上可以说是
喜忧参半。毫无疑问，霍尔斯特德证实了采用扩大切除的精细手术治疗
乳腺癌具有可行性，同时此类手术还可以明显降低这种疾病的局部复发
风险。不过即便他在此过程中竭尽全力，还是遇到了无法突破的瓶颈。
尽管根治手术在近 20 年间经历了各种学术洗礼，但是该方法在"治疗"
癌症的可靠性方面依然饱受质疑。手术范围扩大并没有与疗效同步提升。

　　然而这些不确定性并未阻止其他外科医生继续开展根治手术。"根
治主义"已经成为某种执念，并且深深植根于肿瘤外科发展之中。其实
"根治"一词也不过是个诱人的概念陷阱。霍尔斯特德当年选择这个源

自拉丁语的单词就是希望能够彻底铲除肿瘤。但是"根治"这个词也有
"激进"、"创新"以及"大胆"的意思，同时其丰富的内涵给患者留下了
想象空间。谁在遇到癌症的时候会愿意接受非根治性或者"保守性"手
术呢？

事实上，"根治主义"风靡一时不仅与外科医生看待癌症的视角有关，
同时也取决于他们对自己在治疗中的角色定位。一位历史学家写道："由
于没有来自其他群体的反对阻碍其发展，因此根治手术理论很快就固化
为教条。"[28] 当必胜的承诺无法达到预期时，一些外科医生便开始推卸治
疗责任。1931 年，霍尔斯特德的一位学生在巴尔的摩的学术会议上宣称：
"毋庸置疑，完美的手术操作是治愈局部疾病的前提。而这也是外科医生
唯一需要承担的责任。"[29] 换句话说，外科医生的终极目标就是在手术操
作上无懈可击，但是能否治愈癌症是别人的问题。

20 世纪 30 年代早期，激进性手术已经在临床上愈发无所顾忌，而
"多多益善"[30] 则反映了当时外科学的思维方式。亚历山大·不伦瑞克
（Alexander Brunschwig）是一位来自纽约的外科医生[31]，他发明了一种
名为"全盆腔脏器切除术"的方法来治疗宫颈癌。由于这种手术极其耗
时费力，因此即便是最出色的霍尔斯特德学派医生也需要在手术中轮流
休息。来自纽约的外科医生乔治·派克（George Pack）人送绰号"飞刀
派克"[32]（源自流行歌曲《飞刀麦克》），仿佛这位医生已经与他钟爱的
器械合二为一，成为某种人首马身的异形。

现在治愈癌症已经成为遥不可及的愿景。1929 年，一位英国外科医
生写道："即便从最宽泛的角度来看，衡量手术可行性也完全取决于'病
灶能否切除'，而不是'切除病灶能否治愈患者'。"[33] 如果患者能够侥幸
从手术中生存，那么外科医生就谢天谢地了。1933 年，一批参加晚期胃
癌病例讨论会的外科医生引用了一句古代阿拉伯谚语："医生成功的背后
是患者的累累白骨。"[34] 外科医生在手术治疗胃癌的时候必须将这句话铭
刻在心。

上述逻辑可以说彻底颠覆了希波克拉底誓言[1]，它反映了人们对于肿瘤治疗进退维谷的心理。20世纪30年代，肿瘤外科的指针在成败之间绝望地摇摆不定。由于霍尔斯特德、不伦瑞克与派克等人坚信扩大切除可以缓解肿瘤患者的症状，因此他们继续执着地在临床治疗中推广根治手术。然而他们不肯承认权威数据与临床试验的结果，只是放任自己在这种偏执的信仰中走向极端。外科同行越是对这些大师的手术表示崇敬，就越是无法用科学的手段对其进行检验。于是根治手术就在这种怪圈里跌宕起伏了将近一个世纪。

※※※

尽管非根治手术在肿瘤治疗领域也取得了重大进步，但是它们在根治手术的光环下仍显得暗淡无光。此时，霍尔斯特德已经桃李满天下，并且各自专注于某个器官的疾病。霍尔斯特德对其精英式的外科培训项目引以为豪，他相信自己的学生们可以面对并征服源自不同系统的肿瘤。1897年，霍尔斯特德在霍普金斯医院的走廊里拦下了休·汉普顿·扬（Hugh Hampton Young），他邀请这位年轻的外科住院医师担任新组建的泌尿外科主任。扬开始以他对泌尿外科一无所知为由谢绝。然而霍尔斯特德不假思索地回答道："我知道你完全不了解这个专业，但是我们认为你会从头学起。"35 随后他就径直走开了。

扬被霍尔斯特德的信任深深打动，他从此以后开始认真钻研泌尿系统肿瘤（前列腺癌、肾癌以及膀胱癌等）。1904年，扬在霍尔斯特德的帮助下成功发明出治疗前列腺癌的术式（切除整个前列腺）。36 尽管该术式按照霍尔斯特德的传统被命名为"根治性前列腺切除术"（radical

---

[1] 希波克拉底誓言：我愿以自身判断力所及，遵守这一誓约。凡教给我医术的人，我应像尊敬自己的父母一样，尊敬他……我愿在我的判断力所及的范围内，尽我的能力，遵守为病人谋利益的道德原则，并杜绝一切堕落及害人的行为……为他们谋幸福是我唯一的目的……我遵守以上誓言，目的在于让医药神阿波罗、阿斯克勒庇俄斯及天地诸神赐给我生命与医术上的无上光荣；一旦我违背了自己的誓言，请求天地诸神给我最严厉的惩罚！——译者注

prostatectomy），但是相比之下，扬采用的方法已经非常保守了，他没有切除病灶周边的肌肉、淋巴结或骨骼组织。扬继承了根治手术中整块切除受累器官的概念，不过他放弃了清扫全部盆腔组织的做法，并且还保留了患者的尿道与膀胱。（这种改良根治术目前还在用于治疗局限性前列腺癌，而许多罹患此类肿瘤的患者也在手术后实现了治愈。）

霍尔斯特德的学生哈维·库欣曾经担任外科住院总医师，他后来主要致力于脑部手术的临床实践。到 20 世纪早期，库欣已经掌握了手术切除脑肿瘤的诀窍，其中就包括切除臭名昭著的胶质母细胞瘤（这种血管密布的肿瘤随时都可能出血）以及成鞘状包裹大脑重要结构的脑膜瘤的诀窍。正如前面提到的扬一样，库欣也继承了霍尔斯特德精湛的手术技艺（"小心翼翼地将肿瘤从脑组织中剥离出来，然后再用拧干的小块热棉垫压迫创面止血"[37]），但是他并未延续霍尔斯特德根治手术的风格。事实上，库欣发现采用根治手术治疗脑肿瘤不仅操作困难，而且不可想象：即便他想做这种手术，也无法切除整个大脑。

来自圣路易斯巴恩斯医院（Barnes Hospital）的埃瓦茨·格雷厄姆（Evarts Graham）是另一位锐意创新的外科医生。1933 年，他率先将肺结核手术用于治疗肺癌。[38]格雷厄姆在手术技艺上也秉承了霍尔斯特德的风格：术者不仅要仔细切除整个受累器官，同时还要保证切缘安全并防止复发。但是格雷厄姆也在尽量回避某些陷阱，尤其是要抵挡住清扫淋巴结（胸部与大血管附近）或筋膜组织（气管与食道周围）的诱惑，他在手术中只是尽可能在保持肿瘤完整的情况下切除受累肺叶。

尽管人们已经认识到霍尔斯特德理论的局限性，但是整个外科界无法摆脱根治主义的束缚，于是这种非根治手术的尝试遭到了严厉斥责。如果某种手术不能彻底根除肿瘤，那么业内人士就会将其视为"敷衍塞责"。[39]霍尔斯特德学派认为上述行为就是"心慈手软"的表现，而外科医生必须在实践中摒弃此类观点。

第九章

隐形射线

我们已经发现（X射线）能够治愈疾病。[1]

——《洛杉矶时报》，1902年4月6日

为了举例说明X射线的破坏性，我们不应忘记那些在美国从事X射线研究的先驱，他们中的绝大多数最后死于灼伤诱发的肿瘤。[2]

——《华盛顿邮报》，1945年

1895年10月下旬，在霍尔斯特德于巴尔的摩公布根治性乳房切除术几个月后，德国维尔茨堡学院讲师威廉·伦琴在研究电子管（一种电极可以发射电子束的真空管）时发现了一种奇怪的泄露现象。这种强大的辐射能肉眼根本察觉不到，它可以穿透多层黑色硬纸板，并且会在钡屏（偶然遗忘在实验台）上留下白色磷光。

伦琴赶紧把自己的妻子安娜请到实验室，然后将其手掌置于射线源和感光板之间。当电源开启后，射线随即穿透她的手掌并在感光板上显示出骨骼与金属婚戒的轮廓，而这种景象就仿佛是透过魔镜来观察手掌内部的解剖结构。安娜惊恐地说道："我已经看到了自己死亡的样子。"

但伦琴意识到这是一种能够穿透大多数活体组织的强大能量，于是将其命名为"X射线"。[3]

起初，人们只是把X射线当作某种由电子管产生的特殊人造能量。但是到了1896年，也就是在伦琴发现X射线数月之后，获悉伦琴成果的法国化学家亨利·贝可勒尔（Henri Becquerel）发现某些天然材料（包括金属铀）会自主释放与X射线相似的隐形射线。与此同时，年轻的物理学家与化学家皮埃尔和玛丽·居里夫妇（贝可勒尔的朋友）也在巴黎开始从自然界中寻找更为强大的化学X射线源。皮埃尔和玛丽［玛丽原名玛丽亚·斯克洛多夫斯卡（Maria Skłodowska），年少时只是一名栖身于巴黎某处陋室的波兰移民］相识于索邦大学，他们因为对磁性研究具有共同兴趣而结缘。19世纪80年代中期，皮埃尔·居里利用袖珍石英晶体制成了可以测量出极小能量的静电计。玛丽通过该设备发现，即便是铀矿石发出的微量辐射也可以被量化。随后居里夫妇在这种新型放射性测量设备的帮助下开始寻觅其他X射线源。经过不懈努力，他们终于在科学发现之旅上又成就了一座不朽的丰碑。

约阿希姆斯塔尔（Joachimsthal）目前位于捷克共和国境内，这里的森林中遍布着大量泥炭沼泽。居里夫妇从那些黑泥状沥青铀矿（矿渣）中发现了一种比金属铀放射性更强的新元素。于是他们开始着手从沼泽里的淤泥中提炼这种强大的放射源。在耗费了数吨沥青铀矿、400多吨洗矿水以及数百桶蒸馏废料后，居里夫妇终于在1902年提炼出了1/10克的新型元素。这种金属位于元素周期表的远端，它不仅可以释放出高强度的X射线，并且还会在黑暗中发出幽幽的蓝光。该元素在空气中非常不稳定，是一种介于物质与能量之间的嵌合体（物质转化为能量）。居里夫人将这种新元素命名为"镭"，这个词在希腊语里是"光"的意思。

镭凭借其能量展现出X射线不为人知的另类属性：这种辐射能不仅可以穿透人体组织，还会进入组织深处释放能量。正是由于X射线的第一种属性，伦琴才能够拍到妻子手部骨骼的照片：X射线可以穿透肌肉与骨骼在胶片上留下这些组织的阴影。相比之下，居里夫人的手则受到了 X 射线第二种属性的严重伤害：纯化金属镭需要通过长期反复蒸馏将沥青铀矿浓缩至百万分之一的体积，她的手掌皮肤在此过程中逐渐开始变黑并且出现磨损脱落，仿佛这些组织经历了由内至外的烧灼。皮埃尔曾经将一个装有几毫克镭的小玻璃瓶放在口袋里，但是他没想到射线会穿透身上的粗花呢马甲，然后在其胸前皮肤上留下了永久瘢痕。此外，也有人在公众博览会上使用未加防护的镭放射源表演"魔术"，结果辐射外泄造成当事人嘴唇肿胀起疱，就连其脸颊皮肤与指甲也开始脱落。[4] 放射严重损害了居里夫人的骨髓，并且最终导致她出现永久性贫血。

尽管生物学家还需要花费数十年才能完全解读这些效应背后的机理，可是遭受辐射破坏的各种组织（皮肤、嘴唇、血液、牙龈以及指甲）已经为我们提供了重要线索：镭可以导致 DNA 损伤。DNA 是一种惰性分子，它能够抵抗大多数化学反应，从而保持遗传信息的稳定性。但是 X 射线可以直接破坏 DNA 链，或者产生腐蚀 DNA 的毒性化学物质。在这种损伤的作用下，细胞可能死亡或者停止分裂（更为常见）。因此 X 射线会优先杀伤体内那些增殖最迅速的细胞（皮肤、指甲、牙龈以及血液）。

X 射线这种选择性杀伤快速分裂细胞的能力为人们（特别是癌症研究学者）所关注。1896 年，也就是在伦琴发现 X 射线一年之后，21 岁的医学生埃米尔·格鲁贝（Emil Grubbe）突然灵机一动，打算使用 X 射线治疗癌症。[5] 才华横溢的格鲁贝极具冒险与创新精神，他曾经在芝加哥某家生产真空 X 射线管的工厂任职，于是他不费吹灰之力就为后续实验准备好了放射源。当时许多暴露在 X 射线下的工人都有皮肤与指甲剥脱症状，而格鲁贝的双手也在重复暴露之后逐渐出现了皲裂与肿胀，因此他很快便将细胞死亡与癌症治疗联系在一起。

1896 年 3 月 29 日，格鲁贝在位于芝加哥霍尔斯特德大街（与著名外科医生霍尔斯特德毫无关系）的一家电子管厂内进行了尝试。他现场组装了一根 X 射线管作为放射源，然后为身患乳腺癌的老妇人罗丝·李治疗。李女士在接受乳房切除术之后出现了复发，如今令胸部日渐增大的肿瘤已令其痛苦不堪。李女士经人引荐找到格鲁贝准备放手一搏，其实后者当时也不过是为了满足对于实验的好奇心，根本没有奢望能够取得什么临床疗效。格鲁贝翻遍了整个工厂也没发现任何可以用来遮挡正常乳房组织的防护用品，于是他只好用从一只中国茶罐里找到的锡纸包裹住李女士胸部的其他部分。格鲁贝在这里连续奋战了 18 个夜晚，尝试用 X 射线来治疗李女士的复发肿瘤。虽然整个过程十分痛苦，但是多少还是有些效果。格鲁贝注意到李女士的乳腺肿瘤出现了破溃与缩小，而这也是 X 射线治疗史上首例有文献记载的局部反应。但是就在初次治疗结束几个月之后，李女士开始出现眩晕与呕吐的症状。彼时肿瘤已经转移到她的脊椎、大脑以及肝脏等部位。很快，李女士就撒手人寰。其实格鲁贝在不经意间观察到了一项重要的结果：X 射线只适用于治疗局部肿瘤，它对于转移性肿瘤疗效甚微。[1]

虽然这种方法的疗效非常短暂，但是格鲁贝依然备受鼓舞，他开始利用 X 射线去治疗许多罹患局部肿瘤的患者。随着 X 射线诊所在欧美不断涌现，放射肿瘤学作为癌症医学的新兴专业正式诞生。到了 20 世纪早期，也就是距离伦琴发现 X 射线还不足 10 年，医生们已经在欣喜若狂地憧憬放疗治愈癌症的未来。1901 年，一位芝加哥医生指出："我相信放疗绝对可以治愈任何类型的癌症，我不认为这种方法会有什么局限性。"6

自居里夫妇于 1902 年发现镭，外科医生在治疗肿瘤时使用的射线强度已经有了上千倍的提升。当时医学界热衷于召开各种关于大剂量放疗的学术会议。为了在局部获得高能 X 射线，人们将镭融入金线后直接缝合在肿瘤内部。除此之外，外科医生也会通过手术将氡粒子植入腹部肿瘤。到 20 世纪 30 年代和 40 年代，美国已经出现了全国性的镭产能过剩，以至于各种期刊的封底都充斥着这类面向大众的广告7。与此同时，真空管技术也在齐头并进发展。到 20 世纪 50 年代中期，各种能够产生高能 X 射线的真空管均被用于癌症治疗。

现在放疗已经引领癌症医学进入了机遇与挑战并存的原子时代，甚

[1] 尽管 X 射线偶尔也可以用于治疗肿瘤转移灶，但是这种方法所起到的作用非常有限。——作者注

至某些词语、情景以及隐喻都成为原子能攻克癌症的有力象征。例如，"回旋加速器"、"超高压射线"、"直线加速器"以及"中子束"。曾经有患者被告知 X 射线治疗就相当于使用"数以百万计的微型能量子弹"[8]。除此之外，也有人将放疗视为某种惊悚恐怖的太空之旅："患者在治疗开始之前会被安置于氧气舱内的担架上，而由医生、护士和技术人员组成的六人小组则在舱外忙碌，同时放射科医生将电子感应加速器调整到位。舱门'砰'的一声关闭后，技术人员就会对其加压注氧。在氧气舱保持最高工作压力 15 分钟之后……放射科医生才会打开电子感应加速器并对肿瘤进行照射。等到治疗结束时（被送往恢复室之前），患者还要经过类似于深海潜水员出水的减压过程。"[9]

当时氧气舱经常人满为患，就连舱门也被堵得严严实实。在闭路电视的监控之下，患者需要经过加压、氧合与减压的过程，然后才会被送往恢复室，而承受如此猛烈的放疗就像是历经某种无形的炼狱。

放疗对于某些类型的肿瘤患者来说确实是一种福音。辐射在治疗局部肿瘤时疗效非常显著，这点与外科手术具有相似之处。X 射线不仅可以使乳腺肿瘤消失，还能够将淋巴瘤肿块消融。一位罹患脑肿瘤的女性患者在从长达一年的昏迷中清醒过来之后居然能够在病房里看篮球赛。[10]

然而放疗就像手术一样也存在先天不足。埃米尔·格鲁贝在早期的试验性治疗中就已经发现了第一个问题：由于 X 射线只能用于局部病灶治疗，因此它对于转移性肿瘤疗效有限。[1] 即便放射科医生将辐射剂量增加至原来的 2~4 倍，也还是无法提高患者治愈率。与之相反，远超人体耐受性的无差别照射将会给患者留下瘢痕，造成失明与灼伤。

X 射线带来的第二个问题更加触目惊心：辐射可以诱发癌变。由于 X 射线具有杀伤快速分裂细胞的特殊效应（DNA 损伤），因此辐射可以导致基因产生致癌突变。20 世纪初，就在居里夫妇发现镭后不久，位于新泽西州的美国镭公司（U. S. Radium）使用镭制成了一种名为"安达

---

[1]　在某些情况下，放疗可用于控制或缓解已转移的肿瘤，但是极少能治愈。——作者注

克"（Undark）的夜光涂料（可以在夜晚发出淡绿色光）。尽管人们已经发现镭具有诸多损伤效应，但是美国镭公司还是广泛将其用于夜光表制作。由于绘制表盘是一项精细的技术活儿，因此公司招募了许多心灵手巧的年轻姑娘。这些女工根本不知道接触这种夜光涂料的时候还需要防护，而她们还会经常用舌头来舔舐画笔以确保表盘上的字母隽秀。

　　不久以后，这些姑娘就开始遇到下颌疼痛、疲劳以及皮肤和牙齿问题。20 世纪 20 年代末期进行的医学调查结果显示，她们不仅出现了下颌骨坏死以及放射性舌损伤，而且有许多人患上了慢性贫血（严重骨髓损伤的一种表现）。除此之外，放射性计数器居然能够从某些女工的体内检测到辐射。在接下来的数十年里，许多与镭接触过的女工相继发生辐射诱发的肿瘤（各种肉瘤与白血病，以及骨骼、舌部、颈部与下颌肿瘤）。1927 年，5 位饱受辐射折磨的女工（媒体将她们称为"镭女郎"）在新泽西州对美国镭公司提起诉讼。尽管当时她们尚未罹患癌症，但是急性镭中毒已经导致其下颌、皮肤与牙齿出现坏死。该案件在一年之后达成庭外和解，每位受害女孩能够得到 10 000 美元的赔偿金，以及每年 600 美元的生活费与医药费。其实所谓的"赔偿金"从来没有落到实处。许多身体虚弱的镭女郎根本无力在法庭上举手宣誓，而她们也在案件宣判后不久死于白血病或者其他肿瘤。[11]

　　1934 年 7 月，居里夫人死于白血病。[12]尽管埃米尔·格鲁贝遭受的 X 射线辐射相对较少，但是他也没能躲过致命的慢性辐射远期效应。到 20 世纪 40 年代中期，格鲁贝的手指已经因坏死与坏疽被逐一截除，同时其面部也接受了多次手术以切除辐射诱发的肿瘤与癌前病变。[13]1960 年，85 岁的格鲁贝身患多种晚期肿瘤于芝加哥去世。

※※※

　　由于采用辐射治疗肿瘤面临"治癌"与"致癌"的窘境，因此那些曾经豪情万丈的肿瘤学家也备感沮丧。尽管辐射对肿瘤具有强大的杀伤作用，但它毕竟还是一柄无形的利刃。无论这件兵器如何精巧或锋利，它在抗癌战争中的作用也就到此为止了。人们需要找到更为精准的治疗手段，特别是针对那些已经发生转移的肿瘤。

1932 年，来自纽约的外科医生威利·迈耶受邀在美国外科协会年会上演讲，他曾经与霍尔斯特德同期发明了根治性乳房切除术。当时迈耶已经病重不起，尽管他知道自己无法参会，但还是准备了一份简短（仅有六段）的发言稿。1932 年 5 月 31 日，在迈耶去世 6 周后，主办方在与会的外科医生面前郑重宣读了他的遗作。迈耶在文中坦陈，癌症医学已经走入了某种僵局，未来必须开辟全新的领域。他写道："如果每例患者都能够在术后接受系统性生物治疗，那么我们相信大多数患者在接受正确的根治手术之后均可治愈。"[14]

迈耶这番话揭示出癌症某种深层次的属性。即便癌症只是从局部开始发生，但它一直都在蓄势挣脱原有的桎梏。等到众多患者前来医院就诊的时候，这种疾病通常已经超出了单凭外科手术就能治愈的范畴，就像近 2 000 年前盖仑想象中的黑胆汁那样流向身体各个角落。

实际上，盖仑学说似乎也有一定道理。当年德谟克利特正是在偶然间发现了原子论，而伊拉斯谟也是在发现银河系之前几百年就提出了宇宙大爆炸的猜想。不过，盖仑确实误判了癌症的真正病因。其实根本不存在什么堵塞机体以及滋生肿瘤的"黑胆汁"。但是他天马行空般的想象异常精准地抓住了癌症的某些基本属性。癌症通常被归为某种体液性疾病，它不仅像螃蟹一样横行霸道，还通过暗道往来于器官之间。正如盖仑曾经认为的那样，癌症是一种系统性疾病。

第十章

化学魔弹[1]

那些没有经过化学或医学培训的人可能不会意识到治疗癌症到底有多难。虽然表述未必恰当，但是意思大同小异。而这就像是要找到某种溶剂，它既可以将左耳溶解，又能够保护右耳完整。其实癌细胞与其正常祖先细胞的差异微乎其微。[1]

——威廉·沃格洛姆（William Woglom）

生命就是……某种化学事件。[2]

——保罗·埃尔利希（Paul Ehrlich）
写于 1870 年的学生时代

系统性疾病当然需要采用系统性方法来应对，但是什么样的系统性治疗才可以根除癌症呢？药物能否从微观水平实现乳房切除术治病救人的效果呢？其实早在威利·迈耶之前已经有许多医生在憧憬这种神奇疗法的问世。然而药物是怎样在流经整个身体后向某个患病器官发起特异

---

[1] 原文为 "Dyeing and Dying"，有双关语的作用。"Dyeing" 和 "dying" 两个词发音一致，拼写也极其相似，寓意二者之间的内在联系。——译者注

性攻击的呢？

特异性指的是药物辨别预定靶标及其宿主的能力。其实在试管中杀死癌细胞并非什么难事：我们身处的化学世界本来就充斥着各种毒药，即便其含量已经微乎其微，但是也足以在数分钟之内杀死癌细胞。当时医学界面临的窘境是如何找到某种具有选择性的毒药，而它既能够杀死癌细胞又可以保证患者安全。缺乏特异性的系统性治疗就相当于某种滥杀无辜的轰炸。迈耶已经意识到，如果抗癌毒药想化身为治病良方，那么它必须具备与众不同之处，也就是在选择性杀伤肿瘤的同时可以最大限度地保护患者。

事实上，这种特异性抗癌药的问世得益于人们对于化学染料的研究。这个故事要从殖民主义掠夺棉花的历史讲起。19 世纪 50 年代中期，满载棉花的印度与埃及商船将货物卸载在英国港口。与此同时，蓬勃发展的纺织业迅速成为英国经济社会的中坚力量，并且成功带动了与之相关的上下游产业。当时的英国中部地区已经建成了庞大的工业基地，其触角延伸至格拉斯哥、兰开夏以及曼彻斯特等地区。纺织品出口一跃成为英国经济的领头羊。1851 年至 1857 年，英国印染品的出口量增长超过了 3 倍（从 600 万件 / 年增长至 2 700 万件 / 年）。[3] 1784 年，棉织品的份额只占英国出口总量的 6%。到 19 世纪 50 年代，该比例已经攀升至 50% 的历史高点。[4]

虽然纺织业的繁荣带动了印染业的兴起，但是纺织业与印染业却在工艺上出现了脱节。与纺织业相比，印染业在当时仍停留在工业化之前的水平。人们只能从那些腐烂的植物中获取染料，例如从土耳其茜草根中提取赭红色染料，或者从靛蓝植物中提取深蓝色染料。这种传统工艺对操作者的身体状况、熟练程度与质量监督水平均有很高的要求。[5] 此外，使用有色染料在织布上印花（例如那些曾经广为流行的印花布[6]）更具挑战性，其间涉及在多个环节添加增稠剂、媒染剂以及溶剂，就连经验丰富的染色工也得耗时数个星期才能完成。鉴于上述原因，纺织业迫切需要由专职化学家来配置漂白剂与清洁剂，并且指导染料提取，研发布料着色技术等。于是这种专注于纺织品染料合成的新型学科（应用化学）很快就风靡伦敦的各大理工院校与研究机构。

1856 年，18 岁的威廉·珀金（William Perkin）正就读于理工院校，他无意中的发现很快演变为该行业的传奇：人们完全可以合成廉价的化学染料。珀金在伦敦东区的公寓中搭建了一个简易实验室（面积大约是这个长方形小屋的一半，仅有几个摆放瓶瓶罐罐的架子与一张实验台[7]）。他在合成奎宁的过程中使用重铬酸钾氧化苯胺后得到了一种黑色固体，而使用酒精清洗这种附着在烧瓶上的物质会使溶液变成淡紫色。在那个热衷于追寻染料的时代，任何可以产生颜色的化学物质都会被视为潜在的开发对象。其实只需将棉棒轻轻在烧瓶中一蘸就可以证实此类新型化合物的染色能力。除此之外，这种被珀金称为苯胺紫（aniline mauve）的化合物还具有不易褪色与渗色的特点。

珀金的发现为纺织业带来了福音。苯胺紫价格便宜且不会变质，它比植物染料更容易生产与保存。珀金很快就发现其母体化合物可以作为其他染料的分子构件，苯胺紫化学骨架的侧链改变将会产生丰富多彩的颜色。到 19 世纪 60 年代中期，各种新型合成染料（淡紫、蓝色、洋红、海蓝、红色、紫色）已经遍及欧洲的服装加工厂。1857 年，还不到 19 岁的珀金成为伦敦化学学会的一名全职会员，而他也是该组织历史上获得此项荣誉最年轻的学者之一。

虽然苯胺紫诞生于英国纺织业飞速发展的时期，但是化学合成染料却在德国实现了辉煌。19 世纪 50 年代末期，德国在快速完成工业化的同时也与其他欧美纺织企业展开了竞争。然而德国并不具备英国的天然染料资源。当德国加入殖民者的行列时，世界已经被列强瓜分得所剩无几。现在德国纺织业必须加大力度开发人工染料，才能重新跻身于这个曾经几乎被放弃的行业。

当时印染业在英国迅速成为炙手可热的化学生意。而德国的合成化学企业在纺织业的发展、政府补贴以及经济增长的刺激下也焕发出勃勃生机。1883 年，德国生产出了近似于天然洋红的亮红色化学染料茜素，其产量（12 000 吨）将位于伦敦的珀金工厂远远抛在身后。[8] 由于德国化学家合成的染料亮丽鲜艳且质优价廉，因此其产品迅速横扫了整个欧洲的纺织业。到 19 世纪 80 年代中期，德国已经在这场化学军备竞赛（这也为之后更为卑鄙的军备竞赛埋下了伏笔）中遥遥领先，最终名副其实地成为欧洲的"染料中心"。

最初，德国纺织化学家的视线局限在印染业。但是这些化学家在成功的激励下已经不满足于合成染料与溶剂，他们转而向研发各种新型化学分子（例如酚类、醇类、溴化物、生物碱、茜素以及酰胺等自然界中不存在的物质）的领域进军。到 19 世纪 70 年代末期，德国化学家合成的大量新型分子已经超出了其实际应用范围。所谓的"实用化学"也沦落为某种具有讽刺意味的象征，这个行业不过是在为争先恐后出现的产品找到实际用途。

※ ※ ※

其实合成化学与医学在早期并不存在什么交集。17 世纪的内科医生基甸·哈维（Gideon Harvey）曾经称化学家是所有人中最"无耻、傲慢、浮夸、市侩以及狂妄"[9]的代表。除此之外，这两个学科还彼此轻视与憎恶对方的存在。1849 年，威廉·珀金在皇家学院的老师奥古斯特·霍夫曼（August Hofmann）一语道破了天机："时至今日，还没有任何一种化合物可以用于临床。我们根本无法使用它们来治疗疾病。"[10]

但即便是霍夫曼也意识到人工与自然之间的界限迟早会烟消云散。1828 年，柏林科学家弗里德里希·维勒（Friedrich Wöhler）成为一场超级科学风暴的引领者，他通过煮沸氰酸铵（浅白色的无机盐）合成了原本肾脏才能产生的尿素。[11] 尽管维勒的实验看似平淡无奇，但却具有至关重要的意义——原来尿素这种"自然"存在的化学物质的前体是某种无机盐。科学家可以轻而易举地在烧瓶中合成自然生物体的产物，而这将完全颠覆学术界关于生命有机体的概念：几个世纪以来，人们一直认为生物体内的化学反应具有某些神秘属性，于是就用"活力论"来解释这种无法通过实验手段复制的现象。现在维勒的实验结果彻底粉碎了上述理论，他证明了有机物与无机物之间可以相互转化。其实生物学与化学在本质上一脉相承，甚至人体也可以被视为各种化学反应汇聚的产物，他们仿佛就是拥有四肢、眼睛、大脑与灵魂的烧杯。

随着活力论的土崩瓦解，医学发展也最终走入了正轨。如果能够在实验室合成生命化学物质，那么它们可以作用于生命系统吗？如果生物学与化学可以相互转化，那么烧瓶中合成的分子能否影响生物有机体的内部运作机制呢？

维勒在年轻时曾经做过内科医生，他非常希望打破化学与医学之间的界限，并为此与自己的学生和同事们一道努力。但是由于维勒合成的化学分子过于简单（相当于某种简笔画），因此他需要结构更为复杂的分子来对活细胞进行干预。

其实维勒理想中的化合物已经问世，它们就堆在法兰克福的染料厂的实验室中。如果维勒愿意花上一天的时间从哥廷根来到法兰克福，那么连接生物学与化学的桥梁也许就此可以贯通，但无论是他本人还是其学生均没能实现最后的理想。德国纺织化学家合成的大量化学分子沦落为书架上闲置的摆设，而应用于医药领域的化学物质前体的研发工作尚无进展。

※※※

维勒在世界上首次合成人工尿素后，化学染料又等了半个世纪才被用于活细胞研究。1878 年，24 岁的医学生保罗·埃尔利希在莱比锡忙着进行毕业设计，他打算使用服装染料（苯胺及其有色衍生物）来对动物组织进行染色。[12] 其实埃尔利希原本希望组织染色后可以便于在显微镜下进行观察。但出乎他意料的是，染色后的组织并非是漆黑一团。由于苯胺衍生物只能对细胞部分区域进行染色，因此某些特殊结构就会在其映衬下突显出来。此外，上述染料似乎还可用来鉴别隐藏在细胞中的化学物质（根据特异性进行取舍）。

埃尔利希开始为这种染料与细胞反应中鲜明的分子特异性所吸引。1882 年，他在与罗伯特·科赫（Robert Koch）合作期间又发明了一种全新的化学染色法，而科赫则查明这种名为分枝杆菌的微生物是结核病的元凶。[13] 数年之后，埃尔利希发现某些注入动物体内的毒素能够诱导产生"抗毒素"，它们在与毒素结合的时候会表现出极强的特异性，从而使其失活（这些抗毒素后来被命名为抗体）。埃尔利希经过不懈努力从马的血液中提纯出一种抗白喉毒素特效血清，并且在施特格利茨（Steglitz）的血清研究与检测所开始批量（加仑桶）制备这种血清，随后他在法兰克福建立了自己的实验室。

但是随着埃尔利希在生物学领域逐渐深入，他愈发感觉到自己正在回归最初的想法。生物世界中遍布各种门当户对的分子，它们之间就像锁具与钥匙一样高度契合。例如，毒素会与抗毒素特异性结合，染料仅能显示细胞特定区域，通过化学染色可以鉴别出微生物中的某株细菌。埃尔利希推断，假如把生物学视为某种精妙的化学混搭游戏，那么如果某些化学物质能够区分细菌与动物细胞，然后在不影响宿主的前提下杀灭前者，岂不是一举两得吗？

某天晚上，就在埃尔利希结束会议搭乘夜班车从柏林返回法兰克福的途中，他兴致勃勃地向挤在狭小车厢里的两位同行阐述了其想法："我突然灵机一动……人工合成物质应该能够对某些疾病产生特异性疗效，它们的作用不局限于缓解这样或那样的症状……这种具有疗效的物质（之前已经得到验证）必须能够直接杀灭病原微生物；此类化合物只有在与寄生物结合后才能发挥效力，而并非依靠什么'远隔作用'。只要化合物对它们表现出特异亲和性，这些寄生物就会被其杀灭。"[14]

彼时，虽然与埃尔利希同车厢的乘客已经昏昏欲睡，但是他这番简明扼要的陈述却成就了医学史上最重要的发现之一。"化学疗法"（使用特定化学物质来治疗疾病）的概念在这个午夜正式诞生了。

※※※

　　埃尔利希随即开始在他熟悉的领域寻找"化疗药物"，而印染业使用的化学品就成为其早期生物学实验的重要宝库。他的实验室距离法兰克福那些蓬勃发展的印染企业仅一步之遥，其中就包括著名的法兰克福阿尼林法本工厂与利奥波德·卡塞拉公司，当时埃尔利希只要花上几分钟穿越山谷便可轻易地获取各种化学品及其衍生物。[15] 现在他手头可供使用的化合物以千计，于是他准备通过实验来检测它们在动物体内的生物学效应。

　　由于埃尔利希已经知道化学染料能够与微生物细胞特异性结合，因此他决定从寻找抗生素药物的工作入手。埃尔利希先用可以引起严重嗜睡症状的布氏锥虫（*Trypanosoma brucei*）感染实验动物（小鼠与兔子），然后给它们注射化学品衍生物以便发现何种药物能够遏制感染。在尝试了几百种化学品之后，埃尔利希与其合作者终于在抗生素领域实现了零的突破。他将这种具有红宝石般鲜艳色泽的染料衍生物称为"锥虫红"，而上述由疾病与颜色组成的专有名词在医学史上被沿用了将近一个世纪。

　　埃尔利希受到此项发现的鼓舞，又相继开展了多项化学研究。现在生物化学世界的大门已经向其敞开：不仅分子属性大相径庭，就连其运行规律都与众不同。有些化合物在血液中由前体药物转化为活性药物，另一些则会从活性药物转化为失活分子。有些化合物能够通过尿液排出，另外一些则会在胆汁中浓聚，或者在接触血液后立刻分解。尽管某种分子也许能够在动物体内存活数日，但是其化学表亲（该变体在几个关键原子上存在差异）却可能在数分钟内就从体内消失。

　　1910 年 4 月 19 日，埃尔利希在威斯巴登（Wiesbaden）举办的内科学大会上宣布，他又发现了一个具有"特异亲和性"的分子，这个消息在当时的医学界可谓一鸣惊人。[16] 这种新药被匪夷所思地命名为第 606 号化合物（compound 606），它可以有效地对抗臭名昭著的梅毒螺旋体。在埃尔利希生活的年代，梅毒（18 世纪欧洲的"隐疾"[17]）本身是一种令人难以启齿的性传播疾病。埃尔利希十分清楚，他必须在抗梅毒药物引起轰动之前做好准备。彼时，第606号化合物已经在圣彼得堡医院的住院患者身上开展了秘密试验，随后研究人员又对在马格德堡医院就诊的神经梅毒患者进行了重复测试，最终证明上述药物疗效显著。与此同时，由赫斯特化工厂注资兴建的巨大商业厂房也已经拔地而起。

埃尔利希在锥虫红与第606号化合物〔他将其命名为"撒尔佛散"（Salvarsan），源自"拯救"（salvation）一词〕上取得的成功证明疾病就像是等待被正确分子打开的病理之锁。他仿佛看到了使用药物治愈疾病的美好未来。埃尔利希将该药物称为"魔弹"，其中"弹"代表了杀伤性，"魔"指的是特异性。这种古代炼金术般的传奇将在肿瘤学发展史中不断上演。

※※※

现在埃尔利希的魔弹已经瞄准了癌症，他将人类恶性肿瘤细胞作为终极目标，而前面提到的梅毒与锥虫病只是微生物导致的疾病。1904年至1908年，埃尔利希凭借其庞大的化学品储备库精心设计了各种方案来寻觅抗癌药。他曾经尝试使用酰胺、苯胺、磺胺衍生物、砷、溴化物以及乙醇来杀灭癌细胞，不过所有这些努力均付诸东流。埃尔利希发现，这些药物的毒性不仅针对癌细胞，还会牵连正常细胞。在饱尝了失败的挫折后，他的研究策略也开始剑走偏锋，例如通过控制代谢途径饿死肉瘤细胞，或者采用诱饵分子使癌细胞走上死亡之路（这种策略要比苏巴拉奥的抗叶酸衍生物早了将近50年）。但是所有这些寻觅理想中特异性抗癌药的努力均无果而终。其实埃尔利希手中的魔弹并没有那么神奇，无论是其辨别能力抑或治疗效果都无法满足临床需求。

1908年，埃尔利希因其发现特异亲和性原理荣获诺贝尔奖。此后不久，德国皇帝威廉二世邀请他到自己的官邸进行单独会面。威廉是一位出了名的抑郁症患者，他当时经常受到各种真假病痛的困扰，于是迫切想知道埃尔利希手头是否有现成的抗癌药。

埃尔利希对此没有正面回答。他解释说，癌细胞与细菌细胞是两种完全不同的靶标。特异亲和性需要依赖与"亲和性"相反的"差异性"来发挥作用。因为这些微生物酶与人类酶之间存在根本差异，所以埃尔利希才能够在药物治疗微生物领域取得成功。但是对于癌症来说，由于癌细胞与正常细胞存在相似性，因此这类疾病几乎无法成为药物治疗的靶标。

此时埃尔利希已经完全沉浸在自己的世界里。他的大脑飞速运转，似乎曙光就在前方：为了破解异常细胞的奥秘，人们必须要了解正常细胞的生物学机制。在与苯胺打交道数十年之后，埃尔利希开始重新审视"特异性"问题，其实这就是隐藏在活细胞内部的生物学密码。

由于威廉完全听不懂这些晦涩的内容，并且埃尔利希也没有结束发言的意思，于是他提前中断了这次会面。[18]

※※※

1915 年，埃尔利希不幸染上了结核病，当然这也可能与其在科赫实验室的工作经历有关。他来到温泉小镇巴特洪堡进行疗养，希望能够通过著名的碳盐浴缓解病情。埃尔利希透过房间的窗户就可以直接俯瞰远处的平原，他痛心疾首地目睹祖国陷入了第一次世界大战的泥潭。那些曾经给他提供原料的染料厂（例如拜尔与赫斯特）都转而大规模生产军用毒气的化学前体。其中有一种毒气平时以无色的油状液体形式存在，它可以通过硫二甘醇溶剂（某种染料中介物）与沸腾盐酸的反应制备。这种毒气的气味非常独特，据说闻起来像芥末、焦蒜或者火烧山葵的味道，于是人们就将其称为芥子气。

1917 年 7 月 12 日，也就是在埃尔利希去世两年以后，德军在雾夜的掩护下将大量标有黄十字的毒气弹倾泻到比利时小镇伊普尔附近的英军驻地。某位士兵对此回忆道，炸弹内部的液体毒剂迅速蒸发，"浓密的黄绿色云团笼罩了天空"[19]，并且趁势在凉爽的夜间四处蔓延。正在营房与战壕中熟睡的士兵突然被一股令人作呕的刺鼻味道惊醒，而幸存者在数十年之后依然对那种挥之不去的芥末味心有余悸。士兵们在激烈的咳嗽与喷嚏的驱使下在泥泞中四散奔逃，就连那些失明的伤员也想从死尸堆里扒开一条生路。芥子气具有强大的穿透能力，无论是皮革、橡胶，还是织物都无法阻挡其脚步。这种毒雾经常悬浮在战场中数日不散，即便是在死尸上也可以闻到芥末的味道。仅在那个夜晚，芥子气就造成了 2 000 余名士兵伤亡。在随后的一年里，死于这种毒气的人更是数以万计。

由于芥子气（氮芥）所造成的急性短期效应（呼吸困难、皮肤灼伤、水疱以及失明）非常可怕，因此人们往往忽视了这种毒气对于人体远期效应的影响。1919 年，美国病理学家爱德华与海伦·克伦巴尔夫妇（Edward and Helen Krumbhaar）分析了伊普尔轰炸对于幸存者的效应。[20]他们发现上述幸存者的骨髓功能出现了异常，其中造血细胞已经干瘪，整个骨髓就像荒凉的焦土。这些幸存者均患有不同程度的贫血，因此他们至少每月都要接受输血治疗。除此之外，他们还容易出现各种感染，并且白细胞计数也低于正常水平。

如果以上幸存者的悲惨遭遇发生在太平盛世之中，那么这则新闻也许会在肿瘤医生中引发小范围的骚动。虽然芥子气对于人体造血细胞的毒性非常明显，但是它毕竟只能定向清除骨髓中某个特定的细胞群，我们甚至可以把它当作特异亲和性的代表。然而 1919 年的欧洲已经被恐怖的阴云笼罩，上述个案与其他事件相比并没有什么特殊之处。就连克伦巴尔夫妇发表在二流医学期刊上的文章也旋即湮没在战争的硝烟里。

战时化学家们的任务就是在实验室里研制用于杀戮的新型化学武器，可是埃尔利希学术遗产的继承者还在四处寻觅理想中的化疗药物。他们希望能够找到使身体免受癌症困扰的魔弹，而不是那些导致受害者死亡、失明、水疱以及永久贫血的毒气弹。尽管他们终于发现魔弹居然就出自剧毒的化学武器，但是这种残酷的现实也完全违背了埃尔利希探究特异亲和性的初衷。

第十一章

巴里事件

如果这种药物根本无效呢？……

如果它是毒药呢……？[1]

——《罗密欧与朱丽叶》

由于第一幕的气氛已被破坏，因此没人愿意坚持到剧终。[2]

——1977 年，詹姆斯·沃森（James Watson）在谈论化疗时的表述

16 世纪的内科医生帕拉塞尔苏斯（Paracelsus）曾经认为药物就是伪装的毒药。[3] 其实人们在憧憬通过化疗消灭癌细胞的过程中也借鉴了逆向思维的逻辑：毒药也可能是隐藏的良方。

1943 年 12 月 2 日，就在芥子气炸弹袭击伊普尔小镇 25 年后，纳粹德国空军轰炸了停泊于意大利南部巴里港的美国运输船队。[4] 这些毫无防备的船只随即中弹起火。连水手都不知道的是，船队中的约翰·哈维号（John Harvey）货轮居然装载了 70 吨芥子气炸弹以备不时之需。当约翰·哈维被烈焰吞噬时，船上的毒气弹也发生了爆炸，盟军的这次秘密行动最终令自身损失惨重。

德军的突袭取得了意想不到的战果。巴里港周边的渔民与百姓开始抱怨空气中充满了刺鼻的焦蒜与山葵味道。尽管有不少满身油污的幸存者（其中大部分是年轻的美国水手）从海里获救，但是这些眼睛肿得都睁不开的人并没有摆脱死亡的威胁。为了防止体温过低，救援人员在为他们裹上毛毯的同时还提供了茶水，其实这样做只会让毒气进一步深入机体。在获救的 617 人中，有 83 人于一周内死亡。[5] 毒气迅速在巴里港蔓延开来，其所到之处满目疮痍。在接下来的几个月里，共有近千人死于毒气导致的并发症。

这场被媒体称为"巴里事件"的灾难令同盟国身陷尴尬的政治泥潭。受伤的士兵与水手被迅速转运回美国本土，而法医也秘密对死者进行了尸检。验尸报告证实了克伦巴尔夫妇的早期发现。对于那些受到毒气伤害的早期幸存者来说，其体内的白细胞几乎踪影全无，就连骨髓功能也已经丧失殆尽。研究显示，芥子气特异性地将骨髓细胞作为靶标，然后通过某种特殊的分子机制实现了埃尔利希的理想。

巴里事件促使美国对军用毒气与毒理效应进行研究。政府甚至专门成立了一个名为"化学战部队"（Chemical Warfare Unit）的保密单位［隶属于战时"科学研究与开发办公室"（OSRD）］来研究军用毒气。当时手握各种有毒化合物研发合同的机构遍及全美各地，而有关氮芥的项目被签给了耶鲁大学的两名科学家路易斯·古德曼（Louis Goodman）与阿尔弗雷德·吉尔曼（Alfred Gilman）。

古德曼与吉尔曼对于芥子气灼伤皮肤黏膜的"糜烂"属性没有兴趣，他们真正着迷的是这种毒气杀伤白细胞的克伦巴尔效应（Krumbhaar effect）。[6] 那么我们能否采取某些可控手段（例如在医护人员的监护下小剂量应用）使其效应（或者某种弱化形式）针对恶性白细胞发挥作用呢？

为了验证上述想法，古德曼与吉尔曼决定从动物实验入手。他们首先通过静脉途径给兔子与小鼠注射了芥子气，然后发现其血液中的正常白细胞与骨髓几乎消耗殆尽，但是这些实验动物并未发生严重的糜烂反应（基于两种不同的药理作用）。古德曼与吉尔曼受到动物实验结果的鼓舞，于是开始对淋巴瘤（发生于淋巴系统的肿瘤）患者进行临床研究。1942 年，他们说服胸外科医生古斯塔夫·林斯科格（Gustaf Lindskog）采用静脉注射（连续十次）芥子气来治疗一名 48 岁的淋巴瘤患者。出人意料的是，这位纽约银匠的病情居然出现了好转。无论是小鼠还是人体，芥子气的缓解作用令人称奇，肿大的淋巴腺已经销声匿迹。临床医生认为这种诡异的表现是肿瘤"软化"的结果，仿佛盖仑在 2 000 年前生动描绘的"癌症硬壳"从此消融。

但是复发终究会卷土重来。软化的肿瘤将再度硬化，同时其气焰也愈发嚣张（就像法伯经治的那些白血病患者一样）。由于古德曼与吉尔曼在战争年代必须保守秘密，因此他们的研究结果直到 1946 年才正式发表，仅比法伯那篇叶酸拮抗剂的论文提前了几个月问世。

※ ※ ※

生物化学家乔治·希钦斯（George Hitchings）所在的宝威公司（Burroughs Wellcome）实验室位于耶鲁大学以南 100 多英里的纽约，他希望通过埃尔利希的方法找到能够特异性杀伤癌细胞的分子。[7] 在耶拉·苏巴拉奥的叶酸拮抗剂的启发下，希钦斯将全部精力放在合成诱饵分子上，而它们一旦被细胞摄取就可以起到杀伤作用。于是他将 DNA 与 RNA 前体作为首批研究目标。然而主流科学家却认为希钦斯的做法不过是"大海捞针"。希钦斯的一位同事回忆道："学术界的精英们就站在那里冷眼旁观。他们认为在基础研究（生物化学、生理学以及药理学）匮乏之际就仓促开展化疗过于草率。事实上，该领域在埃尔利希之后已经停滞不前长达 35 年。"[8]

到 1944 年，希钦斯经过大海捞针式的探索仍旧一无所获。尽管实验室里的细菌培养皿已经堆积如山，但是这种死气沉沉的环境根本无法成就任何发现。希钦斯凭直觉聘用了一位名叫格特鲁德·埃利恩（Gertrude

Elion）的年轻助理，而人们曾经认为她的前途比希钦斯的研究更为渺茫。格特鲁德·埃利恩是立陶宛移民的后代，她不仅自幼聪颖过人，而且还对化学领域具有浓厚的兴趣。1941 年，埃利恩在勤工俭学（白天在纽约大学当理科带教老师，夜晚和周末忙于完成论文）的情况下拿到了纽约大学化学硕士学位。尽管才华横溢的埃利恩的个人素质与进取精神都非常突出，但是她还是无法在大学实验室里找到合适的位置。埃利恩在多次遭到拒绝后备感失望，于是她在超市做了一名产品主管。当希钦斯找到埃利恩时，她正在纽约的某家食品实验室检测腌菜酸度与蛋黄酱色泽。不过埃利恩很快就成为她那个时代最具创意的合成化学家之一（未来的诺贝尔奖得主）。

在摆脱了腌菜与蛋黄酱的桎梏以后，格特鲁德·埃利恩信心百倍地投入到合成化学领域的研究工作中。埃利恩的研究思路与希钦斯的做法如出一辙，她也是从寻找抑制 DNA（阻断细菌生长）的化合物入手的，但是这位聪明的姑娘在此过程中展现出了自己的智慧。埃利恩并没有从成堆的未知化学品中进行随机筛选，她在稍加思考后便将精力集中在一类被称作嘌呤的化合物上。[9] 嘌呤这种环状分子是 DNA 的重要组成部分，其核心结构由六个碳原子组成。埃利恩认为她可以通过为碳原子增加化学侧链的方法合成出许多全新的嘌呤异构体。

这些嘌呤异构体就像某种奇特的"旋转木马"组合。其中一种名为 2，6- 二氨基嘌呤的分子即便在低剂量给药时仍会对实验动物产生剧毒。而另一种分子的气味简直比纯化上千次的大蒜还要浓烈。许多分子的属性不是反复无常就是毫无用处（或者二者兼顾）。但是功夫不负有心人，1951 年，埃利恩终于发现了一种名为 6- 巯基嘌呤或 6-MP 的分子异构体。

由于 6-MP 在动物毒理学实验中的表现不甚理想（该药对实验犬的毒性尤为突出），因此埃利恩的努力几乎前功尽弃。然而芥子气在癌症研究领域取得的成功极大地鼓舞了那些早期化疗医生。1948 年，前陆军军官科尼利厄斯·罗兹（Cornelius "Dusty" Rhoads）不再担任化学战部队的负责人，他随后被任命为纪念医院及其附属研究所的主任，从此医学界也将注意力从化学武器转移到了化疗药物。罗兹对有毒化合物杀伤癌细胞的属性非常感兴趣，于是他积极促成了纪念医院与希钦斯和埃利恩所在宝威公司实验室之间的合作。经过几个月的细胞实验，6–MP即将在患者中进行测试。

正如人们预期的那样，6–MP锁定的首个目标就是急性淋巴细胞白血病，而这种罕见肿瘤早已在学术界备受关注。20世纪50年代早期，临床科学家约瑟夫·伯奇纳尔（Joseph Burchenal）与玛丽·洛伊丝·墨菲（Mary Lois Murphy）在纪念医院启动了一项临床试验，他们准备使用6–MP来治疗儿童急性淋巴细胞白血病。[10]

伯奇纳尔与墨菲对6–MP迅速缓解白血病的疗效惊叹不已。患儿骨髓与血液中的白血病细胞通常在治疗几天后就会逐渐消失。但令人失望的是，6–MP的缓解期非常短暂，仅能勉强维持数周的时间，而法伯在波士顿也曾遭遇过这种尴尬。就像当初的叶酸拮抗剂一样，治愈癌症的希望依然十分渺茫。

第十二章

慈行善举

"吉米"这个名字在新英格兰可以说是家喻户晓……人们通常将其作为邻家男孩的昵称。[1]

——《吉米之屋》(*The House That "Jimmy" Built*)

我经过长途跋涉来到某个陌生的国度,然后近距离看到了黑暗中的人。[2]

——托马斯·沃尔夫(Thomas Wolfe)

尽管人们在波士顿与纽约得到的结果并不理想,但是法伯对于化疗能够缓解白血病的现象非常着迷。如果淋巴细胞白血病(癌症中最致命的疾病)能够被两种完全不同的化疗药物抑制(即便缓解期仅有1~2个月),那么也许它们背后还存在更加深奥的原理有待阐明。说不定某些结构完美的毒素就隐藏在化学世界里,它们可以在杀伤癌细胞的同时避免累及正常细胞。每当法伯在医院工作(检查患者、记录病情以及观察涂片)至深夜时,这种想法就会在其脑海中挥之不去。或许他已经在平凡中成就了某种历史性的跨越,而人们从此以后仅凭化疗就可以治愈癌症。

但是法伯怎样才能推动这些看似无关的化学药品向临床转化呢?他

在波士顿的圈子显然太过局限。那么他该如何打造更为高效的儿童白血病（然后扩展至整个肿瘤领域）治疗平台呢？

由于鲜有其他专业会如此依赖前人的发现，因此科学家经常像历史学家一样温故知新。每次实验都是既往成果的延续，每种新理论都是陈旧概念的升级。法伯仔细研究了既往医学领域所取得的成绩，他对美国脊髓灰质炎运动的故事产生了浓厚兴趣。20 世纪 20 年代，法伯在哈佛求学期间曾经目睹过脊髓灰质炎的淫威，疾病流行过后，城市中通常会增加许多肢体麻痹的患儿。在脊髓灰质炎急性期，病毒可导致患者出现膈肌麻痹与呼吸困难。就算到了 20 世纪 30 年代中期，治疗这种麻痹的唯一手段依然只是被称为"铁肺"的人工呼吸器。[3] 那时法伯还是一名在儿童医院轮转的住院医师，他非常熟悉病房里那些"铁肺"此起彼伏的呼吸声，患儿往往要在这些可怕的机器里住上数周之久。其实这些身处铁肺之内的患儿也反映了脊髓灰质炎研究裹足不前的现状。由于人们对于病毒的性质或感染的生物学基础知之甚少，同时宣传控制脊髓灰质炎传播的运动也缺乏力度，因此这种疾病的危害性通常会被公众忽视。

1937 年，富兰克林·罗斯福唤醒了沉寂已久的脊髓灰质炎研究工作。[4]作为这种传染病的受害者，他腰部以下的肢体已经完全瘫痪。1927 年，罗斯福在佐治亚州通过温泉基金会（Warm Springs Foundation）创立了脊髓灰质炎医院与研究中心。起初，他的政治顾问希望其形象能远离疾病。（由于坐在轮椅上的总统将会影响美国社会走出大萧条的信心，因此罗斯福的公众形象在精心策划之后只反映他腰以上的部位。）1936 年，当他在竞选中以压倒性多数的优势连任总统之后，饱受疾病折磨的罗斯福开始重新关注这个领域，并且推动成立了美国国家小儿麻痹基金会，而上述组织的任务就是促进脊髓灰质炎的研究与宣传。

作为美国历史上最大的专科疾病组织，该基金会的问世极大地推动了脊髓灰质炎的研究工作。演员埃迪·坎特（Eddie Cantor）在基金会成立后不久便发起了一角募捐运动（March of Dimes campaign）。这场声势浩大的全国性募捐提倡每位公民都给罗斯福总统捐一角钱，然后以此作为支持脊髓灰质炎教育与研究的经费。本次募捐活动得到了社会各界的积极响应，包括许多好莱坞大腕、百老汇明星以及电台主持人在内的社会贤达也纷纷解囊相助。在短短的几个星期之内，白宫就收到了 268 万人次的捐款。[5] 街头巷尾随处可见本次募捐运动的宣传海报，脊髓灰质炎研究也获得了资金支持与社会关注。到了 20 世纪 40 年代末期，在上述募捐运动部分资金的资助下，约翰·恩德斯在实验室培养脊髓灰质炎病毒的工作几近成功，而萨宾与索尔克则在恩德斯的基础上首次研制出了脊髓灰质炎疫苗。

法伯憧憬着让白血病（或许是整个癌症领域）也跻身于此类运动。他希望能够通过成立儿童癌症基金会来率先破冰。但是法伯需要找到一位合作伙伴来促成这个项目，当然人选最好来自医院之外（他在外面的朋友不多）的圈子。

※※※

其实法伯完全没有必要担心。1947 年 5 月初，就在法伯进行氨基蝶呤临床试验期间，比尔·科斯特（Bill Koster）带领新英格兰华洛迪俱乐部的会员参观了他的实验室。

1927 年，华洛迪俱乐部在费城创立，其会员由娱乐圈的制片人、导演、演艺人员以及剧院老板组成。该机构在早期发展阶段只是想模仿纽约与伦敦的餐饮俱乐部。然而在 1928 年，也就是华洛迪成立仅仅一年之后，俱乐部却在阴差阳错中肩负起一项意义更为深远的社会使命。1928 年冬季，正当费城徘徊在大萧条的边缘时，一位女性将自己的孩子遗弃在谢里登广场影院门前的台阶上。孩子身上别着的纸条写道：

> 拜托您照顾我的孩子。她叫凯瑟琳。由于我的丈夫刚刚失业，同时家中还有 8 个孩子需要抚养，因此实在无法照顾她……凯瑟琳出生于感恩节那天。我之前经常听说你们的慈行善举。我向上帝祈

祷并感谢你们能照顾她。[6]

对于初出茅庐的华洛迪俱乐部来说，上述犹如电影一般的情节以及向娱乐界祈求善举的行为给会员们留下了深刻印象。于是俱乐部决定收养这个孤儿，并且负担其成长与教育费用。人们给她取名为凯瑟琳·华洛迪·谢里登（Catherine Variety Sheridan），其中姓来自发现她的谢里登广场影院，中间名则是为了纪念华洛迪俱乐部。

凯瑟琳的故事被各大报刊竞相报道，而俱乐部的会员们对于这种媒体曝光完全始料不及。由于华洛迪在公众眼中已经成为慈善组织的象征，因此俱乐部索性将儿童福利也纳入其宗旨。20 世纪 40 年代末期，战后电影行业的繁荣令俱乐部财源滚滚，于是华洛迪也在全美许多城市建立了分支机构。凯瑟琳的故事与照片在各地的俱乐部中广为流传，她也成为这家俱乐部的非官方形象大使。

此时资金的涌入与公众的关注促使俱乐部开始寻找其他儿童慈善项目。其实科斯特本次到访波士顿儿童医院正是肩负着上述使命。他在院方的陪同下参观了各位名医的诊室与实验室。当科斯特向血液科主任征询其捐赠建议时，这位专家小心翼翼地回答道："好吧，我需要一台新的显微镜。"[7]

相比之下，科斯特在路过法伯的办公室时却为之一振，他眼前这位慷慨激昂的科学家不仅讲话条理清晰，而且志存高远，简直就是理想中的救世主。法伯对于捐赠显微镜这种小事根本不感兴趣，他提出了一项强烈吸引着科斯特的雄心勃勃的计划。法伯希望俱乐部能够帮助他创立全新的基金会，然后通过该平台建设致力于儿童癌症研究的大型专科医院。

法伯与科斯特在达成共识后立即行动起来。1948年年初，为了推动儿童癌症领域的研究与宣传，他们成立了一个名为儿童癌症研究基金会的组织。1948 年 3 月，他们通过一场有奖募捐活动筹集到了 45 456美元。[8]尽管这个结果并没有达到法伯与科斯特的预期，但是上述金额在项目起步阶段已经相当可观。除此之外，他们认为还需要采取某种更为行之有效的手段或者策略使癌症研究成为社会热点。同年春季，科斯特一边回忆着凯瑟琳的成功，一边考虑着为法伯的基金会物色一位"形象大使"（癌症领域的凯瑟琳）。随后法伯与科斯特开始在儿童医院的住院与门诊患者中寻觅，希望这个即将出现在慈善海报上的孩子能够说服公众向基金会募捐。

但是想要完成上述任务谈何容易。法伯当时正在使用氨基蝶呤进行临床试验，楼上的病房住满了痛苦不堪的患儿。化疗导致的脱水与呕吐使这些孩子处于萎靡不振的状态，因此他们根本无法以癌症治疗形象大使的身份出现在公众面前。在反复查阅患者名单之后，心急如焚的法伯与科斯特终于找到了一位合适的人选。这名患儿叫作埃纳·古斯塔夫森（Einar Gustafson），他是一个天真无邪、身材瘦高且金发碧眼的男孩。其实古斯塔夫森并没有得白血病，他只是一位罕见肠道淋巴瘤患者。

古斯塔夫森来自缅因州的新瑞典市，他安静稳重且自信坚强。[9]古斯塔夫森的祖父母均是瑞典移民，他平时与家人住在马铃薯农场里，而其就读的学校仅有一间教室。1947年夏末，就在蓝莓成熟季节过后不久，古斯塔夫森因腹部绞痛到医院就诊。刘易斯顿（Lewiston）的医生怀疑上述症状由阑尾炎引起，但是他们在切除阑尾的过程中意外发现了淋巴瘤。当时这种疾病的生存率尚不足10%。主治医生联想到化疗或许能够为他带来一线生机，于是便推荐古斯塔夫森到波士顿找法伯会诊。

然而埃纳·古斯塔夫森这个名字实在太拗口了。法伯与科斯特灵机一动，他们将古斯塔夫森改名为吉米（Jimmy）。

※※※

现在科斯特开始全力宣传吉米。1948年5月22日，在美国东北部一个温暖的周六之夜，《真心话大冒险》（*Truth or Consequences*）节目主持人拉尔夫·爱德华兹（Ralph Edwards）中断了来自加州的常规广播，然后他连线波士顿的某个电台。爱德华兹说道："《真心话大冒险》的宗旨之一就是把传统室内游戏带给无法亲临现场的听众……今天我们要给各位介绍的这个小家伙叫吉米。"[10]

"我们不会在节目中向大家透露吉米的真实姓名，因为他只是全美成千上万个身处家中或医院的患儿代表。吉米是一个非常阳光的小家伙，他现在正饱受癌症的折磨。虽然吉米不理解自己无法与其他同龄人外出玩耍的原因，但是这丝毫不会影响他对于棒球运动的热爱，尤其是波士顿勇士队的一举一动。此时此刻，无线电波的魔力将带领我们横跨美国来到吉米的病床旁，而他所在的波士顿儿童医院就像这座城市一样在全美享有盛誉，同时这些医务人员也是癌症研究领域的顶尖高手。到目前为止，吉米还没能听到我们的声音……请导播帮我们连线吉米。"

紧接着，人们在一阵静电噪声之后听到了吉米的声音。

吉米：大家好。

爱德华兹：你好，吉米！这是由拉尔夫·爱德华兹主持的《真心话大冒险》节目。我听说你喜欢棒球，是吗？

吉米：对呀，这是我最喜欢的体育运动。

爱德华兹：你最喜欢的体育运动！你觉得今年哪支球队能够赢得冠军呢？

吉米：我希望是波士顿勇士队。

双方调侃之后，爱德华兹开始了他答应过的"问答游戏"。

爱德华兹：你见过菲尔·马西（勇士队的球手）吗？

吉米：没见过。

菲尔·马西（走进来）：你好，吉米，我就是菲尔·马西。

爱德华兹：什么？吉米，那个人是谁？

吉米（气喘吁吁）：是菲尔·马西！

爱德华兹：他在哪儿？

吉米：就在我的病房里。

　　爱德华兹：哈哈，你没有想到吧？菲尔居然出现在你的病房里。他刚从伊利诺伊州的新柏林赶过来。吉米，你知道谁是勇士队中最优秀的本垒打击球手吗？

　　吉米：杰夫·希思。

　　（此时希思走进了病房）

　　爱德华兹：吉米，这又是谁？

　　吉米：杰夫……希思。

　　就在吉米惊愕之余，勇士队的球员们带着 T 恤衫、签名棒球、比赛门票以及棒球帽鱼贯而入，包括埃迪·斯坦奇、鲍伯·艾略特、艾尔·托格森、约翰尼·塞恩、阿尔文·达克、吉姆·罗素以及汤米·福尔摩斯。与此同时，病房里突然冒出了一架钢琴。球员们一起唱起下面这首歌曲，而吉米也兴高采烈地随声附和，不过他似乎一直在走调：

　　　带我去看棒球赛，
　　　让我融入人群里。
　　　来点花生爆米花，
　　　流连忘返不归家。

　　当欢呼雀跃声响彻爱德华兹的演播室时，有人注意到了最后一句歌词中的酸楚滋味，许多参与者听到此处几乎泪奔。在节目的最后，爱德华兹中断了与波士顿的连线。他停顿了片刻，然后压低声音说道："各位听众，请大家注意。吉米不会听到下面的内容，对吧？……我们不会公布他的任何照片，也不会对外透露他的名字，当然他也不会知道我们所做的一切。希望大家能够慷慨解囊资助儿童癌症研究，从而使成千上万和吉米一样的癌症患儿重拾快乐。因为只有从研究儿童癌症开始做起，我们才能帮助成人早期防治这种疾病。

　　"我们得知小吉米最想要一台用来收听和观看棒球比赛的电视机。如果今晚大家愿意为吉米向儿童癌症研究基金会献出爱心，无论是几十美分还是几美元或者几十美元，那么只要本次的募捐金额超过 20 万美元，我们就可以共同见证吉米实现拥有电视机的梦想。"

这次直播历时 8 分钟，其间吉米讲了 12 句话并唱了一首歌，"很棒"这个词被用到 5 次。尽管主持人几乎没有提及吉米的病情，但是它就像潜伏在病房里的幽灵一样挥之不去。听众对本次节目的反响非常热烈，甚至在勇士队球员还没有离开吉米的病房时，就有许多捐赠者赶到儿童医院，在大厅外排起了长队。吉米的邮箱中塞满了明信片和问候信，其中一些信函的收件人地址只写着"马萨诸塞州，波士顿，吉米"。[11] 当时有不少捐赠者直接将现金或者支票附在信件内，就连孩子们也寄来了自己用硬币积攒的零花钱。当然勇士队在本次活动中更是一马当先。截至 1948 年 5 月，来自全国各地的捐款已经达到 23.1 万美元，大大超过了科斯特预期的 20 万美元的目标。为了给吉米基金会募捐，人们不仅将数以百计的红白色马口铁罐悬挂在棒球比赛场地周围，还将这种爱心铁罐带到电影院中鼓励大家献出微薄之力。而少年棒球联盟的队员则身着球衣在闷热的夏夜挨家挨户登门拜访。除此之外，新英格兰各地还相继举办了"吉米日"活动。现在吉米拥有电视机（一台装在木箱里的 12 英寸黑白电视机）的梦想已经实现，它就被安放在病床之间的白色板凳上。

1948 年，医学研究进入了高成长与高消费的年代。尽管吉米基金会募集到 23.1 万美元已经令人刮目相看，但是实际上这笔数额有限的资金在波士顿仅够盖几层楼，根本不足以实现打造国家级癌症研究中心的愿景。相比之下，1944 年曼哈顿计划在橡树岭国家实验室的月度支出就高达 1 亿美元。[12] 1948 年，美国人仅在可口可乐上的消费就超过了 1.26 亿美元。[13]

然而吉米运动的意义远非金钱可以衡量。对于法伯来说，本次募捐运动只是为实现下一个目标积累经验。法伯意识到，抗癌运动与政治运动之间具有许多相似之处，前者也需要偶像人物、吉祥物、正面形象以及宣传口号，而这些营销策略的重要性并不亚于科学工具。如果想要提升疾病防控的政治地位，那么就得像政治运动一样进行营销。甚至可以认为，政治高度决定了科学防控疾病的成败。

如果将叶酸拮抗剂作为法伯在肿瘤领域的首个发现，那么上述"批判性真理"就是他平生第二项重要发现。法伯的职业生涯自此发生了天翻地覆的转变，其意义远远超出了从病理专家到临床医生的转变。他在第二次转变中从临床医生跻身癌症研究的领导者行列，当然这种结果实际上也反映了癌症本身在社会生活中的转变。现在癌症已经成为公众热议的话题，于是整个故事的发展方向也随之发生改变。而这种质变也是本书的精华所在。

第十三章

吉米之屋

从语源学上来讲，患者就是受难者的意思。但是最令人恐惧的不是痛苦本身，而是屈辱的经历。[1]

——苏珊·桑塔格，《疾病的隐喻》

西德尼·法伯的脑海中只有那些"绝望的患者"。[2]

——《医学世界新闻》（Medical World News），1966 年 11 月 25 日

西德尼·法伯也曾经调侃过自己那间狭小的实验室。他形容这里只有"一名助理与一万只老鼠"[3]。实际上，他的整个职业生涯可以用几个简单的数字进行概括。一间位于医院地下室、面积与药房储存室大小相仿的实验室，一种有时能够短暂延长白血病患儿生命的药物（氨基蝶呤），虽然五位患者中会有一人出现缓解，但是其最长生存时间也不超过一年。

到了 1951 年年初，法伯的工作量已经呈井喷式增长，而这也令其原来的实验室不堪重负。由于他的门诊已经人满为患，因此只能迁到院外（位于宾尼大街与朗伍德大街的拐角处）一所稍微宽敞些的公寓里。但即

便是这样，门诊与病房还是很快就面临饱和。许多儿科医生将法伯视为"入侵者"，他们坚决反对医院给他增加床位。一位医院的义工回忆道："大部分医生认为他桀骜不驯且刻板教条。"[4] 尽管儿童医院可以为其实验室储存标本提供少许便利，但是绝不会在他实现自我价值的道路上给予任何空间。

孤立无援的法伯对此感到义愤填膺，于是他便全身心地投入到募捐活动中。现在法伯需要为这些患者找到一个理想的栖身之处。在劝说医学院新建儿童癌症中心未果之后，他决定自己努力在老东家对面重起炉灶。

在早期募集资金的成功范例的鼓舞下，法伯开始构思一项更为宏伟的计划，他准备借助那些耀眼的好莱坞明星、政治大亨、体育明星以及商业巨头来筹措科研经费。1953 年，当勇士队的主场由波士顿改为密尔沃基之后，法伯与科斯特成功地说服了波士顿红袜队将"吉米基金"作为其官方慈善合作伙伴。[5]

此后不久，法伯又找到了体育明星泰德·威廉斯（Ted Williams）前来助阵。年轻的威廉斯是一位家喻户晓的棒球手，彼时他刚刚从朝鲜战争中服役归来。1953 年 8 月，吉米基金会为威廉斯策划了一场"欢迎泰德回家"的募捐晚宴，并且按照每道菜品 100 美元的价格筹集到了 15 万美元。[6] 到了那年年底，威廉斯已经成为法伯门诊的常客，其身后还往往跟着一批小报摄影记者，他们希望能够拍到著名球员与癌症患儿同框的照片。

当时"吉米基金"已经成为家喻户晓的品牌与引以为荣的事业。斯塔特勒酒店外面就摆放着一个用来募捐的大型白色储钱罐（形状好似一只巨大的棒球）。人们在波士顿随处都可以见到宣传儿童癌症研究基金会的广告牌。就连电影院周边也突然涌现出无数红白相间的募捐罐（被称为"吉米罐"）。现在，全国各地的捐款纷至沓来：NCI 捐助了 10 万美元，波士顿的一家素食餐馆送来了 5 000 美元，一个售卖柠檬水的摊位贡献了 111 美元，新罕布什尔州的儿童马戏团也赞助了几美元。[7]

到 1952 年初夏，法伯梦寐以求的新大楼即将竣工。这座高大硬朗的建筑位于宾尼大街一侧，距离朗伍德大街也非常近。由于新楼的设计理念强调功能布局与现代简约，因此很容易就和周围那些医院建筑（以大理石廊柱与怪兽石像装饰）区别开来。其实人们可以从细微之处体会法伯的良苦用心。虽然 20 世纪 30 年代发生的大萧条铸就了法伯勤俭节约的性格［伦纳德·劳德（Leonard Lauder）曾经这样评价他这代人："走出大萧条并不能让孩子们忘却那段记忆。"[8]］，但是法伯在吉米诊所这个项目上却是全力以赴。为了方便孩子们就诊，门诊大厅前面宽阔的水泥台阶高度仅为 1 英寸（约 2.54 厘米）。除此之外，台阶下面还安装了蒸汽地暖设备来应对波士顿的暴风雪，而 5 年前发生的极寒天气几乎使法伯功亏一篑。

楼上明亮整洁的候诊室里备有旋转木马与各种玩具。此外，旁边的石质假山模型表面嵌着一台电视机，同时一辆玩具火车正沿着轨道在假山中往来穿梭。1952 年，《时代周刊》曾经这样报道："如果小姑娘喜欢上了哪个洋娃娃，那么她就可以带走心仪的宝贝，因为这里有足够的玩具让孩子们选择。"[9] 图书馆中除了几百本童书以外，还有三匹木马和两辆自行车可供娱乐。与周围那些医院走廊里悬挂逝者肖像不同的是，法伯专门聘请了一位艺术家将童话作品中的人物（白雪公主、匹诺曹、杰明尼蟋蟀）按照原尺寸进行绘制，仿佛将迪士尼乐园融入了癌症世界。

这种独树一帜的风格可能会让旁观者认为法伯的梦想即将实现，而崭新的吉米诊所就是其找到治愈白血病良方的胜利标志。但事实上，他为之奋斗的目标依然遥不可及。法伯的波士顿团队在叶酸拮抗剂方案的基础上加入了类固醇，于是患者在接受这种联合化疗后缓解期也可以再延长数月。尽管他们已经使尽了浑身解数，可是白血病细胞最终还是会产生抗药性，并且将更加气势汹汹地卷土重来。对于这些白血病患儿来说，他们与洋娃娃和玩具火车度过的快乐时光稍纵即逝，到头来还是要被送回那些阴暗压抑的病房，然后在谵妄或者昏迷中饱受痛苦的折磨。

一位曾经于 20 世纪 50 年代初在法伯诊所接受治疗的癌症患儿的母亲这样写道："由于我发现自己见过的孩子几乎都撑不过几个月，因此我对诊所里到处洋溢的欢快气氛感到诧异。其实，只要稍加注意就会发现这些父母眼中质疑的目光已经被泪水淹没。虽然我看到有些孩子的体格貌似强壮，但实际上这只是某种抗白血病药物导致的水肿。许多孩子的身体都留下了疤痕、畸形与残疾，而那些面色苍白的光头宝贝则很明显刚做过手术。他们要么一瘸一拐，要么坐着轮椅，然后在无休止的咳嗽中勉强维持。" 10

其实观察得越仔细，现实就越残酷。虽然法伯对于新楼布局与人员配备颇为满意，但是他仍然无法逃避上述不争的事实。他在自己的候诊室里陷入了沉思，希望找到其他能够让患儿多缓解几个月的药物。曾几何时，法伯的患者们迈过精致的地暖台阶来到他的办公室，他们尽情享受着音乐木马的快乐，仿佛沉浸在幸福的童话世界里。然而这些孩子最终还是无法摆脱死亡的威胁，法伯在 1947 年遇到的瓶颈时至今日依然无法突破。

但是对于法伯来说，病情有效缓解却传递了另外一种信息：他需要在进一步扩大战果的基础上向白血病发起猛攻。1953 年，法伯这样写道："由于新型化学药物在最近几年里相继问世，因此急性白血病的治疗效果已经明显优于任何其他类型的肿瘤……化疗可以让这些患者暂时（从数周至数月不等）延长生命、缓解症状、重拾快乐，甚至正常生活。" 11

法伯需要某种机制来促成更为有效的抗白血病药物研发工作。他在另一封信中写道："我们正在不遗余力快速推进。"但是法伯并不满足于现状。他特别提到，之前在波士顿筹集的资金"已经所剩无几"。12 现在法伯需要一台更强大的驱动器，一个更广阔的平台，或许是一种对于癌症更深刻的理解。而他的视线早已超越了吉米之屋。

第二部分

缺乏耐心的战争

———

或许世上唯一的原罪就是缺乏耐心。

因为缺乏耐心，我们被逐出了天堂；

因为缺乏耐心，我们再也不能返回。[1]

——弗朗茨·卡夫卡

今年即将死于癌症的 32.5 万名患者已经等不及了；他们也没必要等到我们在基础研究领域解决全部问题之后再提出治愈癌症的最佳方案……在医学史上，这种治疗手段先于作用机理数年、数十年甚至数百年问世的成功案例比比皆是。[2]

——西德尼·法伯

我们为什么不努力在美国建国 200 周年之际征服癌症呢？那将是个多么值得纪念的节日呀！

——1969 年 12 月，拉斯克派在

《纽约时报》上刊登的广告

第十四章

癌症协会

所有这些都说明从事研究工作的科学家难以在公益信托中担当重任。由于身陷细枝末节，他们只能管中窥豹，因此我们需要高瞻远瞩之士来推动科学发展进步。[1]

——迈克尔·希姆金（Michael Shimkin）

我注意到科学界发出了某些警告，如果将癌症法案单独作为一项总统倡议提交讨论，那么最终可能会导致美国国立卫生研究院解体。我对于这种做法不敢苟同……我们正在与阴险狡诈、冷酷无情的敌人短兵相接。（我们）必须当机立断开始行动，而不是把时间都浪费在会议、文字以及辩解中。[2]

——李斯特·希尔（Lister Hill）

1831 年，法国贵族亚历西斯·德·托克维尔（Alexis de Tocqueville）在游历美国之后对美国人的结社热情感到震惊。托克维尔写道："不论年龄大小、家境优劣以及脾气好坏，美国人都非常热衷于结社……这些社团组织的分类标准可谓五花八门：宗教信仰、伦理道德、专业学术、休闲消遣、门槛高低以及规模大小。美国人通过社团开展娱乐、创办学校、修建旅馆（教堂）、分享知识以及传播福音……如果想要在思想或情感上凝心聚力，那么他们就要组成社团。"[3]

在托克维尔的美国之行结束一个多世纪后，当法伯正在着手改变癌症研究停滞不前的现状时，他本能地意识到了托克维尔所闻所见背后的真理。如果普通百姓组成的社团就能够推动历史变革，那么法伯也需要这样一种同盟来发起全国性的抗癌运动。但是仅凭他个人的力量根本无法实现上述梦想。法伯必须给自己的事业找到某种强有力的支撑，而这个组织的实力、规模以及资金要远超吉米基金会。真正的资金与变革力量仍然掌握在国会手中。但是，要获得联邦政府的财政支持，意味着动用庞大的社会关系。法伯心里十分清楚，这种规模的游说活动已经非他力所能及。

其实法伯心中已经有了一位合适的人选（具备相应的能力、资源与激情）：这个坚韧不拔的纽约人致力于通过结社、游说以及运动来改变美国民众的健康状况。她不仅是财富、地位与人脉的宠儿，还是洛克菲勒、杜鲁门以及肯尼迪夫妇的座上宾，甚至对第一夫人伯德·约翰逊（Bird Johnson）都直呼其名。法伯在波士顿时就已经从自己的朋友与捐赠者口中听说过这位女士，并且之前也曾经与她在华盛顿的社交圈子里邂逅。无论是在华盛顿的政坛还是在纽约的沙龙，她那迷人的微笑与蓬松的秀发都非常引人注目。当然这位女士的名字更是如雷贯耳：玛丽·伍达德·拉斯克。

※※※

1900 年，玛丽·伍达德出生于威斯康星州的沃特敦。她的父亲弗兰克·伍达德是当地一名成功的银行家。其母莎拉·约翰逊于 19 世纪 80 年代从爱尔兰移民至美国，并且凭借自身能力很快晋级为芝加哥卡尔森百货公司的高薪售货员之一。就像拉斯克写到的那样，销售技巧是她母亲的"天赋"。约翰逊后来辞去了百货公司的工作，转而致力于慈善事业与公益项目（从卖衣服到卖概念）。拉斯克曾经这样评价母亲，她"能够实现……任何她想做到的事情"[4]。

20世纪20年代早期，玛丽·伍达德自己开始在商业领域崭露头角。当时伍达德刚刚从拉德克利夫学院（Radcliffe College）毕业，她在纽约的一个画廊找了一份售卖欧洲油画赚取佣金的工作。其实这个竞争激烈的行业对于从业者的社交能力与商业头脑均构成严酷的挑战。20世纪30年代中期，伍达德离开画廊创办了一家名为"好莱坞经典"的公司，其商业模式就是将简单的服装设计打版后卖给连锁商店。而她也凭借敏锐的直觉与良好的时机再次一鸣惊人。20世纪40年代，随着越来越多的女性加入劳动大军，伍达德名下公司生产的职业装也找到了更大的市场。经过不懈的努力，伍达德从美国大萧条与战后金融复苏中脱颖而出。到20世纪40年代末期，她已经成长为一位出类拔萃的女性商界精英，同时也是纽约社交界一颗冉冉升起的明星。

1939年，玛丽·伍达德邂逅了阿尔伯特·拉斯克（Albert Lasker），时年60岁的阿尔伯特是芝加哥广告公司洛德与托马斯（Lord and Thomas）的董事长。[5]与玛丽·伍达德一样，阿尔伯特·拉斯克也是业界公认的天才。他在洛德与托马斯公司创立并完善了一套名为"纸上推销术"[6]的新型广告策略。拉斯克认为："成功的广告并不是通过文字与图片的组合来吸引顾客购买商品，与之相反，优秀的广告文案可以告诉消费者购买产品的理由。"由于广告只是商品信息与购买理由的载体，如果想让公众感受到它的影响力，那么就必须从信息中提炼精华，因此拉斯克打造的每一款热门广告（新奇士橙、白速得牙膏以及好彩香烟等等）都强调了上述原则。根据拉斯克的逻辑，广告不仅是信息传递的润滑剂，它还是展现内容精华的形象载体，而这种宣传工具也将对抗癌运动产生深远的影响。

玛丽与阿尔伯特享受着爱情的浪漫与炽热，他们在相识仅15个月之后就结为了夫妻。[7]这是玛丽的第二次婚姻，阿尔伯特的第三次婚姻。玛丽·拉斯克当时年仅40岁。虽然玛丽已经拥有了财富、高贵与胆识，但是她准备开始在慈善领域里大显身手，循着母亲的足迹实现从企业家到社会活动家的晋级。

对于玛丽·拉斯克来说，这种探索很快就触动了她内心尘封已久的记忆。玛丽在成年之前有三段回忆始终令其无法释怀。在第一段回忆中，她记得自己从某场重病（重症细菌性痢疾或肺炎）中苏醒过来时，无意中听到家人的朋友对母亲说这孩子可能没救了，"莎拉，我觉得你就别在她身上浪费时间了"。

在第二段回忆中，拉斯克陪着母亲到威斯康星州沃特敦看望家里的洗衣女工。她当时正处于乳腺癌术后（双侧根治性乳房切除术）的恢复阶段。当拉斯克走进这间昏暗的木屋时，恰好看到 7 个孩子正在围着一张小床嬉戏，而她见此情景后顿时感到一阵凄凉。难道想治愈癌症就必须要"切除"乳房吗？拉斯克疑惑地追问着母亲。好在这位洗衣女工最后活了下来，拉斯克也意识到，"虽然癌症非常残酷，但是未必一定致命"。

第三段回忆与 1918 年西班牙流感大暴发有关，那时拉斯克还只是一名十几岁的在校大学生，而她也不幸染病住进了医院的隔离病房。这场致命的流感疫情愈演愈烈，迅速蔓延至全美各地。尽管拉斯克非常幸运地活了下来，但是那年却有 60 万美国人死于流感，同时全球有近 5 000 万人失去了生命，并且成为人类历史上最恐怖的一场浩劫。

其实这些回忆都拥有相同的脉络：疾病对人类健康造成的威胁近在咫尺，而医学滞后的现状根本无法拯救生命。拉斯克憧憬着能够发现一种可以推动医学研究向攻克疾病转化的力量。1939 年，也就是她遇到阿尔伯特的那年，拉斯克的生活再次与疾病产生了交集：她的母亲在威斯康星州接连遭遇了心脏病与中风，最终导致身体瘫痪并丧失了行动能力。拉斯克曾经致信美国医学会负责人咨询有关治疗此类疾病的方法。她对医学领域知识匮乏与发展迷茫的现状感到震惊甚至是愤怒："我认为出现这种情况令人匪夷所思。现在许多疾病都可以得到有效治疗……磺胺类药也已经问世；维生素缺乏症引起的坏血病（维生素 C 缺乏症）与糙皮病能够被治愈。我不明白你们为什么对中风束手无策，既然中风患者并非都会死于这种疾病……那么就应该存在某些影响转归的因素。"

1940 年，拉斯克的母亲在经历了一段漫长无效的康复治疗后于沃特敦去世。对于拉斯克来说，母亲的逝去点燃了她心中积压已久的怒火。她现在终于发现了自己应该肩负的使命。拉斯克后来告诉一位记者："我会把心脏病与癌症作为主攻方向，而这就像是人们在与罪恶做抗争。"[8] 玛丽·拉斯克希望能够像传播福音、消除罪恶一样来征服疾病。如果人们不相信国家疾病防治战略的重要性，那么她将想方设法来改变他们的观念。

如今她的先生成了第一位受众。阿尔伯特·拉斯克非常支持玛丽的决定，并且毫不犹豫地成为妻子的搭档、顾问、智囊以及同道。阿尔伯特告诉玛丽："不要担心资金的问题，我会告诉你如何争取。"这种通过政治游说与募集资金（史无前例的规模）来改变美国医学研究现状的方法令玛丽为之一振。就像那些著名的科学家与运动员一样，拉斯克夫妇也是社交领域的风云人物，他们不仅人脉丰富、能言善辩、左右逢源、谈笑风生且诲人不倦，同时还擅长借助信函、举办酒会、协商谈判、抬高身价以及撮合拉拢达到目的。拉斯克夫妇在募集资金或者说在结交朋友方面具有天赋，他们可以轻而易举地通过这些人脉关系说服个人捐赠者与政府机构慷慨解囊。

玛丽·拉斯克认为："如果就连牙膏……也值得每年花两三百万甚至是四百万美元做广告的话，那么我们应该对那些在美国以及世界各地严重危害人类健康的疾病投入更多的研究资金。"[9] 正如《商业周刊》曾经报道的那样，拉斯克仅仅用了几年就化身为"医学研究领域的救星"[10]。

※※※

某天清晨，这位"救星"突然风驰电掣般地闯入了世界癌症研究的舞台。1943 年 4 月，玛丽·拉斯克拜访了时任美国控癌协会（ASCC）

会长克拉伦斯·库克·利特尔（Clarence Cook Little）博士位于纽约的办公室。[11] 她希望了解协会在推动癌症研究方面的具体举措，并且准备就其基金会未来可能参与的项目进行沟通。

但是这次会面令拉斯克非常失望。[12] 这个由医生与科学家组成的专业学术团体更像是某种循规蹈矩的曼哈顿社交俱乐部。ASCC 的年度预算只有区区 25 万美元，而最终用于癌症研究的经费更是捉襟见肘。[13] ASCC 将募集资金的任务交给了一个名为"妇女野战军"的组织，但是其志愿者居然不是 ASCC 的董事会成员。对于拉斯克来说，她更习惯于通过大规模广告轰炸与"纸上推销术"来吸引媒体关注，因此 ASCC 的整体工作在其眼中一无是处。拉斯克毫不客气地指出："医生根本不懂得如何管理大额资金。其实他们不仅患得患失……而且还缺乏专业素质。"[14] 很明显，这些人对于癌症研究缺乏系统规划。因此她在给 ASCC 捐款 5 000 美元的同时承诺以后还会再来。

拉斯克迅速按照自己的想法开始行动，当务之急就是要将癌症变成一个万众瞩目的焦点话题。拉斯克特意规避当时的主流报纸与知名期刊，将最能触动美国民众心扉的《读者文摘》作为媒体出口。1943 年 10 月，拉斯克通过在《读者文摘》出版方工作的朋友刊发了一系列有关癌症筛查与检测的文章。[15] 仅仅在几周之内，这些文章就引发了巨大的轰动，各种明信片、电报与信件如潮水般涌向编辑部，人们还往往会在其中附上少量零钱、个人故事以及照片。一位饱尝丧母之痛的士兵在捐赠附言中写道："我的母亲于几年前因癌症去世……尽管我们正蜷缩在太平洋战场的掩体中，但是非常愿意贡献一点微薄之力。"[16] 除此之外，一位祖父死于癌症的女孩也在信中附上了 1 美元。在接下来的几个月里，《读者文摘》编辑部收到了数以千计的信函以及 30 万美元的捐款，其金额甚至超过了 ASCC 的年度预算。[17]

在这些社会反响的鼓舞下，拉斯克准备彻底改变 ASCC 的现状，重振学术组织在抗癌运动中的雄风。1949 年，一位朋友在信中写道："由于政府对于公众的健康状况视而不见，因此我们应该采取双管齐下的策略：打造专业互补的长期合作模式……同时组建短期压力集团。"[18] 阿尔伯特·拉斯克加入 ASCC 董事会之后，决定聘用广告经理爱默生·富特（Emerson Foote）来梳理协会的组织框架。[19] 与拉斯克夫妇的感受一样，富特也被 ASCC 迂腐陈旧的工作模式震惊，于是马上草拟了近期行动计划：把这个死气沉沉的社交俱乐部转变为一个组织严密的游说团队。富特的计划吸纳了各路社会精英，包括企业家、制片人、广告人、制药公司高管以及律师等。这些朋友与关系均源自拉斯克夫妇广博的人脉网络，而不是什么生物学家、流行病学家、研究人员或医生等专业人士。到了1945 年，ASCC 董事会中非医学背景的代表数量已经明显增加并超过了原有的规模。现在这个被称为"非专业团队"的组织正式更名为"美国癌症协会"（American Cancer Society，ACS）。[20]

与此同时，协会的工作内容也在发生微妙的改变。在利特尔担任会长期间，ASCC 曾经在制定癌症临床诊疗指南上耗费了大量精力。（由于可供参考的治疗方案乏善可陈，因此这些指南并没有什么实用价值。）而在拉斯克夫妇的管理下，协会的重点毫无悬念地转变为广告宣传与募集资金。ACS 在一年之内就制作出 900 万份培训材料、5 万张海报、150 万张窗贴、16.5 万个存钱罐、1.2 万份车内广告以及 3 000 个展示橱窗。[21] 当然负责募集资金的妇女野战军（某位拉斯克的合伙人曾经嘲弄地将其称为"女士园艺俱乐部"[22]）也被更为高效灵活的机构取代。改革效果立竿见影，来自全美各地的捐款如雪片般飞来：1944 年仅有 83.2 万美元，1945 年达到 429.2 万美元，1947 年攀升至 1 204.5 万美元。

经济地位与社会影响的提升不可避免地导致协会新老会员之间出现矛盾纷争。时任会长克拉伦斯·利特尔曾经一度欢迎拉斯克加入组织，然而他现在发现自己越来越被这个"非专业团队"边缘化。尽管利特尔抱怨这些游说者与筹款人"不择手段、图谋不轨且野心勃勃"[23]，但是他内心也十分清楚大势已去。1945 年，利特尔在协会年会上与拉斯克派发生激烈交锋后被迫辞职。

随着利特尔卸任以及董事会改选完毕，富特与拉斯克终于彻底放开了手脚。为了顺利完成交接，他们迅速重新拟定了协会的规章制度，并且再次强调了游说与募捐职能的重要性。[24]在发给玛丽·拉斯克的电报中，标准公司董事会主席（同时也是"非专业团队"的一位主要成员）吉姆·亚当斯（Jim Adams）为协会制定了新规，其内容公开挑战当时学术团体的底线："董事会中具有医学与科学背景的成员数量不得超过4人。董事长应该由非专业人员担任。"[25]

亚当斯只用了两句话就概括出美国癌症协会发生的巨变。这个由"非专业"社会活动家领导的协会正在开足马力为疾病防控筹款造势。拉斯克就是这个团队的核心人物，她在凝心聚力上发挥着重要作用。随后媒体逐渐将上述社会活动家称为"拉斯克派"，而他们也对这个称谓引以为荣。

※※※

玛丽·拉斯克只用了5年时间就让岌岌可危的癌症协会起死回生，同时她领导的"短期压力集团"也在全力以赴开展工作。现在拉斯克派已经将游说国会作为其努力方向。如果他们能够得到联邦政府对抗癌战争的支持，那么其规模与范围都将会实现天文数字般的增长。

罗斯·库什纳（乳腺癌患者与社会活动家）曾经在信中对玛丽·拉斯克赞赏有加："您或许是第一个意识到抗癌战争必须依托国会支持的人，因为只有这样才能推动科研院所与医疗机构砥砺前行。"[26]但是拉斯克却敏锐地发现了一个更为关键的事实：抗癌战争在提交国会讨论之前首先要拿到临床证据。现在她还需要一位具有专业背景且懂得募集资金的合作伙伴。除了那些广告精英与政治说客之外，"抗癌战争"也需要一位志存高远的学术精英，或者说一位能够引导舆论的医学专家。这位拟议中的人选不仅能够理解拉斯克派的政治抱负，同时还可以成为他们坚不可摧的学术后盾。理论上来说，他（她）应该非常熟悉癌症研究，并且还愿意走出围城，登上更为广阔的全国性舞台。总而言之，恐怕只有西德尼·法伯能够胜任这个角色。

　　实际上，双方的想法不谋而合：法伯需要一名政治游说者，拉斯克派需要一位科学战略家。他们就仿佛两位各持有半张地图的游客在迷途中相遇。

※※※

　　20世纪40年代末期，也就是在法伯凭借叶酸拮抗剂在国内声名鹊起之际，他曾经于华盛顿和玛丽·拉斯克有过一面之交。1948年冬季，在法伯有关叶酸拮抗剂的文章发表仅仅几个月后，NCI所长约翰·海勒（John Heller）就致信拉斯克向她介绍了化疗理念，以及这位在波士顿实现上述梦想的医生。拉斯克对化疗理念产生了浓厚的兴趣，因为新手段也许可以彻底治愈癌症（纪念医院的肿瘤学家科尼利厄斯·罗兹将其形容为"癌症治疗领域的青霉素"[27]）。到20世纪50年代早期，她经常给法伯写信询问这些药物的确切疗效。[28]与此同时，法伯也在回信（他将其称为"科学论文"[29]）中向拉斯克详细介绍了自己在波士顿取得的进展。

　　对于法伯来说，他与拉斯克之间的交往迅速发展为某种志同道合的默契（他称之为"心灵升华"）。更为重要的是，法伯不仅通过自身掌握的科学知识影响了拉斯克，他还将学术与政治抱负传递给了这位知己，并且欣慰地从她的眼中看到了其理想正在变为现实。到了20世纪50年代中期，他们在信中讨论的内容更加广泛：法伯与拉斯克颇为大胆地提出要对癌症进行一场全面的战争。法伯在信中写道："目前这种组织模式的发展速度比我想象中的还要迅速。"[30]除此之外，法伯还谈及自己到访华盛顿呼吁改组NCI的经过，他希望该机构能在抗癌战争中发挥更为强大的示范作用。

　　其实拉斯克早已成为"国会的常客"[31]。一位医生曾经这样形容拉斯克：她身着一袭灰色套装，戴着珍珠项链，发髻高高挽起，奔走在与健康保健相关的委员会和焦点小组之间。现在法伯也成了这里的"常客"。他穿着干净笔挺的深色西装,鼻梁上架着一副学究式的老花镜,看上去与那些国会议员没什么两样。某位评论家回忆道,他对于医学事业有一种"传播福音般的执着",如果将铃鼓放在(他)手里,那么他就会立即"演奏"。[32]

现在拉斯克在法伯传播福音的节奏中又加入了自己激昂的鼓点。她不仅在言语间对这番事业表现出极大的热忱与自信,而且非常注重通过旁征博引来支持其观点。回到纽约之后,拉斯克专门聘请了多位助理从报刊中剪辑整理有关癌症的文章(即便是过时的报道)。她会在空白之处就疑问认真进行标注,然后每周将这些资料在"拉斯克派"内部进行传阅。

法伯在给拉斯克的信中诚恳地写道:"我通过心灵感应(正在成为我最喜欢的方式)给你写过很多信,只是这些信件从未被寄出去。"[33]从萍水相逢到风雨同舟,法伯与拉斯克的伙伴关系数十年历久弥新。进入20世纪50年代之后,法伯开始用"十字军东征"来形容他们正在进行的抗癌战争。其实这种描述极具象征意义。对于西德尼·法伯与玛丽·拉斯克来说,他们为之奋斗的抗癌战争已经演变成一场"十字军东征",而上述带有宗教色彩的比喻也恰好反映了这场科学之战的残酷本质。法伯与拉斯克仿佛已经看到治愈癌症的曙光,同时他们还要想方设法引导这个迟疑观望的国家走上正轨。

第十五章

"新生力量"

生命逝去就像是帝国走向毁灭，

它也曾拥有雄师、领袖与先知，

以及富庶的港口与强大的舰队，

但如今它已无法解救受困城市，

并且它也根本不想与别人结盟。[1]

　　　　　　　　——切斯瓦夫·米洛什（Czeslaw Milosz）

　　　　　　　　《毁灭》（"The Fall"）

　　我最近开始注意到许多社交活动都与科学政策制定有关，例如玛丽·拉斯克的鸡尾酒派对或是西德尼·法伯的吉米基金会。[2]

　　　　　　　　——罗伯特·莫里森（Robert Morison）

　　1951年，就在法伯与拉斯克紧锣密鼓地策划抗癌运动之时，突然传来了阿尔伯特·拉斯克被诊断为结肠癌的消息，而这个噩耗也极大地影响了行动计划的力度与节奏。虽然纽约的外科医生竭尽全力希望切除肿瘤，但是由于结肠周围的淋巴结已经广泛受累，因此手术治疗根本起不到什么效果。1952 年 2 月，阿尔伯特在纠结中住进了医院，然后无可奈何地等待着死亡降临。[3]

然而这个突发事件并没有让拉斯克派惊慌失措。20 世纪 40 年代末期，拉斯克派在提高癌症防控意识的广告中经常提到，他们认为将会有四分之一的美国人罹患癌症。现在阿尔伯特不幸成为这"四分之一"，他被自己曾经努力征服的疾病击倒。一位来自芝加哥的好友曾经非常含蓄地写道："对于为了此项事业殚精竭虑的人来说，这种被迫亲身经受磨难的结局似乎并不公平。"[4]

在玛丽·拉斯克留下的海量文献资料（大约有 800 箱自传、信件、笔记与采访稿）中，她对于这场令人心碎的遭遇几乎只字未提。尽管拉斯克正在全神贯注于疾病防控领域，但是她对于死亡的威胁却表现出特有的沉默。其实拉斯克偶尔也会在某些场合流露出内心的悲痛，例如她曾经去纽约的哈克尼斯治疗中心探视已经陷入昏迷的阿尔伯特，并且还曾致信包括法伯在内的肿瘤学家遍寻良方。就在阿尔伯特去世前的几个月，人们开始从拉斯克的字里行间感受到焦躁与忐忑。即便是在阿尔伯特已经出现肝转移的情况下，她依然四处寻觅任何可能缓解其病情的治疗手段。可是在大多数情况下，拉斯克只是默默地沉浸在无边的寂寞中，她宁愿选择独自面对这种心灵深处的悲恸。

1952 年 5 月 30 日清晨 8 点，社会活动家阿尔伯特·拉斯克因病与世长辞。[5] 拉斯克的家人在纽约为他举行了一场小型的私人葬礼。《时代周刊》在讣告中写道："阿尔伯特不仅是一位贡献出物质财富的慈善家，他还为人们分享了经验、才智与力量。"

玛丽·拉斯克在丈夫去世后逐渐恢复了正常公众生活。她的身影又开始出现在各种募捐活动、社交舞会以及慈善活动中。拉斯克的日程安排得非常紧密，例如各种医学基金会的舞会，哈里·杜鲁门总统的告别晚宴，以及为关节炎患者举办的募捐活动。神态自若的拉斯克彰显出过人的激情与活力，并且很快就成为纽约社交圈一颗璀璨的明星。

1953 年，拉斯克重新回到了阔别已久的纽约社交圈，现在她已经不是一年前黯然离去的那个女人了。拉斯克的灵魂已然浴火重生。尽管阿尔伯特的去世给抗癌运动蒙上了阴影，但是玛丽·拉斯克带领大家义无反顾地勇往直前。她不再高调宣传这场抗癌运动，而是转为抓紧落实此项计划。就像其好友、参议员李斯特·希尔后来说的那样："我们正在与阴险狡诈、冷酷无情的敌人短兵相接。"[6]这场旷日持久的征战也需要我们不惧艰险前赴后继。灵感不仅可以激发科学进步，还能够成就未来。为了抗击癌症，拉斯克派想要彻底改组 NCI，并且使其摆脱官僚作风、资金匮乏的现状以及监管缺位的制约，然后坚定不移地以目标导向为原则寻觅治愈癌症的手段。玛丽·拉斯克认为，虚无缥缈的国家抗癌响应机制只停留在理论层面。为了重现活力，他们需要继续弘扬阿尔伯特·拉斯克的成功经验：借助商业与广告业的目标导向战略快速推进。

但令人意外的是，法伯自己却与癌症狭路相逢，而他也许从 10 年前就有预感。早在 20 世纪 40 年代末期，他就莫名其妙地患上了慢性炎性肠病（症状与溃疡性结肠炎类似）。研究发现，这种迁延不愈的癌前病变会导致结肠与胆道发生癌变。20 世纪 50 年代中期（具体日期不明），法伯在波士顿奥本山医院切除了病变的结肠。之所以选择查尔斯河对面的这家小型私立医院（位于剑桥市），是因为他不想让朗伍德医疗圈那些同事与朋友知道自己的病情。其实医生在手术时就已经发现问题不是"癌前病变"那么简单了。几年之后，玛丽·拉斯克曾经间接提到法伯也是一位"癌症幸存者"。由于法伯自视清高且低调内敛，因此他明确拒绝公开谈论其病情，不愿将个人遭遇与抗癌运动相提并论。（其子托马斯·法伯也对这个话题三缄其口。他说："我既不会承认也不会否认。"尽管托马斯坦陈父亲在"晚年一直饱受疾病的折磨"，但是他更愿意选择这种委婉的表达方式。）本次手术唯一留下的不便之处是结肠造瘘袋，然而法伯会在查房时巧妙地将其隐藏在白色法式衬衫与四扣西装下面。

虽然法伯对自己的病情讳莫如深，但是这场变故却彻底影响了抗癌运动的进程。与拉斯克一样，法伯意识到癌症已不再是某种抽象的概念，他感觉这种疾病就像是笼罩在头顶的乌云。法伯写道："（患者）也没必要等到我们在基础研究领域解决全部问题之后再提出治愈癌症的最佳方案……在医学史上，这种治疗手段先于作用机理数年、数十年甚至数百年问世的成功案例比比皆是。"

法伯强调："那些今年即将死于癌症的患者已经等不及了。"而他与玛丽·拉斯克同样迫不及待。

※※※

玛丽·拉斯克深知这种尝试面临着许多艰难险阻：拉斯克派提出的抗癌策略与 20 世纪 50 年代生物医学研究的主流模式截然不同。美国科学家范瓦尔·布什（Vannevar Bush）是上述主流模式的总设计师。这位身材瘦高的工程师曾经在麻省理工学院接受培训，并且担任过美国科学研究与开发办公室（OSRD）主任。成立于 1941 年的 OSRD 在战争年代发挥了关键作用，其主要职责是引领美国科技精英研发新型军事技术。为了实现这个目标，OSRD 曾经招募基础研究科学家参与"项目研究"。顾名思义，基础研究就是对基本问题进行广泛、持续的探究，而此类工作也是和平年代的"奢侈品"。但是战争的需求往往更为紧迫与现实，例如制造威力巨大的新型武器与提高士兵作战效率的新型技术。现在这场战争已经逐渐成为比拼军事科技实力的"天才之战"（就像当时报纸描述的那样），美国也亟须这些科学天才的帮助来赢得战争的胜利。

不出所料，这些天才的确在科技领域演绎出了惊天魔法。物理学家发明了声呐、雷达、无线电引信炸弹以及两栖坦克。化学家制造出威力巨大的致命性化学武器（包括那些臭名昭著的军用毒气）。生物学家则致力于研究高海拔生存效应与海水淡化技术。就连数学家这样的基础学科精英都被派去破译军用密码。

在所有这些科技成果中，OSRD 领导的曼哈顿计划（原子弹）被公认为是其中最耀眼的明星。1945 年 8 月 7 日，广岛原子弹爆炸的次日清晨，《纽约时报》对该计划取得的非凡成就给予了高度评价："那些反对按照工业实验室来组织、策划与指导研究的大学教授……现在轮到你们好好反思了。这项最重要的军事研究成果恰恰采用了工业实验的模式。其结果就是：美国在 3 年之内就成就了一项世界之最。如果放任那些傲慢的科学家去单打独斗，那么我们也许还要等上半个世纪的时间……这个问题说明成功的关键在于团队合作、规划设计以及正确引导，而并非满足欲望的好奇心。"[7]

这篇社论充分肯定了当时美国社会崇尚科学的热情，同时"曼哈顿计划"也颠覆了传统科学探索的主流模式。《时代周刊》嘲讽地写道，只有心无旁骛、目标明确的专家团队才能够制造出原子弹，而那些衣着考究、态度傲慢的大学教授只会纸上谈兵（其动力"仅是为满足好奇心"）。曼哈顿计划催生出全新的科学管理模式，形成了以特定任务、时限与目标（某位学者曾经将这种策略形容为"正面攻击"）驱动的研究体系，并且在战争期间创造出无与伦比的科技繁荣。

然而范瓦尔·布什不为所动。1945 年，布什撰写了一篇名为《科学，永无止境的前沿》（*Science the Endless Frontier*）[8] 的报告给杜鲁门总统留下了深刻印象。他在其中提出了与战时研究策略完全不同的战后科研思路："基础研究并不需要考虑实际问题的结果。它可以增进人们对于日常知识以及自然规律的理解。虽然这些常识为解决许多重要的实际问题提供了方法，但是它们也不可能在具体实操中做到尽善尽美……

"基础研究在产生新知识的同时还带来了科学资本。它在知识的实际应用过程中会创造出社会价值……基础研究是科技发展的领跑者。19 世纪，以欧洲基础研究为蓝本的美式机械创造力极大地推动了科技进步。可是目前的情况已经完全不同。如果某个国家在基础研究领域只能依靠其他国家生存，那么它不仅会在工业化进程中贻误发展先机，而且还将在世界贸易中丧失竞争实力。"

布什认为，虽然简明扼要的"计划性"科学在战争年代风靡一时，但它并不能成为未来美国科学发展的可持续模式。正如他预见的那样，即使是广受推崇的"曼哈顿计划"也是基础研究的成果。不可否认，原子弹的确是美式机械创造力的产物，但科学发现（原子的基本属性与其内部蕴含的能量）才是美式机械创造力的源泉。显然这些基础研究与制造原子弹没有直接联系。尽管原子弹在洛斯·阿拉莫斯实验室得到了物质层面上的实现，但是从理论上来讲，它的横空出世得益于战前欧洲科学家在物理与化学领域的深厚积淀。其实这个战时美国科学界引以为豪的国粹不过是某种舶来品罢了。

布什从上述所有此类研究中获取的教训是，战争时期举足轻重的目标导向战略在和平年代毫无建树。虽然"正面攻击"的方法在战争前线行之有效，但是战后科学技术的发展不会唯命是从。因此布什致力于促成另一种完全相反的科技发展模式，他不仅提倡研究者拥有充分的自主权，同时还确立了开放式研究的优先地位。

这项计划对美国政府的决策产生了深远影响。1950 年成立的国家科学基金会（NSF）就是以鼓励科学自主为目的的。[9] 就像一位历史学家评论的那样，只有布什真正实现了"此类协调政府资金与科学独立的创举"。于是这种新型科研文化（"侧重长期稳定的基础研究而不是仅关注疾病治疗与预防"[10]）很快就在 NSF 与 NIH 中蔚然成风。

※※※

对于拉斯克派来说，这种文化反映了一场深刻的变革。他们感觉，抗癌运动也需要像洛斯·阿拉莫斯实验室那样行之有效的专注与奉献。第二次世界大战显然给医学研究带来了新问题与新方法；它促进了新型复苏技术的发展，推动了关于血液与冷冻血浆、肾上腺类固醇在休克中的作用、脑与心脏循环机制的研究，而这在医学史上是前所未有的。正如美国医学研究委员会主席阿尔弗雷德·牛顿·理查兹（Alfred Newton Richards）阐述的那样："医学与科学在历史上首次实现了统一。"[11]

这种志同道合的感觉让拉斯克派眼前一亮：他们也需要打造抗癌领域的"曼哈顿计划"。越来越多的事实证明，拉斯克派不必等到基础问题彻底解决之后再向癌症发起全面进攻。毕竟法伯在尝试早期白血病临床试验时对于氨基蝶呤在正常细胞中的作用机制一无所知，当然也就更别提这种化学物质杀伤肿瘤细胞的原理了。20世纪20年代，英国数学家奥利弗·赫维赛德（Oliver Heaviside）曾经戏谑地描述了某位在餐桌前沉思的科学家："我是否应该因为不了解消化系统的运行机制而拒绝晚餐呢？"[12] 按照赫维赛德的思路，法伯也可以对自己这样设问：我是否应该因为不清楚细胞工作的基本原理而放弃抗癌运动呢？

其实别的科学家对于这种困惑也深有感触。来自费城的病理学家斯坦利·莱曼（Stanley Reimann）直言不讳地写道："从事癌症研究的人必须要明确自身工作目标，他们在考虑问题时不仅是出于'兴趣'，也是要解决实际问题。"[13] 但是布什推崇的开放式与鼓励式研究（"兴趣"科学）已经僵化为教条。为了与癌症做斗争，就必须颠覆这种思维方式。

首先，最具开创性的一步就是组建专业抗癌药物研发团队。1954年，经过拉斯克派一番激烈的政治游说之后，参议院终于授权NCI采取更具针对性的方式来遴选化疗药物。到了1955年，承担上述职能的癌症化疗全国服务中心（CCNSC）[14] 正式投入使用。1954年至1964年，该机构共检测了82 700种合成化学品、115 000种发酵制品与17 200种植物衍生物，同时每年还使用不同的化学品对大约100万只小鼠进行实验以寻找理想的药物。

然而法伯在欣喜若狂之余也感到焦虑不安。[15] 1955年，他在给拉斯克的信中写道："这些新生力量对化疗研究热情高涨……他们的工作基础看起来也非常扎实。实际情况却是举步维艰。当我看到越来越多的人只是抱着发现新大陆的心态参与项目就会觉得很无聊。"

※※※

与此同时，法伯在波士顿也开始加大药物研发力度。20世纪40年代，土壤微生物学家塞尔曼·瓦克斯曼（Selman Waksman）在系统研究土壤菌群的时候纯化出了一系列不同种类的抗生素。（就像青霉菌能够产生青霉素一样，细菌也可以制造向其他微生物发动化学战的抗生素。）例如，一种叫作放线菌的杆状微生物就可以产生此类抗生素。[16] 瓦克斯曼将其称为"放线菌素 D"。放线菌素 D 的分子结构巨大，其外形就像是古希腊时期那些伸展双翼的无头雕像。后来人们发现放线菌素 D 可以与 DNA 结合并破坏其功能。尽管放线菌素 D 具有杀伤细菌细胞的强大作用，但是很可惜，这种抗生素对正常人体细胞的毒性也非常突出，因此限制了它作为抗菌药在临床上的应用。

不过细胞毒素的问世总会引起肿瘤学家的关注。1954 年夏季，法伯想方设法说服瓦克斯曼给他寄送了一批抗生素（其中就包括放线菌素 D），然后通过各种小鼠肿瘤模型来筛选抗肿瘤药物。法伯发现，放线菌素 D 对于小鼠肿瘤模型的疗效非常显著。他只需要使用小剂量放线菌素 D 就可以让许多小鼠体内的肿瘤（例如白血病、淋巴瘤以及乳腺癌）消失。法伯满怀期待地写道："或许人们还在犹豫能否将这种现象称为'治愈'，但是除此之外很难找到其他更恰如其分的表述了。"

1955 年，在成功"治愈"动物肿瘤模型的鼓舞下，法伯启动了一系列旨在评估药物疗效的临床试验。尽管放线菌素 D 对于儿童白血病没有疗效，但是法伯并没有因此灰心丧气，他继续使用这种药物来治疗其他肿瘤（包括淋巴瘤、肾肉瘤以及神经母细胞肿瘤）患儿（共计 275 名）。这项临床试验对于参与其中的药剂师来说简直是一场噩梦。放线菌素 D 具有很强的细胞毒性，使用前必须在盐水中充分稀释；哪怕只有微量的药物渗出静脉，其周围的皮肤也会坏死变黑。由于儿童的外周血管比较纤细，因此经常需要通过头皮静脉来输注药物。

在这些早期开展的临床试验中，有一种名为肾母细胞瘤（Wilms' tumor）的罕见肾脏肿瘤产生了应答。研究显示，肾母细胞瘤常见于低龄幼童，治疗方法主要是手术切除病变肾脏，然后再辅以 X 射线照射受累的肾床。但是上述局部治疗方法并不能治愈所有的肾母细胞瘤。对于一小部分病例来说，肿瘤在确诊之时就已经出现了远处转移（通常是肺转移），因此人们只能采用放疗与其他药物来勉强维持。

法伯发现，静脉注射放线菌素 D 可以明显抑制肺转移灶的生长，并且还经常能为患者带来持续数月的缓解。[17] 于是他在好奇心的驱使下进行了深入研究。如果 X 射线与抗生素能够分别对肾母细胞瘤转移灶起到抑制作用，那么将这两种方法联合起来会产生何种疗效呢？ 1958 年，法伯安排年轻的放射科医生优俪朱利奥·丹吉欧（Giulio D'Angio）与奥德丽·埃文斯（Audrey Evans）和肿瘤学家唐纳德·平克尔（Donald Pinkel）加入这个项目。只用了几个月，他们就证实 X 射线与放线菌素 D 具有显著的协同作用，每一种治疗方法均可以成倍增强彼此的毒性效应。于是这种起效迅速的联合方案常被用于治疗那些出现远处转移的患儿。丹吉欧对此回忆道："患者满肺的转移灶在大约 3 周之内就消失得无影无踪。你也许可以想象出当年人们首次充满自信做出承诺时的兴奋之情，'肾母细胞瘤已不再是绝症'。"[18]

这些成果激发的热情令人心潮澎湃。尽管放化疗联合应用取得的效果未必长久，但肾母细胞瘤依然是首个在发生转移后对化疗产生应答的实体肿瘤。与此同时，法伯也终于实现了从治疗血液肿瘤到实体肿瘤的飞跃。

※※※

到了 20 世纪 50 年代末期，法伯对化疗治愈肿瘤的前景愈发充满信心。但在 20 世纪 50 年代中期，凡是来过法伯诊所的访客都会察觉到某种颇为冷酷的现实。1956 年，索尼娅·戈德斯坦（Sonja Goldstein）2 岁的儿子戴维因肾母细胞瘤在这里接受化疗。对于她来说，法伯诊所只会让人们在两种极端之间左右摇摆（"悲喜交加……彻底绝望与满怀憧憬"）。戈德斯坦后来写道："当我踏进肿瘤病房之时，心中那股兴奋的暗流就开始涌动，仿佛这一切就是黎明前的黑暗。尽管途中反复受挫，但是依旧充满希望。"

"我们先要穿过墙边装有玩具火车（纸板搭成）的大厅，然后会在半路上遇到一个颇为逼真的停车标志，它还可以发出红、绿、黄三种颜色的光。此外，孩子们也可以爬进火车头并拉响汽笛。病房另一端则摆放着一个实物大小的汽油泵，上面居然还记录着加油量与价格……我对这里的第一印象就是过分浮夸，像精神病院一样矫揉造作。"

其实肿瘤病房就相当于禁锢癌症患者的精神病院，它也是某种承载着疾病、希望与绝望的密闭空间。珍妮（4岁）正在墙角摆弄着一套崭新的蜡笔，可是她那楚楚动人的母亲则显得有些紧张，目光始终牢牢盯着女儿的身影不放，即便是珍妮俯身挑选蜡笔时也不敢错过。如果我们细心观察就会发现，任何事情都可能代表了某种信号、症状或者预兆。戈德斯坦突然意识到，珍妮"是一位因黄疸入院治疗的白血病患儿，而眼球黄染通常预示着暴发性肝功能衰竭"。与病房里其他患儿相同的是，珍妮对自己的病情也一无所知。她现在唯一关注的就是那只令人着迷的铝制茶壶。

"露西（2岁）正在大厅里的童车中玩耍，我刚开始还以为她被什么人打成了黑眼圈……其实这是某种侵犯眼眶后部的肿瘤出血所致。露西是个相貌平平的小姑娘，她从入院之时起就哭个不停。旁边那个面色苍白、眉头紧锁的女孩叫作黛比（4岁），可惜疾病也无情地夺走了她天使般的美丽。年幼的黛比与露西同病相怜，她们均被诊断为神经母细胞瘤。还有骨瘦如柴的泰迪，他正独自一人躺在病房里苦苦挣扎。由于肿瘤已经导致其双目失明、面部畸形，因此我过了好长时间才敢靠近他的身旁。肆无忌惮的肿瘤自泰迪的耳后开始生长，然后逐渐向一侧头部组织蔓延，并且最终导致面部结构毁损。尽管他只能通过鼻饲管进食，但是其意识完全清醒。"

为了方便身体虚弱的患儿活动与治疗（白天连续给药），病房里随处都可以见到法伯精心设计的各种创意（例如装有静脉输液架的小型木制童车）。戈德斯坦写道："患儿与童车相依为命是我见过的最悲惨的情景，其输液一侧的手脚会被绷带牢牢固定以防止针头移动，而陪伴他们的只有高耸的输液架与输液管。患儿仿佛一叶失去动力的小舟，在苍茫的苦海中绝望地漂泊。"[19]

※※※

法伯每天晚上都会来到病房巡视患者，仿佛驾驶无帆之舟勇闯禁地的船长。法伯会在每一位患者的床前驻足，然后一边认真记录，一边与随行人员（住院医师、护士、社工、精神科医生、营养师以及药剂师）讨论病情，当然他在给下属发号施令时经常显得很不客气。法伯认为，癌症是一种全面影响身心健康的疾病。它不仅会让患者的身体备受折磨，同时还将在精神、社会与心理方面产生负面作用。只有齐抓共管多学科协作才有可能战胜这种疾病。于是他把这种治疗理念称为"全面照护"。

然而尽管"全面照护"的理念得到了应用，但是死亡依然在病房里无情地蔓延。1956年冬季，也就是在戴维入院几周之后，法伯诊所的肿瘤患儿突然接连出现死亡。第一个夭折的孩子是罹患白血病的贝蒂，随后是那个喜欢铝制茶壶的珍妮，接下来是患有视网膜母细胞瘤的泰迪。仅仅一周之后，另一位白血病患儿阿克塞尔也因口腔大出血去世。戈德斯坦注意到，"死亡在这里似乎已经成为某种无可逃避的宿命。患儿的父母从病房里走了出来，似乎他们只是像以往一样稍事休息。护士会把他们带到狭小的医生办公室，然后等待医生前来交代后事。接下来，护士会送来煮好的咖啡。又过了一段时间，这位护士会递给患儿的父母一个棕色的大纸袋子，里面装的全是孩子生前的各种杂物。几分钟以后，当我们散步回来的时候，会发现另外一张床空了。一切就此终结"。

1956年冬季，在经历了一番艰苦卓绝的抗争之后，索尼娅的儿子戴维·戈德斯坦在法伯诊所死于肾母细胞瘤广泛转移，而他在生命的最后几个小时还在氧气面罩下挣扎与啜泣。现在终于轮到索尼娅·戈德斯坦带着装有孩子遗物的棕色纸袋黯然离开医院了。

但是法伯并没有因此灰心丧气。与之前几个世纪不同，人们已经在化疗药物研究领域取得了长足进展。同时这些发现也给治愈癌症带来了极大的想象空间：例如药物的排列与组合，不同的剂量与方案以及临床试验中两种、三种或四种药物的联合应用。至少从理论上来说，如果某种药物（组合）在治疗癌症时无效，那么我们还可以有其他药物（组合）作为备选。法伯始终坚信，眼前遭遇的挫折并不是抗癌运动的"终点"。所有这一切只是他们向癌症发起全面进攻的起点。

※※※

此时，卡拉正躺在医院十四层的病床上，处于被"隔离"的状态。她被困在这间冷清的无菌病房里，呼吸着经过多重过滤的层流空气。卡拉的衣服上满是抗菌皂刺鼻的味道，房间里的电视则忽明忽暗。虽然病号饭食谱融入了乐观豁达的元素，例如餐盘上会注明"大块土豆沙拉"或者"基辅鸡肉卷"，但是这些菜品的口味实在是不敢恭维。（由于饭菜在被送入病房之前需要经过消毒，因此出现这种情况在所难免。）卡拉的丈夫是一名计算机工程师，他每天下午都会赶到医院陪床。母亲金妮则终日坐在椅子上茫然地摇摆，就像我在那天清晨首次见到她时一样。当卡拉的孩子们戴着口罩与手套前来探望时，她会下意识地把脸转向窗外，任由泪水静静地滑落。

对于卡拉来说，这些与世隔绝的日子已经化为某种更加刻骨铭心的寂寞，而心理上的孤独要远比身体上的禁锢更为痛苦。她说："我在入院之初的那两周简直完全变了一个人。或者说住进隔离病房与回到普通病房的我根本判若两人。"

"我认真思考过自己能活下来的概率有多少。答案是30%。我经常在夜里重复着这个数字。居然还不到1/3。我晚上失眠的时候会凝视着天花板发呆：30%意味着什么？在这段时间（一生的30%）里会发生什么事情？我当时只有30岁，假如人均寿命能够达到90岁的话，那么我才走过人生的30%。如果有人告诉我某场赛事的胜率是30%，那么我是否要放手一搏呢？"

在卡拉住院后的次日清晨，我带着一沓化疗知情同意书走进了病房，而这也是正式开始化疗之前必须履行的义务。

化疗分为三个阶段。第一个阶段大概会持续一个月。尽管这种快速持续给药可能会使白血病得到缓解，但是化疗药物也会不可避免地杀伤她体内的正常白细胞。因此卡拉体内的白细胞计数将像自由落体一样骤降至零。与此同时，她的免疫功能也将在那段危险期内处于最脆弱的状态：机体失去了免疫系统的保护，无法抵御外界危险因素的入侵。

如果白血病患者在接受化疗后确实得到了缓解，那么我们将在之后几月"巩固"并强化这种疗效。当然这意味着需要继续进行更多疗程的化疗，只不过药物剂量会降低且间隔时间也会延长。卡拉可以先行出院回家休息，然后每周到医院进行化疗。通常来说，巩固与强化阶段至少要持续8周或更长时间。

不过我在最后也向她介绍了化疗可能遭遇的窘境。研究发现，急性淋巴细胞白血病具有侵犯中枢神经系统的特点。由于血脑屏障实际上使脑组织成为白血病细胞的"庇护所"（这意味着你自己的身体可能为癌症提供了便利），因此无论静脉化疗药物的药效多么强大都无法进入脑池与脑室中。为了让化疗药物进入中枢神经系统发挥作用，需要通过反复腰椎穿刺将其直接注入卡拉的脊髓液。当然必要时我们也会应用全脑放疗（高能X射线可以直接穿过她的颅骨）来预防白血病侵犯脑组织。如果药物能够让卡拉的病情得到缓解，那么她在之后的两年里还要接受多次化疗来"维持"疗效。

诱导、强化、维持、治愈。我在白纸上用铅笔画出箭头将化疗的4个节点连接起来，一旁的卡拉也心领神会地点点头。

当我向卡拉介绍今后两年所需的各种化疗药物时，她就像是个充满好奇心的孩子一样，在我说完后小声重复着以下药物的学名："环磷酰胺、阿糖胞苷、泼尼松、天冬酰胺酶、阿霉素、硫鸟嘌呤、长春新碱、6-巯基嘌呤、氨甲蝶呤。"

第十六章

"屠宰场"

随机筛选试验令人不胜其烦。采用这种方法来解决问题不仅旷日持久，而且兴师动众。（但是……）除此之外也没有更好的选择。[1]

——H. J. 德·科宁（H. J. de Koning）

2003 年《肿瘤学年鉴》（*Annals of Oncology*）

最优秀的（医生）似乎在诊断疾病方面具有第六感。他们不仅在临床工作中明察秋毫，而且善于提炼理论知识（定义、分类与描述）。当然患者也会体会到医生的专业素养，例如细致、机敏、沉着以及关爱。因此任何医学生都不应该错失此类提升自我的良机。其实在医学发展史中，这种第六感就是凝聚神秘、情感与岁月的象征。[2]

——迈克尔·拉克姆（Michael LaCombe）

1993 年《内科学年鉴》（*Annals of Internal Medicine*）

20 世纪 40 年代，位于贝塞斯达的 NCI（外观看起来就像一座乡村高尔夫俱乐部）开始在肿瘤患者中进行药物临床试验。

1955 年 4 月，恰逢马里兰州潮湿的春季，NCI 新招募的研究员埃米尔·弗赖雷克（Emil Freireich）走进了临床中心大楼崭新的办公室。不过令弗赖雷克感到愤怒的是，他发现自己的名字居然被拼错了，Frei 后面的 5 个字母完全不见踪影，门牌上面写的是埃米尔·弗雷（Emil Frei）博士。"我首先想到的是：这不就是政府部门的官僚作风吗？"

其实这是个误会。当弗赖雷克怒气冲冲地走进办公室后，他遇到了身材瘦高、自称"埃米尔·弗雷"的年轻人。而弗赖雷克的办公室就在弗雷的隔壁。[3]

尽管他们二人的名字非常相似，但是两位埃米尔的性格截然不同。35 岁的弗赖雷克刚刚结束了在波士顿大学血液科的专科培训。他不仅心高气傲、脾气急躁且热爱冒险，平时说话嗓音洪亮、滔滔不绝，经常会在铿锵有力的发言之后发出爽朗的笑声。弗赖雷克曾经在芝加哥库克医院紧张忙碌的"55 病房"做过实习医生，由于他的工作表现不尽如人意，因此被院方提前解除了合约。于是弗赖雷克来到波士顿与切斯特·基弗（Chester Keefer）一起工作，而后者曾与迈诺特共事并在"二战"期间主导青霉素的生产。对于弗赖雷克来说，抗生素、叶酸、维生素以及叶酸拮抗剂等药物给他留下了极为深刻的印象。弗赖雷克非常崇拜法伯严谨求实的治学态度，同时还格外佩服他锐意进取、勇往直前的英雄气概。法伯既懂得化敌为友的技巧，也深谙得道多助的韬略。弗雷后来谈道："我从未见过弗赖雷克如此心悦诚服。"[4]

如果将弗赖雷克比作电影中的某个角色，那么他势必需要某个银幕上的搭档（就像劳拉与哈迪或费利克斯与奥斯卡一样）。机缘巧合的是，弗莱雷克下午在 NCI 办公室门口遇到的那位身材瘦高的年轻人将注定成为其搭档。弗赖雷克心浮气躁，而弗雷在协调人际关系上较为谨慎沉稳，后者更愿意身居幕后运筹帷幄。埃米尔·弗雷的同事习惯于用"汤姆"这个昵称来称呼他。20 世纪 30 年代，弗雷还只是圣路易斯大学的一名艺术系学生。到了 20 世纪 40 年代末期，他才阴差阳错地进入耶鲁大学医学院。弗雷曾经于朝鲜战争期间在海军服役，然后又返回圣路易斯大学做内科住院医师。人们公认他是一位气宇轩昂、彬彬有礼且谨言慎行的绅士。除此之外，费雷还非常擅长安抚重病缠身的患儿及其焦虑万分的父母，他仿佛就是竞技体育赛场上自由驰骋的冠军选手。

※※※

其实两位埃米尔能够来到贝塞斯达需要感谢新任 NCI 临床中心主任戈登·朱布罗德（Gordon Zubrod）。[5] 朱布罗德既是出类拔萃的临床医生，又是深谋远虑的科学家。第二次世界大战期间，他在 NIH 用了将近 10 年来研发抗疟药物（antimalaria drugs），而这段经历也激发了他早期对于癌症临床试验的兴趣。

朱布罗德对儿童白血病领域产生了浓厚兴趣，当然这也是法伯在临床研究中最为关注的前沿问题。不过朱布罗德非常清楚，想要对抗白血病就必须了解其来势汹汹与变幻莫测的发病机制。但是药物临床试验首先要保证患儿的生命安全。作为这个行业的领军人物，朱布罗德曾经被弗赖雷克称为癌症研究领域的"艾森豪威尔"。虽然弗赖雷克与弗雷刚刚在波士顿和圣路易斯完成专科培训，但是他还是毫不迟疑地将这两位年轻医生安排在病房一线。于是弗雷开着那辆破旧不堪的斯图贝克汽车千里迢迢先行来到贝塞斯达。仅仅几个星期之后，弗赖雷克也坐着摇摇晃晃的奥兹莫比尔汽车前来报到。除了全部家当之外，他还带着怀孕的妻子以及 9 个月大的女儿。[6]

这种组合很容易产生分歧，然而结果却出乎意料。两位埃米尔在共事之初就发现他们彼此存在某种独特的默契。当然此类合作也代表了肿瘤学研究中普遍存在的对立：人们经常会在谨小慎微与大刀阔斧之间反复较量。雷厉风行的弗赖雷克有时会在临床试验中把自己与患者逼入绝境。与之相反，弗雷则会循序渐进地将这些新型剧毒药物用于临床。于是弗赖雷克与弗雷之间的拉锯战很快就成为 NCI 中学术竞争的典范。一位研究员曾经回忆道："弗雷在那段时间的工作就是帮助弗赖雷克收拾烂摊子。"[7]

※※※

　　好在朱布罗德对于白血病研究的整体框架早已胸有成竹。随着各种新药、药物组合以及试验不断问世，朱布罗德开始担心相关机构会忘记癌症研究的初衷，从而陷入争夺患者资源与滥用化疗方案的恶性竞争。与此同时，纽约的伯奇纳尔、波士顿的法伯、罗斯韦尔·帕克癌症中心的詹姆斯·霍兰德（James Holland）以及 NCI 的两位埃米尔都迫不及待地想要开展临床试验。由于急性淋巴细胞白血病在当时是一种罕见病，因此每位患者均是白血病临床试验的宝贵资源。为了避免发生冲突，朱布罗德提议由研究者组成"协作组"来共享患者资料、试验方案、临床数据以及专业知识。[8]

　　上述提议彻底改变了临床试验无章可循的乱象。作为研究小组的负责人之一，罗伯特·迈耶（Robert Mayer）曾经回忆道："这些肿瘤学家感觉自己终于找到了组织。他们不仅摆脱了在医院里被边缘化的状态，并且还成为医学界冉冉升起的明星。"[9] 与此同时，由法伯主持的第一次小组会议也取得了巨大成功。研究者们同意尽快按照统一的方案开展临床试验。

　　接下来，朱布罗德开始着手规范临床试验的流程。他认为，迄今为止在癌症领域开展的临床试验可以说是鱼龙混杂。现在肿瘤学家需要借鉴已有的成功案例来迅速提升行业水平。如果他们希望临床试验能够客观公正地反映结果，那么就应该从抗生素的发展史中汲取经验。

　　20 世纪 40 年代，随着新型抗生素不断应用于临床，内科医生也遇到了一个非常棘手的问题：如何客观评价新药的疗效？无独有偶，英国医学研究委员会（Medical Research Council）也将上述问题列为亟待解决的重点问题。20 世纪 40 年代早期，链霉素这种新型抗菌药物的问世引发了人们对于"治愈结核病"的遐想。虽然链霉素可以在培养皿中杀死导致结核病的分枝杆菌，但是该药能否在人体中发挥疗效尚不得而知。由于链霉素在上市初期非常紧缺，因此医生在治疗其他感染时只能把剂量降至几毫克。要想明确链霉素在临床应用中的合理用量，那么就必须通过某项客观试验来证实其对于结核病的疗效。

然而这种临床试验应该如何开展呢？经过缜密思考后，英国统计学家奥斯汀·布拉德福德·希尔（Austin Bradford Hill，他也曾经是一位结核病患者）提出了一套完美的解决方案。希尔逐渐认识到，不能指望临床医生在试验过程中回避其固有偏倚，只有在生物学实验中设立"对照"组（未接受治疗的对象）才能对疗效进行客观评判。但是如果把主动权交给临床医生，那么他们就很可能会（即便是在无意之中）优先选择某类特定患者，然后再用主观标准来评价药物在这些高度偏态分布人群中的疗效，从而导致研究结果在偏倚的基础上与真实情况渐行渐远。

为了杜绝此类偏倚，希尔提出了采用随机分配患者接受链霉素或者安慰剂治疗的解决方案。他认为只有通过随机分组的方法才能消除医生在分配患者时的偏倚，同时恪守中立也是保证临床试验结果真实可靠的原则。

最终希尔主导的随机临床试验获得了成功。由于链霉素治疗组与安慰剂组相比疗效显著，因此这种抗生素作为新型抗结核病药物被广泛应用于临床。但也许更为重要的是，希尔在临床试验方法学上的创举被永远载入了史册。对于医学科学家来说，随机试验不仅是评价干预手段疗效的法宝，还是防止发生偏倚的利器。[10]

这些早期开展的抗菌药物试验令朱布罗德大开眼界。20 世纪 40 年代末期，他开始采用相同的方法来检验抗疟药的疗效，并且建议将其作为 NCI 评价新型治疗方案的标准。朱布罗德认为 NCI 的试验应该符合以下原则：首先是系统全面，每项试验都需要对某个逻辑或假说做出是或否的判断；其次是循序渐进，试验中出现的经验教训值得在后续研究（例如治愈白血病需要经过艰苦卓绝的努力）中借鉴；最后是客观公正，如果有可能的话，尽量采用随机、透明以及无偏标准来分配患者与评估应答。

※※※

其实朱布罗德、弗赖雷克与弗雷从抗菌药物世界中收获的不仅是试验方法学的魅力。弗赖雷克对此回忆道："我们在研究抗生素耐药性问题时进行了深入思考。"[11]与此同时，法伯（波士顿）与伯奇纳尔（纽约）也都遇到了瓶颈，他们失望地发现单药治疗白血病势必会导致癌细胞耐药，而患者也往往在疗效减退之后肿瘤复发。

但是这种窘境不禁让人们想起了曾经肆虐的肺结核。与癌细胞相似的是，如果仅使用单药治疗结核病患者，那么分枝杆菌（结核病致病菌）将很容易出现耐药性。逃避单药治疗的细菌会在分裂与突变中产生耐药性，从而导致原有的药物治疗方案失效。为了防止细菌出现耐药性，医生在治疗结核病时会使用抗生素冲击疗法，也就是同时应用2~3种抗生素来阻断细胞分裂并遏制耐药发生，然后尽可能地清除患者体内的细菌感染。

那么治疗癌症也可以同时使用2种或3种药物吗？还是说这种剧毒疗法会立即导致患者死亡呢？随着弗赖雷克、弗雷与朱布罗德对于抗白血病药物的研究不断深入，联合用药的概念也在他们的脑海中愈发清晰起来：尽管联合用药（2种或2种以上）的毒性难以避免，但是这种方法很可能彻底治愈白血病。

于是他们将不同剂量的氨甲蝶呤（法伯）与6–巯基嘌呤（伯奇纳尔）作为首个进行疗效评估的联合用药方案，而上述两种化合物也是临床上最具代表性的抗白血病药物。入组本次试验的84位患儿来自3家医疗机构，即NCI、罗斯韦尔·帕克癌症中心以及纽约州布法罗市儿童医院。为了避免不必要的麻烦，本次临床试验的目的被刻意淡化。其中一组患儿接受了大剂量氨甲蝶呤治疗，另外一组患儿则接受了较为温和的低剂量方案。当这些患儿如期来到医院接受治疗的时候，他们的父母才会拿到密封有随机分配方案的白色信封。

尽管该项目涉及数家医院的多位患儿，但是本次试验却开展得异常顺利。[12] 由于两种药物联合使用导致化疗毒性倍增，因此这种治疗方案令患儿几乎无法忍受。然而他们随后发现，大剂量治疗组的患儿对于药物的应答更为持久。不过上述化疗方案距离治愈白血病还差得很远：即便是接受这种大剂量治疗的患儿，通常也会在 1 年之内死于复发。

对于医学界来说，首次联合用药试验为同类研究开创了重要的先例。朱布罗德与法伯期望中的癌症协作组模式终于付诸行动。虽然每家医院都有数十位医生、护士以及患儿参与试验，但是他们在治疗过程中会严格遵循统一的原则，同时每个人都会顾全大局并且完全服从指南。弗雷写道："该项目是恶性肿瘤化疗领域最早进行的比较性研究之一。"[13] 肿瘤治疗终于摆脱了杂乱无章的过去，从此走向系统规范的未来。

1957 年冬季，白血病协作组对首次临床试验的方案进行了修正。其中一组患者接受联合用药治疗，而另外两组患者则分别接受单药方案治疗。随着修正试验的结果逐渐明朗，这些方案的疗效也就愈发清晰起来。对于单药治疗来说，其应答率仅为 15%~20%，而联合用药（氨甲蝶呤与 6- 巯基嘌呤）方案的缓解率却高达 45%。

1959 年，也就是在首次临床试验进行 2 年之后，白血病协作组又启动了一项更为冒险的计划。他们先是通过联合用药（氨甲蝶呤与 6- 巯基嘌呤）使患者的病情实现完全缓解，然后再将受试者分为两组（人数各占一半）继续接受数月的药物或者安慰剂治疗。不出所料，本次临床试验也取得了同样的结果。患者对于治疗的应答与药物剂量呈正比。

随着临床试验不断深入，白血病协作组在联合用药方面的经验也日臻完善。在该项目启动后的关键 6 年里，他们把化疗方案中的药物从 1~2 种增加至 4 种（连续给药）。到了 1962 年冬季，白血病研究领域对此已经达成了共识。如果联合用药数量的增加与患者应答呈正比（2 种优于 1 种，3 种优于 2 种），那么同时使用 4 种（就像抗结核病药一样）抗白血病药物会产生何种效果呢？

弗赖雷克与弗雷意识到，这才是 NCI 临床试验理应实现的终极目标。但是由于该想法尚不成熟，因此他们在此期间并未声张。弗赖雷克十分清楚："这种联合用药方案将面临来自各方的巨大阻力。"[14] 收治白血病患者的病房早就被 NCI 的其他同事称为"屠宰场"[15]。弗赖雷克表示："人们认为使用 3 种或 4 种细胞毒性药物来治疗白血病患儿的想法实属不可理喻。即使是朱布罗德也不敢向白血病协作组的各位成员推荐。没有人希望国家癌症研究所被冠以'国家屠宰研究所'的绰号。"

第十七章

初步胜利

……然而我非常认同文字表达具有双重性的观点。例如"战争"就蕴含着某种特殊的状态与意义。它反映了青年男女的命运正处于生死攸关的境地。其实在战火纷飞的年代，将学术活动比喻为战争的做法并不恰当。由于NIH是致力于健康促进的学术团体，因此我们不能把此类学术活动视为战争。[1]

——国家癌症研究所所长塞缪尔·布罗德（Samuel Broder）

就在白血病协作组紧锣密鼓地商议四药联合治疗方案之际，弗赖雷克与弗雷收到了一则令他们欣喜若狂的消息。李敏求（Min Chiu Li）与罗伊·赫兹（Roy Hertz）是两位从事绒毛膜癌（源自胎盘的恶性肿瘤）研究的学者，他们的实验室离弗赖雷克的办公室不远。绒毛膜癌是一种比白血病更为罕见的恶性肿瘤，它通常发生于异常妊娠周围的胎盘组织，然后会迅速出现肺脑转移并导致患者死亡。罹患绒毛膜癌意味着双重灾难：致命的恶性肿瘤会令异常妊娠的女性雪上加霜，而原本孕育生命的过程最终走上了死亡之路。

20世纪50年代，如果说癌症化疗医生被医学界视为外行的话，那么李敏求就更是名不见经传的晚生后辈了。他在赴美之前毕业于奉天医科大学[1]，然后在纽约的纪念斯隆·凯特琳医院工作过一段时间。为了在朝鲜战争中躲避兵役，李敏求想方设法在赫兹的实验室找到了一个为期两年的产科助理医师岗位。尽管李敏求对研究很感兴趣（或者至少表现出感兴趣的姿态），但是他在学术领域表现平平，根本提不出任何有价值的问题或计划。他那时的想法就是栖身于贝塞斯达等待战争结束。

　　然而在1956年8月某个深夜发生的事情却彻底改变了他的人生目标。当时李敏求作为值班医生正忙着抢救一位患转移性绒毛膜癌的女性患者。由于晚期肿瘤导致的出血来势汹汹，因此患者在3小时之后便不幸去世。李敏求听说过法伯在叶酸拮抗剂领域的工作，于是他几乎是凭借直觉就把快速分裂的白血病细胞（在波士顿的那些患儿的骨髓中）与胎盘细胞（在NCI去世的女性患者体内）联系到一起。尽管从未有人尝试过使用叶酸拮抗剂来治疗这种疾病，但是如果此类药物能够阻止白血病细胞的迅猛生长，那么也许它们至少可以部分缓解绒毛膜癌患者的病情。[2]

　　其实李敏求并不需要等待太久。就在他接诊了首例绒毛膜癌患者之后的几个星期，有一位叫作埃塞尔·朗格利亚（Ethel Longoria）的年轻女性也被诊断为这种可怕的疾病。[3]朗格利亚肺内的肿瘤（像葡萄一样成串生长）在不断出血，可是人们对这种情况束手无策。一位血液病学家回忆道："由于朗格利亚的失血速度过快，因此我们认为也许应该采取自体输血的办法。于是（医生们）开始手忙脚乱地准备各种管路，然后将她丢失的血液回输到其体内，整个过程与抽水机的原理非常相似。"[4]（通常来说，将肿瘤出血回输给患者在其他地方会被视为禁忌，但是此类具有典型NCI特征的做法在这里却是司空见惯。）"等到朗格利亚的病情稳定之后，他们就开始尝试用叶酸拮抗剂来治疗。医生在给她注射过一剂药物后便正常下班休息，他们根本没有指望能在次日清晨查房的时候再见到她。不过NCI也是一个创造奇迹的地方。你所能做的就是等待、观

---

[1]　奉天医科大学始建于1912年，位于沈阳市内，1933年改称"盛京医科大学"。1945年抗战结束后，改名"辽宁医学院"，现已并入中国医科大学。——译者注

察以及期盼惊喜来临。"

　　埃塞尔·朗格利亚挺了过来。在次日清晨查房的时候，尽管她的呼吸深慢，但是毕竟死里逃生。现在肺部出血已经减轻到允许医生尝试使用更大剂量化疗的程度。其实在第 4 轮化疗即将结束时，李敏求与赫兹只是希望肿瘤能够略有缩小。但令他们目瞪口呆的是，"朗格利亚不仅胸部 X 射线结果明显好转，而且其肺内的肿瘤都已经不见踪影，她看起来与正常人毫无二致。"弗赖雷克写道。化验结果显示，其血液中癌细胞分泌的绒毛膜促性腺激素水平几乎骤降至零。曾经肆意横行的肿瘤居然踪影皆无。根本没有人预见到化疗能够有如此奇效。他们认为也许是拍胸片的时候搞混了，然后又重新对朗格利亚进行了检查。最终复查结果与原来的完全一致：化疗已经成功遏制住了这种转移性实体瘤的侵袭。于是欣喜若狂的李敏求与赫兹赶紧公布了他们的发现。[5]

※※※

　　但是人们往往容易忽略一个非常不起眼的细节。绒毛膜癌细胞可以分泌一种名为"绒毛膜促性腺激素"的标志物，而此类蛋白质在血液中的含量可以通过某种极为敏感的方法（稍加改变后就可用于检测妊娠）来测量。其实李敏求在试验早期就已经决定使用该激素水平来跟踪肿瘤对于氨甲蝶呤的应答，他将血液中人绒毛膜促性腺激素（hcg）水平作为反映癌症存在的标志。

　　不过令李敏求感到纠结的是，虽然 hcg 水平在化疗预计结束时已经下降至微乎其微的地步，但是它毕竟还没有完全恢复到正常范围之内。因此他每周都会在实验室里反复检测患者体内的 hcg 水平。然而所有努力依然无法改变微量 hcg 存在的现实。

　　李敏求逐渐对这些微量 hcg 产生了兴趣，他将血液中 hcg 水平作为反映癌症存在的标志。即便肉眼可见的肿瘤踪影全无，但是如果还能够检测到 hcg 的话，那么就意味着癌症仍然隐藏在体内某处。尽管各种证据均表明肿瘤已经消失，但是李敏求不认为患者就此痊愈。最终，他对于化验值的关注似乎已经超过了治疗患者本身。李敏求没时间去考虑追加化疗产生的累积毒性，他只是执着地坚持用药，直到患者的 hcg 水平降至零点。[6]

※※※

NCI 机构伦理委员会获悉李敏求的做法后恼羞成怒。此前这些女性患者被认为已经达到了"治愈"标准。由于无法从她们体内找到肿瘤存在的证据，因此追加化疗很可能会对患者产生严重的毒性反应。虽然人们对李敏求桀骜不驯的性格早有耳闻，但 NCI 还是认为他在这件事上走得太远。1957 年 7 月中旬，李敏求在伦理委员会申辩无果后被当场解聘。[7]

弗赖雷克表示："当时李敏求被指控在患者身上做试验。但是平心而论，我们大家都是在摸着石头过河。无论是汤姆（弗雷）、朱布罗德还是其他同事都是临床试验的参与者。拒绝试验意味着墨守成规或者故步自封。然而李敏求不会对此袖手旁观。他只是因为坚持理想信念才遭到了解聘。"[8]

弗赖雷克与李敏求曾经一起在芝加哥做过住院医师。除此之外，他们在 NCI 的尴尬境地也令这两位学者惺惺相惜。当弗赖雷克听闻李敏求被解聘的消息后，他立刻赶到其家中慰问情绪低落的好友。[9]几个月之后，李敏求愤愤不平地回到纽约的纪念斯隆·凯特琳医院，并且此生再也没有回过令他失望至极的 NCI。

不过最后这份执着还是迎来了光明。就像李敏求预见的那样，追加使用氨甲蝶呤终于将挥之不去的 hcg 水平降至零点。当他的患者完成了几轮追加化疗之后，上述方案的优势就开始逐渐显现出来。那些早期停药的患者都不可避免地出现了肿瘤复发，而采用李敏求方案治疗的患者却能够保持病情稳定（在氨甲蝶呤已经停药数月的情况下）。

李敏求在无意之间发现了肿瘤学领域一项重要的基本原则：系统性治疗应该延续至肿瘤症状完全消失后很长一段时间。与此同时，hcg 水平可以被视为此类肿瘤的标志物。在此后的数十年间，越来越多的临床试验将证明这项原则毋庸置疑。但是在 1960 年，肿瘤学领域还没有意识到其重要意义。直到数年之后，NCI 伦理委员会（当年草率地做出了解聘决定）才惊讶地发现采用李敏求方案治疗的患者均未出现复发，而他也以个人前途为代价采用化疗治愈了首例成人肿瘤患者。

第十八章

小鼠医生

模型是帮助你了解真相的谎言。[1]

——霍华德·斯基珀（Howard Skipper）

李敏求在绒毛膜癌研究领域的成功经验让弗雷与弗莱雷克茅塞顿开。弗赖雷克认为："药物临床研究的需求非常迫切。"[2] 对于白血病患儿来说，即便是一周的延误都可能意味着生死离别。白血病协作组坚持对新药组合逐个进行全面彻底的检测，可是这种学术上的教条也令弗赖雷克心急如焚。为了评估三药联合应用的疗效，白血病协作组坚持要对"所有可能的三药或四药联合方案（药物剂量与给药方案也各不相同）"进行检测。[3] 弗赖雷克毫不客气地指出，按照白血病协作组的项目推进速度测算，估计还要再等上几十年才能看到该领域取得重大突破。他曾经回忆道："那时病房里住满了病情危重的白血病患儿。经常会有白细胞计数低至 300 的孩子在入院后一夜之间死亡。而我的任务就是在次日清晨向患儿父母交代后事，希望某位痛失爱女的母亲能够理解朱布罗德制订的试验策略（序贯性、系统性与客观性）。"[4]

1960 年，在临床中心引进了另一种新型抗癌药之后，潜在的药物与剂量组合又得到了进一步增加。这种名为"长春新碱"的后起之秀是一种有毒的生物碱，人们最早从马达加斯加长春花（此类盘根错节的小型蔓生草本植物上遍布着紫色花朵）中得到了其提取物。（长春新碱的名字源自长春花，它在拉丁语中具有"缠绕"的意思。）长春新碱的发现得益于1958年礼来公司的一项药物研发计划。[5]人们需要先将成千上万磅的植物原料磨成粉末，再使用不同的生物检定法来分析提取物的成分。虽然这种药物最初的主攻方向是治疗糖尿病，但是人们发现小剂量长春新碱可以杀伤白血病细胞。快速生长的细胞（例如白血病细胞）通常需要产生某种蛋白质骨架（微管）才能使两个子细胞彼此分离并且完成细胞分裂。长春新碱通过与微管末端结合发挥作用，从而阻断细胞骨架的形成。因此从字面上来看，其拉丁语命名非常贴切。

随着长春新碱被正式列入药典，白血病研究人员发现他们正面临着备选药物过多的窘境：如何才能将四种独立的活性药物（氨甲蝶呤、泼尼松、6-巯基嘌呤与长春新碱）组合成一种有效的化疗方案呢？既然每种药物对于人体都具有潜在毒性，那么我们能否找到某种两全其美的组合呢？

由于两种药物组合在一起就可以产生数十种可能的化疗方案，因此在面对四种药物之时，白血病协作组要等待的时间恐怕就不止50年了，也许100年甚至150年才能完成这些试验。戴维·内森（David Nathan）是一位刚到NCI不久的新人，他对当时新药试验几近停滞的尴尬局面记忆犹新："弗赖雷克与弗雷只是简单地将各种药物进行组合……如果考虑到给药方案与药物剂量的差异，那么四五种药物就能够产生海量的组合。而研究人员将耗费很长时间才能找到正确的药物组合与给药方案。"[6]现在朱布罗德力推的试验策略（序贯性、系统性与客观性）已经陷入僵局。为了摆脱药物临床试验的深渊，人们必须凭借直觉与灵感彻底摒弃既往系统性研究的束缚。

霍华德·斯基珀是一位来自亚拉巴马州的肿瘤学家。他态度谦和且颇具学者风范，平时喜欢称自己为"小鼠医生"。但正是斯基珀才为弗赖雷克与弗雷找到了打破僵局的途径。[7]对于 NCI 来说，斯基珀只是个名不见经传的局外人。如果将白血病视为某种癌症模型的话，那么斯基珀就是通过实验动物（人工诱导白血病）来研究这种疾病，或者说他是在动物模型上构建癌症模型。斯基珀在模型中使用了一种名为 L-1210 的小鼠细胞系（淋巴细胞白血病），这种细胞的特点是可以在培养皿中生长。研究发现，实验小鼠注射了上述细胞后就会罹患白血病。由于它涉及动物间正常组织（移植物）的转移，因此人们也将该过程称作"移植"。

对于斯基珀来说，癌症更像是某种抽象的数学概念，而非人们眼中的疾病。当小鼠接种了 L-1210 细胞之后，其体内的白血病细胞就开始疯狂地进行分裂（癌细胞分裂速度经常可以达到触目惊心的 2 次 / 天）。如果我们以小鼠体内的单个白血病细胞为例，那么就会发现它将按照指数形式迅猛增长：1、4、16、64、256、1 024、4 096、16 384、65 536、262 144、1 048 576……以此类推，直到无穷无尽。其实只需 16 天或 17 天，单个细胞分裂产生的子细胞数量就可能超过 20 亿（甚至比小鼠体内血细胞的总数还要多）。

斯基珀发现化疗可以抑制白血病小鼠体内恶性细胞的快速分裂。除此之外，他还根据白血病细胞对于药物产生应答后的存活曲线发现了两个重要规律。[8]第一，他发现化疗在任何情况下都可以杀伤固定比例（根据药物不同而变化）的细胞，并且这种规律与小鼠体内癌细胞的数量多少毫不相关。也就是说，如果治疗开始时小鼠体内存在 10 万个白血病细胞，而我们准备使用某种单次杀伤比例达到 99% 的药物，那么每次化疗都会让白血病细胞按照上述规律递减：10 万……1 000……10……以此类推，直到白血病细胞数量在 4 次化疗之后降至零。杀伤白血病细胞可以被视为一种迭代（循环往复）过程，就像怪兽的身体被利刃碎尸万段。

第二，斯基珀发现在原有化疗组合中加入新药会产生协同效应。由于癌细胞对于不同药物的耐药机制与毒性反应大相径庭，因此联合用药可以显著降低耐药发生并提高杀伤效率。总而言之，疗效与联合用药的数量有关（3 种好于 2 种，2 种好于 1 种）。通过多轮快速持续给药，斯基珀终于在小鼠模型中治愈了白血病。

对于弗赖雷克和弗雷来说，斯基珀的研究结果意味着一种无可辩驳且令人震惊的事实。如果人类白血病与斯基珀的小鼠白血病具有相同属性，那么患儿的化疗方案就应该由多种（而不是一两种）药物组成。由于单次治疗的效果远远不能满足治愈白血病的目标，因此按照"足量、连续、密集、预防"[9]的原则，反复进行的化疗将不断挑战患儿身体耐受的底线。即便白血病细胞已经在血液中难觅踪影，或者说患儿已经明显被"治愈"，但是化疗还是要继续进行下去。

现在弗赖雷克与弗雷已经做好了迎接挑战的准备。他们打算采用四药（长春新碱、氨甲蝶呤、6-巯基嘌呤与泼尼松）联合方案来治疗白血病患儿，而 VAMP 这个全新的缩写词就源自上述药物名称的首字母。

尽管这个缩写词看似普通，但它还是引发了许多共鸣。"vamp"一词具有临时拼凑或者匆忙修补的含义，即把某些随时可能破碎的零件整合起来。当然它也指那些勾引男人的荡妇（从不兑现承诺）。除此之外，该词还指靴子的前帮，而这也是踢腿时承受冲击力的部分。

第十九章

VAMP 方案

其实医生对于他们所开具的处方、要治愈的疾病或是将面对的患者均一无所知。

——伏尔泰

如果我们不消灭肿瘤，那么就会贻误病情。[1]

——威廉·莫洛尼（William Moloney）
在化疗早期应用阶段的评论

虽然斯基珀、弗赖雷克与弗雷对于 VAMP 治疗白血病充满了信心，但是这种剧毒的大剂量四药联合化疗方案却令其他同事望而却步。弗赖雷克最终向朱布罗德表述了他的想法："我打算使用全量长春新碱和氨甲蝶呤联合 6-巯基嘌呤和泼尼松来治疗白血病患儿。"[2] 为了引起朱布罗德的关注，他特别用斜体将句中的"和"字进行了突出。

不出所料，朱布罗德在听闻此事后顿时目瞪口呆。就像医学史中某句名言所述：唯有剂量决定毒性。其实所有良方都是毒药稀释到合理剂量的结果。但即便是按照正常剂量[1]进行化疗依然毒性巨大，更何况那些白血病患儿已经危在旦夕，他们脆弱的身体不堪一击。与此同时，NCI 的研究人员也习以为常地根据毒性大小来评选化疗方案的"月度之星"3。如果将四种荣膺月度之星的化疗药物同时注入患儿（3 岁或 6 岁）体内，那么估计他（或她）连该方案的第一个疗程都坚持不下来，更不用说之后还要面临长时间追加化疗的折磨。

当弗赖雷克与弗雷在某次全美血液肿瘤会议上提出 VAMP方案的初步设想时，与会的各路专家学者无不表示反对，其中也包括法伯这位现代化疗之父。法伯本人更倾向于在单药治疗失败(肿瘤复发)后再追加第二种药物，他也非常认可白血病协作组在增加药物时谨慎渐进的态度。4弗赖雷克回忆道："哦，天哪，这简直是一场突如其来的灾难。除了各种冷嘲热讽之外，我们还被指责为疯狂、无耻与残忍之徒。"5由于可供选择的白血病患者数量十分有限，同时等待进行试验的药物与组合数以百计，因此每项试验都必须通过白血病协作组的严格审查。但是当人们意识到弗赖雷克与弗雷计划的天马行空时，白血病协作组明确表态拒绝批准 VAMP 方案用于临床试验，或者说至少要等到其他项目完成之后才会考虑。

但弗赖雷克还是在最后一刻争取到了妥协：VAMP 试验将在 NCI 内部独立开展，且不受急性白血病 B 组（ALGB）的约束。弗赖雷克回忆说："这种做法令人匪夷所思。为了进行 VAMP 试验，我们只好与自己创建的临床协作组 ALGB 分道扬镳。"朱布罗德对上述妥协也非常不满：这破坏了他煞费苦心打造的"合作"模式。更为糟糕的是，如果 VAMP 方案临床试验失败，那么就意味着其仕途走到了终点。弗赖雷克坦陈："如果白血病患儿在接受 VAMP 方案治疗后去世，那么我们将会被指控在 NCI 这所联邦机构内进行人体试验。"其实每个人都明白该项目危机

[1] 由于大部分早期抗癌药都具有细胞毒性（杀伤细胞），同时治疗（杀伤肿瘤）剂量与毒性剂量之间的阈值非常接近，因此许多药物在治疗时需要严格把控使用剂量，以避免患者落入这些危机四伏的毒性反应陷阱。——作者注

四伏。尽管弗雷在争议面前竭尽全力加以辩解，但他还是被迫辞去了 ALGB 主席一职。多年以后，弗赖雷克也承认当时 VAMP 项目风险巨大："我们很可能会让那些患儿死于非命。"

※※※

1961 年，VAMP 试验终于正式启动。但是几乎从项目伊始，VAMP 试验似乎就已经背离了初衷，而这也是朱布罗德一直努力避免出现的窘境。

弗赖雷克清楚地记得，第一批接受 VAMP 方案治疗的患儿"已经奄奄一息。等到治疗结束的那个周末，许多患儿的状况甚至比原来还要糟糕。这简直就是一场灾难"。随着 VAMP 方案的毒性作用显现，机体内的正常细胞也被消耗殆尽。某些患儿逐渐陷入几近昏迷的状态，他们只能依靠呼吸机勉强维持。弗赖雷克竭尽全力挽救这些患儿的生命，他经常守候在床旁仔细观察着病情变化。他写道："你应该可以感受到这种压力。我似乎听到人们正在议论：'我早就告诉过你，这个孩子根本没有希望。'"[6] 弗赖雷克心急如焚地在病房里踱来踱去，他不厌其烦地跟医务人员沟通着各种问题。在不知不觉中，他人性深处的骨肉亲情被悄然唤醒："他们就是我的孩子。我有责任要照顾好他们。"

由于 VAMP 方案的成败事关 NCI 的命运，因此整个 NCI 都在紧张地关注着上述试验。[7] 弗赖雷克写道："我对此感到力不从心。也许我能让他们感觉更舒服一些，给他们一片阿司匹林，帮他们把体温降下来，或者为他们拿一条毛毯。"[8] 就在 NCI 的精英们身处如火如荼的抗癌研究前线，徘徊在这些毒性巨大但是前景光明的化疗药物组合之前时，许多历久弥新的治疗原则（精神慰藉、营养支持以及综合照护）也开始重现生机。

经过三个星期的痛苦煎熬后，至少有数位接受 VAMP 方案治疗的患儿挺了过来。出乎意料的是，尽管在此期间患儿的遭遇不堪回首，但是人们还是迎来了希望的曙光。正常骨髓细胞开始逐渐恢复造血机能，同时这些白血病患儿的症状也出现明显缓解。此外，连续进行的骨髓活检也没有发现任何白血病细胞。曾经肆虐的白血病不仅没有卷土重来，就连红细胞、白细胞与血小板也开始从满目疮痍的骨髓中焕发出活力。数周之后，VAMP 方案的疗效再次得到了活检结果的验证。人们通过显微镜已经找不到任何白血病细胞的痕迹。尤其让 NCI 精英们大跌眼镜的是，这些病情危重的白血病患儿居然奇迹般地出现了好转。

直到数周以后，NCI 临床试验团队才鼓足勇气在另一组人数有限的患者中尝试使用 VAMP 方案。不出所料，受试患者体内的白血病细胞数不仅同样出现了骤降，并且其骨髓功能与临床症状也出现了缓解。正如一位研究人员描述的那样："这种感觉就像是在悬崖上玩蹦极。"[9]数天之后，上述患儿体内的骨髓开始焕发生机，弗赖雷克则忐忑不安地通过活检来观察细胞的变化。令人欣慰的是，白血病细胞再次消失得无影无踪。此时人们的心中只剩下了期待：那些鹅卵石般鳞次栉比的血细胞将再次出现在骨髓之中。

到 1962 年，弗雷与弗赖雷克已经采用不同剂量的 VAMP 方案治疗了 6 位患者，他们的病情均获得了持久与有效的缓解。尽管许多孩子（接受了 2~3 个周期的化疗）头上戴着假发或包着围巾，但是临床中心还是到处充满了欢声笑语，人们意识到 VAMP 方案创造了白血病治疗的历史。就连那些持反对意见的学者也开始转变态度。此后弗雷与弗赖雷克的试验方案开始在全美其他临床中心得到应用。1964 年，一位来自波士顿的血液病学家在治疗一个 11 岁的孩子时写道，患儿居然"奇迹般地痊愈了"[10]。现在人们也在震惊之余逐渐重拾愉悦。即便是威廉·戴姆谢克（William Dameshek）这位固执己见的血液病学家（他早年曾经在哈佛大学接受过培训，并且是 VAMP 项目启动阶段最坚定的反对者之一）也不得不承认："儿科肿瘤学家的心态几乎在一夜之间就从'慈悲怜悯的宿命论'跃升为'积极进取的乐观主义'。"[11]

※※※

但是这种喜悦转瞬即逝。1963 年 9 月，当弗雷与弗赖雷克从一场
VAMP 庆功会上返回之后不久，就有几个病情缓解的孩子因为轻微不适
（头痛、癫痫以及偶发面部神经痛）来到医院就诊。[12]

一位血液病学家回忆道："起初我们中有些人并未重视这些主诉。大
家认为上述症状迟早会自然消失。"[13] 但是弗赖雷克（他在研究白血病细
胞体内转移机制上具有将近 10 年的经验）却深知这些头痛症状不会凭空
消失。到了 10 月，陆续有更多的患儿来到医院就诊，而这次的症状包括
麻木、刺痛、头痛、癫痫以及面瘫。[14] 现在弗雷与弗赖雷克都开始变得
紧张起来。

19 世纪 80 年代，菲尔绍曾经观察到白血病细胞有时会累及脑组织。
为了探究癌细胞侵犯脑组织的可能性，弗雷与弗赖雷克准备通过腰椎穿
刺（使用细针从椎管中抽取数毫升液体）来直接观察脊髓液的变化情况。
研究显示，这种透明液体是整个脑脊液循环的组成部分，还可以作为反
映大脑功能的检测指标。

根据坊间传说，科学发现通常都会伴随某些故事发生，于是人们在
此过程中也会出现五花八门的反应（心跳加速、喜出望外、兴高采烈、
目瞪口呆）。例如，苹果从树上掉落（发现万有引力定律），水从浴缸里
溢出（发现浮力定律）。

但是科学发现遭遇"至暗时刻"的经历在文献记录中却难觅踪迹。
它往往需要从事本项研究的学者独自面对失败的痛楚。CT 结果显示，一
位患者出现了淋巴瘤复发，另一位患者则因为头痛回到了 NCI。这些结
果都说明曾经被药物杀伤的癌细胞已经卷土重来。

与此同时，腰椎穿刺的结果也令弗雷与弗赖雷克感到心灰意冷：脊
髓液中呈暴发式增长的大量白血病细胞已经累及了脑组织。其实患者主
诉的头痛与麻木症状只是更大灾难降临的预兆。在接下来的几个月里，
所有患儿均因出现神经系统症状（头痛、刺痛、光斑甚至昏迷）再次回

到了 NCI。尽管骨髓活检一切正常，患儿体内也未发现病灶，但是白血病细胞却在侵犯神经系统后导致死亡率迅速攀升。

随着研究的不断深入，人们发现这都是机体自身防御系统阻止抗肿瘤药物发挥疗效的结果。由于脑与脊髓被紧密连接的内皮细胞（"血脑屏障"）隔离，因此它能够防止外源性化学物质轻而易举地进入脑组织。除此之外，这种古老的生物系统还能抵挡毒素对脑组织的入侵。但也正是该系统将 VAMP 阻拦在神经系统之外，并且在体内为癌症提供了一处天然的"庇护所"。于是白血病就可以在这种化疗无能为力的庇护所里肆意横行。现在这些可怜的孩子在疾病复发之后接连夭折，原本用来保护其身体的机制却成了致命的祸根。

这些复发病例令弗雷与弗赖雷克深受打击。对于临床科学家来说，此类试验就像是自己呕心沥血抚养成人的孩子，眼看着一切就此付之东流不亚于遭受丧子之痛。一位血液科医生写道："我不仅熟悉这些患者，我还认识他们的兄弟姐妹，我甚至能够叫出其猫狗的名字……仿佛只有与相爱的人生离死别才能诠释这种痛苦。"[15]

经过七轮惊心动魄的强化试验后，NCI 对联合化疗的忍耐终于到了极限。与此同时，VAMP 方案失败的表现（白血病在中枢神经系统复发）似乎也让 NCI 的士气跌到了谷底。[16]尽管弗雷曾经竭尽全力让 VAMP 度过了最艰难的阶段（在过去 12 个月里进行了各种努力、沟通与规劝），但是他此时发现自己根本无法扭转局面。甚至连坚忍不拔的弗赖雷克也开始变得心灰意冷。除此之外，弗雷还能察觉到来自 NCI 内部其他同事的敌意。就在职业生涯达到巅峰之际，弗雷厌倦了 NCI 内部没完没了的争斗，当然这种针锋相对也曾经激励过他的斗志。

1963 年冬季，弗雷加入了位于得克萨斯州休斯敦的 MD 安德森癌症中心，因此他之前在 NCI 主持的 VAMP 方案临床试验也随即中止（不过此项研究最终在得克萨斯州被"复活"）。不久以后，弗赖雷克也离开了NCI 并与弗雷在休斯敦会合。从此这种曾经维系弗雷、弗赖雷克以及朱布罗德的脆弱生态系统正式土崩瓦解。

※※※

然而白血病故事（或者说癌症故事）的主角并不是这些辗转于科研院所谋求个人发展的医生，那些与疾病奋勇抗争的患者的经历才是贯穿整个故事脉络发展的主线。人们通常将恢复力、创造力以及生存力归功于名医的伟大，但事实上这些特质起初均是患者饱经沧桑的写照，而医生只是在此基础上运用专业知识进行提炼总结罢了。之所以医学史需要借助医生的故事来讲述，是因为他们的贡献比那些患者更具典型意义。

我曾经说过全部患儿最终都死于复发，但其实这个说法并不完全正确。尽管出现这种结果的原因尚无人知晓，但是的确有少数患儿没有出现中枢神经系统复发。[17] 在 NCI 与其他几家敢于尝试 VAMP 方案的医疗机构里，大约只有 5% 的受试患儿坚持完成了为期 1 年的化疗，不过他们最终实现了长达数年（不仅是数周或者数月）的缓解而未出现复发。这些患儿每年会来到分布在各地的临床试验中心，然后紧张地坐在候诊室里等待复查结果。随着时间的推移，他们不仅嗓音变得低沉起来（变声期），就连秀发也再次完好如初。虽然他们接受了多次活组织检查，可是均未发现任何肿瘤复发的迹象。

某个夏日的午后，我开车穿过缅因州西部来到沃特伯勒小镇。这里的景色在云雾的映衬下蔚为壮观，而古老的松桦林则一直延伸到清澈的湖边。我从距离小镇很远的地方驶入一条远离湖面方向的土路，然后在路的尽头看到一栋被茂密松林环绕的小木屋。打开屋门的是一位身着蓝色 T 恤衫的女士，她看上去大约有五六十岁的样子。在本次会面之前，我已经花了 17 个月的时间来探访她的下落，其间经历了无数次电话沟通、答疑解惑、登门采访以及推荐介绍。直到某天下午，我在浏览网页的时候突然发现了一条线索。我记得自己拨号时兴奋的心情溢于言表，在铃声响过许久之后一位女士终于接起了电话。我与她约好那周在沃特伯勒见面，于是便迫不及待地驱车来到缅因州。但是在我抵达这里之后，我才意识到自己提前了 20 分钟。

　　我不记得自己说了些什么，或者努力说了些什么作为开场白。我对这位女士肃然起敬。作为一名被早期 VAMP 方案治愈的儿童白血病患者，她多少有些神情紧张地倚门站在我的面前。

　　由于小木屋的地下室进水后导致沙发霉变，因此我们只好坐在屋外树荫下的帐篷（外面是成群的蚊蝇在嗡嗡作响）里。这位被我称为艾拉的女士已经整理好了一堆病历与照片供我翻阅。当她将这些资料递过来的时候，我能感到艾拉的身体在不由自主地颤抖，仿佛在 45 年后的今天，那段痛苦的回忆依然令她无法释怀。

　　1964 年 6 月，就在 NCI 启动 VAMP 试验 18 个月之后，11 岁的艾拉不幸被确诊为白血病。在她患病之前拍摄的照片中，艾拉是个留着刘海、戴着牙套的小姑娘。然而在 6 个月之后（开始化疗）拍摄的照片中，她已经几乎完全变了一个人（脱发、贫血、重度营养不良、瘫坐在轮椅上无法行走）。

　　随后艾拉在波士顿接受了 VAMP 方案化疗。（为她诊治的肿瘤科医生听说 VAMP 在 NCI 取得了奇效，于是便大胆地选择这种四药联合方案进行试验治疗。）在治疗开始阶段，VAMP 方案对于艾拉来说简直是一场灾难。由于大剂量长春新碱导致严重的外周神经损伤，因此她的下肢与手指留下了永久性的烧灼感。泼尼松也让这位意志坚强的小姑娘陷入精神错乱（谵妄）的深渊。为了防止艾拉在医院的走廊里尖叫，夜班护士只能用绳子将她的双臂捆在床柱上。可怜的艾拉只好蜷缩在病床上，任由肌肉萎缩与神经病变在身体里蔓延。到了 12 岁那年，她开始对镇痛药吗啡成瘾。（艾拉说，她完全是依靠自身意志力摆脱"持续戒断症状的折磨"并实现了"戒毒"的。）在那段可怕的日子里，艾拉被迫咬紧牙关等待下一次吗啡注射的时间，而这些伤痕直到今天还在其下唇上依稀可见。

　　其实在艾拉的记忆中，她印象最深刻的是那种置之死地而后生的感觉。她一边把这些资料放回文件袋一边对我说："我觉得当年自己纯粹是侥幸死里逃生。"此时艾拉若有所思地转向别处，而我则看到她的眼中噙满了泪水。她曾经在住院期间遇到几位同病相怜的小伙伴，但是他们都没能活下来。"起初我不知道为什么会生病，之后我也不明白为什么被治愈。但白血病就是这样变幻莫测。它不仅令你猝不及防，并且还会改变你的人生。"现在我的脑海中瞬间闪过科里巴亚木乃伊、阿托莎以及那些等待霍尔斯特德实施乳房切除术的年轻女性的画面。

虽然法伯从未见过艾拉本人，但是他却接触过许多类似的患者（VAMP 化疗后的长期生存者）。1964 年，也就在艾拉开始化疗的那一年，法伯兴奋地来到华盛顿向国会展示这些患者的照片[18]，希望通过这些真实的病例来说明化疗能够治愈癌症。对于法伯来说，抗癌之路的方向已经愈发清晰。综上所述，癌症研究尚需更多额外的助力（资金、项目以及宣传）才可实现治愈这种疾病的目标。而他在国会听证时的发言也蕴含着某种近乎救世主的热情。一位评论员回忆道，面对法伯为国会提供的证词与照片，所有其他论据都仿佛"画蛇添足"[19]。现在法伯已经准备一跃而起从白血病王国跨入更为庞杂的实体瘤世界。他写道："我们正在努力研发针对那些难治性肿瘤的化疗药物，例如乳腺、卵巢、子宫、肺、肾、肠道以及皮肤的高度恶性肿瘤（例如黑色素瘤）。"[20]法伯深知，即便化疗只是治愈了某一种成人实体瘤，它也将彻底颠覆肿瘤学的发展方向，并且为抗癌战争取得胜利奠定坚实的基础。

第二十章

霍奇金病

20世纪60年代，成为化疗医生不仅需要具备极大的勇气，还应该拥有药物最终能够战胜癌症的信心。[1]

——文森特·德维塔（Vincent DeVita）
国家癌症研究所研究员（后成为该所所长）

2004年2月某个寒冷的清晨，24岁的田径运动员本·奥尔曼（Ben Orman）在自己的颈部发现了一个肿块。那天奥尔曼正好在他的房间里看报纸，手指无意间从面前划过时于颈部摸到一个小肿块（肿块体积与小葡萄干相仿）。如果奥尔曼深吸气，那么肿块就会缩进胸腔。由于运动员对肿块（肿胀、膝关节肿胀、脓肿、隆起以及不明原因的青肿）已经司空见惯，因此他刚开始并未加以重视。奥尔曼继续关注着报纸的内容，脑海中的忧虑也烟消云散。无论这个肿块源自何处，它迟早会自动消失。

但是这个肿块却出人意料地越长越大。起初它的存在并不容易被察觉，但是随后就愈发明显（肿块在一个月内从葡萄干大小增长至李子大小）。现在奥尔曼已经能够轻而易举地在锁骨上窝摸到这个肿块。于是他忐忑不安地来到医院的简易门诊，为这种区区小事麻烦医生略感抱歉。

分诊护士在其记录单上潦草地写下"颈部肿块"，还不忘在句子末尾处打了个问号。

从此以后，奥尔曼就身陷完全陌生的肿瘤世界（他只能任由神秘莫测的癌症吞噬自己，而颈部肿块不过是这种疾病的缩影罢了）。奥尔曼注意到诊室的房门在他的身后开了又关。一位身穿蓝色刷手服的医生撩开帘子走了进来，然后她仔细地用手把奥尔曼的颈部查了个遍。为了明确诊断，奥尔曼随即被安排进行了抽血、X射线、CT扫描以及其他检查。CT扫描结果显示，其颈部肿块只是深部病灶的冰山一角。在这个浅表肿块的下方，还有一长串病灶从颈部向下延伸至胸部，并且在胸骨后形成一个拳头大小的肿瘤。就像医学生耳熟能详的顺口溜一样，我们可以用四种首字母为T的肿瘤对此类前纵隔病灶进行概括，它们分别是甲状腺癌、胸腺瘤、畸胎瘤与恶性淋巴瘤。根据其年龄与影像学表现（致密均匀），奥尔曼几乎可以确诊为淋巴瘤（上述疾病中的最后一种），也就是一种源自淋巴结的癌症。

※※※

我在奥尔曼首诊大约2个月之后见到了其本人。他当时正坐在候诊室里捧着一本书（他读起书来就像参加比赛一样聚精会神，通常只用一周就可以读完一本）。自奥尔曼到医院就诊8周以来，他已经接受过一次PET扫描[1]，见过一位外科医生，做过一次颈部肿物活检。就像之前判断的那样，奥尔曼的颈部肿物最终被确诊为淋巴瘤，而这种相对罕见的亚型也被称作霍奇金病。

随着前期各种检查结果的出炉，此类肿瘤的临床特征愈发清晰：PET扫描显示奥尔曼体内的肿瘤只局限于他上半身的一侧。他也没有出

---

[1]　PET指正电子发射型计算机断层显像，将某种物质标记上放射性核素注入人体，然后通过该物质的聚集情况来反映代谢活动。由于恶性肿瘤组织代谢旺盛，因此标记有核素的物质聚集较多，而这些特点能够通过图像反映出来，并且可以对病变进行诊断和分析。——译者注

现那种提示预后不良的 B 症状（例如体重下降、发热、寒战或盗汗）。
按照淋巴瘤的分期系统，我们可以将此类疾病划分为 I 至 VI 期（根据是
否存在隐匿症状再使用 A 或 B 进行标注），而奥尔曼体内的肿瘤属于相
对较早的 IIA 期。尽管这是一个令人绝望的消息，但是就那天上午就诊
的各位患者来说，奥尔曼或许能成为他们之中预后最好的病例。如果我
们采用强化化疗，那么他很有可能（大约 85% 的可能性）会被治愈。

我告诉奥尔曼："强化意味着化疗要持续数月甚至是半年才可结束。
我们在此期间会严格按照周期给药，同时还将反复检测其血细胞计数情
况。"每过三个星期，当他体内的血细胞计数恢复正常后，我们就会再开
始新一轮化疗。

通常来说，奥尔曼将在第一轮化疗期间出现脱发，并且他肯定会遇
到终身不育的问题。除此之外，当他的白细胞计数几乎下降为零时，其
机体很可能会发生危及生命的感染。然而最糟糕的是，化疗药物还可能
会在将来导致患者出现第二种癌症。奥尔曼向我点点头。我注意到他正
在认真思考上述内容，同时努力想从其中找到满意的答案。

我心怀歉意地打了个比方："这将是一场持久战，或者说是马拉松。
但是我们一定会跑到终点。"

奥尔曼再次默默地点点头，似乎他已经明白了我的用心。

※※※

某个周三的清晨，也就是与奥尔曼见面后不久，我搭乘班车穿过波
士顿来到丹娜 – 法伯癌症研究所访视患者。其实我们中的大多数人还是
习惯将这里称为"法伯研究所"。尽管西德尼·法伯在世时已经功成名就，
但是他在去世后更受尊崇：现在以其名字命名的法伯研究所是一座规模
宏大的 16 层混凝土迷宫，它不仅拥有完备的硬件设施（实验室、医院、
药房以及化疗单元），而且汇聚了众多科学家与医学家。法伯研究所拥有
2 934 名员工，数十间会议室与实验室，一间洗衣房，四组电梯以及数座

图书馆。尽管原来那些地下实验室所在的区域已经被周围鳞次栉比的建筑群取代，但是法伯研究所就像是一座气势恢宏的中世纪圣殿傲视群雄。

当你走进研究所的新大楼时，首先映入眼帘的就是门厅里的法伯画像，仿佛他在用那谨慎乐观的标志性神情注视着你。整座建筑里到处都可以见到反映法伯生平的点点滴滴。例如，在通往行政办公室的走廊里依然悬挂着为吉米基金会定做的卡通"肖像"，包括白雪公主、匹诺曹、小蟋蟀以及小飞象。而那些骨髓活检针看上去就像是另一个年代的产物，也许它们在 50 年前曾经被法伯或某位实习医生打磨过。此外，游走在这些实验室与诊室之间会让你感到自己正在亲历癌症研究的发展史。说来也巧，某天清早我就遇到过这样一件事：我在赶电梯的时候不小心碰到一位坐轮椅的老人。起初我以为他只是一名来此就诊的患者，但是后来发现这位长者竟然是荣誉退休教授弗雷，他正准备搭乘电梯前往位于 16 层的办公室。

※※※

就在那个周三的上午，我接诊了一位名叫碧翠斯·索伦森的 76 岁女性患者。其实她更喜欢被叫作碧，而这也让我想起博物学教科书中提到的小昆虫或小动物（例如蜜蜂，它们能够承载 10 倍于自身的重量或是跃升至 5 倍于自身的高度）。形容枯槁的索伦森几乎消瘦到了极点：她的身高与体重大约只剩下 1.37 米与 38.6 千克，嶙峋的瘦骨好似寒冬里的枯枝。尽管索伦森骨瘦如柴，但是她的性格里流露出刚强，仿佛其肉体与灵魂早已合二为一。她曾经加入过海军陆战队，并且在服役期间两次奔赴战场。即便我居高临下俯视着躺在诊床上的索伦森，内心也对她充满了敬畏与惭愧，似乎这位弱不禁风的女性才是主宰我灵魂的力量。

索伦森是一位胰腺癌患者。2003 年夏末，她因为出现腹痛腹泻症状在医院接受了例行检查，CT 扫描意外地在胰尾部发现了一处 4 厘米大小的实性结节。（现在回想起来，腹泻与肿瘤可能没有关系。）一位乐观的外科医生曾经尝试通过手术来切除病灶，但是病理报告指出胰腺切缘依然可以见到肿瘤细胞。即便目前肿瘤学研究已经取得了重大进展，可是晚期胰腺癌患者的预后依然并不乐观。

从此以后，索伦森的生活发生了巨变。她起初告诉我："我想跟它斗争到底。"于是我们为她制订了放化疗方案。在整个初秋阶段，我们先采用放疗来杀伤胰腺癌细胞，随后再通过 5- 氟尿嘧啶（5-fluorouracil）进行化疗。由于上述治疗手段并未对肿瘤造成任何影响，因此在冬季到来之时，我们开始换用一种名为吉西他滨或者商品名为健择（Gemzar）的新药。但是这种新药不仅没有起到抑制肿瘤的作用，反而让肆无忌惮的癌细胞在治疗期间出现了广泛性肝转移。就连我们也一度产生了放弃药物治疗的想法。

索伦森那天上午来到门诊复查，是想知道我们还有没有其他办法。我看到她穿着一身白色的衣裤，纤薄的皮肤上沟壑纵横。虽然索伦森私下里可能也曾潸然泪下，但是我无法从她的脸上发现蛛丝马迹。

索伦森的丈夫请求道："她愿意尝试任何方法、任何手段，其实她比看上去要强壮得多。"

但是无论她的身体强壮与否，我们实际上已经无能为力。由于没法面对这种尴尬的局面，因此我只好低头凝视地面，主治医师则坐在椅子上不安地扭来扭去。

最后还是索伦森打破了这种僵局。她在耸肩的同时茫然地看着我们："非常感谢大家，我知道你们已经尽了最大努力。"

听闻此番话后，我们都羞愧地低下了头。我猜测这肯定不是第一次由患者来安慰束手无策的医生了。

※※※

对于奥尔曼与索伦森来说，他们罹患的肿瘤类型截然不同：前者几乎肯定可以治愈，而后者则终将走向死亡。希波克拉底大约在 2 500 年前形象地创造出"癌症"这个重要的术语，然而时至今日，现代肿瘤学在癌症分类领域的研究仍未取得实质性进展。尽管奥尔曼的淋巴瘤与索伦森的胰腺癌都属于"癌症"（细胞恶性增殖的结果），但是它们的发病机制与临床特征大相径庭。因此我们感到以相同的称谓（癌症）指代此类疾病似乎已经不合时宜，这就像中世纪的人们习惯于使用"apoplexy"来描述各种原因（出血或癫痫）导致的中风。其实我们与希波克拉底的想法没什么区别，只是简单地将所有聚集成团的病灶称为肿块。

虽然医学界对于这种根深蒂固的概念尚存在争议，但是此类言简意赅的描述却在 20 世纪 60 年代令拉斯克派感到非常振奋。其实肿瘤学的发展也在寻觅统筹兼顾的方向，例如法伯于 1962 年就提出了"普适性疗法"的理念。由于 20 世纪 60 年代的肿瘤学家认为癌症就是某种常见病，因此他们迫切希望采用普适性疗法来治愈癌症。如果这种疗法能够得到广泛认可，那么治愈癌症就可以事半功倍，而癌症王国也将像多米诺骨牌（连锁反应）一样轰然倒塌。

事实证明，这种以小博大的设想让那些一筹莫展的医生、科学家以及说客又重新振作起来。对于拉斯克派来说，他们不仅为抗癌运动找到了光明之路，同时还解决了组织原则与信仰问题。实际上，拉斯克派在华盛顿寻求抗癌运动的政治统一（由某位医生或科学家带领的得到单一资金来源支持的机构）有赖于癌症概念的医学整合（将癌症作为单一疾病、单个整体以及单一事件来看待）。如果这种长远眼光没有在意识形态中落地生根，那么拉斯克或者法伯也不可能将抗癌运动推向巅峰。

※※※

对那天晚上来到医院就诊的本·奥尔曼来说，他所罹患的霍奇金淋巴瘤在癌症世界里只能算是个晚生后辈。该病的发现者是 19 世纪的英国解剖学家托马斯·霍奇金（Thomas Hodgkin），他看上去就像是一位从爱德华·李尔（Edward Lear）的作品中走出的人物（瘦弱矮小、络腮胡子、鹰钩鼻子）。

1798 年，霍奇金出生于本顿维尔（位于伦敦郊外的小村庄）一个贵格会家庭。[2] 他自幼就表现出聪慧过人的潜质，并且迅速成为年轻人里的佼佼者（他涉猎的范围非常广泛，包括地质学、数学以及化学）。在获得爱丁堡大学医学学位之前，他还曾经短暂地做过学徒（师从某位地质学家）与药剂师。

虽然霍奇金与病理解剖学世界结缘纯属巧合，但这件事却指引他发现了以其名字命名的疾病。1825 年，位于伦敦的圣托马斯和盖伊医院因内部矛盾一分为二：盖伊医院与圣托马斯医院（新的竞争对手）。这种分家就像许多婚姻解体一样随即演变为聚焦财产分割的激烈争斗。其实所谓的"财产"就是那些令人毛骨悚然的解剖标本：作为医院的珍贵藏品，这些浸泡在福尔马林瓶子中的大脑、心脏、胃以及骨骼是培养医学生的重要教学工具。由于圣托马斯医院拒绝交出这些标本，因此盖伊医院只好筹建自己的解剖学博物馆。彼时霍奇金刚刚结束了第二次巴黎之行，他在那里学会了如何制备与解剖尸体标本。于是盖伊医院随即聘请他为新建博物馆采集标本。对于霍奇金来说，也许他从此项工作中获得的至高学术荣誉就是其新职务：博物馆馆长与验尸官。

为了证实自己无愧于这个职务（出类拔萃的馆长与精益求精的验尸官），霍奇金仅用了几年时间就采集到数以百计的标本。尽管采集标本是一项非常枯燥乏味的工作，可是霍奇金却在组织管理中彰显出与众不同之处。霍奇金不仅身兼馆长与病理学家的双重角色，他还根据研究结果发明了自己的病理学分类法。尽管当年他用来储存藏品的原始建筑已经不复存在，但是霍奇金采集的标本依然在新建博物馆中熠熠生辉。解剖学博物馆（围绕中庭共分布着四个陈列室）位于某座大型建筑的深处，而这里仿佛就是一个由金属与玻璃铸成的神奇宝库。当你进入博物馆大门并且登上楼梯之后，就会看到陈列室两侧鳞次栉比的标本罐（灌满了福尔马林），其中一排是肺，另一排是心脏，然后是大脑、肾脏与骨骼等，依此类推。这种按照器官系统（与日期或者疾病无关）进行分类来管理病理解剖的方法在当时绝对是一种创新。日积月累，霍奇金不仅可以辨别出器官与系统之间的相互关系，他还能够凭借直觉发现病理改变导致的异常，有时候甚至对它们只需一笔带过便已了然于心。

1832 年初冬，霍奇金宣布他在进行尸体（主要是年轻男性）解剖时发现了某种奇怪的系统性疾病。[3] 就像他在文中所描述的那样，这种疾病的特点表现为"莫名其妙的淋巴结肿大"。如果人们仅凭肉眼观察就做出诊断，那么很可能会将其归结为结核病或者梅毒（它们在当时都是导致淋巴结肿大的常见病因）。但是霍奇金却坚信自己遇到了一种全新的疾病，并且年轻男性更易罹患此类未知病变。他详细描述了解剖尸体时发现的 7 例出现淋巴结肿大的患者的情况，然后将这篇名为《关于淋巴结与脾的某些病态表现》（"On Some Morbid Appearances of the Absorbent Glands and Spleen"）的文章提交给皇家医学与外科学会（Medical and Chirurgical Society）。

对于霍奇金这位年轻医生来说，他提出的淋巴结肿大源自某种全新疾病的观点并未引起重视。据报道，只有 8 位皇家医学与外科学会会员出席了那次演讲。不过他们随后就悄无声息地鱼贯退出，甚至都懒得在落满灰尘的签到簿上留下大名。

其实霍奇金本人也为此发现感到有些尴尬。他写道："如果病理学研究不能为治疗（治愈或缓解）疾病提供帮助，那么这种文章可能会被认为缺少实用价值。"[4] 霍奇金深知，仅仅描述疾病而提不出任何治疗建议相当于纸上谈兵或知识浪费。于是他在论文发表后不久便完全远离了医学研究。1837 年，霍奇金在与上级发生激烈冲突之后辞去了在盖伊医院的职务。[5] 尽管他接下来在圣托马斯医院短暂担任过馆长，但是这次东山再起对他来说注定是一次失败的尝试。1844 年，霍奇金彻底放弃了在学术领域的耕耘，从此他在解剖学领域的研究也逐渐画上了句号。

1898 年，也就是霍奇金去世大约 30 年之后，当奥地利病理学家卡尔·斯滕伯格（Carl Sternberg）通过显微镜观察一位患者的淋巴结细胞时，他突然发现一种特殊类型的细胞正盯着自己。[6] 根据斯滕伯格的描述，在这种体型巨大且极不规则的细胞中，那些双叶细胞核就像"猫头鹰的眼睛",从淋巴细胞森林里射出阴冷的视线。现在霍奇金的解剖学发现终于在细胞水平上找到了答案。其实这些"猫头鹰的眼睛"就是恶性淋巴细胞(发生癌变的淋巴细胞),而霍奇金病就是一种特殊类型的淋巴瘤。

※※※

也许霍奇金对于这种疾病的描述性研究还不够满意,然而他低估了缜密观察在临床诊断中的价值。正是由于他自己在解剖学领域坚持不懈的努力,因此才发现了此类淋巴瘤最为关键的特征:霍奇金病具有向局部淋巴结浸润的倾向。就像某位肿瘤学家指出的那样,其他类型的肿瘤的变化规律更无章可循("变幻莫测")。[7]例如肺癌可能在早期只是个带有毛刺的结节,随后癌细胞可以离开原发灶并突然转移至大脑。此外恶性程度较高的胰腺癌则以远处转移到骨骼与肝脏而闻名。但是霍奇金病(源自这位解剖学家的贡献)的生物学行为却相对温和:它似乎会按照一定之规先侵犯病灶附近的淋巴结,然后再逐渐累及其他腺体与淋巴引流区。

毋庸置疑,霍奇金病这种向局部淋巴结浸润的倾向令其在癌症史上独树一帜。其实霍奇金病也可以被视为某种恶性疾病的杂合体。如果说法伯研究的白血病介于液体瘤与实体瘤之间,那么霍奇金病就是局部疾病向全身发展的典型,似乎霍尔斯特德对癌症的判断正在向盖仑的学说转变。

※※※

亨利·卡普兰(Henry Kaplan)是斯坦福大学的放射学家。20世纪50年代早期,他在加州参加鸡尾酒会时偶然听说了为斯坦福大学的物理学家建设直线加速器的计划。[8]而直线加速器是X射线管发展到更高形式的产物。与传统X射线管相同的是,直线加速器也需要发射电子束轰击金属靶产生高能X射线。然而与传统X射线管不同的是,直线加速器可以让电子束在轰击金属靶表面之前拥有巨大的能量与极快的速度。它产生的 X 射线具有强大的穿透性，不仅可以穿透各种组织，还能使细胞灼伤并死亡。

卡普兰曾经在 NCI 学习过使用 X 射线治疗动物白血病，不过其兴趣却逐渐转向人类实体瘤（例如肺癌、乳腺癌以及淋巴瘤）研究领域。虽然他知道 X 射线可以用于治疗实体瘤，但是它必须由表（就像螃蟹壳一样）及里深入肿瘤内部才能杀伤癌细胞。或许直线加速器产生的这种高能射线能够像利刃一样直达组织深处的肿瘤细胞。1953 年，他说服几位斯坦福大学的物理学家与工程师，为医院定制了一台直线加速器。[9] 1956 年，这台加速器被正式安装在旧金山的一座拱顶仓库里。[10] 由于菲尔莫尔街与传教山之间的交通状况十分糟糕，因此卡普兰从附近一位汽车修理厂老板那里借来了起重机，并且在其亲自监督下才将笨重的铅屏蔽转运到位。

通过铅块上一个微小的针孔，卡普兰可以定量控制这些高能射线（数百万电子伏特的能量集中爆发）将任何癌细胞置于死地。可是他应该将哪种癌症作为研究对象呢？如果说卡普兰在 NCI 培训期间学有所成的话，那么他的最大收获就是掌握了见微知著（先从微观层面上聚焦某种单一疾病，然后就可以发现某类疾病的机制）的方法。现在卡普兰苦苦寻觅的研究对象的特征已经相对明确。由于直线加速器发出的射线只能作用于局部，因此其治疗对象应该是某种局部病灶（例如白血病这种全身性肿瘤就被排除在外）。尽管乳腺癌与肺癌都是具有重要意义的研究对象，但是这两种癌症不仅变幻莫测，并且还容易发生转移。于是卡普兰敏锐的目光迅速扫过恶性肿瘤的世界，然后将注意力放在了最符合其要求的霍奇金病上。

※※※

乔治·卡尼洛斯（George Canellos）是一位曾经在 NCI 工作过的高

年资临床医生，他向后靠在椅背上对我说："亨利·卡普兰开创了霍奇金病治疗的先河。"[11] 我当时就坐在卡尼洛斯的办公室里，看着他手忙脚乱地从成堆的手稿、专著、文章、书籍、目录与报纸中翻出了仅有的几张照片。在其中一张摄于 NCI 的照片里，打着领结的卡普兰正注视着一摞论文。而在另外一张照片中，卡普兰则身着白大衣站在斯坦福大学的直线加速器旁，其鼻子距离发射出高能（500 万电子伏特）电子束的探针只有几英寸。

虽然卡普兰并不是首位使用 X 射线治疗霍奇金病的医生，但他却是所有这些人中最为执着、最有条理且最具专注的典型。20 世纪 30 年代中期，瑞士放射学家雷内·吉尔伯特（Rene Gilbert）证实 X 射线能够让霍奇金病患者体内的肿大淋巴结明显缩小。[12] 然而吉尔伯特的患者通常都会在治疗后出现复发，并且这些病灶往往就出现在紧邻原始放射区域的淋巴结上。维拉·彼得斯（Vera Peters）是加拿大多伦多总医院的一位外科医生，她在深化吉尔伯特的研究时进一步扩大了放射野，从而让 X 射线照射的范围从单个肿大淋巴结覆盖至整个区域的淋巴结。于是彼得斯将这种方法称为"扩大野照射"。1958 年，彼得斯在分析经她治疗过的一组患者时发现，扩大野照射能够显著改善早期霍奇金病患者的长期生存。[13] 但是这种回顾性研究的数据只是基于对既往治疗患者的历史分析。现在彼得斯迫切需要某种更为严谨的医学试验（随机临床试验）来支持上述结果。（由于医生对于接受治疗的患者具有高度选择性，或者说他们只会将疗效最好的病例纳入其中，因此采用历史数据可能令研究结果产生偏倚。）

除了彼得斯之外，卡普兰也意识到扩大野照射可以改善无复发生存期，甚至于这种方法还有可能治愈早期霍奇金病患者。但是他苦于缺乏权威证据的支持。1962 年，亨利·卡普兰遭到某位学生的质疑，于是他开始着手证明上述观点。

时至今日，卡普兰创立的临床试验依然被医学界奉为经典。[14] 在名为"L1"的第一组试验中，他将人数相等的患者平均分配到扩大野照射组和"累及野照射"（局限于病变累及区域）组，然后再根据研究结果绘制出这些患者的无复发生存曲线。现在这个问题的答案已经非常明确。扩大野照射（一位医生曾将其描述为"精细放疗"[15]）可以显著降低霍奇金病的复发率。

但是卡普兰深知复发率降低并不意味着治愈。[16] 因此他决定将这项工作继续深入下去。两年之后，斯坦福大学研究组将照射野扩大到主动脉弓（由心脏发出的粗大弓形血管）周围的淋巴结。当然他们在临床试验中的锐意创新也为日后的成功奠定了基础。卡普兰非常清楚，只有那些病变局限的患者才可能从放疗中获益。为了检验放疗的真实效果，卡普兰意识到他需要找到一组病变范围只局限于几个相邻淋巴结的患者。为了排除晚期淋巴瘤患者，卡普兰设计出了一系列检测方法用于对患者进行分期，包括验血、详细的临床检查、淋巴管造影术（这种技术在 CT 诞生之前是检测淋巴结病变的常用手段）以及骨髓活检。尽管如此，卡普兰还是不够满意，于是他小心翼翼地通过剖腹探查术来对腹腔内淋巴结进行活检，从而确保只有那些病变局限的霍奇金病患者才能入组试验。

尽管照射剂量高得惊人，但是其疗效也得到了迅速提升。卡普兰记录的无复发间隔时间甚至延长到数十个月至数年之久。当第一批受试患者在 5 年之内没有出现复发，他开始推测某些患者可能已经被扩大野照射治愈。最终，卡普兰创立的临床试验终于得到了主流医学界的认可。

然而霍尔斯特德不就是曾经的前车之鉴吗？谁能保证放疗不会落入相同的逻辑陷阱（虽然照射野逐渐增大，其疗效却越来越差）呢？为什么卡普兰能够在别人失败的时候取得成功呢？

首先，卡普兰非常明智地将放疗对象只局限于早期患者。除此之外，他还会在放疗前仔细对这些患者的病情进行分期。由于卡普兰严格控制接受放疗的人数，因此他显著地提高了临床试验的成功率。

其次，卡普兰能够成功也得益于他选对了疾病。霍奇金病在大多数情况下只会累及局部淋巴结。1968 年，一位评论家曾经在《新英格兰医学杂志》上"掷地有声"地断言："对所有希望治愈霍奇金病的方法来说，它们发挥作用的前提均是建立在（该病）病变局限的假设之上。"[17]
卡普兰在分析霍奇金病自身的生物学特点时非常小心谨慎。如果霍奇金
淋巴瘤在体内播散的方式存在更多变数（就像某些乳腺癌会以隐匿性转
移为主要临床表现），那么他那套错综复杂的分期系统将注定以失败告
终。卡普兰并未拘泥于循规蹈矩的老路，他现在已经掌握了因病施治的
原则。

　　综上所述，这项基本原则（根据不同癌症的类型与分期量身打造治
疗方案）最终会在癌症治疗领域发挥重要作用。卡普兰注意到，其实相
同类型的癌症也会因为分期（早期局限性与晚期转移性）各异而存在天
壤之别。即便是 100 例病理诊断相同的霍奇金病患者也会对应着 100 种
不同的亚型。研究发现，癌症也具有自己的脾气秉性（生物学行为）。由
于生物学异质性需要治疗手段与之对应，因此不要幻想某种疗法可以包
打天下。虽然卡普兰早在 1963 年就已经大彻大悟并付诸实施（将上述原
则用于治疗霍奇金病患者），但是与他同时代的肿瘤学家要花上数十年才
能茅塞顿开。

第二十一章

整体治疗

现在我们就是一支行进中的部队。[1]

——西德尼·法伯，1963 年

接下来很可能会实现彻底治愈的目标。[2]

——国家癌症研究所所长

肯尼斯·恩迪克特（Kenneth Endicott），1963 年

高强度多药联合化疗方案在（癌症患者）长期生存中的作用尚有待明确。[3]

——科学家 R. 斯坦（R. Stein），1969 年

1963 年夏末的某个午后，时任 NCI 高级研究员的乔治·卡尼洛斯走进了临床中心，他看到身着长款白大衣的弗雷正在黑板上奋笔疾书（黑板上布满了各种药名与箭头）。[4] 黑板的一侧罗列着细胞毒性药物的名字（环磷酰胺、长春新碱、甲基苄肼以及氨甲蝶呤），另一侧则是朱布罗德与弗雷选定的试验对象（乳腺癌、卵巢癌、肺癌以及淋巴瘤）。

现在弗雷开始试着通过粉笔将这些细胞毒性药物组合与试验对象进行匹配。片刻之后，他仿佛已经演绎出了理想的方程：A+B 杀死 C，E+F 消灭 G。

弗雷在黑板上列出的细胞毒性药物主要有三个来源。氨基蝶呤或氨甲蝶呤可以说是科学家灵光乍现的产物（法伯之所以能在研究中发现氨基蝶呤的治疗作用，是因为他猜测叶酸拮抗剂可能会抑制白血病细胞生长）。而氮芥或放线菌素 D 其实是机缘巧遇的结果，例如人们只是偶然发现芥子气或土壤细菌能够杀伤癌细胞。此外，6- 巯基嘌呤这类药物的问世则得益于药物筛选的努力，当时研究人员在检测了数以千计的化学分子之后才找到了几种具有抗癌活性的药物。

这些药物的显著共性在于它们均属于非特异性细胞生长抑制剂。例如氮芥不仅可以导致 DNA 损伤，还能够杀伤几乎全部正在分裂的细胞（氮芥会优先杀伤那些分裂最为活跃的癌细胞）。如果想要设计出一种具有理想疗效的抗癌药物，那么就必须在癌细胞上找到某个特异性分子靶点，然后合成能够针对上述目标发起攻击的化学药物。但是由于当时的癌症生物学基础研究非常薄弱，因此想要在 20 世纪 60 年代寻觅到这些靶点根本不切实际。不过即便缺少此类靶点作为指引，弗雷与弗赖雷克还是治愈了不少白血病患儿。人们甚至认为只要剂量满足一定的活性要求，那么就连普通的细胞毒素也可以起到抗癌作用。

其实这种异想天开的逻辑不过是一种自我安慰。当时另一位在 NCI 工作的研究员文森特·德维塔写道："20 世纪 60 年代，细胞毒性化疗能否治愈晚期肿瘤患者已经成为新生代肿瘤学家关注的共性问题。"[5] 对弗雷与朱布罗德来说，解决上述"共性问题"的唯一方法就是在实体瘤中尝试更多的药物组合，然后借鉴那些已经成熟的白血病治疗方案开展临床试验。如果这种治疗策略也能够对另一种类型的癌症起效，那么肿瘤学无疑找到了破解共性问题的通用方案，此类方法也将成为治愈各种癌症的万全之策。

但是究竟哪种癌症适合于检验上述方案呢？与卡普兰的想法一样，朱布罗德、德维塔和卡尼洛斯也将注意力聚焦在霍奇金病身上。这种癌症不仅游走于实体瘤与液体瘤之间,而且是从白血病领域进军肺癌或乳腺癌研究的跳板。并且卡普兰在斯坦福已经证实了霍奇金淋巴瘤精确分期的意义,发现大剂量扩大野照射能够治愈局部病变。其实卡普兰已经破解了一半的方程:他曾经使用放疗治愈了局限性霍奇金病。如果系统性高强度联合化疗能够治愈转移性霍奇金病,那么朱布罗德提出的"通用方案"就会变得更具说服力,同时这个方程也将迎刃而解。

※ ※ ※

文森特·德维塔的性格里具有仗义执言与争强好胜的特点,尽管自幼生活在乌烟瘴气的纽约州扬克斯市,但是他还是一路打拼读完了大学与医学院。1963 年,德维塔在来到 NCI 之后便开始接触朱布罗德、弗雷以及弗赖雷克开展的项目,并且很快就痴迷于这些在癌症研究中"标新立异的狂人"[6]。他们不仅是医学研究领域的勇士,还是设计出各种新药(险些让患者丧命)的魔术师,仿佛所有这一切都是在与死亡进行抗争。德维塔相信:"应该有人来告诉那些怀疑论者,对症下药确实能够治愈癌症。"于是在 1964 年初的几个月里,他开始着手去反驳那些怀疑论者的错误观点。

德维塔主持的第一项研究就是检验高强度联合化疗对于晚期霍奇金病的效果,而这种名为 MOMP(氨甲蝶呤、长春新碱或长春碱、氮芥以及泼尼松)方案的四药联合鸡尾酒疗法具有毒性巨大的特点。当时共有 14 位患者入组了本次试验。所有这些患者在接受联合化疗后都出现了预期中的并发症,并且他们也都在医院的隔离病房内接受了治疗,从而防止在血细胞计数骤降期间发生感染。不出所料,MOMP 方案在 NCI 内部遭到了严厉批评,当然这项试验又是一次破釜沉舟的尝试。[7]幸好该项目在弗雷出面平息了这场风波之后得以继续进行。

1964 年,德维塔对于 MOMP 方案进行了调整。氨甲蝶呤被一种药效更强的化合物甲基苄肼取代，并且治疗时间也从原来的两个半月延长至 6 个月。不过德维塔还是在 NCI 结交了一批志同道合的青年学者，然后他开始为这项名为 MOPP 的新型鸡尾酒疗法试验招募晚期霍奇金病患者。与淋巴细胞白血病类似，尽管霍奇金淋巴瘤也是一种罕见病，但是研究人员在寻找患者时却并不费力。晚期霍奇金病患者在出现幽灵般的 B 症状后往往提示预后不良。由于许多年轻患者（该病好发于二三十岁的年轻人）被当成绝症转诊至 NCI，因此他们就成了理想的试验对象。仅仅用了 3 年的时间，德维塔与卡尼洛斯就迅速招募到 43 例患者。其中有 9 例患者按照卡普兰的方法接受了扩大野照射，但是肿瘤不为所动，并且依然出现了广泛转移，而另一些患者（之前进行的化疗对于他们完全无效）则接受了 MOPP 方案化疗。[8]

现在这些霍奇金病患者与那些曾经入组试验的白血病患儿毫无二致，他们也将每隔两周准时出现在 NCI 临床中心的候诊区，然后一边排队领取政府提供的饼干，一边等待接受试验药物无情的摧残。年龄最小的患者只有 12 岁（甚至还算不上青少年），但是淋巴瘤细胞却已经布满她的肺与肝。对于另外一位 13 岁的男孩来说，淋巴瘤侵犯胸膜腔产生的恶性胸水导致其出现了呼吸困难（胸水挤占了肺组织与胸壁之间的空隙）。而那位年龄最大的 69 岁女性患者则被诊断为肠梗阻（霍奇金病导致肠道入口阻塞）。

※※※

如果说 VAMP 试验导致的灾难是命丧感染（眼见那些戴着呼吸机的患儿蜷缩在病床上苦苦挣扎，然而人们却无法从细菌滋生的血液中找到任何白细胞），那么 MOPP 试验带来的风险就是死于呕吐（伴随化疗出现的恶心呕吐令患者痛不欲生）。这种症状经常会突然发作，随后又骤然减轻，但是其强度也足以让患者陷入精神恍惚。除此之外，还有许多住在附近城市的患者需要每隔两周搭乘飞机前来接受治疗。可是一旦他们踏上回程的航班，多数患者就会在飞机的颠簸下出现严重的恶心呕吐的症状，这种经历简直是比疾病本身更为可怕的噩梦。

其实这些恶心呕吐的症状仅仅是个开始。随着德维塔将联合化疗用于临床试验，许多患者都出现了千奇百怪的并发症。例如，化疗可以使男性与某些女性患者永久不孕不育。此外，细胞毒性药物在抑制免疫系统后可以导致某些特殊感染迅速蔓延：首例由卡氏肺孢子虫（*Pneumocystis carinii*，PCP）导致的成人罕见肺炎便出现在一位接受 MOPP（1981年，人们发现具有免疫缺陷的男同性恋者会自发出现 PCP 肺炎，而这也预示着艾滋病开始在美国流行）试验的患者体内。或许最令人不安的化疗副作用将在大约 10 年之后才会显现。研究显示，有几位之前被 MOPP 方案治愈的年轻霍奇金患者在复发后出现了第二种癌症（通常是某种难治性耐药白血病）。然而就像放疗一样，细胞毒性化疗也会变成一把双刃剑：它一方面可以治疗癌症，另一方面却又导致癌症。

尽管 MOPP 方案存在严重的不良反应，但是其作用在治疗早期已经初露端倪。许多年轻患者体内明显肿大的淋巴结在几周之内就消失得无影无踪。其中一个 12 岁的伊利诺伊男孩曾经被霍奇金病折磨得奄奄一息（体重不足 23 千克），然而他的体重与身高在治疗 3 个月后便增加了50% 和 6.1 厘米。[9] 除此之外，霍奇金病对于患者淋巴结外器官的影响也在减轻（胸腔积液逐渐吸收，肠道淋巴结完全消失）。又过了几个月，联合化疗的效果愈发清晰。半年之后，接受治疗的 43 位患者中共有 35 位实现了完全缓解。虽然 MOPP 试验并未设立对照组，可是没有人会质疑上述方案的疗效。对于晚期霍奇金病来说，其应答率与缓解率均实现了史无前例的突破。如果 MOPP 试验的成功能够长期延续下去，那么将会有一半以上的初始入组患者被治愈。

面对 MOPP 试验的结果，即便是早期曾经质疑化疗的卡普兰也表现出震惊。他写道："某些晚期患者居然在没有出现复发的情况下活了下来。多药联合化疗奇迹般地改变了 III 期或 IV 期霍奇金病患者的预后。"[10]

※ ※ ※

1968 年 5 月，就在 MOPP 试验进行得如火如荼之际，淋巴细胞白血病领域却传来了令人意外的消息。

弗雷与弗赖雷克的 VAMP 方案在治疗期间遇到了意想不到的挫折。虽然联合化疗治愈了大部分患儿血液与骨髓中的白血病，但是癌细胞在大脑里出现了爆炸性的复发。1962 年，就在 VAMP 试验启动之后的几个月里，许多蹒跚复诊的患儿出现了看似无足轻重的神经系统症状，而他们的病情往往会在 1~2 周内急转直下，然后突然死亡。原来被奉为 NCI 成功榜样且广受赞誉的 VAMP 试验到头来却沦为一场噩梦。研究显示，在接受早期方案治疗的 15 位患者中仅有 2 位得以幸存。曾经昂首阔步引领 NCI 原创研究的 VAMP 试验如今就这样黯然跌下了神坛。或许法伯的担忧不无道理，或许淋巴细胞白血病最多只能获得暂时缓解，它们其实就是无法治愈的绝症，或许归根结底姑息治疗才是最佳的选择。

但是许多肿瘤学家已经尝到了大剂量化疗成功的滋味，因此他们丝毫不会克制自己的乐观情绪：如果 VAMP 化疗的强度还不足以杀伤癌细胞呢？如果增加化疗强度使之接近患者耐受极限呢？

作为法伯曾经的弟子之一，36 岁的肿瘤学家唐纳德·平克尔就是这场激辩的领军人物，他当时正好从波士顿来到田纳西州孟菲斯筹建一个白血病项目[1]。说实话，孟菲斯在许多方面都与波士顿截然不同。这座城市到处充斥着尖锐的种族矛盾与疯狂的摇滚乐，其南面坐落有猫王故居——豪宅雅园（Graceland），北面则是被完全隔离开的黑人居住区。孟菲斯是一个躁动不安、变幻莫测、五彩斑斓且温暖宜人的地方，但是医疗资源却非常匮乏。平克尔在孟菲斯供职的新医院叫作圣裘德（以绝望者的守护神 St. Jude 来命名这所医院恰如其分），这座海星状的混凝土建筑呈红褐色，从建在荒地上的停车场中拔地而起。1961 年，当平克尔

---

[1] 虽然平克尔于 1961 年去孟菲斯之前曾经在波士顿师从法伯，但是他实际上还在纽约州布法罗的罗斯韦尔·帕克癌症研究所工作过数年。——作者注

来到这里的时候，医院甚至还没完全投入使用，处于"不为人知、资金紧张、工程停滞、人员匮乏"¹¹的状态。

即便圣裘德医院的软硬件条件非常简陋，平克尔依然设法让化疗病房如期投入使用，他还对管理有毒药品的护士与住院医师进行了专业培训。虽然这里与纽约和波士顿的白血病研究中心相距甚远，但是平克尔小组下定决心要在白血病临床试验中后来居上，同时准备将制约学科发展的大剂量化疗理念推向极致。于是平克尔一边苦心钻研临床试验，一边摸索患者的耐受极限。随后平克尔及其合作伙伴对早期治疗方案提出了四项重要创新[1]。

第一，平克尔认为，虽然联合化疗对于诱导缓解非常必要，但是这些药物组合本身有待加强。或许人们需要通过更为复杂的药物组合（将6种、7种甚至8种化学毒物进行组合）来获取最大疗效。

第二，尽管这些化学毒物的药效强大，但是它们无法通过血脑屏障，因此白血病容易在神经系统内复发。或许人们应该将化疗药物直接注入脑脊液（鞘内注射化疗药物），令其在神经系统中发挥作用。

第三，或许鞘内注射化疗药物也不足以防止白血病在神经系统内复发。既然 X 射线能够不受血脑屏障影响穿透脑组织，那么或许人们需要对头颅进行大剂量照射来杀伤脑组织中残余的癌细胞。

最后，或许化疗不应该按照弗雷与弗赖雷克的想法仅仅持续数周或者数月，而是应该遵循李敏求治疗绒毛膜癌患者的理念，月复一月，延续 2 年或 3 年。

平克尔的一位同事将根据上述指导原则改良的治疗方案称为"全面出击"¹²。首先采用标准抗白血病药物对患者进行快速持续给药。然后每隔一段时间通过腰椎穿刺将氨甲蝶呤注入椎管。接着使用大剂量 X 射线照射脑组织。其后通过加大药物剂量与调整化疗间隔达到"最大耐受剂量"¹³。而患者则通常会连续数周接受抗生素与输血治疗。在长达两年

[1] 罗斯韦尔小组由纽约纪念医院的詹姆斯·霍兰德与约瑟夫·伯奇纳尔领导，他们继续与平克尔合作，共同完善了白血病的治疗方案。——作者注

半的治疗中，患者需要进行多次放疗、各种验血、大量腰椎穿刺以及静脉给药。由于这种白血病治疗策略在强调精准方面近乎苛刻，因此人们担心此类临床试验的药物剂量与监测手段能否保障患者安全（甚至某家期刊拒绝发表此类文章）。[14] 即便是在圣裘德医院，许多资深研究人员也都不愿意冒险尝试这种剧毒方案，于是平克尔只好亲自监督那些相对年轻的医生来完成这项工作。[15] 除此之外，平克尔还为上述方法起名为"整体治疗"。

不过我们这些接受专科培训的住院医师将其称为"人间地狱"。

※※※

其实卡拉·里德在 2004 年夏季就进入了这样一种地狱。从此以后，接二连三的化疗与放疗便令她身陷痛苦的深渊。卡拉有时候会在晚上回到家中（孩子们已经上床睡下，丈夫在等她共进晚餐），然后次日清晨再返回医院。尽管卡拉也出现了失眠、脱发与食欲不振的症状，但更为严峻的挑战是她莫名丧失了信心、动力与意志。她就像行尸走肉一样在医院里四处徘徊，经常拖着小碎步从输液室的蓝色塑料座椅走到中间过道的饮水机旁，然后又均匀地踱着方步走回到座椅。卡拉回忆道："放疗是压垮我的最后一根稻草。我戴着氧气面罩一动不动地躺在治疗台上，内心经常怀疑自己是否还能醒过来。"卡拉的母亲在女儿开始治疗的第一个月里会定期前来看望，然而就连她在回到佛罗里达的家中之后也是满眼通红，筋疲力尽。

现在卡拉愈发深陷在自己的世界里，其内心的惆怅也凝结为某种无法逾越的屏障，而她则本能地躲了进去，然后将一切都隔绝在外。就连曾经的朋友都纷纷离去。我注意到卡拉在前几次复诊期间总会有一位年轻开朗的女伴陪同，可是我在某天上午发现那位朋友突然不见了。

我问道："今天没有人陪你吗？"

卡拉在转过头的同时耸耸肩。"我们吵了一架。"我听出她的语气有些生硬与无奈,"她渴望被需要,但是我满足不了这种需要。现在不行。"

我在听闻此番话后感到非常尴尬,同时心里也开始同情那位朋友。作为卡拉的医生,我也同样渴望被需要,或者说被认可,即便只是在她的战争中作为一名外围参与者。但是由于卡拉在康复过程中几乎耗尽了情感能量,因此她当然无暇顾及其他人的需要了。对于卡拉来说,这场与白血病的斗争已经成为其内心深处的绝对隐私,而我们这些人不过是她周围幽灵般的旁观者:仿佛我们就是游走在她灵魂之外的僵尸。就连卡拉的复诊都是以尴尬的沉默作为开始与结束的。某天清晨我穿过医院去给另一位患者做骨髓活检。尽管冬日的阳光洒满了整个房间,但是我仍然可以感到一丝寒意,似乎这种近乎同情的沉重心绪始终无法释怀。

卡拉在过去 7 个月的治疗过程中接受了各种化验检查。她到医院进行了 66 次复查、58 次验血、7 次骨髓穿刺以及数次骨髓活检。一位作家(曾经做过护士)将"整体治疗"的典型过程按照患者涉及的检验项目进行了归类:"从他确诊之日开始算起,埃里克的病情已经持续了 628 天。其中 1/4 的时间不是在住院治疗就是在门诊复查。他接受了 800 余次验血、大量腰椎穿刺与骨髓活检、30 次 X 射线检查、120 次生化检查以及200 余次输血。参与诊治埃里克的医生(分别来自血液科、呼吸科、神经科、外科以及其他专科)多达 20 余位,还不包括心理医生以及众多护理人员。"[16]

※※※

时至今日,依然无人知晓平克尔及其团队如何在孟菲斯说服这些4~6 岁的患儿完成了治疗,但是他的确做到了。1968 年 7 月,平克尔小组发表了有关整体迭代治疗的最新初步数据。[17](1968 年至 1979 年,平克尔小组不仅连续进行了 8 次临床试验,并且他们还每次都对治疗方案进行了修正。)这项与众不同的小型非随机化临床试验(某种早期类型)的受试者均来自单中心患者队列。尽管上述试验的设计尚待完善,但是其结果令人为之一振。平克尔小组总共治疗了31位患者，其中有27位获得了完全缓解。中位复发时间（指的是诊断与复发之间的时间，用于评价疗效）延长至将近5年，已经超过大多数法伯早期患者最长缓解期的20倍。

但最重要的是，共有13位（大约占原始队列的三分之一）患者再也没有出现复发。这些孩子在化疗停止后依然健在，并且开始陆续回到门诊复查。现在患者的最长缓解期已经达到6年，而这个数字几乎是那个孩子年龄的一半。[18]

1979年，平克尔小组对这些接受了数年整体治疗的全部患者进行了回访。[19]研究显示，共有278位患者在连续进行的8次临床试验中完成了化疗，其中大约有20%的患者出现了复发。现在任何人都可以看出来，剩下80%的患者已经被化疗"治愈"。平克尔在一篇综述中写道："儿童急性淋巴细胞白血病不应被视为绝症，我们的治疗目标也不能再局限于缓解症状。"[20]

虽然平克尔的观点旨在面向未来，但是从某种更为隐蔽的寓意上来说，他的言论也是在抨击过去，尤其是那些曾经极度怀疑白血病治疗的意义，并且与法伯争论让那些孩子"平静离去"的医学界同行。

第二十二章

本末倒置

虽然我并不反对乐观主义精神，但是我担心自欺欺人的假象。[1]

——马文·戴维斯（Marvin Davis）谈及癌症"治疗"，

载于《新英格兰医学杂志》

趁热打铁的时候到了。[2]

——西德尼·法伯致信玛丽·拉斯克

1965 年 9 月

如果说一次是巧合，那么两次就是奇迹了。到了 1968 年秋季，当 NCI（贝塞斯达）与圣裘德（孟菲斯）宣布临床试验取得了重要成功之后，癌症研究领域就迎来了一次天翻地覆的巨变。德维塔回忆道："（在 20 世纪 50 年代末）成为化疗医生不仅需要具备极大的勇气……而且应该拥有药物最终能够战胜癌症的信心。当然我们也需要得到证据的支持。"[3]

然而仅仅过了 10 年，癌症化疗领域就已经取得了突飞猛进的成果。尽管采用大剂量化疗治愈淋巴细胞白血病曾经被嘲笑为生物学研究的旁门左道，但是这种方法在治疗霍奇金病上取得的成功却令其跻身普遍真理。德维塔写道："一场革命已经开始。"[4] 此外，NCI 所长肯尼斯·恩迪克特对此也表示赞同："接下来很可能会实现彻底治愈的目标。"[5]

听闻上述消息之后，法伯就在波士顿以他最擅长的方式（举行大规模社交聚会）进行了庆祝。其实为派对挑选一个良辰吉日并非难事。1968 年 9 月，恰逢吉米基金会运行进入第 21 年[1]。于是法伯便将本次活动的日期象征性地作为"癌症患儿"吉米的 21 岁成人礼。这次盛典的场地就选在装饰一新的斯塔特勒酒店的帝国宴会厅，华洛迪俱乐部曾经于 20 世纪 50 年代将基金会的棒球形捐款箱摆放在其门外。受邀参加的嘉宾包括许多与法伯志同道合的医学家、科学家、慈善家以及政治家。虽然玛丽·拉斯克未能参加本次活动，但是她委托美国癌症协会的埃尔默·博斯特（Elmer Bobst）作为代表。此外，朱布罗德与肯尼斯·恩迪克特也分别从 NCI 和贝塞斯达赶了过来。

令人感到意外的是，吉米（埃纳·古斯塔夫森）本人居然没有出现在嘉宾名单里。其实法伯知道吉米的下落（法伯含糊其词地告诉媒体，吉米现在身体情况良好），但是他却刻意选择回避这些内容。法伯认为，吉米只是某种抽象的符号。真正的吉米已经回到缅因州某处偏僻的农场，与妻子和三个孩子过上了一起隐居的生活，而他能够恢复健康是抗癌胜利的象征。尽管吉米彼时已经 32 岁，但是在将近 20 年的时间里，没有人见过他或为其拍过照片。

当侍者在晚宴结束前撤下咖啡杯之时，法伯迎着炫目的灯光大步流星地走上了舞台。他说，如今吉米诊所正处于"科学与医学史上最幸运的年代"，来自全国各地的机构与个人（华洛迪俱乐部、电影行业、波士顿勇士队、红袜队……体育界、新闻界、电视界与广播界人士）都紧密地团结在抗癌运动的一线。法伯特意强调，今天晚上在宴会厅举行活动不是为庆祝某个人的生日，而是代表了一种以攻克疾病为目标的共同体

---

[1] 吉米基金会于 1948 年 5 月正式成立。到了 1968 年 9 月，基金会运行已经进入第 21 个年头。其"生日"实际上是法伯自行指定的日期。——作者注

浴火重生。

现在这个共同体已经临近突破的边缘。就像德维塔描述的那样："人们已经发现对癌症这种系统性疾病进行有效化疗可以弥补治疗领域的空白。"只要我们能够找到正确的化疗药物组合方式，那么大剂量联合化疗就可以治愈全部癌症。一位作家写道："如今内科医生笔下的处方相当于威力巨大的化学武器库……他们像20世纪初那些英勇无畏、以手术征服癌症的外科医生一样。"[6]

这种系统性治愈癌症的解决方案令肿瘤学家们为之陶醉。当然它也让各种关注癌症研究领域发展的政治力量兴奋起来。由于"战争"这个词具有强势、迫切与扩张的意思，因此这也恰如其分地反映了抗癌运动的本质。战争胜负取决于武器以及人员（对手、士兵、伤员、哨兵、幸存者、旁观者、合作者与战略家）等因素，而我们要在抗癌运动中找到某个对应的比喻并非难事。

战争需要我们对敌人有清醒的判断。由于癌症这种变幻莫测（多样性巨大）的疾病总是寓无形于有形之中，因此我们应该重新将其视为单一整体进行考虑，甚至可以认为所有癌症均是一种疾病。来自休斯敦的肿瘤学家以赛亚·菲德勒（Isaiah Fidler）曾经言简意赅地指出，人们通常认为癌症具有"相同的致病因素、发病机制与治疗方法"[7]。

※※※

如果说临床肿瘤学家将多药细胞毒性化疗作为治疗癌症的统一解决方案（相同的治疗方法），那么癌症科学家就是根据他们的理论研究从病毒身上找到了统一致病因素。佩顿·劳斯（Peyton Rous）是一位满头白发且佝腰驼背的病毒学家，作为病毒致癌理论的鼻祖，他一直默默无闻地在纽约洛克菲勒研究所的实验室里工作。[8]直到20世纪60年代，劳斯才被人们从遗忘的角落中发现。

1909年（请注意这个时间点：霍尔斯特德刚刚完成了有关乳房切除

术疗效的研究，尼利则尚未推广他的抗癌运动"奖励"计划），30 岁的科学家佩顿·劳斯在洛克菲勒研究所的新实验室正好投入使用。此时有人给他带来了一只背上长有肿瘤的母鸡，这种黑白相间的品种学名叫作洛克鸡（Plymouth Rock）。尽管这种长在洛克鸡身上的罕见肿瘤并未引起其他人的重视，但是坚韧不拔的劳斯还是争取到了一笔 200 美元的经费。很快，他就将这种源自结缔组织的肿瘤归入肉瘤范畴，并且发现此类弥漫分布的梭形细胞通常会侵犯肌腱与肌肉。

其实劳斯在研究早期认为鸡肉瘤与人类癌症之间并没有什么联系。20 世纪 20 年代，医学界已知的唯一致癌因素就是环境致癌物，例如金属镭（玛丽·居里因此罹患白血病）或有机化学品（石蜡与染料副产品可以导致实体瘤）。18 世纪末期，英国外科医生帕西瓦尔·波特（Percivall Pott）认为，烟囱清扫工中常见的阴囊癌是长期暴露于油烟与烟尘的结果。

人们根据这些观察结果总结出了癌症的体细胞突变学说。该理论认为环境致癌物（例如油烟或金属镭）可以通过某种方式永久性改变细胞结构从而导致癌变发生。但是出现这种变化的确切机制尚不清楚。显而易见，油烟、石蜡与金属镭具有某种从根本上促使细胞发生恶变的能力。可是为什么如此众多的致病因素都会产生同一种病理结果呢？或许我们还缺少某种更系统的解释（某种更深刻、更基础的癌症发生学说）。

1910 年，劳斯无意间令体细胞突变学说遭到了严重质疑。劳斯在研究梭形细胞肉瘤的时候发现，将一只鸡身上的肿瘤细胞注入另一只鸡体内就可以诱发肿瘤。[9] 他写道："我已经把普通家禽中的梭形细胞肉瘤繁殖到了第四代。目前其快速生长与浸润转移的生物学行为没有任何改变。"[10]

尽管上述结果令人震惊，但是我们依然能够理解。由于癌症是一种源自细胞的疾病，因此它可能随着细胞在生物体之间转移而传播。不过随后劳斯又发现了一个更为离奇的事实。为了研究肿瘤在鸡之间的转移情况，他开始将研磨过的肿瘤组织反复过滤（这些过滤器由许多孔径非常微小的细胞滤网组成），制成无细胞滤液。劳斯原本以为肿瘤传播会就此停止，然而肿瘤像幽灵一般继续蔓延，甚至于有时细胞数越少，传播性越强。

劳斯断定，这种携带癌症的载体不是细胞或环境致癌物，而是某些潜伏于细胞内部的微小颗粒。由于这些颗粒的体积非常微小，因此它们能够轻易穿过多层滤网，继续在动物体内产生肿瘤。综上所述，目前已知唯一具有这些属性的生物微粒就是病毒。后来人们将这种病毒称为劳斯肉瘤病毒（Rous sarcoma virus），简称为 RSV。

※※※

首个致癌病毒 RSV 的发现不仅严重动摇了"体细胞突变学说"的地位，还在学术界掀起了寻找更多致癌病毒的狂潮。人们似乎已经找到了致癌元凶。1935 年，劳斯的同事理查德·斯科普（Richard Schope）报道了一种能够在棉尾兔中引发疣状肿瘤的乳头瘤病毒。[11] 20 世纪 40 年代中期（10 年之后），虽然传来了在猫鼠体内找到致白血病病毒的消息，但是医学界并未在人体内找到确切的致癌病毒迹象。

1958 年，人们在经过将近 30 年的艰苦努力之后终于实现了重要突破。爱尔兰外科医生丹尼斯·伯基特（Denis Burkitt）注意到，撒哈拉以南非洲疟疾流行地区的儿童容易罹患一种侵袭性较强的淋巴瘤（现在被称为伯基特淋巴瘤）。[12] 同时该肿瘤的分布模式也提示上述疾病与感染因素密不可分。两位英国病毒学家分析了来自非洲患者体内的淋巴瘤细胞，然后他们在其中发现了一种致病性微生物（不是疟原虫，而是某种人类癌症病毒）。这种新型病毒被命名为 EB 病毒或者 EBV。（由于 EB 病毒可以导致传染性单核细胞增多症，因此我们可能对 EBV 这个称谓更熟悉。）

现在人类致癌病毒研究实现了零的突破。尽管目前从数量上看还微不足道，但是病毒致癌理论已经深入人心（部分原因在于病毒研究代表了医学发展的新方向）。几个世纪以来，致命的病毒性疾病终于有了预防的可能，例如 1952 年夏季问世的脊髓灰质炎疫苗就具有里程碑意义，而感染性疾病与癌症殊途同归的病理结果则令人们浮想联翩。

1962 年，一期《生活》杂志的封面标题宣称"癌症可能具有传染性"[13]，随后劳斯便收到了数以百计的公众来信，人们纷纷询问暴露在致癌细菌或病毒中的危害。然而这种臆测很快就演变为歇斯底里与极度恐惧。有些人想知道，如果癌症具有传染性，那为什么不把患者隔离起来防止播散呢？为什么不把癌症患者送进隔离病房或者专科机构（就像集中治疗结核病与天花患者那样）呢？一位女士在接触了出现咳嗽症状的肺癌患者后写道："我要怎样才能杀死癌症细菌呢？可以采用熏蒸消毒房间的办法吗？难道我应该退租后搬出去吗？"[14]

如果说"癌症细菌"确实已经造成人体感染，那么受累最严重的部位就是公众与学者的想象空间。就连法伯也成为支持病毒致癌学说的狂热信徒。20 世纪 60 年代早期，NCI 在他的坚持下启动了一项"特殊病毒癌症计划"[15]，人们准备借鉴化疗研究的成功模式来系统性地寻找人类癌症病毒。这项计划迅速引起了公众关注并且获得了巨大支持。数以百计的猴子在 NCI 资助的实验室里接种了人类肿瘤，医学界希望它们能够成为疫苗研发的病毒孵化器。令人遗憾的是，这些猴子未能产生任何一种癌症病毒。不过人们的乐观情绪并没有受到影响。在接下来的 10 年里，癌症病毒计划的支出比例超过了 NCI 预算的 10%（将近 5 亿美元）。[16] 相比之下，对于 NCI 内部具有同等重要性的另一个项目来说，旨在评价饮食在癌症中作用的"癌症营养计划"只获得了预算配额的 1/20。

现在佩顿·劳斯重新回到了主流科学界并被奉为科学圣徒。1966 年，他在被遗忘整整 55 年后终于获得了诺贝尔生理学或医学奖。12 月 10 日晚上，他在斯德哥尔摩举行的颁奖仪式上就像一位复活的救世主。劳斯在他的致辞中坦承，病毒致癌学说尚需进一步完善与细化。他讲道："目前与肿瘤直接相关的病毒数量还非常有限。"[17] 由于固执己见的劳斯根本不愿妥协，因此他严厉抨击了那些癌症源自细胞内部的观点（例如基因突变）。"目前有一种比较时髦的解释，那就是癌基因可以导致体内的细胞发生改变，术语则称之为体细胞突变。但是在无数事实汇聚在一起之后，我们就可以断然排除这种假设。"[18]

劳斯对此到处抱怨："这种体细胞突变假说有什么（成果）？……体细胞突变假说产生的最严重后果就是令研究人员想入非非。它对于那些信徒来说不过是一针镇静剂。"

现在劳斯给出了自己的镇静剂，也就是经过整合的病毒致癌假说。但是许多听众根本无暇考虑其中的危险与问题，他们只是渴望吞下这位科学圣徒提供的灵丹妙药。现在癌症的体细胞突变学说已经走到了尽头。研究环境致癌作用的科学家们需要为镭或油烟致癌找到其他解释（或许病毒学家认为，这些环境因素激活了内源性病毒）。

※※※

如今这两种幼稚的理论居然堂而皇之地融合为一体。其中一方解释了病因：病毒致癌（尽管绝大多数病毒尚未被发现）。另一方则提供了治疗：特定的细胞毒性药物组合可以治疗癌症（尽管用于治疗绝大多数癌症的特定组合还没有问世）。

病毒致癌作用显然还需要某种更为合理的解释：病毒（游走于细胞之间的基本微生物）是如何导致细胞生理紊乱之后发生恶变的呢？此外，细胞毒性化疗的成功也引出了同样的基本问题：为什么这些作用强大的化疗药只能治愈某些类型的癌症，可是对其他类型的疾病完全束手无策呢？

显然所有这些问题背后还隐藏着某种更为复杂的逻辑，只有深入研究才能理清病因与治疗之间的关系。因此部分学者呼吁耐心、勤奋与时间才是成功的基础。1963 年，NCI 所长肯尼斯·恩迪克特承认："NCI 主持的项目被人们嘲笑为本末倒置（在病因明确之前就开始寻觅治疗方法）。目前我们还没有找到任何一种治愈癌症的方法。尽管我们拥有的化疗药物种类要比项目开展前更为齐全，但是其中却没有哪个表现出过人之处。它们对于延长患者生命多少有点作用（让他们感觉舒服一点），但是仅此而已。"[19]

然而拉斯克派却没有时间纠缠于这些学术之争，抗癌运动必须抓住机遇。法伯在给拉斯克的信中写道："趁热打铁的时候到了。"[20] 现在展开全面进攻的时机已经成熟。目前需要做的就是向国会施压获取资金支持。1969 年，玛丽·拉斯克在一封致国会的公开信中宣称："从来没有任何组织为这项规模宏大且目标明确的行动（抗癌运动）提供过充足的资金支持。"[21]

拉斯克的想法得到了密苏里大学药理学教授所罗门·戈博（Solomon Garb）的呼应。虽然戈博此前在学术界名不见经传，但是 1968 年出版了《治愈癌症：国家目标》（*Cure for Cancer: A National Goal*）一书之后便声名鹊起。[22] 戈博在开头写道："这本书旨在进一步审视目前癌症研究的进展，以及巩固在癌症治疗或控制上取得的成果……影响抗癌运动的主要障碍就是资金长期严重匮乏（但是这种情况并未形成广泛共识）。然而仅仅指出或重复上述问题并无实际意义，我们还需要解释如何使用追加资金、具体投入哪些项目、为何资助这些项目，以及从事此类工作的科研人员的来源问题。"[23]

戈博的这部作品被形容为"进步的跳板"，而拉斯克派当然不会错过这个良机。就像法伯一样，只有专家的意见才具有终极权威性。由于戈博倡导的观点与拉斯克派提出的战略不谋而合，因此他很快就化身为这群社会精英眼中的救世主，其作品也成为他们的《圣经》。

宗教运动与教派团体通常由四种要素构成："先知""预言""圣经""启示"。到了 1969 年夏季，"抗癌十字军"已经获得了四种基本要素中的三个。其中"先知"是玛丽·拉斯克，她曾经带领团队摆脱了 20 世纪 50 年代的黑暗旷野，并且在仅仅 20 年之后就让这项运动在全国备受瞩目；"预言"是治愈儿童白血病，它以法伯在波士顿的试验为开始，以平克尔在孟菲斯的成功为终结；而"圣经"则是戈博的作品《治愈癌症：国家目标》。现在唯一缺失的要素就是"启示"（某种能够预测未来并吸引公众想象力的标志）。就像所有伟大启示的精神一样，它也会在意料之外突然神秘降临。毫不夸张地说，它的确是从天而降。

※※※

1969 年 7 月 20 日，美国东部时间下午 4 点 17 分，一艘 15 吨重的宇宙飞船悄然穿过月球上方冰冷稀薄的大气，降落在月球表面一处崎岖不平的玄武岩环形山上。[24] 飞船四周是一片广袤荒芜的景象（"华丽的苍凉"[25]）。两名宇航员中的一位回忆道："眼前的画面突然令我感到震撼，那颗美丽的蓝色豌豆就是地球。我在竖起拇指的同时闭上一只眼睛，然后我的拇指就完全遮住了这颗行星（地球）。"[26]

目睹这颗蓝色星球在地平线上闪烁着微光是一个激动人心的时刻。《时代周刊》于 1969 年 7 月报道："对于一种仅在地球上存在了几百万年（在进化年表上不过是转瞬之间），就从原始森林走出并且登陆月球的生物而言，这绝对是一项无与伦比的科学与智力成就。不管怎样，这都是对人定胜天这一乐观假设的再次肯定。"[27]

现在"抗癌十字军"终于迎来了千载难逢的发展良机。登月是另一种"计划性"科学（精心策划、有的放矢、目标导向、重点突出）的产物，同时该项目的完成时间还打破了纪录。马克斯·费格特（Max Faget）是阿波罗计划中一位以沉默寡言著称的工程师，当费格特后来被问及如何评价登月面临的主要科学挑战时，他只是勉为其难地挤出一个词："推力。"[28] 这番言论给人留下的印象是，人类在月球漫步从技术上来说易如反掌，其难度也不比建造一架超级喷气式飞机（体积增大几十倍，可以径直飞向月球）更为复杂。

就在登月成功的那天晚上，各地（华盛顿、波士顿与纽约）的拉斯克派成员都在目不转睛地盯着闪烁的电视屏幕，他们已经做好了从中汲取经验的准备。与费格特一样，拉斯克派也相信"抗癌十字军"运动中缺失的成分就是某种推力，而这种源自内生的垂直推力能够令他们在治愈癌症的努力（规模与范围）上事半功倍。

事实上，他们认为已经找到了这种缺失的推力。医学界在抗击儿童白血病（以及最近的霍奇金病治疗）领域取得的成功均验证了上述原理，并且开启了人们对某个巨大未知空间的初次探索。其实癌症世界就像月球景观一样广袤荒芜，这里也属于亟待开发的处女地。玛丽·拉斯克在信里将计划中的抗癌战争称为征服"内太空"（与"外太空"相对），而这也旋即把两项非比寻常的事业紧密联系到一起。[29]

登月计划横空出世成为"抗癌十字军"历史发展中的一个转折点。拉斯克派过去曾经把主要精力放在对华盛顿的政治游说上，即便是那些直接呈现给公众的广告或海报也是以宣教为主。相比社会参与来说，他们更喜欢身居幕后得到政府的支持。

可是到了 1969 年，政坛风云突变。玛丽·拉斯克最强有力的支持者之一，亚拉巴马州参议员李斯特·希尔在参议院工作了几十年后告老还乡。[30] 除此之外，法伯在波士顿的盟友，参议员爱德华·肯尼迪因深度卷入查帕奎迪克丑闻[1]（Chappaquiddick scandal）而失去了在立法机构中的影响力。[31] 现在拉斯克派成了无依无靠的孤儿。拉斯克回忆道："我们处在最糟糕的时刻，仿佛回到了（20 世纪）50 年代早期……在参议院里没有朋友的阶段。我们在不断地努力，但就是没有任何回应。"[32]

由于昔日的盟友在华盛顿集体噤声，因此拉斯克派失去了白宫与参议院的支持。现在他们被迫改变了"抗癌十字军"的战略，从后台政治操控转为前台公众动员。现在回想起来，拉斯克派的战略转型恰逢其时。阿波罗 11 号的成功可能只是戏剧性地影响了拉斯克派对于自身计划的态度，但或许更为重要的是，它同样给公众的科学意识带来了天翻地覆的巨变。毋庸置疑，癌症迟早会像月球一样被人类征服。于是拉斯克派便为抗癌运动冠以"登月计划"的名号。

---

[1] 1969 年 7 月，载有肯尼迪与一位助选员的车辆突然从玛莎葡萄园大桥坠入海中，导致一人溺水身亡；肯尼迪承认离开了犯罪现场并且被判处缓刑。——作者注

第二十三章

"登月计划"

战后政府与科学之间的关系堪称某种典范。尽管未经太多深思熟虑，但是其严肃性有目共睹，我们仅仅用了 10 年就将科学在国家政策层面的影响力提升到了一个前所未有的高度；现在万事俱备，我们却迷失了方向。[1]

——威廉·凯里（William Carey），1963 年

最近圣诞老人"尼克松"又给了我们什么？[2]

——《纽约时报》，1971 年

1969 年 12 月 9 日，在这个寒冷的周日清晨，《华盛顿邮报》刊登了一幅整版广告[3][1]：

尼克松先生：您能够治愈癌症。

如果从天堂传来祈祷之声，那么我们最常听到的就是：

---

[1] 该广告也刊登在 12 月 17 日的《纽约时报》上。——作者注

"亲爱的上帝，请让癌症远离。"

然而，仅在去年就有超过 31.8 万美国人死于癌症。

今年，总统先生，您拥有终结这种诅咒的权力。

当您正在为预算苦思冥想时，我们恳请您不要忘记那 31.8 万美国人及其家庭所承受的痛苦。

……我们期待更加美好的明天，希望通过更为合理的年度资金分配来拯救成千上万的生命。

……美国癌症协会前任主席西德尼·法伯博士相信："治愈癌症近在咫尺。我们缺少的只是那种将人类送上月球的意志、经费与全面规划。"

……总统先生，如果您没有采取行动，那么就会发生以下情况：

除非找到新型治疗方法，否则目前美国人口的 1/6，也就是 3 400 万人将死于癌症。

与此同时，美国人口的 1/4，也就是 5 100 万人将会罹患癌症。

其实我们根本无法承受这种现实。

此外，上述文字的配图也颇具震撼力。人们可以看到一堆松散的癌细胞在报纸页面底部聚集形成了肿瘤，同时某些细胞在从肿瘤脱落之后又播散到字里行间。癌症（cancer）这个单词里的字母"e"与"r"已经被蚀穿，这就像是乳腺癌发生转移后在骨骼上形成的微孔。

这张触目惊心的图片令人难以忘怀。几近疯狂的癌细胞遍布页面的各个角落。它们悄然无声地分裂，然后在人们的浮想联翩里转移。当然，这种露骨、残忍与浮夸才是癌症本来的面目。

《纽约时报》上刊登的广告标志着癌症发展史上一个重要的里程碑。在其影响下，癌症终于从朦胧的医学领域跨入了公众视野，然后华丽转型为举世瞩目的疾病。人们从此不必在谈论癌症的时候左顾右盼。现在癌症已经堂而皇之地出现在报刊、书籍、剧院以及电影中：1971 年，《纽约时报》共有 450 篇报道涉及癌症；亚历山大·索尔仁尼琴在《癌症楼》

里描写了苏联时期肿瘤医院患者的悲惨境遇；[4]1970 年，电影《爱情故事》的女主人公 24 岁就死于白血病；[5]1973 年，电影《战鼓轻敲》(*Bang the Drum Slowly*) 刻画了一位被诊断为霍奇金病的接球手；[6]《布莱恩之歌》(*Brian's Song*) 则讲述了死于睾丸癌的芝加哥熊队球星布莱恩·皮可洛 (Brian Piccolo) 的故事。[7]与此同时，各种报刊的专栏与读者来信也充斥着有关癌症的话题。一位男士在儿子患癌后曾致信《华尔街日报》，诉说其家庭如何"陷入痛苦的绝望"[8]。而另外一位患者在接受乳房切除术后写道："癌症会改变你的生活，改变你的习惯……改变你的一切。"[9]

如今回想起来，癌症社会地位的改变产生了一种更深层次的共鸣，仿佛它已经激发出公众内心深处的焦虑不安。由于这种疾病正好作用于思想深处的隐忧，因此癌症也逐渐融入人们所处时代的想象力。20 世纪 80 年代，艾滋病大规模流行的部分原因就与那一代人受到的性自由困扰有关；当西方国家正在为全球主义与社会感染忧心忡忡时，传染性非典型肺炎（SARS）又掀起了人们对于全球传播与蔓延的恐慌。每个时代都会用自己的观点来理解疾病。社会就像是身心极度疲惫的患者，其病情轻重与心理危机密切相关；当某种疾病触动人们的心弦时，往往是此类情绪早已开始酝酿。

其实癌症也是如此。就像作家与哲学家勒娜特·莎乐塞（Renata Salecl）所描述的那样，20 世纪 70 年代，"人们对于此类恐怖对象的认知发生了巨变"[10]，而这种改变是一种由外到内的过程。20 世纪 50 年代，美国人正在冷战的煎熬中全力以赴应对来自外界的毁灭性恐惧：例如核武器与核弹头、被下毒的水库、共产主义军队，以及来自外太空的入侵者。因此公众认为社会遭受的威胁均源自外部世界。作为流行文化中反映焦虑程度的温度计，恐怖电影刻画了外星人入侵、脑部寄生虫以及盗墓偷尸的情节，例如《宇宙访客》(*It Came from Outer Space*) 和《X 星来客》(*The Man from Planet X*)。

到了 20 世纪 70 年代早期，焦虑的源头（莎乐塞将其称为"恐怖对象"）已经发生了由外到内的彻底转变。现在腐烂与恐怖（生理与精神衰退）重新在社会主体以及人体内部蔓延开来。尽管美国社会依然处于威胁之下，但是这一次问题是来自意识深处。就连恐怖电影的名字都映射出这种转变，例如《驱魔人》与《毛骨悚然》（*They Came from Within*）。

其实癌症正是这种内在恐怖的缩影。作为隐藏在人体深处的顽敌，肆意横行的癌细胞就像是占据身体内部后爬出的"异形"（alien）。一位专栏作家写道："原子弹"（Big Bomb）已经被"癌症"（the Big C）取代。[11]

"我的童年恰好赶上 20 世纪 50 年代的核军备竞赛。核武器本应该是战争婴儿[1]的梦魇……但是我们心中的恐惧对象经常发生改变。我们仿佛在没有任何原因的情况下就忘掉了核武器恐惧症。现在癌症已经成为这场恐怖袭击的元凶。我熟悉的那些小伙伴似乎都认为肿瘤（并非核武器）才是死亡的原因……对于饱受癌症困扰的寻常百姓来说，他们感到这场灾难并非公共政策有意为之，它看起来更像是某种不经意间疏忽懈怠所导致的结果。"

这些隐喻的作用要比拉斯克派的想象更强大、更普遍且更具影响力。《纽约时报》的广告标志着抗癌运动战略发生了重大调整。拉斯克派则通过代言"数百万美国人"致信总统成功地实现了角色转换。过去他们曾经恳求国家为癌症研究增加拨款，现在他们呼吁国家采取更加协调的机制对癌症发起攻击。与此同时，拉斯克派发现自己在公众的想象中已经被赋予神奇的力量。治愈癌症已经成为美国梦的重要组成部分。一位观察员告诉历史学家詹姆斯·帕特森（James Patterson）："反对投入巨资支持抗癌运动就是反对美国社会的价值观（母亲、苹果派以及国旗）。"[12]即便是美国总统也不敢忽视上述三项要素所产生的巨大影响。

※※※

理查德·米尔豪斯·尼克松总统比较偏爱符合其性格特点（缺乏耐

---

[1] 出生于第二次世界大战期间的婴儿。——译者注

心、争强好胜、目标导向）的项目，因此将科学作为开放式搜索模糊真理的工具令他备感纠结与困惑。尼克松总统不仅经常抱怨科学家对于科学管理"根本一窍不通"，而且很不情愿为开放式科研项目提供经费。[13] 随着联邦政府的资金投入与日俱增，这些科学家会变得非常傲慢与狭隘（往往被"内阁"成员称为"疯子"或"混蛋"）。但是尼克松希望他们能够"好自为之"。

对于尼克松来说，"好自为之"意味着要把科学控制权从这些学术"疯子"手中夺回来，然后移交给那些新型科学官僚（能够严格履行纪律与责任的科学管理者）管理。艾德·戴维（Ed David）接替李·杜布里奇（Lee DuBridge）担任总统科学顾问向科学界释放了"好自为之"的信号。来自加州理工学院的李·杜布里奇是一位学识渊博的老派原子物理学家，而来自贝尔实验室、工程师出身的艾德·戴维则是一位锋芒毕露且雷厉风行的管理者。戴维是第一位与大学没有直接利害关系的总统科学顾问。他的任务就是通过提升科学运作效率实现国家战略目标。科学家与公众需要的不是"永无止境的前沿"（范瓦尔·布什），而是讲求实效且目标明确的学科。

其实拉斯克的工作就是改变人们心中的执念。1969年，玛丽·拉斯克充分展现了其战略天赋，她提议成立一个由"中立"人士组成的专家委员会，而这个名为"征服癌症委员会"的机构旨在为总统提供最有效的系统治疗癌症的建议。[14] 她写道，该委员会应该"包括空间科学家、企业家、管理者、规划者以及癌症研究专家……委托他们不惜一切代价为国会勾勒出征服癌症的愿景"。[15]

当然，拉斯克也要确保这个委员会（最后被称为顾问委员会）与抗癌运动同向而行。这些精挑细选出来的委员会成员全部是拉斯克的朋友、同事与知音，他们是一群致力于抗癌战争的社会精英。西德尼·法伯与得克萨斯州参议员拉尔夫·亚伯勒（Ralph Yarborough，他与李斯特·希尔都是拉斯克在国会里的铁杆盟友）被选为联席主席。[16] 所罗门·戈博的加入则得益于他那本著作。除此之外，委员会成员还包括纪念医院的约瑟夫·伯奇纳尔、罗斯韦尔·帕克癌症研究所的詹姆斯·霍兰德、斯坦福大学的亨利·卡普兰，以及纽约一家著名投资公司的合伙人，同时也是纪念医院的一位主要捐赠者，本诺·施密特（Benno Schmidt）。（作为一名精力充沛的组织者，施密特最终受邀代替法伯与亚伯勒来领导这个委员会。对于施密特来说，共和党人与尼克松总统的密友的身份显然令其增色不少。）现在构建国家级响应机制的政治、科学、医学与金融基础已经成熟。为了加强其中立形象，亚伯勒于 1970 年夏季致信玛丽·拉斯克，"邀请"她加入（他在信纸的下部潦草地写道："您的入会申请本应该第一个寄出。您的天赋、精力与使命就是去帮助别人。"）委员会。[17]

1970 年冬季，顾问小组起草的《征服癌症国家计划》最终报告正式发布，而其结论也在意料之中："根据历史经验，当联邦政府希望优先考虑发展某项重大科学工程（例如征服癌症）时，它通常会将其委托给某个独立的机构来完成，并且这种做法有可能会取得巨大成功。"[18] 顾问委员会围绕这个想法做文章无非是想创建一个独立的抗癌运动领导机构，其作用就相当于癌症领域的美国国家航空航天局（NASA）。

该机构预算中的启动经费为 4 亿美元，然后政府拨款每年递增 1 亿~1.5 亿美元，直到 20 世纪 70 年代中期保持在 10 亿美元的规模。当施密特被问及是否考虑过国家的"承受能力"时，他毫不犹豫地回答道："如果我们没有迎难而上，那么后果将不堪设想。"[19]

※※※

1971 年 3 月 9 日，在顾问小组的建议下，特德·肯尼迪（Ted Kennedy）与雅各·贾维茨（Jacob Javits）向参议院提交了 S 1828 号法案。[20] 拟议中的《征服癌症法案》旨在创建一个自主运行的癌症研究机构，也就是美国国家癌症管理局（National Cancer Authority，NCA）。NCA 局长将由总统提名并经参议院批准后任命，当然这也再次凸显了其自主运行的特殊地位。（通常来说，类似于美国国家心脏研究所这类专病研究机构会由 NIH 实施监管。）NCA 将成立一个由 18 人组成的咨询委员会向国会报告癌症研究的进展情况。其委员会成员将包括科学家、管理者、政治家、医生，以及像拉斯克、富特与博斯特这样饱受争议的"外行"，而他们的唯一任务就是让公众对抗癌战争保持清醒。值得注意的是，这种资金投入、公众监督以及自主运行的方式在 NIH 的历史上绝无仅有，甚至可以说在美国科学史上都闻所未闻。

于是玛丽·拉斯克开始在幕后为落实肯尼迪 / 贾维茨法案加紧运作。1971 年 1 月，她通过信函向各界朋友呼吁支持成立自主运行的 NCA。2 月，拉斯克突然又有了另外一个奇思妙想：她说服了自己的好友，来自芝加哥的著名专栏作家安·兰德斯［Ann Landers，真名是艾碧·莱德勒（Eppie Lederer）］撰写一篇有关癌症与肯尼迪议案的文章，就选在该议案在参议院酝酿投票表决之际发表。[21]

1971 年 4 月 20 日，兰德斯的专栏文章正式发表。[22] 它从开篇就显得非常严肃："亲爱的读者们：如果你今天只想一笑了之，那么就请略过安·兰德斯。如果你想与我们一起拯救数百万人的生命（或许也包括你自己），那么就请和我一起努力……我们中有许多人都会感到迷惑不解：'如果这个伟大的国家可以把人类送上月球，那么为什么不能找到治愈癌症的方法？'"

兰德斯对上述问题的回答与拉斯克派遥相呼应，治愈癌症不仅是一种医疗行为，更是一种政治选择。"如果有足够多的选民让参议员了解他们的心声，那么 S–34 法案就一定会获得通过……"她用恳请的语气写道，"请签上你的名字为 S–34 法案投下一票。"

其实就连兰德斯与拉斯克都对像雪片一样纷至沓来的信件感到震惊。著名记者芭芭拉·沃尔特斯（Barbara Walters）回忆道："我看见卡车一辆接一辆地驶进参议院。"[23] 这些成袋的信件大约总共有 100 万封，都快要把参议院的收发室挤爆了。其中一位参议员声称自己收到了 6 万封信件。一名负责分拣邮件的秘书恼羞成怒地在办公桌上挂了一块写着"弹劾安·兰德斯"的标牌。[24] 来自密苏里州的参议员斯图尔特·赛明顿

（Stuart Symington）致信兰德斯，请求她再发一篇专栏文章劝说人们不要再写信了。他恳求道："拜托，艾碧，我已经知道他们的想法了。"[25]

不出所料，整个参议院都获悉了这些内容。1971 年 6 月，修改后的肯尼迪 / 贾维茨法案被提交给参议院审议。7 月 7 日周三下午，在听取了数十位科学家与医学家的证词后，这项议案终于在当天晚上 5 点 30 分付诸表决。投票结果显示：79 票赞成，1 票反对。

※※※

这场在参议院一鼓作气取得的决定性胜利非常符合拉斯克派的预期。由于癌症法案还需要提交众议院表决，可是拉斯克派在众议院只有几位人微言轻的盟友，因此他们在那里将会面对更加艰难的挑战。众议院希望能够扩大听证范围，而不只是拉斯克派顾问小组精心策划的一面之词。众议院在征求了医学家、科学家、管理者与决策者的意见之后发现，其结果与拉斯克派提交给参议院的内容大相径庭。前卫生部部长助理菲利普·李（Philip Lee）抱怨道："癌症并不是一座在沉默中坐等灭亡的孤岛。它与实现人类登月的双子座计划或阿波罗计划完全没有可比性，后者主要是通过资金、人力与物力对现有科学知识进行整合的结果。"[26]作为引领抗癌战争前进的两项重大工程，阿波罗计划与曼哈顿计划均是建立在长期深入的科学发现（原子物理学、流体力学、热力学）的基础之上的。相比之下，人们对于细胞恶变的过程缺乏最基本的了解。索尔·斯皮格尔曼（Sol Spiegelman）是哥伦比亚大学的一位癌症科学家，他曾经引用拉斯克派最喜欢的比喻来反驳："现在全力以赴去攻克癌症相当于在不知道牛顿万有引力定律的情况下登月。"[27]此外，DNA 结构的发现者詹姆斯·沃森也对这项议案进行了口头抨击："'心想'未必能够'事成'。"[28]他后来写道："如果我们没有摒弃那种侥幸的心理……那么就会目睹出于善意的平庸急速膨胀。"[29]

当然还有人对这场针对特定疾病进行的战争持怀疑态度，他们坚称此类做法会不可避免地影响与其他研究领域的协同效应，从而使癌症研究学者陷入"故步自封"[30]的误区。一位 NIH 的管理人员曾经抱怨说："总而言之，尽管该（法案）指出所有 NIH 下属机构均应一视同仁，但是 NCI 的地位明显比其他机构高。"除此之外，也有其他学者认为这种战争隐喻难免会导致负面影响。它不仅会激发人们好高骛远的虚荣，还将在泡沫破灭后导致灾难性的结果。著名科技期刊主编欧文·佩奇（Irvine Page）写道："我担心癌症研究将会误入歧途。如今人们已经对于这种裹足不前失去了耐心。当众人看到系统分析、定向研究与协作发展可以取得月球漫步这样的伟大成就之时，他们就会自然而然地将相同的逻辑套用在征服癌症上。"[31]如果征服癌症项目停滞或失败，那么这种泡沫终将走向破灭。

※※※

1972 年的总统选举迫在眉睫，尼克松的耐心已经达到了极限。同年早些时候，以《芝加哥论坛报》（Chicago Tribune）的鲍勃·威德里奇（Bob Wiedrich）为代表的评论员们曾经放出豪言："如果理查德·米尔豪斯·尼克松……能够实现结束越南战争与控制癌症蔓延这两大目标，那么他将作为林肯式的伟人被载入这个国家的史册，其贡献将远远超过载人登月计划。"[32]

尽管彼时结束越南战争还遥遥无期，但是抗癌运动看起来要简单得多。因此尼克松非常愿意促成国会通过任何癌症法案。1971 年秋季，当老谋深算的施密特来到白宫椭圆形办公室拜访他的时候（从某种意义上说也是为了达成妥协），尼克松向施密特保证他会动用一切手段使法案获得通过："不必担心，我心里有数。"[33]

1971 年 11 月，来自佛罗里达州的民主党众议员保罗·罗杰斯（Paul Rogers）起草了一份经过妥协的癌症法案。[34]与拉斯克派愿景相一致的是，罗杰斯法案也提出了要大幅增加在癌症研究领域的预算。但是该法案与肯尼迪/贾维茨法案的不同之处在于，它建议严格限制 NCI 的自主权。当然更不会成立什么"癌症领域的 NASA"。考虑到经费大幅增加、政府集中调度以及期待与日俱增，使用"战争"来形容抗癌运动恰如其分。当然这也可以形成拉斯克派、批评人士与尼克松共赢的局面。

1971 年 12 月，众议院终于将罗杰斯法案修订版提交审议。[35] 表决结果几乎是全票通过：350 票赞成，5 票反对。一周之后，参众两院召开联席会议解决了法案中某些细微分歧，并且将最终立法议案提交给总统签署。

1971 年 12 月 23 日下午，尼克松总统迎着华盛顿的寒风在于白宫举行的一个小型仪式上签署了《国家癌症法案》。[36] 通往国宴厅的大门敞开着，而总统本人就端坐在一张小型木制办公桌前。与此同时，摄影师在一旁忙着安排机位。尼克松俯身用花体字一气呵成签署了法案。然后他将签字笔作为礼物送给了顾问委员会主席本诺·施密特。玛丽·拉斯克在现场难以掩饰兴奋之情，但是法伯刻意没有参加这次活动。

对于拉斯克派来说，这是一个喜忧参半的开始。授权用于癌症研究与癌症控制的经费源源不断：1972 年，4 亿美元；1973 年，5 亿美元；1974 年，6 亿美元（经费总额在接下来的 3 年里达到了 15 亿美元）。[37] 这在当时已经是一项非凡的成就。如果将资金比喻成一种"冷冻能量"[38]（就像玛丽·拉斯克经常描述的那样），那么他们现在终于找到了让其尽情释放的办法。

然而该法案的通过也面临着现实严峻的考验。绝大多数科学家（顾问委员会以外的专家）认为，对癌症展开全面猛攻为时过早。玛丽·拉斯克对获批的最终法案提出了尖锐批评。她告诉一位记者："与参议院通过的法案相比，众议院的新法案根本不具有任何实质内容。"[39]

由于这种挫败令玛丽·拉斯克与西德尼·法伯蒙羞，因此他们在众议院投票结束后就退出了抗癌运动的一线。[40] 法伯回到波士顿平复自己受伤的心灵。拉斯克则在退休后回到她位于纽约比克曼大厦的公寓（这座博物馆般的白色房子里摆满了白色家具），而其关注的焦点也从抗癌运动转向了城市美化工程。虽然她还会继续在华盛顿为推动与健康相关的立法积极奔走，并且每年为在医学与生物学领域有重大突破的研究人员颁发拉斯克奖，但是她在过去 20 年为促成抗癌运动展现出的拼搏精神，以及那种在联邦机构中纵横捭阖且攻坚克难的热情已经渐渐消退。1974 年 4 月，一位年轻记者曾经就有关在纽约种植郁金香的提案采访过拉斯克。在访谈结束之际，这位记者向拉斯克问起她对于自身能力的看法：她难道不是这个国家最有影响力的女性之一吗？拉斯克立即打断了记者的提问："影响力？我不知道。不，如果我真的很有影响力，那么就能做更多的事情。"[41]

如今一些原本积极参与的科学家也退出了这场战争，部分原因就在于他们自己感到无所事事。战争通常意味着工具、武器、军队、目标以及战略均已经准备就绪。然而探索未知世界的科学只是被动卷入了战火。当务之急是对细胞毒性药物组合投入重金进行大规模临床试验，那些寻找共同病因与普适性疗法的项目（包括癌症病毒研究）将优先得到资金的青睐。1970 年，法伯曾经向国会承诺："我们很快就会在癌症研究领域取得重大进展。"但是当这支"队伍高歌猛进"之时，他与玛丽·拉斯克已经黯然离队。

尽管这项匪夷所思的法案明显想取悦所有当事方，但是实际上根本无法满足任何一方的诉求。NIH、拉斯克派、科学家、游说者、管理者以及政治家的立场各不相同，因此他们感觉该法案的内容要么非常有局限性，要么过于宽泛。最糟糕的评价来自《芝加哥论坛报》的社论："垃圾项目只会产生垃圾结果。"[42]

※※※

1973 年 3 月 30 日傍晚，代表抢救危重患者的铃声响彻了吉米基金会大厦。[43]这种一阵紧似一阵的声音穿过敞开的儿童诊所大门，掠过墙壁上挂着卡通画像的走廊以及那些躺在白色床单上输液的患儿，然后径直通向法伯曾经实习过的布莱根妇女医院（从某种意义上来说，这也相当于回顾了法伯的人生轨迹）。

此时此刻，一群身着刷手服的医生和护士迅速冲向楼梯。由于他们的目的地位于医院的顶层（八层），因此比平时慢了一些。在那间装有高大通风窗的办公室里，他们发现法伯脸朝下趴在桌子上，已经死于心脏停搏。而几个小时前他还在讨论吉米基金的未来与抗癌战争的方向。法伯的论文整齐地摆放在周围的书架上，包括他的第一部有关尸检的著作以及最近发表的关于白血病治疗进展的文章（正巧那周刚刚收到样刊）。

法伯去世的消息迅速传遍了世界各个角落。由于玛丽·拉斯克失去的这位挚友也是其生命的重要组成部分，因此来自她的唁电也许最能言简意赅地表达出这种深情厚谊。拉斯克写道："毫无疑问，世界因你而不同。"[44]

※※※

2005 年 8 月，在波士顿一个闷热潮湿的清晨，我从丹娜–法伯癌症研究所的医生办公室打电话给卡拉·里德，这里距离街对面法伯去世的地方仅有百米之遥。一个孩子接起电话，然后让我稍等一下。我可以从听筒里的背景噪声中感受到家里忙碌的情景：餐具、门铃、闹钟以及正在高声播报早间新闻的收音机。卡拉拿起电话听出是我之后，她的声音突然变得紧张起来。

"我有消息要告诉你，"我赶紧对她说，"好消息。"

她的骨髓活检结果刚刚出来。个别成团的正常血细胞开始零星出现在骨细胞与脂肪细胞之间，这是骨髓再生的迹象。现在已经找不到任何白血病细胞的踪迹。在显微镜下，原本被癌细胞吞噬的骨髓空间正在逐渐恢复正常。这是我们即将跨越的众多里程碑中的第一座，当然也是一个值得庆祝的时刻。

我对她说："恭喜你，卡拉，你的病情已经完全缓解了。"

第三部分

"如果我没有好转，
你会把我赶走吗？"

————

期望落空，总在众望所归之处；

期望常现，总在心灰意懒之时。[1]

——威廉·莎士比亚，《终成眷属》

我曾看到自己的伟大时刻星光闪耀，

我曾看到熟悉的侍者接过外套窃笑，

总之，我感觉有些害怕。[2]

——T. S. 艾略特

当然，您说得非常正确。除非我们能够取得进展，否则就不应该向总统申请更多的经费。[3]

——国家癌症计划负责人弗兰克·劳舍尔（Frank Rauscher）

对玛丽·拉斯克的答复，1974 年

第二十四章

"我们信仰上帝，
其他（必须）源自数据"

在科学界，意识形态往往导致腐败；绝对的意识形态意味着绝对的腐败。[1]

——罗伯特·尼斯比特（Robert Nisbet）

外科领域的正统观念就像其他思想层面的正统信仰一样。它……从一开始几乎就是仿照宗教建立的。[2]

——杰弗里·凯恩斯（Geoffrey Keynes）

你是说我的乳房切除术白做了？[3]

——罗斯·库什纳

与其说法伯生逢其时，倒不如说他死得其所。他去世那年（1973年）正好赶上癌症史上一段饱受诟病时期的开始。基础理论支离破碎，新药研发停滞不前，临床试验毫无建树，学术会议乌烟瘴气，无论是放疗专家、化疗医生还是外科医生，都在疯狂地争权夺利。有时候，抗癌战争似乎已经堕落为打着癌症旗号进行的内战。

其实这种分崩离析就源自肿瘤学界的核心。20 世纪 50 年代至 60 年代，霍尔斯特德引以为荣的根治手术达到了登峰造极的程度。在霍尔斯特德理论的传承者中，仗义执言的库希曼·哈根森（Cushman Haagensen）与杰罗姆·厄本（Jerome Urban）便是其中具有代表性的人物。这两位大咖在世界各地举办的外科学术会议上宣布，他们的根治手术已经是青出于蓝而胜于蓝。哈根森于 1956 年写道："我在手术治疗乳腺癌的时候会遵循以下基本原则：这种疾病即便是在早期也十分阴险狡诈，只要患者身体条件允许，那么我就有责任将根治手术应用到极致……"[4]

此后根治性乳房切除术就逐渐演化为"扩大根治术"与"超根治术"。在这种极具毁损性的手术过程中，外科医生不仅要切除患者的乳房、胸肌、腋窝淋巴结与胸壁，有时还要包括肋骨、部分胸骨、锁骨以及胸内淋巴结。

在此期间，霍尔斯特德已经俨然成为肿瘤外科的守护者，或者说是一位掌管癌症综合"理论"的神灵。霍尔斯特德按照莎士比亚作品的语言风格将其称为"离心理论"，仿佛癌症就是化身为一架旋转风车的恶魔，它以身体内的某一点为核心不断向外弧形扩张。他认为乳腺癌应该首先从乳房转移至腋下淋巴结（他再次很有诗意地将其命名为"前哨淋巴结"），然后再悄然通过血行途径转移到肝、肺与骨。因此外科医生的职责就是通过根治手术来阻止肿瘤离心传播，让那些正在旋转的风车叶片在外力作用下戛然而止。离心理论意味着对于早期乳腺癌也要采用斩草除根的办法。人们相信切除的越多，治愈的可能性越大。[5]

即便对于患者来说，这种狂热的执着也变成了一种救命稻草。女性患者以崇敬的口吻致信她们的外科医生，恳求他们不要在根治肿瘤时心慈手软，好像手术是某种令其摆脱癌症、回归健康的神秘仪式。如今哈根森这位外科医生已经化身为萨满巫师，他曾经这样描述自己的手术患者："毫无疑问，他们在某种程度上将（其疾病）负担转移到了我身上。"[6]另一位医生则冷冰冰地写道，他有时"做乳腺癌手术就是为了提振患者的信心"。[7]他也曾私下指出："虽然我坚信癌症终有一天被治愈，但是我认为这项殊荣绝不可能通过外科医生的手术刀来实现。"[8]

※※※

然而霍尔斯特德却令整整一代美国医生相信，这项殊荣完全可以通过自己的手术刀来实现。不过好在距离巴尔的摩越远，离心理论的影响力就越小。例如，在伦敦的圣巴塞洛缪医院（St. Bartholomew's Hospital），一位名叫杰弗里·凯恩斯的年轻医生就没有那么盲从。[9]

1924 年 8 月，凯恩斯接诊了一位极度消瘦的乳腺癌患者（47 岁），并且发现其乳房上的恶性肿瘤已经出现破溃。[10]如果患者就诊于巴尔的摩或者纽约，那么她会被立即实施根治手术。但是凯恩斯考虑到这位患者非常虚弱，因此并没有不分青红皂白就采用根治手术（根治手术很可能让她命丧手术台），而是采取了一种相对来说更加保守的策略。凯恩斯注意到像埃米尔·格鲁贝这样的放射治疗师已经证实 X 射线在治疗乳腺癌方面的效果，于是他在这位患者的乳房里植入了 50 毫克镭用来照射肿瘤，然后在监测疗效变化的同时希望能尽最大努力缓解症状。令人惊讶的是，他发现患者的病情有了明显好转。他写道："不仅肿瘤表面的溃疡迅速愈合，而且整个肿块逐渐缩小软化，其活动度也越变越好。"[11]由于这位女性患者的乳房肿块经过照射后迅速缩小，因此凯恩斯觉得他也许可以通过创伤较小的非根治手术来完整切除肿瘤。

在这次成功的激励下，凯恩斯于 1924 年至 1928 年又采用相同的策略进行了多种尝试。他发现那些疗效最好的方案都是非根治手术与小剂量放疗联合应用的结果。于是凯恩斯在局部手术切除恶性肿瘤（不需要进行根治或超根治术）的基础上对患者辅以放疗，这样就不用清扫淋巴结，也不必切断或劈开锁骨，更不需要耗时长达 6~8 小时的手术。凯恩斯与其同事发现，尽管他们并未对这些患者实施根治手术，但是癌症复发率却与纽约或巴尔的摩的结果相差无几，同时这种做法还可以让患者免受根治手术的残酷折磨。

　　1927 年，在一次科室内部举行的技术报告会上，凯恩斯回顾了联合应用局部手术与放射治疗的经验。他以其特有的含蓄口吻写道："对于一些乳腺癌病例来说，超过局部病灶本身的扩大切除术有时可能并不必要。"[12] 这句话不仅彰显出他的谨慎与远见卓识，而且还对整个医学界产生了意义深远的影响。如果局部手术与根治手术的疗效相当，那么人们就应该重新审视离心理论是否正确。尽管凯恩斯手中只有一把小巧的手术刀，但是他实际上已经悄然向根治手术不宣而战。

　　不过霍尔斯特德的追随者对于凯恩斯的努力只是付之一笑。除此之外，他们还冷嘲热讽地给凯恩斯的手术起了个"肿块切除术"[13] 的绰号。这个名字听起来显得非常庸俗，仿佛身着白衣的外科医生在卡通手术中随手一刀就叫"切除肿块"。凯恩斯的理论与实践在很大程度上确实被美国外科界忽视。虽然凯恩斯在第一次世界大战期间作为输血领域的先驱曾经短暂誉满欧洲，但是他对根治手术发起的挑战从此被悄然埋没了。

　　如果不是后来发生了一系列重大事件，那么凯恩斯会一直被美国外科界遗忘。1953 年，凯恩斯在圣巴塞洛缪医院的一位同事于休假期间来到俄亥俄州，然后在克莱兰夫诊所做了一场有关乳腺癌历史的讲座，其中着重阐述了凯恩斯使用局部手术治疗乳腺癌患者的结果。在当晚的听众中，有一位叫作乔治·巴尼·克赖尔[14] 的年轻外科医生。尽管克赖尔与凯恩斯素不相识，但是他们对根治手术的看法不谋而合。作为美国输血领域的先驱，克赖尔的父亲老乔治·克赖尔（George Crile Sr.）曾经撰写过一部广受欢迎的教科书。[15] 在第一次世界大战期间，凯恩斯学会了如何使用无菌锥形烧瓶来采血，而这种装置的发明就有老克赖尔医生的一份贡献。

　　作家阿米塔夫·高希（Amitav Ghosh）曾经写道："政治革命通常发生在宫闱禁地，那里才是权力的核心地带。"[16] 与此相反，科学革命往往发生在底层，身处远离主流思想的边缘地带。可是由于外科学本身是一种相对封闭的专业，因此外科学革命必定要从象牙塔内部进行。一旦进入手术室，那么就要使用肥皂水刷手并遵守外科原则。总而言之，只有外科医生才能够改变外科学的现状。

克赖尔父子是典型的外科精英。作为霍尔斯特德的同代人，老克赖尔也是根治手术的早期支持者。小克赖尔则是从霍尔斯特德的学生那里掌握了根治性乳房切除术。克赖尔父子深受霍尔斯特德理论的影响，并且在数十年间始终遵循根治手术的传统。但是就像在伦敦的凯恩斯一样，小克赖尔也开始对根治性乳房切除术产生疑惑。[17]在小鼠身上进行的动物研究（包括斯基珀在亚拉巴马州的研究结果）显示，移植到动物体内的肿瘤并未按照霍尔斯特德的想象发展。显微镜下发现，在肿瘤在局部逐渐长大之后，微转移灶就会越过局部淋巴结出现在肝脏或者脾脏等远隔部位。肿瘤转移并没有按照逐渐增大的螺旋轨迹进行离心运动，它们这种变化无常的播散方式令人难以捉摸。克赖尔在仔细研究了凯恩斯的数据之后，他突然眼前一亮，发现了既往研究的问题：霍尔斯特德不是也观察到接受根治手术的乳腺癌患者会在4~5年后死于"神秘的"转移吗？那么这些患者体内的乳腺癌是否在接受根治手术之前就已经转移到了远隔器官呢？

现在根治手术逻辑上的缺陷开始暴露出来。克赖尔认为，如果原发病灶只是累及局部组织，那么局部手术与放射治疗就足以满足要求，过分强调清扫淋巴结与肌肉组织并不会让患者获益。与之相反，如果乳腺癌已经播散至乳房以外，那么手术就不会起到任何效果，并且手术越大效果越差。克赖尔意识到，乳腺癌要么本质上是一种可以通过单纯乳房切除术治愈的局限性疾病，要么它原本就是一种无法通过根治手术治愈的系统性疾病。

于是克赖尔很快就彻底放弃了根治性乳房切除术，转而采用类似于凯恩斯的局部手术方法（克赖尔将其称为"单纯乳房切除术"）。[18]经过6年的临床实践，克赖尔发现他使用的单纯乳房切除术与凯恩斯的肿块切除术联合放射治疗在结果上非常相似：无论采取上述何种方法，其生存率都与历史上那些接受根治性乳房切除术的患者没有差别。尽管这项跨度长达 40 年的研究发生在大洋两岸，但是凯恩斯与克赖尔都在无意中发现了相同的临床真理。

然而这的确是真理吗？凯恩斯没有办法自圆其说。直到 20 世纪 30 年代，临床试验通常还只是被设计用来证明"阳性"结果，例如 A 疗法好于 B 疗法，或者 X 药物优于 Y 药物。但是如果想要证明一项"阴性"结果，例如根治手术与传统手术相比并不存在优势，那么就需要一套全新的统计学方法。

毫无疑问，这种统计学方法的问世将对肿瘤学历史产生深远的影响。虽然肿瘤学是医学领域中被寄予厚望的一个分支，但是它也非常容易陷入盲目乐观的误区。1928 年，就在凯恩斯于伦敦将肿块切除术用于临床 4 年之后，耶日·内曼（Jerzy Neyman）与埃贡·皮尔逊（Egon Pearson）这两位统计学家提出了一种评估阴性统计学结果的系统性方法。[19] 为了测量阴性结果的置信度，内曼与皮尔逊引入了效能这个统计学概念。简而言之，"效能"就是衡量一种测试或试验拒绝某种假设的能力。内曼与皮尔逊靠直觉就推断出，科学家拒绝假设的关键在于他对该假设检验的频次。也就是说，这与接受独立检验的样本数量密不可分。即便 5 例根治性乳房切除术与 5 例传统乳房切除术不存在差异，我们也不能得出上述结果具有显著性的结论。但是如果出现相似结果的患者数量达到了 1 000 例，那么我们就可以明确指出前者并不能让患者获益。

然而在依赖样本数量的条件的背后却隐藏着医学上最古怪的陷阱。如果想要实现高效能的临床试验，那么就必须招募到数量充足的患者。为了招募到患者，试验设计者就需要说服临床医生参与其中，但是他们往往是最不愿意看到某个理论被颠覆或被否定的人。当然，这种冲突对于深受根治手术理念影响的乳腺癌研究来说尤为尖锐。例如，只要没有像哈根森与厄本等外科大咖的首肯与参与，那么任何有关乳腺癌的临床试验都无法进行。除此之外，对于这些继承了霍尔斯特德衣钵的外科医生来说，他们根本不会支持一项可能动摇自己顶礼膜拜数十载的理论的试验。当反对者质疑哈根森只选择疗效最佳病例的做法会导致评估结果出现偏倚时，他却公开叫板那些持不同意见的医生可以采用其他方法来重现其辉煌："你们尽可以去试试看。"[20]

尽管此时距离凯恩斯的发现已经过去整整 40 年，但是克赖尔还是无法通过临床试验来反驳霍尔斯特德的根治性乳房切除术。医学界的等级制度、内部文化与繁文缛节（克赖尔将其戏称为"外科专业的福音"）都可以成为拒绝变革与维持正统的最好托词。克赖尔甚至发现这些阻力就源自他所在的科室、朋友以及同事。那些他最需要与之合作开展临床试验的医生却往往充满了敌意。"power"在口语表达中可以解释为"动力"，而它在统计学中则是"效能"的意思。由于外科医生呕心沥血才创造了根治手术的世界，因此他们根本没有参与这场变革的动力。

※※※

然而来自宾夕法尼亚的外科医生伯纳德·费舍尔（Bernard Fisher）却成功破解了这个迷局。[21]志存高远的费舍尔具有桀骜不驯、坚韧不拔与争强好胜的特点，他仿佛就是霍尔斯特德的翻版。费舍尔曾经在匹兹堡大学接受过系统的外科培训，而这里也像纽约与巴尔的摩的医院一样深受霍尔斯特德根治手术理论的影响。但是作为新生代外科医生的代表，他没有必要担心质疑霍尔斯特德时代的清规戒律会让自身名誉受损。与克赖尔和凯恩斯一样，费舍尔也对癌症离心理论失去了信心。费舍尔越是反复审视凯恩斯与克赖尔的数据，就越是坚信根治性乳房切除术缺乏生物学基础。他甚至开始怀疑事实真相可能与人们的期望完全相反。费舍尔写道："只要我们能够选取正确的观察角度，那么就会发现美丽挂毯的背后是一团乱麻……当然这种假设也适用于那些与事实大相径庭的'霍尔斯特德理论'。"[22]

要想颠覆霍尔斯特德的根治手术理论，唯一的途径就是通过临床对照试验来检验根治性乳房切除术、单纯乳房切除术以及肿块切除术＋放疗的效果。然而费舍尔深知自己进行此类临床试验将会举步维艰。由于根治手术理论深深植根于许多名医的脑海中，因此他们宁愿躲在手术室里也不会愿意合作。

但是如今躺在手术室里的癌症患者终于觉醒起来，他们再也不愿被麻醉后任人宰割。到了 20 世纪 60 年代末期，医患关系开始出现天翻地覆的变化。曾经完美无瑕的医学竟然被人们发现是漏洞百出的，而当时这些问题主要涉及女性健康领域。例如，沙利度胺原本是一种控制妊娠相关呕吐与焦虑的处方药，但却因为可能导致严重胎儿畸形于 1961 年匆匆退市。[23] 此外，简·罗（Jane Roe，化名）在得克萨斯州就州政府剥夺她在诊所堕胎的权利提起诉讼，随后这场"罗诉韦德案"也揭示出州政府、医疗机构与女性隐私权之间错综复杂的关系。[24] 简而言之，政治女权主义正在催生医疗女权主义。对于新生代女性来说，她们无法忍受这种在女性中最为常见且最具毁损性的手术居然从来没有经过试验评估。1973 年，克赖尔勉励其患者："不要向根治性乳房切除术屈服。"[25]

现在她们终于学会了拒绝。作为克赖尔的好友，《寂静的春天》的作者雷切尔·卡森就拒绝了根治性乳房切除术（现在回想起来，她的选择非常正确：由于乳腺癌已经发生骨转移，因此根治手术毫无意义）。[26] 不久以后，贝蒂·罗琳（Betty Rollin）与罗斯·库什纳也加入了卡森的阵营，她们携手向那些奉行根治手术理论的外科医生发起了挑战。[27] 罗琳与库什纳均是才华横溢的作家，其文笔具有针砭时弊、求真务实、精益求精以及风趣诙谐的特点。除了在报刊上发表了许多社论与信函之外，她们还经常主动参加各种医学与外科学会议，并且会理直气壮地质问与会外科医生的数据，以及根治性乳房切除术的疗效从未得到验证的事实。库什纳写道："令人振奋的是……手术理念已经开始发生改变。"[28] 仿佛霍尔斯特德那幅著名版画中的年轻女子（他对给患者造成的伤害深感内疚）刚刚苏醒过来，然后就开始质问这些"口是心非"的外科医生为什么要毁损她的身体。

1967 年，在患者的奔走呼吁以及公众对于乳腺癌的持续关注下，费舍尔当选为美国乳腺与肠道外科辅助治疗研究组（NSABP）的新任主席，而这个按照白血病协作组（朱布罗德领导）自发成立的研究型医院组织即将针对乳腺癌展开大规模临床试验。[29] 经过 4 年的前期准备之后，NSABP 提出要采用系统性的随机临床试验对手术疗效进行评估。机缘巧合的是，那年正好赶上霍尔斯特德提出根治性乳房切除术 80 "周年"。尽管人们对于这种抗癌理论非常虔诚，但是它最终还是要接受科学方法的检验。费舍尔在一篇文章中写道："无论临床医生多么受人景仰，他们也必须接受以下事实：经验不能作为反映科学效度的敏感指标。"[30] 他更愿意相信神灵的智慧，而不是霍尔斯特德的选择。他直率地告诉一位记者："我们信仰上帝，其他（必须）源自数据。"[31]

※※※

实际上，费舍尔花了整整 10 年时间才完成了这些数据的收集。除此之外，为他的研究招募患者也是一项艰巨的工作。费舍尔回忆道："说服女性患者参加某项旨在比较切除或保留乳房的临床试验十分困难，这远远不像比较 A 药物与 B 药物的疗效那样简单。"[32]

如果连乳腺癌患者都不愿意配合，那么就更不用指望外科医生了。由于许多深受根治手术影响的美国外科医生在招募患者时从中作梗，因此费舍尔只好在加拿大外科医生与患者的参与下完成这项研究。本次临床试验共招募了来自美国与加拿大 34 家医学中心的 1 765 位患者。这些患者被随机分为三组：第一组采用根治性乳房切除术，第二组采用单纯乳房切除术，第三组采用手术后辅以放疗的方法。即便参与临床试验的各方已经竭尽全力，但还是花费了数年才招募到足够的患者。在外科传统观念的重重阻力下，这项编号为 NSABP-04 的临床试验几乎是跌跌撞撞才走到终点。

1981 年，上述临床试验的结果终于公之于众。三组乳腺癌患者的复发率、死亡率以及远处转移率在统计学上没有任何差异。其中接受根治性乳房切除术的第一组患者更容易出现各种并发症，但是她们没有在生存率、复发率与死亡率上获益。[33]

　　1891 年至 1981 年，在根治性乳房切除术占据统治地位的近百年里，大约有 50 万名女性经历了这种所谓的癌症"根治性"手术。其中许多患者主动或者被动接受了根治手术，当然还有更多的患者完全没有意识到她们还有选择的余地。尽管许多患者的身体留下了永久性毁损，但是仍有不少患者将手术视为上天的恩赐，她们甚至心甘情愿去忍受这种痛苦的折磨，希望根治手术能够一劳永逸地治愈癌症。不言而喻，霍尔斯特德的"根治手术"早已超越了霍普金斯医院的围墙。他的治疗理念不仅得到肿瘤学界的广泛认可，还在影响人们的心理活动、思想道德以及自我意象。根治性乳房切除术的神话破灭之后，整个外科领域的文化也从此发生转变。现在根治性乳房切除术已经销声匿迹，即便还有外科医生在使用也非常罕见了。

第二十五章

盲目乐观

看来这个国家很少有医生会关注癌症治疗引发的非致命性副作用……在美国，脱发、恶心呕吐、腹泻、血栓、财务问题、婚姻破裂、儿童（情感）失调、性欲减退、自尊丧失以及身体意象都成了护士要解决的问题。[1]

——罗斯·库什纳

只有冒着生命危险才能获得自由。[2]

——黑格尔

或许肿瘤化疗医生也应该从根治手术跌落神坛的事实中汲取教训。但是他们依然对根治主义抱有幻想，并且动用一切资源向癌症发起了挑战。他们认为外科手术这种传统的治疗手段非常原始、容易误伤且令人厌倦。一位医生曾经说过，只有采用"大规模的化疗攻击"[3]才能彻底根除肿瘤。

战场通常是反映战争的标志性舞台。20世纪70年代，如果想把某个物理空间作为战争缩影，那么这个地点非化疗病房莫属。一位化疗医生曾经回忆道，这里不仅是"我们的战壕与掩体"[4]，而且还在癌症历史上留下了永不磨灭的烙印。苏珊·桑塔格或许会说，只要患者进入化疗病房，就会自动获得疾病王国的公民身份。

1973 年，为了治疗一种诊断不明的罕见血液系统肿瘤，记者斯图尔特·奥尔索普（Stewart Alsop）住进了 NIH 的隔离病房。他透过房门似乎看到了一个洁净整齐的地狱。奥尔索普写道："当你徘徊在 NIH 临床中心的走廊或电梯时，偶尔会噩梦缠身地遇见面部或身体严重毁损的人形怪物。"[5] 即便这些患者身着"便装"，但还是能从化疗在他们皮肤上留下的浅橙色痕迹辨认出来，同时其背后隐藏着肿瘤贫血所特有的苍白。这个地方就像地狱一样无处可逃（没有出口）。根据奥尔索普的回忆，为了防止患者跳楼自杀，其所在病房的玻璃窗上都安装有铁丝网。

当时这些病房里流行集体失忆。如果将记忆作为生存的必备条件，那么遗忘也应该是人类的基本需求。一位人类学家写道："尽管这里是肿瘤病房，但是'癌症'这个词被医患双方自觉地回避了。"[6] 这些循规蹈矩的患者只能被动接受自己的角色，然后按部就班地等待各种考验的降临。[7] 与此同时，强作欢颜（某种鼓舞士气的做法）也让病房显得更加悲伤凄凉：一位住在配楼的乳腺癌患者正处于弥留之际，而此处的"走廊墙面全部被涂成了橙黄色，病房装饰有浅褐色与白色的条纹"[8]。为了给病房营造生机盎然的氛围，就连 NIH 护士服上的黄色塑料纽扣都是卡通笑脸的模样。[9]

肿瘤病房不仅相当于心理隔离室，而且还是某种物理微环境，仿佛只有在其无菌罩内才能让癌症化疗的核心理论（通过药物的狂轰滥炸来根除癌症）得到充分验证。毋庸置疑，这就是一项临床试验。奥尔索普在治疗期间一针见血地指出："拯救某位患者的生命并非 NIH 的核心要务。尽管人们在该领域付出了巨大的努力，或者说为延长患者生命已经竭尽全力，但是其根本目标不应是拯救个体患者，而是寻求拯救大多数人生命的途径。"[10]

※※※

对于某些病例来说，此类临床试验的确行之有效。1976 年，也就是在 NSABP–04 临床试验艰难行至中点之际，一种名为顺铂（cisplatin）的新药出现在肿瘤病房里。顺铂是"顺式二氯二胺合铂"（cis-platinum）的简称，其实这种新药早已问世多年。尽管在 19 世纪 80 年代就有学者描述过顺铂的分子结构（以铂原子为中心向四周伸出四条"臂"），但是化学家们从来没有发现这种物质有什么用途，这种堪称完美与理想的对称性化学结构似乎与人类无缘。因此它就这样被默默无闻地闲置在实验室里，根本没人愿意去检测一下其生物学效应。

1965 年，密歇根州立大学的生物物理学家巴尼特·罗森堡（Barnett Rosenberg）开始研究电流能否刺激细菌细胞进行分裂。[11] 罗森堡设计了一种装有两个铂电极的细菌培养瓶。接通电源后，罗森堡非常惊讶地发现细菌细胞完全停止了分裂。尽管罗森堡起初认为电流就是抑制细胞分裂的活性物质，但是他很快就确定电流只是个旁观者。铂电极与细菌溶液中的盐可以发生反应，然后会产生一种全新的生长抑制分子，而这种弥散到溶液中的化学物质就是顺铂。与所有细胞相同，细菌也需要复制 DNA 才能进行分裂。顺铂将借助其活性分子臂对 DNA 展开化学攻击，同时这种交联会导致 DNA 出现不可逆的损伤，最终迫使细胞停止分裂。

※※※

对于约翰·克莱兰（John Cleland）这样的患者来说，顺铂就是 20 世纪 70 年代新型化疗药物的代表。1973 年，22 岁的克莱兰只是印第安纳大学的一名兽医系学生。同年 8 月，也就是他结婚 2 个月之后，克莱兰在右侧睾丸上发现了一个迅速增大的肿块。11 月的一个周二下午，他来到泌尿科就诊。到了周四，克莱兰就被推进了手术室。回来的时候，他身上多了一条从腹部到胸骨的疤痕。诊断结果是转移性睾丸癌，也就是说睾丸癌已经广泛转移到其淋巴结与肺部。

　　1973 年，转移性睾丸癌的生存率尚不足 5%。克莱兰住进了印第安纳大学附属医院的肿瘤病房，开始接受年轻的肿瘤科医生拉里·艾因霍恩（Larry Einhorn）的治疗。当时医生采用了一种名为"ABO"的三药联合鸡尾酒疗法，不过这种源自 20 世纪 60 年代 NCI 的方案却疗效甚微。克莱兰在那段时间整天忙着住院出院。其体重也从 158 磅（约 72 千克）迅速降至 106 磅（约 48 千克）。1974 年的一天，妻子建议他们去户外坐坐，享受一下午后时光。直到此时，克莱兰才意识到自己虚弱的身体已经无法站立。他只能像婴儿一样被抱到床上，任由羞愧的泪水夺眶而出。

　　1974 年秋季，就在 ABO 方案被叫停之后，克莱兰还换用过另外一种同样无效的药物。为了做最后的努力，艾因霍恩建议采用一种名为顺铂的新药。其实已经有研究者发现睾丸癌患者可以对顺铂单药化疗产生短暂的应答。现在艾因霍恩打算将顺铂与另外两种药物联合使用，然后观察这种方案能否提高睾丸癌患者的应答率。

　　尽管这种新药组合存在不确定性，但是面对即将逼近的死亡阴影，克莱兰还是决定放手一搏。1974 年 10 月 7 日，他作为"0 号患者"正式入组 BVP 临床试验，这种全新化疗方案的名称来自博来霉素（Bleomycin）、长春新碱（Vinblastine）与顺铂（简写中的"P"代表铂）的首字母。治疗 10 天之后，当克莱兰回到医院进行例行扫描时，医生发现其肺部的转移灶已经完全消失。[12] 他欣喜若狂地从医院给妻子打电话，"我不记得自己说了什么，但是我告诉了她这个好消息"[13]。

　　克莱兰的经历颇具代表性。到 1975 年，艾因霍恩已经采用该方案治疗了另外 20 位患者，这种显著持久的疗效在睾丸癌治疗史上前所未闻。[14]1975 年冬季，艾因霍恩在多伦多举办的肿瘤学家年会上展示了其数据。他回忆说："走向讲台的那一刻就仿佛在月球漫步。"[15] 到 1976 年冬末，事态已经越来越明朗，一些患者肯定不会再出现复发了。艾因霍恩居然通过化疗治愈了一种实体瘤。"这简直令人难以忘怀。在我天真的脑海中，我认为这就是人们一直苦苦寻觅的良方。"[16]

※※※

不过顺铂在其他方面的表现同样令人刻骨铭心。这种药物会导致患者出现持续的恶心呕吐，并且其强度与性质在医学史上极其罕见。据统计，接受顺铂治疗的患者平均一天会呕吐 12 次。20 世纪 70 年代，由于临床上缺乏有效的止吐药，因此大多数患者需要借助静脉输液来渡过难关，甚至还有人靠着偷运到病房的大麻（具有轻度止吐作用）活了下来。玛格丽特·埃德森（Margaret Edson）在《睿智》（*Wit*）这部戏剧[17]中生动刻画了一位与卵巢癌抗争的女性，剧中正在接受化疗的英语教授跪在病房的地板上抱着痰盂痛苦地干呕（当然还有那段令人无法忘记的旁白："你们可能认为我的词汇已经倒退至古英语。"[18]）。其实上述场景背后隐藏着的罪魁祸首就是顺铂。即使在今天，曾经在 20 世纪 80 年代早期照护癌症患者的肿瘤科护士依然对此记忆犹新。由于没有新型止吐药可以缓解顺铂的不良反应，因此患者经常会突然出现剧烈恶心，然后他们会倒地持续干呕。按照护理界的行话，这种药物也被称为"顺倒"。

尽管顺铂产生的这些副作用令人生厌，但是与其疗效相比都可以忽略不计。20 世纪 70 年代末期，顺铂不仅成为众多化疗药物中冉冉升起的新星，同时还是使癌症患者置之死地而后生的典范。到 1978 年，基于顺铂的联合化疗已经成为癌症药理学的新时尚；各种可能的组合开始在全美数以千计的患者中进行试验。曾几何时，肿瘤病房充斥着输注淡黄色化疗药物的输液器，而患者们则在一旁痛苦地抱着痰盂剧烈呕吐。

与此同时，NCI 逐渐成为研制各种有毒化学药物的工厂。由于《国家癌症法案》提供的经费支持有效地推动了研究所的药物研发计划迅猛发展，因此 NCI 每年都要对成百上千种化学物质进行测试以寻找新型细胞毒性药物。需要这种药物研发的策略以实证研究为基础，也就是通过观察化学药品能否杀伤试管中的癌细胞来进行筛选。虽然彼时人们对癌症生物学的基本原理知之甚少，但是肿瘤学界非常相信那些偶然发现的非特异性细胞毒性药物可以治愈癌症。1971年，霍华德·斯基珀（弗雷与弗赖雷克早期白血病研究的合作者）承认："虽然我们在寻觅理想治疗方案的过程中有所收获，但是如果我们能够充分发挥现有条件的优势，那么就不该坐等美好的明天自己到来。"[19] 埃尔利希笔下诱人的"魔弹"似乎已经不再神秘。这场战争只需要用"子弹"来消灭癌症，而与其是否有魔法没有任何关系。

作为新药研发的基地，NCI为临床试验提供了许多药理作用各异的化学药物。例如，紫杉醇的分子结构与有翼昆虫非常相似，100棵太平洋紫杉的树皮才能提纯出1克化合物。[20] 1969年发现的阿霉素[21]（Adriamycin）外观呈血红色（奥尔索普在NCI的肿瘤病房里看到的患者皮肤上的橙色痕迹就源自该药物），即便只是给予治疗剂量也会造成不可逆的心脏损伤。[22] 此外，依托泊苷提取自有毒的鬼臼果[23]，而博来霉素是一种源自霉菌的抗生素，它会毫无征兆地导致肺部纤维化[24]。

乔治·卡尼洛斯回忆道："我们是否应该相信这些化学药物能够治愈癌症？当然，我们对此信心十足。NCI是一个人才辈出的地方。所长（朱布罗德）希望大家关注实体瘤领域的研究。我建议将卵巢癌作为突破口，其他同事则提出将乳腺癌当成目标。我们打算从某些重大临床问题（治愈癌症）入手，仿佛我们在谈笑之间已经稳操胜券。"[25]

20世纪70年代中期，大剂量联合化疗又取得了一个标志性胜利。[26] NCI的伊恩·玛格拉斯（Ian Magrath）与约翰·齐格勒（John Ziegler）研制出一种能够治愈伯基特淋巴瘤（这种早期发现于东非的肿瘤在欧美国家的儿童与青少年中非常罕见）的鸡尾酒疗法[1]。上述联合化疗方案由7种药物组成，其中就包括一种源自氮芥的衍生物。联合化疗成功征服了另一种侵袭性肿瘤，同时也极大地提升了研究人员的信心，似乎再次证明了人们已经发现治疗癌症的"通用方案"。

现在医学界之外的事件不仅影响到肿瘤学的发展，而且为NCI注入

---

[1] 许多此类由NCI资助的临床试验均在乌干达完成，因为伯基特淋巴瘤在当地儿童中非常常见。
　　——作者注

了新鲜血液与无限活力。20 世纪 70 年代早期，许多反对越南战争的年轻医生纷纷涌入 NCI（根据一项模棱两可的法律条款，只要加入像 NIH 这样的联邦政府研究计划就可以免除兵役）。然而这些想远离战火的年轻人却卷入了另外一场没有硝烟的战争。卡尼洛斯说道："我们收到的临床试验申请数量飙升。这些加入研究所的新生力量既聪明睿智又精力充沛。他们希望通过新型临床试验来对化疗药物组合进行测试。NCI 可以说是一个成就梦想的摇篮。"[27] NCI 及其在世界各地的学术前哨已经研制出了针对不同肿瘤的多种化疗方案：包括 ABVD（阿霉素、博来霉素、长春新碱、达卡巴嗪）、BEP（博来霉素、依托泊苷、顺铂）、C–MOPP（环磷酰胺、氮芥、长春新碱、甲基苄肼、泼尼松）、ChlaVIP（苯丁酸氮芥、依托泊苷、异环磷酰胺、顺铂）、CHOP（环磷酰胺、阿霉素、长春新碱、泼尼松）、ACT（阿霉素、环磷酰胺、紫杉醇）。

1979 年，一位卵巢癌化疗医生在参加学术会议时颇为自信地告诉媒体："各种癌症均有可能被彻底治愈。"[28] 尽管对于某些病例来说希望渺茫，但是这种可能性始终存在。患者不仅需要知晓这些内容，而且他们也想要了解这些内容。

由于迅猛增长的 NCI 经费助推了各项规模庞大且代价不菲的多中心临床试验，因此许多研究机构才会去主动尝试疗效更为强大的细胞毒性药物组合。此外，肿瘤医院也在 NCI 经费的支持下将自身打造成为一台高效运转的试验运作机器。到 1979 年，全美已经有 20 家综合癌症中心得到 NCI 的认证。这些硬件设施完备的肿瘤医院不仅由专科医生（外科医生与化疗医生）负责管理，而且有精神科医生、病理科医生、放射科医生、社会工作者与后勤人员从旁协助。此外，负责审批与协调人体试验的医院审查委员会也在积极破除束缚研究发展的条条框框。

作为一场规模空前的人体试错研究，NCI 的努力有时似乎明显走向错误。例如，在 NCI 资助的一项睾丸癌临床试验中，研究人员试图通过将顺铂剂量加倍的方法来超越艾因霍恩方案的疗效，结果毒性在加倍的同时疗效却没有任何提升。在另一项名为"八合一研究"的高强度临床试验中，入组的脑瘤患儿需要在一天之内接受 8 种药物治疗。[29] 不出所料，各种可怕的并发症接踵而至。其中有 15% 的患儿需要输血，14% 的患儿出现肾功能损伤，6% 的患儿因严重感染住院治疗，3 位患儿丧失了听力，还有一位患儿死于感染性休克。尽管药物种类与剂量带来的副作用大幅增加，但是该方案的疗效却没有提高。大部分入组八合一临床试验的患儿很快就不幸夭折，他们对于这种化疗方案只产生了轻微的应答。

这种令人沮丧的情况在治疗其他类型的肿瘤时也频繁出现。例如，联合化疗可以让转移性肺癌患者的生命延长 3~4 个月，结肠癌患者的生命延长不到 6 个月，乳腺癌患者的生命延长 12 个月。（我并没有轻视这十二三个月的影响。对于那些行将就木的癌症患者来说，多坚持一年可能就意味着生命的永恒。但是人们在极度狂热的情况下拒绝承认这与"治愈"相距甚远。）1984 年至 1985 年，化疗在肿瘤学领域已经登峰造极，虽然同期在医学期刊上发表的相关文章大约有 6 000 篇，但却没有任何一篇文章提到，单独采用联合化疗就可以彻底治愈晚期实体瘤的新策略。

就像那些疯狂的制图师一样，化疗医生也痴迷于绘制出消灭癌症的蓝图。他们冥思苦想将 MOPP 方案（该方案在治疗霍奇金病中取得了成功）进行重组后用于治疗乳腺癌、肺癌与卵巢癌。随着越来越多的药物组合进入临床试验，越来越强的侵袭性已经超过了其前体，它们的名称既晦涩难懂又扑朔迷离。罗斯·库什纳（时任国家癌症咨询委员会委员）曾经警告人们应该关注医患之间与日俱增的隔阂。她写道："当医生告诉你副作用可以忍受或接受的时候，那么他们其实是在谈论危及生命的事情。但是，哪怕你剧烈呕吐到眼睛里的血管破裂出血……他们也会认为这种事情甚至不值得一提。当然，他们也不会关注你是否出现脱发。"库什纳讽刺地写道，"那些谈笑风生的肿瘤学家根本就不知道他们的患者是否出现了呕吐。"[30]

如今言语的痛苦已经让"谈笑风生的肿瘤学家"[31] 与患者站在彼此的对立面。作为一部对于医疗行业缺乏好感的作品，埃德森在《睿智》

中将这种医患之间的隔阂展现得惟妙惟肖。沉醉于权力且傲慢的年轻肿瘤科医生不切实际地开出了一份荒谬的医嘱，而身为患者的英语教授则在无声的恐惧与愤怒中盯着这些药名与化疗方案：Hexamethophosphacil 与 Vinplatin 联合使用以增强疗效；Hex 的剂量是 300mg/m²；Vin 的剂量是 100mg/m²；今天是第二轮全量化疗的第三天。[32]

第二十六章

知己知彼

知己知彼，百战不殆；

不知彼而知己，一胜一负；

不知彼不知己，每战必殆。[1]

——孙子

就在细胞毒性疗法组成的大军整装待发，准备向癌症展开更加猛烈的攻击之际，医学界也开始传来个别反对的声音。这些声音主要涉及以下两类问题。

第一，反对者坚信，由于这种不加选择的化疗相当于持续倾倒毒药，因此它绝不应该成为治疗癌症的唯一策略。与当时流行的教条理论相反的是，他们认为癌细胞可能具有某种与众不同的易损性，因此会对某些不影响正常细胞的化学物质非常敏感。

第二，只有深度挖掘每种癌细胞的生物学机制才能发现此类化学物质。虽然针对癌症的特异性疗法确实存在，但是只有自下而上（从破解每种癌症的发病机制入手），而不是自上而下（最大限度地增加细胞毒性化疗或根据实证研究筛选细胞毒性药物）才能实现这个目标。为了特异性地对癌细胞展开攻击，人们需要从识别其生物学行为、基因构成以及特殊易损性开始研究。因此只有了解癌症的神奇靶点才能找到相应的魔弹。

但出人意料的是，最强劲的反对之声居然来自一位名叫查尔斯·哈金斯（Charles Huggins）的泌尿外科医生。[2]哈金斯既不是细胞生物学家，也不是癌症生物学家，他只是一位对腺体分泌感兴趣的生理学家。1901年，哈金斯生于加拿大新斯科舍省。20世纪20年代早期，他曾经就读于哈佛大学医学院（他比法伯要早入学几年），然后在密歇根接受培训成为一名普通外科医生。1927年，26岁的哈金斯被芝加哥大学任命为泌尿外科医生，也就是治疗膀胱、肾脏、生殖器与前列腺疾病的专科医生。

哈金斯的任命反映了当时外科学领域的自信与傲慢：他既没有接受过泌尿科的正规培训，也没有经历过肿瘤外科的摸爬滚打。外科专业化的概念在那个年代尚未普及，如果一位医生能够切除阑尾或者淋巴结，那么从理论上来说，他当然可以掌握切除肾脏的技术。因此哈金斯通过死记硬背，只用了大约6周时间就匆忙读完了一本泌尿外科学教科书。他满心欢喜地来到芝加哥，希望能够成就一番事业。但是他位于石质新哥特式塔楼中的新诊室在整个冬季都无人问津。（也许外科专业化的不确定性还无法让患者放心。）由于厌倦了在空荡冷清的候诊室里背诵书本与杂志的日子，因此哈金斯决定改变主意，成立一个研究泌尿系统疾病的实验室，这样也可以利用好等待患者前来就诊的时间。

选择医学专业其实就相当于选择了要研究的主要体液。例如血液病学家面对的是血液，肝脏病学家关注的是胆汁，哈金斯研究的是前列腺液，这种稀薄的淡黄色盐糖混合物具有润滑与营养精子的功能。作为一个隐藏在会阴部深处的小型腺体，前列腺紧紧包绕于男性尿道出口的周围。（维萨里是第一位辨认出前列腺并将其绘制在人类解剖图谱上的学者。）尽管前列腺的形状和大小与胡桃相似，但是此处却是癌症的好发部位。前列腺癌足足占据了男性癌症发病率的1/3，这个数字相当于白血病与淋巴瘤发病率之和的6倍。60岁以上的男性尸检结果显示，几乎每三具标本中便有一例具有前列腺恶性肿瘤的证据。

　　然而尽管前列腺癌是极其常见的恶性肿瘤，但是不同患者的临床过程相差甚远。研究显示，大部分前列腺癌属于惰性肿瘤，老年男性患者通常不会直接死于前列腺癌。可是对于某些患者来说，这种疾病很容易出现侵袭与浸润，并且会在晚期转移至骨骼与淋巴结形成痛性病灶。

　　不过与癌症研究相比，哈金斯还是对前列腺液的生理功能更感兴趣。众所周知，雌性激素（例如雌激素）可以控制乳腺组织生长。依此类推，雄性激素是否也可以控制正常前列腺组织生长，从而调节其主要产物前列腺液的分泌呢？到20世纪20年代末期，哈金斯已经设计出一种装置，它可以从狗体内收集珍贵的前列腺液（他将导尿管插入膀胱使尿液转流后再把收集管缝在前列腺腺管开口处）。当然这也是他在医学生涯中留下的唯一手术创新。

　　现在哈金斯不仅找到了测量前列腺功能的办法，他还可以对其分泌的液体进行定量分析。哈金斯发现，如果他通过手术切除实验犬的睾丸（消除了雄性激素睾酮的来源），那么前列腺就会逐渐萎缩且停止分泌液体。但是如果他给已经去势[1]的实验犬注射纯化睾酮，那么这种外源性激素就可以防止前列腺萎缩。由此可见，前列腺细胞的生长与功能非常依赖雄性激素睾酮。雌激素可以维系乳腺细胞存活，而雄性激素对前列腺细胞具有相似作用。[3]

　　哈金斯想要深入了解睾酮代谢与前列腺细胞的关系，但是他在实验过程中遭遇了一种奇怪的现象。犬、人与狮子是少数几种可以罹患前列腺癌的动物，可是他在研究期间经常会见到实验犬长有大小不等的前列腺肿瘤。他写道："在代谢研究中遇到那些罹患前列腺肿瘤的实验犬真是令人烦恼。"[4]哈金斯的第一反应就是把这些患癌的实验犬淘汰出局，然后继续专心致志地收集健康犬的前列腺液，可是此时他的脑海中却闪过一个主意，如果去势可以导致正常前列腺细胞萎缩，那么这种方法会对癌细胞产生什么影响呢？

---

[1]　通过化学或手术等外来方式使雄性动物丧失性功能或去除其生殖系统被称为去势。——译者注

其实任何一位有经验的癌症生物学家都可能会告诉他这种影响微乎其微。毕竟癌细胞具有肆意横行、不受约束且变化多端的特点，它们只会对那些毒性巨大的药物组合产生应答。与此同时，调控正常细胞功能的信号与激素已经被抛在一旁，细胞在失去常态后也会进入病态的自我分裂增殖。

但是哈金斯非常清楚，并非所有类型的癌症都会遵循上述原则。例如，某些甲状腺癌的亚型会继续合成甲状腺激素，而这也是正常腺体分泌的促生长分子；因此即使细胞已经发生癌变，它们还是保留着原来的记忆。哈金斯发现，前列腺癌细胞也会保留起源时的生理"记忆"。当他为罹患前列腺癌的实验犬切除睾丸后，就迅速剥夺了睾酮对于癌细胞的作用，同时前列腺肿瘤也会在几天之内消失。总而言之，如果说正常前列腺细胞依赖睾酮生存，那么恶性前列腺细胞对其简直就是无法自拔，以至于这种急性戒断可以被视为某种最有效的治疗药物。哈金斯写道："癌症的本质未必是自主决定与自我增殖的结果[5]，它的生长需要通过宿主体内的激素来维系与延续[6]。"正常细胞与癌细胞之间的生长－营养关系远比我们想象的更紧密：癌症完全可以从我们的机体获得生长所需的营养。

※※※

幸好手术去势并非遏制前列腺癌细胞的唯一手段。哈金斯推测，如果雄性激素就是导致这些癌细胞恶性增殖的罪魁祸首，那么与其想方设法去消除雄性激素，倒不如通过抑制睾酮的作用来迷惑癌细胞，并且使其认为自己作用于"女性"的身体。

1929 年，生物化学家爱德华·多伊西（Edward Doisy）正在试图找出影响女性月经周期的激素因子。[7]多伊西将收集到的数百加仑孕妇尿液储存在巨大的铜缸里，然后他想方设法从中提取出了几毫克雌激素。多伊西的做法引发了社会上大规模生产雌激素或其类似物的比拼。到了 20 世纪 40 年代中期，数家实验室与制药公司为了抢占"女性精华素"市场，开始竞相合成雌激素类似物或寻找新方法来高效纯化雌激素。当时使用得最为广泛的有两种药物：一种是由（伦敦）生物化学家人工合成的雌激素己烯雌酚（DES）[8]，另一种是从马尿（蒙特利尔）中提纯出来的天然雌激素普力马林[9]。（后续章节将会介绍 DES 这种合成类似物的邪恶本质。）

起初，普力马林［这个名字源自"孕马尿"（pregnant mare urine）］与 DES 都被力推为治疗更年期的灵丹妙药。但是对于哈金斯来说，合成雌激素的问世意味着另一种截然不同的用途：他可以通过注射这些激素使男性身体"女性化"，从而使前列腺癌患者体内停止合成睾酮。不出所料，这种被哈金斯称为"化学去势"（chemical castration）的方法再次产生了奇效。[10]与手术去势一样，侵袭性前列腺癌患者对于采用雌激素进行的化学去势治疗应答迅速，当然上述方法也会产生一些微不足道的副作用。（对于男性患者来说主要是某些类似于更年期的潮热症状。）但是这些类固醇激素并没有治愈前列腺癌，患者体内的肿瘤在复发后对于激素疗法产生了耐药。不过此类长达数月的缓解证明激素操控可以遏制激素依赖性肿瘤的生长。因此实现癌症缓解未必需要那些非特异性的细胞毒性药物（例如顺铂或氮芥）。

※※※

如果通过阻断睾酮作用就能够使前列腺癌细胞濒临绝境，那么是否可以采用激素阻断的方法来治疗另外一种激素依赖性肿瘤呢？显而易见，乳腺癌就是其中的一个候选者。19 世纪 90 年代末期，富于挑战精神的苏格兰外科医生乔治·比特森（George Beatson）正在尝试设计全新的乳腺癌手术方案。他从居住在苏格兰高地的牧羊人那里获悉，切除奶牛的卵巢可以改变其泌乳能力并提高牛奶质量。虽然比特森并不理解产生这种现象的生理学基础（当时多伊西尚未发现雌激素），但是他对卵巢与乳房之间的微妙关系感到十分好奇。于是比特森采用手术方法切除了三位女性乳腺癌患者的卵巢。[11]

在卵巢与乳房激素回路远未明确的年代，这种做法就像是通过肺切除术来治疗脑部病变一样匪夷所思。然而令比特森惊讶的是，上述三位患者的乳腺肿瘤在接受卵巢切除术后均明显缩小。当伦敦的外科医生试图在更多女性患者中重复比特森的发现时，他们却注意到只有大约2/3的女性乳腺癌患者产生了应答（结果不尽相同）。[12]

这种飘忽不定的疗效也让19世纪的生理学家感到非常困惑。1902年，一位外科医生写道："我们根本无法预知卵巢切除术是否能让乳腺癌患者获益，这种手术的疗效很不确定。"[13] 为什么手术切除某个远隔器官会影响肿瘤生长呢？尤其令人不解的是，为什么只有部分病例产生应答呢？这种现象不禁让人们想起了一种循环于体内的神秘体液因子，也就是盖伦理论中具有致癌作用的黑胆汁。可是为什么这种体液因子只在部分乳腺癌患者体内保持活性呢？

※※※

将近30年之后，雌激素的发现才部分回答了第一个问题。雌激素是卵巢分泌的主要激素。就像睾酮在正常前列腺组织中的作用一样，雌激素很快也被证实与正常乳腺组织的维系和生长密不可分。那么乳腺癌是否也受到卵巢分泌的雌激素的影响呢？如果确实存在这种机制，那么比特森之谜（Beatson's puzzle）（为什么卵巢切除术可以让一些乳腺癌肿瘤缩小，可是另外一些则完全没有应答呢？）又该如何解释？

20世纪60年代中期，作为哈金斯的重要合作伙伴，年轻的芝加哥化学家埃尔伍德·詹森（Elwood Jensen）差点就破解了比特森之谜。[14] 詹森起初的研究方向并不是癌细胞，而是雌激素的正常生理功能。詹森知道，激素通常是与靶细胞上的受体结合来发挥作用，但是属于类固醇激素的雌激素的受体仍然是个未知数。1968年，詹森将有放射性标记的雌激素作为诱饵发现了其受体，也就是那些负责与雌激素结合并将信号传递给细胞的分子。

现在詹森想要知道乳腺癌细胞是否也会表达雌激素受体。不过出乎意料的是，雌激素受体在乳腺癌细胞中的表达情况大相径庭。其实，乳腺癌细胞可以分为雌激素受体高表达（ER 阳性）与低表达（ER 阴性）两种类型。

詹森的研究结果为比特森之谜提供了一种可能的解释。也许乳腺癌细胞对于卵巢切除术产生的显著应答取决于癌细胞是否表达雌激素受体。ER 阳性肿瘤继续保持它们对于雌激素的"饥渴"，ER 阴性肿瘤则摆脱了对于受体与激素的依赖。因此詹森推测，ER 阳性肿瘤会对比特森手术产生应答，ER 阴性肿瘤则毫无反应。

其实验证上述理论最为简单的方法就是临床试验：我们可以通过比特森手术治疗罹患 ER 阳性与 ER 阴性肿瘤的女性，然后再观察癌细胞的受体状态是否对应答具有预测作用。但是由于这种手术疗法（卵巢切除术会产生许多严重的副作用，例如骨质疏松症 15）已经不合时宜，因此人们需要采用替代方案（药物治疗）来抑制雌激素的功能，而这就像是女性版本的哈金斯化学去势法。

但是詹森苦于没有这种药物。之前发现的睾酮对于乳腺癌细胞不起作用，同时也没有人在研发合成"抗雌激素"。制药公司的全部精力都投入到更年期治疗与新型避孕药领域（使用合成雌激素），它们不仅早已放弃研发"抗雌激素"，也没有兴趣关注此类药物的抗癌作用。正如詹森所言，在这样一个被"细胞毒性化疗"美好愿景催眠与掌控的时代，"人们对于发展内分泌（激素）治疗来抗击癌症缺乏热情。联合化疗被认为更有可能成功治愈包括乳腺癌以及其他实体瘤在内的各种肿瘤"16。与此同时，研发抗雌激素，也就是传说中让女性永葆青春的"拮抗剂"，则被普遍认为是浪费人力、金钱与时间的表现。

※※※

因此，1962 年 9 月 13 日，当帝国化学工业公司（ICI）一群才华横

溢的英国化学家为化合物 ICI 46474 或三苯氧胺（别名他莫昔芬）[17] 申请
专利时几乎无人注意。其实合成三苯氧胺的初衷只是为了研发某种避孕
药，而负责这项工作的激素生物学家阿瑟·沃波尔（Arthur Walpole）与
合成化学家多拉·理查森（Dora Richardson）均是 ICI 公司"生育控制计
划"团队的成员。[18] 尽管他们从结构上将三苯氧胺设计成一种强效雌激
素激动剂（鸟翼般的化学骨架完美地嵌入雌激素受体张开的双臂），但是
这种化合物的药理作用与预期完全相反。它非但没能启动雌激素信号、
发挥避孕药的作用，反而出乎意料地在许多组织中切断了雌激素通路。[19]
因此这种雌激素拮抗剂被认为根本不具备药用价值。

　　然而避孕药与抗癌药之间的联系却在沃波尔的脑海中挥之不去。他
知道哈金斯通过手术去势治疗前列腺癌的实验，并且清楚詹森差点就要
解开比特森之谜。当然人们也对这种具有抗雌激素作用的新药产生了极
大的兴趣。沃波尔认为，虽然三苯氧胺作为避孕药可能一无是处，但是
它也许可以对对雌激素敏感的乳腺癌发挥作用。[20]

　　为了验证这个想法，沃波尔与理查森决定去寻找临床合作者。由
于曼彻斯特的克里斯蒂医院距离 ICI 位于阿尔德利公园的研究基地不
远，人们只需要穿过柴郡那些跌宕起伏的山峦便可抵达此处，因此他们
顺理成章地想到了这座世界著名的癌症中心。而且这里就有一位现成的
合作者：作为一名来自曼彻斯特的肿瘤科医生与放疗科医生，玛丽·科
尔（Mary Cole）平时非常关注乳腺癌领域的研究进展。精力充沛的科尔
在临床工作中以严谨求实与乐于奉献著称，许多患者与同事们都亲切地
称她为莫亚（Moya）。科尔的病房里住满了各种晚期转移性乳腺癌患者，
她们中的大多数正在迅速滑向死亡的深渊。科尔愿意尝试任何方法来拯
救这些女性的生命，哪怕三苯氧胺只是一种被人们弃用的避孕药。

　　1969 年夏末，科尔的临床试验在克里斯蒂医院启动。共有 46 位女
性乳腺癌患者接受了口服三苯氧胺片剂的治疗。起初，科尔对于这种药
物并没有抱什么期望，她认为患者能出现部分缓解就很不错了。但是在
10 位患者中，三苯氧胺几乎是立竿见影地产生了显著疗效。她们的乳房

肿瘤明显消退，肺部转移灶开始缩小，骨痛不复存在，淋巴结逐渐软化。

就像哈金斯治疗的那些前列腺癌患者一样，许多对药物产生应答的女性最终依然出现了复发。但是上述临床试验取得的成功毋庸置疑，这种原理验证的方法也名垂青史。虽然三苯氧胺与那些通过经验性试错研发的细胞毒性药物完全不同，但是此类针对细胞特定通路设计的药物成功地让转移灶实现了缓解。[21]

此后，三苯氧胺的作用机制在马萨诸塞州什鲁斯伯里一家名不见经传的药物实验室里得以阐明。维吉尔·克雷格·乔丹（Virgil Craig Jordan）是一位在伍斯特基金会（一家致力于开发新型避孕药的研究机构）实验室工作的生化学家。1973年，乔丹正在研究癌症对三苯氧胺疗法是否产生应答背后的模式。[22] 他采用了一种简便易行的分子技术对乳腺癌细胞上的雌激素受体（埃尔伍德·詹森在芝加哥的研究成果）进行染色，并且最终通过这项实验解开了比特森之谜。表达雌激素受体的癌细胞对于三苯氧胺高度敏感，而缺乏雌激素受体的癌细胞则对其毫无反应。时至今日，近百年前于英国发生的乳腺癌患者疗效波动背后的原因终于水落石出。三苯氧胺（雌激素拮抗剂）在与表达雌激素受体的细胞结合后可以阻断雌激素应答并抑制细胞生长。但是由于 ER 阴性细胞缺乏三苯氧胺的受体，因此它们对于此类药物并不敏感。这种言简意赅的理论架构令人非常满意。当然，这也是癌症史上首次通过某个核心分子通路将药物、靶标以及癌细胞联系到一起。

第二十七章

辅助化疗

我宁做烈火余灰，也不做浮尘飞扬。[1]

——杰克·伦敦

如果我没有好转，你会把我赶走吗？[2]

——20 世纪 60 年代，
一位患者对其主治医生说的话

　　玛丽·科尔的三苯氧胺试验在设计之初只是为了治疗晚期转移性乳腺癌患者。然而随着这项临床试验顺利展开，科尔开始考虑将三苯氧胺拓展到其他领域。通常情况下，人们在新型抗癌药的临床试验中会根据病情严重程度逐渐增加用药剂量（每逢新药问世，就会有许多身处绝境的患者为了挽救自己的生命做最后一搏）。但是科尔倾向于反其道而行之。如果使用三苯氧胺治疗罹患早期乳腺肿瘤的女性呢？如果某种药物可以阻止 IV 期乳腺癌广泛转移与侵袭发展，那么它对于仅累及局部淋巴结的 II 期乳腺癌是否会有更好的疗效呢？

　　其实科尔在不知不觉中回到了霍尔斯特德的逻辑中。由于霍尔斯特德发明的根治性乳房切除术以彻底治愈早期乳腺癌为目标，因此即便没有明确的患癌证据，人们还是希望通过手术来"清扫"此类疾病的藏身之处。于是这种避免早期乳腺癌患者出现复发与转移（远隔器官）的根治手术就造成了身体畸形与毁损的恶果。但是科尔现在开始质疑霍尔斯特德斩草除根的美好愿景是否存在矫枉过正。既然手术无法彻底清除这些癌症的藏身之处，那么我们或许需要某种强效化学物质作为系统性治疗的手段，而这也就是威利·迈耶 1932 年以来一直梦寐以求的"术后治疗"。

其实早在三苯氧胺的药理作用被阐明之前，一些思维敏锐的 NCI 研究人员就已经有了类似想法。1963 年，大约在玛丽·科尔的试验（曼彻斯特）完成前 10 年，33 岁的 NCI 肿瘤学家保罗·卡蓬（Paul Carbone）就曾经进行过一项临床试验[3]，他希望了解早期肿瘤患者在完全切除病灶之后能否从化疗中获益（例如，女性患者体内没有残余肿瘤）。其实卡蓬的临床试验多少受到了李敏求（因为使用氨甲蝶呤治疗症状早已消失的女性绒毛膜癌患者而被 NCI 扫地出门）这位桀骜不驯的前辈的启发。

尽管当年李敏求在耻辱中黯然离开了 NCI，但是这种疗法（通过化疗来"清扫"体内的肿瘤残余）还是逐渐得到了学术界的尊崇。卡蓬在小范围内进行的试验中发现，术后追加化疗可以降低乳腺癌患者的复发率。于是他与其团队使用"辅助"（adjuvant，源自拉丁语"帮助"）这个词来描述上述治疗方式。卡蓬认为，辅助化疗可以成为外科医生的小帮手。它可以彻底根除手术后那些微小残留病灶，并且将隐藏在体内的早期乳腺癌恶性病灶一网打尽，而这其实与霍尔斯特德倡导的根治理论殊途同归。

但是外科医生对于别人的帮助根本不屑一顾，他们尤其看不上这些化疗医生提出的建议。到了 20 世纪 60 年代中期，学术界对根治手术的质疑与日俱增，大部分乳腺外科医生已经将化疗医生视为水火难容的劲敌，根本不会指望他们提高手术的疗效。由于外科医生事实上掌控着乳腺癌治疗领域，因此卡蓬在试验中遇到的窘境就是几乎无法招募到任何患者。科尔回忆说："除了个别在 NCI 接受乳房切除术的女性患者……根本没有人会去关注这项研究。"[4]

可是卡蓬很快就找到了解决办法。由于外科医生普遍对他秉持敬而远之的态度，因此卡蓬将注意力转向了受到同行排斥的伯纳德·费舍尔，也就是那位深陷乳腺癌根治手术旋涡的外科医生。费舍尔随即对卡蓬的想法产生了兴趣。其实，他一直在尝试通过类似的试验将化疗与乳房切除术结合起来。但即便是桀骜不驯的费舍尔也心有余而力不足。由于他自己主导的 NSABP-04（检验根治手术与非根治手术疗效的试验）项目几乎陷入停滞，因此很难说服外科医生加入化疗与手术联合应用治疗乳腺癌的试验。[5]

此时，一个意大利研究团队的出现彻底扭转了这种局面。1972 年，正当 NCI 在全美寻找检测术后"辅助化疗"效果的地点时，肿瘤学家吉安尼·博纳东纳（Gianni Bonadonna）恰好来到贝塞斯达参观研究所。[6]温文尔雅的博纳东纳身着做工精致的米兰式西服，他风度翩翩的样子给 NCI 留下了深刻印象。博纳东纳从德维塔、卡尼洛斯与卡蓬那里获知，他们都对治疗晚期乳腺癌的药物组合进行过检测，并且已经发现了一种联合方案可能会产生疗效：环磷酰胺（氮芥的衍生物）、氨甲蝶呤（法伯使用的氨基蝶呤变体）、氟尿嘧啶（DNA 合成抑制剂）。研究发现，这种名为 CMF 的方案具有低毒高效的特点，它可以杀伤那些微小残留病灶，堪称乳腺癌辅助治疗的理想组合。

博纳东纳供职的肿瘤研究所是一家位于米兰的大型癌症中心，他与那里的乳腺外科主任翁贝托·韦罗内西（Umberto Veronesi）交情深厚，他们俩也是唯一一对可以开诚布公的外科与化疗搭档。在卡蓬（当时他正竭尽全力想在美国开展一项类似的试验）的影响下，博纳东纳与韦罗内西提出了一项旨在研究化疗对于早期乳腺癌手术作用的大规模随机试验。幸运的是，他们很快就拿到了 NCI 临床试验的合同。

其实 NCI 的研究人员都十分清楚上述试验背后的讽刺意义。由于美国学术界内部就癌症医学的发展方向产生了严重分歧，因此这项最重要的 NCI 资助项目（细胞毒性化疗试验）居然在对癌症宣战后流落异国他乡。

　　　　　　　　　　　※※※

　　1973 年夏季，博纳东纳正式启动了这项试验。到了次年初冬，他已经随机招募了将近 400 位女性患者，其中一半受试者未予治疗（对照组），而另一半受试者使用 CMF 治疗（试验组）。尽管韦罗内西是此项试验的坚定支持者，但是其他乳腺外科医生依然无动于衷。博纳东纳回忆道："外科医生不仅是怀疑，他们简直就是敌视，（他们）根本就不想了解。当时整个肿瘤学界并没有几位化疗医生，况且他们在业内也口碑平平。外科医生普遍的态度就是：'化疗医生只能给晚期患者少许慰藉，而外科医生则可以手到病除……外科医生很少会再次见到他们的患者，我认为他们并不想知道有多少患者因为仅靠手术导致治疗失败。这可是关乎他们名誉的大事。'"[7]

　　1975 年冬季，在一个阴云密布的早晨，博纳东纳飞抵布鲁塞尔参加欧洲肿瘤学家会议，他准备利用这个机会来展示其研究结果。而此时是这项临床试验结束的第二年。博纳东纳在报告中提及，对照组与试验组的疗效差异显著。对照组中有将近一半的患者出现复发，但是接受辅助治疗的试验组中只有 1/3 的女性出现复发。辅助化疗大约能够让 1/6 的经治女性患者免受复发的困扰。

　　由于这个结果远远超出人们的预期，因此整个礼堂都变得鸦雀无声。博纳东纳的演讲已经撼动了传统癌症化疗的领地。直到博纳东纳踏上返回米兰的飞机，与他同航班的其他学者才在距离地面 3 000 米的高空中如梦方醒地纷纷向他提问。

　　　　　　　　　　　※※※

　　吉安尼·博纳东纳主持的著名的米兰试验为后人留下了一个亟待解决的问题。如果 CMF 辅助化疗能够降低早期乳腺癌女性患者的复发率，那么三苯氧胺（科尔团队发现的另外一种抗乳腺癌药物）辅助治疗也可以减少 ER 阳性乳腺癌女性患者的局部复发吗？玛丽·科尔使用抗雌激素药物治疗早期乳腺癌的直觉是否正确呢？

　　尽管伯纳德·费舍尔彼时正在忙于其他几项试验，但是他深知自己根本无法回避这个问题。1977 年 1 月，就在科尔关于三苯氧胺治疗转移性乳腺癌的结果发表 5 年以后，费舍尔招募到了 1 891 位淋巴结转移仅局限于腋窝的 ER 受体阳性乳腺癌患者。其中一半受试者未予治疗（对照组），而另一半受试者使用三苯氧胺治疗（试验组）。到了 1981 年，上述两组患者的疗效产生了显著差异。术后接受三苯氧胺辅助治疗的患者的癌症复发率降低了大约 50%。研究显示，年龄在 50 岁以上的患者对于三苯氧胺辅助治疗获益明显，而既往这个年龄段的患者通常会对标准化疗方案产生耐药，并且她们在出现复发后肿瘤也更具侵袭性与转移性。[8]

　　1985 年，也就是在 4 年之后，当费舍尔重新分析复发与生存的误差曲线时，他发现三苯氧胺的疗效更加引人注目。在 500 余位（对照组与试验组）年龄超过 50 岁的女性中，有 55 例接受三苯氧胺治疗的患者摆脱了复发与死亡。费舍尔采用一种几乎没有任何明显副作用的靶向激素类药物就改变了乳腺癌患者的预后。

※※※

　　到了 20 世纪 80 年代早期，全新的治疗理念已经开始从陈旧的思维定式中脱颖而出。现在，霍尔斯特德治疗早期癌症的梦想终于在辅助治疗的崛起中获得重生。埃尔利希的抗癌"魔弹"也转世为对乳腺癌与前列腺癌的抗激素治疗。

　　不过上述两种疗法都无法实现完全治愈。辅助治疗与激素治疗通常不能根除癌症。激素治疗可以让患者获得数年甚至数十年的较长时间缓解，而辅助治疗主要是采取了另一种清扫策略来杀伤体内残存的癌细胞。尽管这种方法可以延长生存期，但是许多患者还是会复发。最终，在经过数十年的缓解之后，对于化疗与激素治疗产生耐药的肿瘤会卷土重来，并且彻底颠覆各种干预手段在既往治疗中建立起来的平衡。

虽然这些替代手段并没有实现治愈癌症的目标，但是此类试验奠定了某些癌症生物学与治疗学的重要原则。首先，就像卡普兰在研究霍奇金病时所发现的那样，这些试验再次证实癌症是一大类具有高度异质性的疾病。乳腺癌或前列腺癌不仅表现形式不同，并且生物学行为也大相径庭。这种异质性由基因决定：例如，某些乳腺癌亚型对于激素治疗可以产生应答，另一些亚型则对于激素治疗无动于衷。除此之外，这种异质性也取决于解剖结构：某些肿瘤只局限于乳房本身，另有一些则倾向于转移至远隔器官。

其次，理解异质性对于癌症研究具有深刻意义。正如谚语所云，"知己知彼"，费舍尔与博纳东纳的试验已经证实，人们在尝试治疗癌症之前必须要做到"知己知彼"。例如，博纳东纳的研究取得成功的关键先决条件就是对乳腺癌进行仔细分期：针对早期或晚期乳腺癌患者分别采取不同的治疗手段。费舍尔的秘诀则是将 ER 阳性与 ER 阴性肿瘤进行细分：如果不加选择地使用三苯氧胺治疗 ER 阴性乳腺癌，那么该药很可能因无法使患者获益而被放弃。

这些试验不仅凸显了癌症之间的细微差异，同时还引发了人们对癌症医学的反思。就像 NCI 所长弗兰克·劳舍尔在 1985 年所指出的那样："我们 10 年前的想法比现在更为天真。我们希望单一药物应用就能使患者获益巨大。现在我们才明白，事情远比我们想象的要复杂得多。虽然人们对此均表示乐观，但是我们不要奢望全垒打。目前人们应该接受一垒或者二垒打的结果。"[9]

然而将癌细胞不分青红皂白一网打尽的隐喻（"相同病因、相同疗法"）依然主宰着肿瘤学界。辅助化疗与激素治疗就像是在战争中宣布停火一样，它们只意味着后续将要发起更猛烈的进攻。通过各种细胞毒性药物使患者置之死地而后生的做法仍然是人们无法抵御的诱惑。当然癌症医学在发展过程中也不惜以放弃尊严、理智或安全为代价。这些狂妄自大的肿瘤学家沉浸在对药效的幻想中，他们从此把患者与学科推向了灾难的边缘。1977 年，生物学家詹姆斯·沃森曾就癌症研究的未来发出警告："由于第一幕的气氛已被破坏，因此没人愿意坚持到剧终。"[10]

但是对于许多已经深陷其中的患者来说，他们几乎别无选择，只能继续将自己的性命交付于此。

※※※

一位患者的女儿曾经直言不讳地跟我说"多多益善"（我也曾委婉地对她提出建议，一些癌症患者需要"适可而止"）。患者是一位肝癌腹腔广泛转移的意大利老年女性。几经辗转，她来到麻省总医院寻求化疗、手术或放疗（如果可能的话，最好三种都用）的帮助。她的英文磕磕巴巴且口音浓重，说话时经常上气不接下气。她的皮肤略微有一些黄染（灰黄色），我很担心如果肿瘤造成胆管完全梗阻，那么胆色素入血后将导致黄疸加重。由于她此前已经被肿瘤折磨得筋疲力尽，因此就连我为她做检查时她也是昏昏欲睡。我请她伸出双臂掌心向前做出停止通行的手势，然后观察她是否出现预示肝功能衰竭的细微震颤。值得庆幸的是，她并没有出现震颤。但是其腹部可以闻及沉闷的腹水声，这可能是恶性细胞腹腔广泛转移所致。

患者的女儿是一位内科医生，她犀利的目光紧张地盯着我做完检查。这感人的一幕反映了人到中年之后母女角色的转换，她正在以母性的本能加倍努力反哺自己的母亲。女儿想要给她的母亲提供最好的照护：最好的医生、最好的病房（能看到灯塔山最美的景色），以及能够用特权与金钱买到的最好、最强、最烈的药物。

然而目前这位老年女性连最温和的药物都无法耐受。虽然她的肝脏功能还没有衰竭，但是也已经接近崩溃的边缘。与此同时，有迹象显示其肾脏功能也只是在勉强维持。我建议尝试某种姑息药物进行治疗，或许这种单药化疗就可以缓解她的症状，而不是采用以治愈为目标的强力方案。

患者的女儿看着我，仿佛认为我疯了一样。最后，她怒目而视，对我说："我到这里是寻求治疗，不是为了临终关怀。"

我向她承诺会与更多资深医生沟通后再权衡利弊。或许我对这位患者的建议过于武断。不过就在几周之后，我得知患者与她的女儿已经找到另外一位医生就诊，想必是这位同行更容易勉为其难地默许她们的要求。当然我并不了解这位患者后来是死于癌症还是治疗。

※ ※ ※

20 世纪 80 年代，肿瘤学界出现了第三种反对之声，其实这种声音已经在癌症研究领域的边缘徘徊了数个世纪。由于各种化疗与手术试验并不能降低晚期癌症患者的死亡率，因此这些束手无策的外科医生与化疗医生开始转而学习（或者说是再学习）照护患者的艺术。

但这是一门有待完善且令人纠结的学科。作为关注症状缓解与慰藉的医学分支，姑息治疗被认为是传统癌症治疗的对立面，尽管从表面上看是对积极治疗的否定，但实际上它是以成功的心态来接受失败。"姑息"（palliate）这个词源自拉丁语"掩盖"（palliare）。例如，缓解疼痛可以被视为掩盖疾病的本质，或者说通过掩盖症状代替治疗疾病。20 世纪 50 年代，一位波士顿外科医生曾经这样描述缓解疼痛的治疗原则："如果无法使用手术切除来解决病灶本身带来的持续疼痛……那么就只能采用手术阻断感觉通路来实现缓解。"[11] 所谓的替代方案依然是没完没了的手术（以毒攻毒）。阿片类止痛药被刻意排除在外。这位医生继续写道："如果没有采用手术治疗，那么患者将注定会对阿片成瘾，身体每况愈下，甚至导致自杀。"其实这种杞人忧天颇具讽刺意义，因为霍尔斯特德本人在创立根治手术理论期间就已经对可卡因与吗啡成瘾了。

可想而知，这种以重塑终末期癌症患者理智与尊严为中心的运动不可能源自以治疗为中心的美国，其创始人是来自欧洲的塞西莉·桑德斯（Cecily Saunders），她早年曾经做过护士，后来在英国重新经过培训成为医生。20 世纪 40 年代末期，桑德斯在伦敦照护过一位身患晚期癌症的华沙犹太难民。这位男子将毕生积攒的 500 英镑都赠予了桑德斯，希望能够成为"（她）家中的一扇窗户"[12]。20 世纪 50 年代，当桑德斯小心谨慎地走进伦敦东区那些被遗忘的肿瘤病房时，她才深切地体会到上述遗言的现实意义：她看到许多在痛苦中挣扎的终末期患者不仅毫无尊严，而且甚至得不到最基本的医疗照护，仿佛患者的生命就被限制在没有窗户的病房里。桑德斯发现，这些"绝望"的患者已经成为肿瘤研究的弃儿，她根本无法在抗癌战争中找到任何与之相关的胜利，他们就像没用的伤兵一样被远远抛在脑后。

与其说桑德斯发明了姑息医学，倒不如说是她重振了这门与众不同的学科。（她刻意回避了"姑息照护"的用法。她写道，由于"照护给予的帮助非常有限"，因此永远不会赢得医学界的尊重。[13]）如果肿瘤科医生自身无法为终末期患者提供合理的照护，那么就应该有其他专业人士（精神科医生、麻醉师、老年科医生、理疗师以及神经科医生）发挥作用，帮助患者在毫无痛苦的情况下优雅地逝去。与此同时，她也在想方设法让这些濒临死亡的患者摆脱肿瘤病房的束缚：1967 年，她在伦敦创立了圣克里斯托弗临终关怀医院。该机构的宗旨就是照护那些病危与濒死的患者，其名称源自与死亡无关的旅行者守护神。

桑德斯的临终关怀运动在整整 10 年之后才漂洋过海来到美国，然后开始逐渐渗入那些盲目崇尚传统治疗方法的肿瘤病房。一位病房护士回忆道："姑息治疗在推广过程中遭遇了极大的阻力，以至于当我们建议放弃无谓的努力转而维护患者尊严时经常会被医生鄙视……医生对于死亡的气息非常敏感。死亡意味着失败或无效，反映出医生的无能、医学的局限，或是肿瘤学的尴尬。"[14]

为患者提供临终关怀照护需要彻底颠覆人们的想象与创造。与那些测试新药与手术方式的试验相比，医学界对于疼痛与镇痛试验的严格要求丝毫没有放松。这些试验不仅推翻了一些称霸疼痛领域的教条，而且促成了一些意料之外的全新理念闪亮登场。例如，阿片制剂被广泛用于抚慰癌症患者，它们并不会导致成瘾、恶化与自杀等事件；相反，此类药物可以缓解焦虑、痛苦与绝望造成的恶性循环。除此之外，新型止吐药的应用极大地改善了化疗患者的生活质量。1974 年，耶鲁 – 纽黑文医院成立了美国第一家临终关怀中心。到了 20 世纪 80 年代早期，按照桑德斯模式建立的癌症患者临终关怀机构迅速遍及全球，其中以英国的表现最为突出，截至 20 世纪 80 年代末期，已经有将近 200 家临终关怀中心投入运营。

桑德斯拒绝承认这项事业是在与癌症治疗"唱反调"。她写道："提供……临终关怀不应被视为某种独立于癌症治疗之外的消极方式。尽管临终关怀出现在癌症治疗骑虎难下的败退阶段，但是其原则在本质上与许多不同层面的照护和治疗完全一致，当然它产生的回报完全不同。"[15]

总而言之，这种也是一种知己知彼的策略。

第二十八章

癌症统计

我们必须学会将对逝者的专注用于对生者的统计。[1]

——奥黛丽·洛德（Audre Lorde）

统计是这代人的宗教信仰。它既是希望又是救赎。[2]

——格特鲁德·斯泰因（Gertrude Stein）

1985 年 11 月，正当肿瘤学身处严峻现实与浮夸过往的关键十字路口之时，哈佛大学生物学家约翰·凯恩斯（John Cairns）复活了对抗癌战争的进展评估。

"复活"一词隐含着埋葬的意思，自 1937 年《财富》杂志发表抗癌文章以来，人们对抗癌战争的综合评估实际上已经被匪夷所思地埋葬在海量信息中。由于各式各样的细枝末节都被媒体过度报道，因此我们几乎无法把握该领域的整体发展轨迹。从某种程度上说，凯恩斯正在对前 10 年杂乱无章的观点做出反应。他希望能够摆脱细节困扰并俯瞰全局。癌症患者的总体生存时间延长了吗？自 1971 年以来对抗癌战争的巨额投资已经转化成为确切的临床成果了吗？

　　为了对"进展"这种公认的模糊概念进行量化分析，凯恩斯从一部始于第二次世界大战期间的破旧癌症登记册入手。其中不仅涵盖了美国各州的癌症相关死亡统计数据，还对涉及的肿瘤类型进行了详细分类。凯斯恩在《科学美国人》上撰文写道："这些登记册勾勒出一幅完美的癌症自然史画卷，并且即将成为讨论任何治疗手段的重要基石。"[3]他希望通过分析这些数据掌握癌症演化的规律，而其时间跨度也从数日或数月延展至数十年。

　　凯恩斯开始使用20世纪50年代以来的癌症登记数据来评估肿瘤学治疗进展（进步）挽救的患者人数。（由于手术与放疗在20世纪50年代之前已经问世，因此这些疗法被排除在研究之外；凯恩斯对20世纪50年代之后生物医学领域快速发展阶段涌现出的进展更感兴趣。）他把这些治疗进展分门别类进行梳理，然后根据它们对癌症死亡率的相对影响做出统计预测。

　　第一类是"治愈性"化疗，也就是NCI的弗雷与弗赖雷克以及印第安纳大学的艾因霍恩团队所力推的方法。如果假设化疗对于各种癌症亚型的治愈率能够达到80%或90%，那么凯恩斯估计这种方法每年可以拯救2 000~3 000人的生命，包括700名急性淋巴细胞白血病患儿、大约1 000名霍奇金病患者、300名晚期睾丸癌男性患者、20~30名女性绒毛膜癌患者（到了1986年，由于非霍奇金淋巴瘤的亚型也可以通过联合化疗治愈，因此又额外增加了2 000人。尽管按照这种统计口径计算，治愈总数接近5 000人，但是凯恩斯的早期研究并没有包含这些数据）。

　　除此之外，"辅助"化疗（例如博纳东纳与费舍尔的乳腺癌患者手术后化疗试验）每年也可以挽救10 000~20 000人的生命。最后，凯恩斯将宫颈涂片与乳房X光检查等早期癌症筛查手段也纳入其中。根据他的粗略统计，此类方法每年又可以挽救另外10 000~15 000人的生命。综上所述，这些防治手段每年可以挽救大约35 000~40 000人的生命。

　　现在让我们把这个数字与1985年的美国癌症发病率做一个比较。1985年的癌症发病率为448/100 000，或者说每年有100万美国人被诊断为癌症。而同年的癌症死亡率为 211/100 000，或者说每年有 50 万美国人死于癌症。总而言之，即便是相对乐观地去估算可以挽救的患者人数，能够从治疗与筛查进展中获益的美国人也屈指可数（不及美国人患癌人数的 1/20，或者说不到死于癌症人数的 1/10）。

不过凯恩斯并没有因为这个数字而感到意外。实际上，他认为那些经验丰富的流行病学家也会理性面对。在医学史上，从来没有哪种重要疾病仅靠单一治疗方案就可以被攻克。例如，如果我们绘制出结核病患者的死亡曲线，那么就会发现死亡人数在新型抗生素问世之前数十年就已经下降。与那些灵丹妙药相比，城市发展水平（饮食营养、居住环境、卫生条件、污水处理与空气质量改善）潜移默化的改变起到了决定性作用，它们才是促使欧洲与美国社会结核病死亡率下降的主力军。此外，疫苗的应用也使脊髓灰质炎与天花得到了有效控制。凯恩斯写道："之所以美国的疟疾、霍乱、伤寒、结核病、坏血病、糙皮病以及其他重大疾病的发病率大幅下降，是因为人类已经掌握了预防这些疾病的手段……将大部分成绩归功于治疗是对既往工作的否定。"

※ ※ ※

虽然凯恩斯的文章在政界颇具影响力，但是他依然缺乏统计学数据的支撑。人们需要某些量化手段将多年以来的癌症死亡率趋势进行比较分析，例如，1985 年死于癌症的人数与 1975 年相比是否有所改变？1986 年 5 月，距离凯恩斯的文章问世尚不足一年之时，他在哈佛大学的两位同事，约翰·贝勒（John Bailar）与伊莱恩·史密斯（Elaine Smith）就在《新英格兰医学杂志》上发表了一篇分析报道。

为了理解贝勒–史密斯文章的分析结果，我们首先要理解其采用的统计学方法。从一开始，贝勒就拒绝使用人们最熟悉的患者测量指标：生存率随时间的变化。5 年生存率是衡量肿瘤患者在确诊之后生存 5 年的比例，但是生存率分析的致命弱点是它很容易受到偏倚的影响。

为了理解这些偏倚的由来，可以假设两个相邻村庄的人口数量与癌症死亡率完全相同。平均而言，两个村庄中癌症患者的确诊年龄均为 70 岁。他们在确诊之后继续生存 10 年直到 80 岁去世。

现在假设其中一个村庄引入了某种新型特异性检测手段，它可以将血液中的预防素（Preventin）蛋白水平作为肿瘤标记物。假设预防素蛋白是一种理想的检测指标，那么预防素"阳性"会被立即诊断为癌症。

让我们继续假设预防素这种极其灵敏的检测手段可以发现早期癌症。预防素筛查引入后不久，这种神奇的新型检测手段就开始大显身手，A村癌症患者的平均确诊年龄从 70 岁下降至 60 岁。然而由于缺乏有效的治疗手段，因此两个村庄的癌症患者平均死亡年龄没有变化。

对于一知半解的旁观者来说，这种情况可能会产生某种奇怪的结果。预防素筛查在 A 村中发挥了作用，癌症患者的平均确诊年龄为 60 岁，死亡年龄为 80 岁，其生存时间为 20 年。B 村没有使用预防素筛查，癌症患者的平均确诊年龄为 70 岁，死亡年龄为 80 岁，其生存时间为 10 年。然而，"延长"的生存时间未必真实可靠。预防素怎么可能在没有任何治疗手段参与的情况下凭空延长生存时间呢？

其实答案显而易见：上述生存时间的延长只是一种假象。虽然表面上看起来生存率提高了，但实际情况是筛查延长了患者从确诊到死亡的时间。

为了避免出现这种偏倚，一种简单的做法就是对总死亡率而不是生存率进行评估（在以上案例中，死亡率并未受到早期筛查方法的影响）。

然而这种方法也存在严重的瑕疵。"癌症相关死亡"是癌症登记中的原始数据，它是医生对患者做出死亡诊断的统计结果。将时间跨度较长的原始数据进行比较存在以下问题：由于美国人口（就像其他国家一样）正在逐渐老化，因此癌症相关死亡率也势必随之增长。老年人不可避免地会罹患癌症，而这就像是潮水中存在的漂浮物。即便实际的癌症死亡率并未改变，但是如果国民中老年人口比例高于年轻人，那么就意味着将会有更多的人罹患癌症。

为了比较时间跨度较长的样本，我们需要采用一些方法将两组不同的人群进行标准化处理，换句话说就是运用统计学方法将其中一组人"缩入"到另一组人。其实这就是贝勒分析的创新之处：为了有效地完成这种数据缩放，他使用了一种名为"年龄校正"的标准化形式。

在理解年龄校正的含义之前，让我们先假设存在两组完全不同的人群。其中一组以年轻人为主，另一组则以老年人为主。如果我们对癌症死亡的"原始"数据进行统计，那么以老年人为主的人群的癌症死亡例数势必较多。

现在假设我们通过标准化处理消除了第二组人群的年龄差异，然后以第一组人群为参考，对第二组人群进行校正。当年龄差异消除之后，死亡率也会按比例缩减。由于两组人群中包含有相同数量（经过年龄校正）的老年人与年轻人，因此我们可以计算出经过校正的癌症死亡率。贝勒使用这种方法对跨度长达数十年的数据进行了仔细分析。他首先把每年的人口数分成不同的年龄组，如 20~29 岁、30~39 岁、40~49 岁，依此类推，然后再用 1980 年的人口分布（随机抽取作为标准）数据对其他年份进行标准化处理，最终得到经过校正的癌症发病率。只要各年龄组的人口分布都符合相同的人口统计学标准，那么就可以根据时间的推移对这些人群进行研究与比较。[4]

※※※

贝勒与史密斯的文章于 1986 年 5 月发表后随即撼动了肿瘤学领域的根基。就连有些悲观的凯恩斯也曾经期望，癌症相关死亡率至少应该随着时间推移出现小幅下降。但是贝勒与史密斯发现，凯恩斯的愿景有些过于理想：1962 年至 1985 年，癌症相关死亡率增长了 8.7%。当然这种增长是多种因素作用的结果，其中影响最大的是 20 世纪 50 年代吸烟率的增长导致肺癌发病率升高。

然而不争的事实是，美国的癌症死亡率并未下降。[5]贝勒与史密斯担忧地写道："没有证据显示 35 年来在改善癌症疗效方面付出的艰辛对于减少死亡（最重要的临床结果评价指标）有什么整体影响。"[6]他们继续写道："尽管在某些少见肿瘤（例如儿童白血病与霍奇金病）的姑息治疗与延长生命上取得了进展，但是我们实际上还是输掉了这场抗癌战争……35 年来人们在改善癌症疗效上的所有努力可谓是付诸东流。"

其实选择"付诸东流"这个成语对于妄自菲薄的学术圈颇具深意。贝勒正是通过它向癌症研究当权派、NCI 以及价值数十亿美元的癌症治疗产业宣战。一位记者曾经将他描述为"NCI 的眼中钉"[7]。与此同时，医学界也齐声反对贝勒的分析结果，并且视其为爱唱反调、危言耸听、虚无主义、失败主义以及哗众取宠的典型。

可以预见的是，铺天盖地的回应迅即充斥了各种医学期刊。某个持批评观点的阵营认为，之所以贝勒－史密斯的分析结果看上去令人失望，并不是因为癌症治疗没有效果，而是由于采用的方法强度不够。这些批评人士主张，化疗过程要远比贝勒与史密斯想象中的复杂，以至于大多数肿瘤学家对于全量化疗的前景都顾虑重重。他们以某项于 1985 年公布的调查结果为例，当时仅有大约 1/3 的肿瘤科医生使用了最有效的联合化疗方案来治疗乳腺癌。[8]一位著名评论家写道："据我估计，早期积极使用综合化疗可以拯救 10 000 名乳腺癌患者的生命。相比而言，目前我们采用的治疗手段也就勉强让几千位患者获益。"

从理论上讲，上述观点也许非常正确。1985 年的调查结果显示，许多医生在实施化疗时的确存在剂量不足的情况，至少按大多数肿瘤学家或是 NCI 制定的标准来看是这样。然而加强化疗可以使生存率最大化这种与之对立的观点也未经临床验证。尽管在某些类型的癌症（例如乳腺癌的某些亚型）中，增加剂量强度确实可以提高疗效，但是对于绝大多数癌症来说，增加标准化疗方案的剂量强度并不能改善生存率。因此来自 NCI 治疗儿童白血病的"先发制人"原则并不是针对所有癌症的通用方案。

此外，来自加州大学洛杉矶分校的流行病学家莱斯特·布雷斯洛（Lester Breslow）对贝勒与史密斯的观点提出了更精准的批判。布雷斯洛认为，尽管年龄校正死亡率是评估抗癌战争的一种指标，但是它绝不应该成为判断成败的唯一标准。实际上，贝勒与史密斯错误观点的基础就在于测量指标单一，或者说他们过分简化了测量进展的指标。布雷斯洛写道："依赖单一进展指标的问题在于，测量指标改变会导致其传递的信息发生巨变。"[9]

为了证明他的观点，布雷斯洛提出了另外一种测量指标。他指出，如果化疗能够治愈 5 岁患儿的急性淋巴细胞白血病，那么它就可以将其潜在寿命延长 65 年（假设整体预期寿命为 70 岁）。相比之下，如果预期寿命为 70 岁的话，那么采用化疗治愈 65 岁的患者只能使其潜在寿命延长 5 年。但是贝勒与史密斯选择的测量指标（年龄校正死亡率）根本无法检测出上述两种情况之间的任何差异。例如，罹患淋巴瘤的年轻女性（治愈后其潜在寿命可以延长 50 年）与罹患乳腺癌的老年女性（治愈后可能于次年就死于其他疾病）使用了相同的测量指标，如果采用"潜在寿命延长"作为评价癌症进展的测量指标，那么这些数据就会变得更具说服力。综上所述，我们如今在抗癌战争中不是滑向失败而是迈向成功。

布雷斯洛尖锐地指出测量本身就具有主观性，因此他并未建议采用某种算法替代另外一种。他写道："我们进行这些计算的目的是要表明结论非常容易受到所选测量指标的影响。1980 年，癌症导致美国人（假设预期寿命为 65 岁）的潜在寿命损失了 182.4 万年。但是如果癌症死亡率维持了 1950 年的水平，那么美国人的潜在寿命损失将达到 209.3 万年。"[10]

布雷斯洛指出疾病测量本身就是一种主观行为，它最终势必演化成为对人类自身的测量。而客观结论只能源自规范决策。虽然凯恩斯或贝勒可以告诉我们癌症治疗对于潜在寿命延长或损失的具体数据，但是如果要评价投资癌症研究是否有"价值"，那么就要首先明确"价值"的定义：延长 5 岁儿童的生命要比延长 60 岁老人的生命更有"价值"吗？其实即便是死亡这种在贝勒与史密斯眼中"最重要的临床结果评价指标"依然不尽如人意。由于死亡（或至少社会意义的死亡）可以通过其他标准进行统计与描述，因此这往往会得出截然不同的结论。布雷斯洛认为疾病评估取决于人类的自我评估。社会与疾病经常在相互平行的时空中不期而遇，仿佛彼此都是对方的罗夏测验（Rorschach test）墨渍图版[1]。

※※※

贝勒可能愿意对这些哲学观点做出让步，然而他同时也已经有了更为务实的计划。他使用这些数据证明了一项原理。正如凯恩斯指出的那样，如果想要在人群层面降低某种疾病（任何疾病）的死亡率，那么目前已知的唯一手段就是预防。贝勒认为，即便可以选择其他测量指标评价抗癌战争的进展，预防这种策略也不应被曾经狂热追求治疗的 NCI 忽视。

NCI 的绝大多数（80%）经费都直接用在了癌症治疗策略上，而用在预防研究上的经费只占大约 20% [11]（到了 1992 年，这个数字增长到 30%；在 20 亿美元的 NCI 研究预算中，有 6 亿美元被用于癌症预防研究 [12]）。1974 年，NCI 所长弗兰克·劳舍尔对玛丽·拉斯克介绍了研究所开展的各种项目，他慷慨激昂地写下了三管齐下治疗癌症的原则："治疗、康复、持续照护。"[13] 其中既没有提到预防，也没有涉及早期症状检测——NCI 根本就没有把癌症预防作为核心要务。

与此同时，私立研究机构也存在类似失衡的偏倚。例如，20 世纪 70 年代，在纽约纪念斯隆·凯特琳医院的近 100 个实验室中，只有 1 个确认自己正在从事预防研究项目。[14] 20 世纪 60 年代早期，一位研究人员曾经在医生群体中进行过一次大规模的问卷调查，他惊讶地发现"没有一位医生"能够提出"癌症预防的思路、线索或理论"[15]。他冷冷地写道，癌症预防研究只是"建立在兼职的基础上"[2]。[16]

---

[1] 罗夏测验由瑞士精神科医生、精神病学家罗夏（Hermann Rorschach）创立，亦称罗夏墨迹（Inkblo）测验、罗夏技术或简称罗夏。罗夏测验因使用墨渍图版又被称为墨渍图测验，现在已经被世界各国广泛使用。罗夏墨迹测验是最著名的投射法人格测验。测试方法是让受试者通过某种媒介建立起自己想象的世界，而受试者可能会透过这种无拘无束的情景显露其个性。——译者注
[2] 这种质疑可能有其内在缺陷，因为它没有涉及预防和治疗的关系。——作者注

贝勒认为，这种本末倒置的失衡是 20 世纪 50 年代科学界夸夸其谈的产物：例如戈博的《治愈癌症：国家目标》就是一部好高骛远的作品，还有来自拉斯克派可以在 10 年之内治愈癌症的执念，以及类似于法伯这种学界泰斗的推波助澜。当然上述憧憬也可以追溯至埃尔利希笔下被赋予神奇法力的"魔弹"。如今，这些兼具先进、乐观与理性的魔弹与灵丹妙药将围绕癌症的悲观主义一扫而光，并且彻底改变了肿瘤学发展的历史版图。但是将"治愈"作为癌症的单一解决方案已经堕落为僵化的教条。贝勒与史密斯指出："如果想要在抗癌领域取得实质性进展，那么就必须将研究重点从治疗转向预防……在我们寻觅那些总是无法企及的良方之前，应该采用客观、直接与全面的方式面对过去的失败。"[17]

第四部分

预防就是治疗

———

然而，首先应该指出的是，20 世纪 60 年代至 70 年代，虽然人们已经意识到环境与生活方式在预防癌症中的作用，但是其难点在于改变传统观念中对这些潜在病因的认知。[1]

　　　　　　　　　　　　　　　　——戴维·坎托（David Cantor）

　　预防医学的概念多少与美国传统有些格格不入。首先，它意味着敌人就是我们自己。[2]

　　　　　　　　　　　　　　　　——《芝加哥论坛报》，1975 年

　　你也可以从牛奶摄入量得出同样的相关性……不可能通过向患者提问获取满意的答案……既然无法证明吸烟与肺癌存在关系，那么就没有理由按照这种思路开展试验。[3]

　　　　　　　　　　　　　　——美国卫生总监伦纳德·希尔（Leonard Scheele）
　　　　　　　　　　　　　　　　　　谈及吸烟与癌症的关系

第二十九章

"黑色棺材"

母亲在我年幼之时便已去世，
后来父亲便将我卖给了别人，
我哽咽着喊出"扫扫扫扫"，
我打扫烟囱并裹着煤烟睡觉。
他在那天夜里睡得非常安静，
汤姆在梦中遇见了一番景象，
他看到了成千上万的清扫工，
所有人都被关进了黑色棺材。[1]

——威廉·布莱克

    1775 年，就在埃尔利希憧憬着化疗的明天以及菲尔绍提出癌细胞理论的 100 多年前，来自圣巴塞洛缪医院的外科医生帕西瓦尔·波特发现其接诊的阴囊癌患者迅速增加。波特做事有条不紊、坚韧不拔且沉稳内敛，可想而知，他的第一反应就是尽可能通过手术来切除肿瘤。但是随着患者源源不断涌入波特位于伦敦的诊所，他注意到了一个非常明显的特征。这些患者几乎都是烟囱清扫工与"攀爬男孩"（这些做学徒的贫困孤儿需要钻到烟囱里清扫烟道里的灰烬，他们在工作时通常以近乎全裸的状态浸泡在油烟中）。波特对于这种疾病与职业的相关性感到震惊。他写道："这种疾病会出现于某些特定人群中……我指的是烟囱清扫工的癌症。这种疾病总是首先累及……阴囊的下部；它不仅可以形成边缘隆起、质地坚硬的浅表溃疡，而且这种丑陋的病灶还会导致局部疼痛与皮肤粗糙……由于我从未在青春期前的患者中发现此类病例，因此我认为这就是患者与外科医生均将其归为性病的原因之一；而使用汞制剂治疗只会迅速加重病情。"[2]

波特本可以轻而易举地接受这种顺理成章的解释。在乔治王时代的英国，清扫工与攀爬男孩通常被认为是传播各种疾病（肮脏、结核病、梅毒与水痘等）的源头，那些"粗糙丑陋的溃疡"尤其容易被归为性病，而治疗方法主要是采用有毒的汞制剂或者干脆放弃。正如当时某句谚语所言：梅毒是"一夜维纳斯为伴，千夜汞制剂相随"[3]。但是波特要从更深层面找出更为系统的解释。他不禁问道：如果这种疾病属于性病的范畴，那么它为什么只偏好一种行业呢？如果这是由某种性病导致的"溃疡"，那么使用标准汞制剂为何会让病情恶化呢？

波特对于此类情况感到十分困惑，于是他勉为其难地变成了流行病学家。为了寻找导致这种特殊疾病的原因，他不再将精力集中于治疗阴囊肿瘤的手术创新上。波特注意到清扫工的身体每天都要与煤尘和烟灰长时间接触。除此之外，他还发现那些微小的煤烟颗粒可以在皮肤中隐藏数日，而阴囊癌通常就从这种被工人们称为煤烟疣的皮肤浅表伤口处暴发。在认真分析了上述观察结果之后，波特最终将隐藏在皮肤中的煤烟锁定为最有可能导致阴囊癌的病因。

波特的观察结果延续了意大利帕多瓦医生贝纳迪诺·拉马兹尼（Bernardino Ramazzini）的工作。1713年，拉马兹尼出版了不朽名著《工作者的疾病》（De Morbis Artificum Diatriba），其中记载了数十种与特定职业密切相关的疾病。[4]拉马兹尼将这些疾病称作"人为疾病"。波特认为，煤烟癌（阴囊癌）也是一种人为疾病，只不过在上述案例中，这种人为疾病的病因可以被鉴定出来。尽管波特并没有找到合适的词汇，但是他实际上发现了一种致癌物[1]。

波特的研究工作具有深远的意义。如果煤烟是导致阴囊癌的罪魁祸首，而不是某些虚无缥缈的神秘体液（盖仑理论），那么我们就可以由此得出两项重要结论。首先，外来物质（并非内在体液失衡）是癌症发生的根源。由于这种理论过于激进，以至于波特自己都不敢相信。他写道："这个案例的所有一切（起初）都与老年人罹患的癌症存在天壤之别，而后者体液的酸性会随着时间的推移增强。"5（波特对盖仑理论巧妙地采取了明褒暗贬的做法。）

其次，如果外来物质的确是致病元凶，那么癌症就有可能实现预防。因此也没有必要去净化体液。既然癌症是一种人为疾病，那么解决方案也应该追本溯源。只要清除致癌物，癌症就会烟消云散。

但是清除致癌物面临着知易行难的问题。18世纪的英国遍布工厂、煤矿与烟囱，童工与烟囱清扫工就在这些地方谋生。6虽然从事烟囱清扫的儿童相对罕见（在1851年之前，英国大约有1 100名年龄在15岁以下的烟囱清扫工），但是这足以说明经济对于童工的严重依赖。许多四五岁的孤儿经常被低价转让给清扫工师傅做学徒。（在狄更斯的作品《雾都孤儿》中，甘菲尔德这个卑鄙无耻的烟囱清扫工说道："我想要一个'学徒'，并且准备将他带走。"万幸的是，奥利弗没有被卖给甘菲尔德，而后者的两名学徒则在进入烟囱后死于窒息。7）

随后政坛发生了巨变。18世纪末期，伦敦攀爬男孩的悲惨境遇被公之于众后，英国的社会改革家准备通过立法来规范这个行业。1788年，议会通过了《烟囱清扫工法》，禁止清扫工师傅雇用8岁以下的儿童（允许8岁以上的儿童成为学徒）。8 1834年，议会将上述年龄提高到14岁，1840年又增加到16岁。到了1875年，英国社会已经完全禁止雇用年轻男孩做烟囱清扫工，整个行业也受到了严格监管以防止违规。1788年，

---

[1] 煤烟由多种化合物混合而成，它最终被证实含有数种致癌物。——作者注

波特不幸因肺炎离世。虽然波特在有生之年未能见到这些改变，但是这种在清扫工中流行的人为疾病（阴囊癌）数十年后便销声匿迹了。

※※※

如果煤烟能够导致癌症，那么此类可预防疾病（"人为"癌症）岂不是遍及世界各地？

约翰·希尔（John Hill）是一位来自伦敦的业余科学家兼药剂师。1761 年，在波特发表有关煤烟致癌研究的 10 多年前，他声称自己发现了一种隐藏在看似无害物质中的致癌物。[9]在一本名为《滥用鼻烟的警示》（*Cautions against the Immoderate Use of Snuff*）的小册子里，他声称鼻烟（口用型烟草制品）也可以导致嘴唇、口腔与咽喉发生癌变。

希尔的证据力度与波特的研究结果相差无几。他也对习惯（使用鼻烟）、暴露（烟草）与特定类型癌症之间的关系进行了推测。希尔甚至注意到这种可嚼可吸的物质与煤烟十分相似。但是由于希尔喜欢被称为"植物学家、药剂师、诗人、舞台演员，或是任何其他什么头衔"[10]，因此人们认为他是英国医学界的弄臣、自吹自擂的半吊子，或是装腔作势的小丑。当波特关于煤烟致癌的权威专著在英国医学界受到广泛赞誉与追捧时，希尔早年用风趣口语撰写的小册子却因没有任何医学权威的支持而被打入冷宫。

与此同时，烟草成瘾迅速在英国蔓延开来。无论是酒吧、吸烟室还是咖啡馆（密不透风、烟雾缭绕、热气腾腾以及昏昏欲睡的房间[11]），都会有头戴假发、脚穿长袜、身着花边襞襟的男人终日"厮守"在那里，他们要么叼着烟斗与雪茄吞云吐雾，要么抱着精致的烟壶吸食鼻烟。英国及其殖民地均意识到了烟草潜在的商业价值。在位于大西洋彼岸的烟草原产地，各种条件都非常适合种植此类作物，因此烟草的产量在数十年间始终呈指数级增长。到了 18 世纪中期，弗吉尼亚州每年都要生产成千上万吨的烟草。[12]在英国，烟草的进口量于 1700 年至 1770 年急剧飙升，从每年的 3 800 万英镑增长到了 1 亿多英镑（几乎是原来的 3 倍）。[13]

接下来，一项貌不惊人的创新（人们在烟丝外面包上一层半透明易燃纸）又进一步了拓展了烟草的消费。据传在 1855 年，一位参加克里米亚战争的土耳其士兵用完了陶土烟管，于是他随手将烟叶用报纸卷起来吸食。[14] 尽管这个故事可能纯属杜撰，但是采用纸张卷制烟叶的做法并不鲜见（纸烟已经通过意大利、西班牙与巴西传到了土耳其）。然而当时的历史背景才是推波助澜的关键：战争迫使来自三大洲的士兵在狭窄拥挤的克里米亚半岛持续鏖战，于是各种习惯与癖好就像病毒一样在战壕中迅速蔓延。到了 1885 年，来自英国、俄国与法国的士兵已经习惯于将烟叶卷在纸里吸食。这些士兵从战场归来之后，各种习惯又像病毒一样陪伴他们回到各自的家乡。

由于吸烟就像烈性传染病一样从欧洲穿越大西洋来到美国，因此人们使用"病毒感染"来形容此类传播方式是非常贴切的。1870 年，美国的年人均香烟消费量不到 1 支。[15] 但是仅仅在 30 年之后，美国人每年就要消耗 35 亿支香烟和 60 亿支雪茄。[16] 到了 1953 年，香烟消费量达到年人均 3 500 支。如果按照日均消费量计算，那么每个美国成年人要吸 10 支烟，英国人要吸 12 支烟，苏格兰人要吸将近 20 支烟。[17]

其实香烟就像病毒一样也可以通过变异来适应各种环境。例如，在苏联的劳改营里，它化身为地下货币；在英国争取参政权的女性中，它是一种反抗的标志；在美国的郊区百姓中，它象征着男子汉的粗犷气概；在逆反的青少年中，它代表着与时代的分歧。在 1850 年至 1950 年的动荡岁月中，整个世界充满了战乱、恐惧与困惑。与此同时，香烟却成为缓解社会紧张情绪的灵丹妙药，人们可以从中寻觅到亲情、友谊以及归属感。如果说癌症是典型的现代性产物，那么烟草这种主要的可预防病因也如出一辙。

※ ※ ※

正是由于烟草具有像病毒一样迅速播散的优势，因此它造成的医学危害非常隐匿。研究显示，我们对于统计相关性的直观敏锐度就像人眼一样犀利（通常在边际部分最为明显）。当罕见事件彼此叠加时，它们之间的关系就非常清晰了。例如，之所以波特发现了阴囊癌与烟囱清扫之间的关系，是因为烟囱清扫（职业）与阴囊癌（疾病）都较为罕见，以至于两者同时出现时就会像月食一样醒目，也就是说两种特别事件精准叠加。

但是当香烟消费逐渐升级为全民成瘾时，就越来越难以辨别它与癌症之间的联系了。到了 20 世纪早期，男性吸烟比例已经达到了 80%，而这个数字在某些地方甚至达到了 90%（女性吸烟比例很快也将出现飙升）。[18] 当某种疾病的危险因素在人群中变得如此普遍之时，它就会匪夷所思地逐渐融入白噪声背景里。就像牛津大学流行病学家理查德·皮托（Richard Peto）所言："在 20 世纪 40 年代早期，思考烟草与癌症之间存在何种联系，相当于质疑久坐与癌症的联系，一样地莫名其妙。"[19] 如果几乎所有男性都吸烟，并且其中只有某些人罹患癌症的话，那么该如何分辨出个体之间的统计学关联呢？

然而即便是经常与肺癌打交道的外科医生也未能察觉出任何联系。20 世纪 20 年代，当肺切除术（切除肺组织以移除肿瘤）的开创者，来自圣路易斯的著名外科医生埃瓦茨·格雷厄姆被问及"吸烟是否会导致肺癌发病率增高"时，他嗤之以鼻地反驳道："这种风险与穿尼龙丝袜没有什么区别。"[20]

于是烟草被当作癌症流行病学中的尼龙丝袜在预防医学的视线里销声匿迹。由于烟草的医疗危害在很大程度上遭到忽视，因此香烟消费量快速增长，并且以迅雷不及掩耳之势占据了西半球。当人们意识到香烟是世界上最致命的致癌物载体时已经无力挣脱。肺癌随即成为遍布全球的流行病，而这就像历史学家艾伦·勃兰特（Allan Brandt）曾经描述的那样，整个世界将会不可避免地深陷"香烟世纪"。[21]

第三十章

皇帝的新装

如果按照严格的逻辑关系推理，那么即便在现代意义的层面上，流行病学能否独立证明因果关系依然可能会受到质疑，而同样的结果也适用于动物实验。[1]

——理查德·多尔（Richard Doll）

1947 年初冬，英国政府的统计学家警告卫生部，一种始料不及的流行病正在全国蔓延开来：肺癌发病率在过去 20 年间几乎增加了 15 倍。[2]统计局副局长写道：这是一个"应该研究的问题"[3]。虽然这句话表达出英国人特有的委婉，但是足以引发广泛回应。1947 年 2 月，寒冬凛冽，卫生部要求医学研究委员会组织专家在伦敦郊区召开会议，研究导致肺癌发病率异常增加的原因。[4]

可是这次会议最后演变成了一场荒唐的闹剧。一位专家夸夸其谈地指出，由于城镇（香烟消费最高）肺癌发病率要远比乡村（香烟消费量最低）高得多，因此"唯一合理的解释"就是"空气中的烟雾与污染"。[5]其他专家则归咎于流感、浓雾、缺乏阳光、X 射线、柏油、普通感冒、煤火、工业污染、煤气厂以及汽车尾气。总而言之，除了香烟，任何通过呼吸形式传播的毒物都可以成为病因。

五花八门的意见令委员会十分困惑，于是他们委托奥斯汀·布拉德福德·希尔设计一项更为系统的研究方案来确定导致肺癌的危险因素。希尔是一位著名的生物统计学家，他曾经在 20 世纪 40 年代提出随机试验方案。不过用于这项研究的经费少得可怜：1948 年 1 月 1 日，委员会批准给一名学生支付的兼职工资是 600 英镑，给两名社工的报酬是每人 350 英镑，此外还有 300 英镑用于杂费与耗材。希尔聘请了 36 岁的医学研究员理查德·多尔加入自己的团队，但是后者之前从未参与过如此规模或重要的研究。[6]

※※※

与此同时，在大西洋彼岸的美国，似乎只有那些初出茅庐的新手（年轻的实习医生或未受过内外科培训的住院医师）才能敏锐地察觉到吸烟与癌症之间的联系。1948 年夏季，正在纽约轮转外科的医学生欧内斯特·温德尔（Ernst Wynder）遇到了一例令人难忘的支气管肺癌患者（他年仅 42 岁就死于这种源自肺内呼吸道的肿瘤）。[7]患者曾经是一位吸烟者，当然就像大部分吸烟者的尸检结果一样，他的肺部也已经是伤痕累累：沾满焦油的细支气管与被烟雾熏黑的肺组织。其实给这位患者做手术的医生并没有察觉到有什么特殊之处（与大多数外科医生一样，他也没有注意到吸烟与肺癌之间的联系），但是对于之前从未见过此类病例的温德尔而言，这种油烟污染肺组织的癌症影像令人印象深刻，同时两者之间的联系仿佛已经不言而喻。

温德尔回到自己曾经求学的圣路易斯之后，便着手申请经费来研究吸烟与肺癌的关系。然而温德尔却被轻率地告知这种努力根本"毫无意义"。温德尔还曾致信美国卫生总监，并且引述了之前研究（假设吸烟与肺癌存在关系）的结果，但是他得到的回复就是这些都证明不了什么。"你也可以从牛奶摄入量得出同样的相关性……不可能通过向患者提问获取满意的答案……既然无法证明吸烟与肺癌存在关系，那么就没有理由按照这种思路开展试验。"[8]

尽管温德尔没有能够说服卫生部的官员们，但是他在圣路易斯意外遇到了埃瓦茨·格雷厄姆（以"尼龙丝袜"之说而闻名）这位大咖。其实格雷厄姆也不相信吸烟与癌症之间存在什么关系。这位每周都要做数十台肺癌手术的著名肺外科医生本身就烟不离手。之所以格雷厄姆同意帮助温德尔开展研究，部分原因就是为了彻底推翻这种假设（吸烟与肺癌存在关系）并且平息此类纷争。除此之外，格雷厄姆还希望这项试验可以让温德尔领悟到研究的复杂性与微妙性，从而使他能够在未来设计出捕捉导致肺癌的真正危险因素的试验。

温德尔与格雷厄姆的试验方法非常简单。[9]研究者将首先询问肺癌患者与未罹患任何癌症的患者的吸烟史，然后通过两组患者中吸烟者与非吸烟者的比例来评估肺癌发生是否与吸烟呈正比。尽管这种设计（被称为"病例对照研究"）被视为某种方法学上的创新，但是该试验本身却在很大程度上被认为无足轻重。当温德尔在孟菲斯举办的肺生物学会议上提出其初步设想时，现场的听众居然没有提出任何问题或意见，大多数人要么在报告期间从头到尾打盹，要么就是对这个话题根本不感兴趣。相比之下，在温德尔之后登场的绵羊肺腺瘤病报告却引起了半个小时的热议。[10]

※※※

与温德尔和格雷厄姆在圣路易斯的境遇相同，多尔与希尔在伦敦进行的研究也无人问津。希尔供职的"统计部门"位于伦敦布鲁姆斯伯里街区的一座狭小砖房内。房间里有一台笨重的布伦斯维加（Brunsviga）计算器（据称是现代计算机的前身）在嘀嗒作响，并且它在每完成一次长除法之后都会发出钟表般的报时声。此外，这里还是来自欧洲、美国与澳大利亚的流行病学家召开统计学研讨会的场所。就在几步之遥的地方，我们可以看到伦敦热带医学院的镀金栏杆，上面的牌匾与铭文记录着 19 世纪流行病领域的重大发现（蚊子是传播疟疾的媒介或者白蛉是传播黑热病的元凶）。

但是许多流行病学家主张这种因果关系只见于传染性疾病（例如蚊子传播疟疾或舌蝇传播昏睡病），而它们通常都会有明确的病原体与传播媒介（病媒）。由于慢性非传染性疾病（例如癌症与糖尿病）非常复杂多变，因此无法使用单一病媒或病因进行解释，更不用说什么"可预防的"病因了。除此之外，认为慢性病（肺癌）自身具有"病媒"的观点（曾经被当成流行病学重大发现而受到膜拜）则完全是无稽之谈。

在这种紧张压抑的氛围下，希尔与多尔仍然全身心地投入工作。他们是一对与众不同的搭档，其中年轻的多尔理性、冷静、沉着，年长的希尔则活泼、热情、幽默，仿佛二人的性格特点天生互补。[11] "二战"结束后英国的经济十分脆弱，国库当时已经濒临崩溃的边缘。当香烟价格上涨一个先令以增加额外的税收时，"烟草币"被发放给那些自称为"长期使用者"的人。[12] 其实多尔本人就是一名"长期使用者"，他会在忙碌工作的间隙走到室外迅速点上一支烟。

起初，多尔与希尔的研究主要是为了进行某种方法学上的尝试。他们从伦敦及其周边的 20 家医院中挑选出肺癌患者（病例组）与其他疾病患者（对照组），然后由每家医院安排一名社工对这些患者进行访谈。即便多尔与希尔不相信烟草是导致肺癌的罪魁祸首，但是他们还是采用了广泛撒网的方式来探究其内在联系。调查问卷的内容包括：煤气厂与患者住所的距离，吃炸鱼的频率，以及他们晚餐时是否喜欢吃煎培根、香肠或火腿。当然，多尔还不失时机地在其中隐藏了一道有关吸烟习惯的问题。

截至 1948 年 5 月 1 日，他们总共回收了 156 份调查问卷[13]。当多尔与希尔对这些内容进行初步筛选之后，他们发现吸烟是唯一一种明确与肺癌具有统计学关联的危险因素。随着更多的调查问卷源源不断涌入，这种统计学关联也得到了进一步强化。就连曾经认为柏油暴露才是肺癌诱因的多尔也不再与自己的数据争辩。除此之外，他还在研究进行到一半时警觉地把烟戒了。

与此同时，圣路易斯的温德尔－格雷厄姆团队也得出了相似的结果。由于这两项研究（横跨两个大陆的两组人群）对于危险因素的判定高度一致，因此也进一步证明了吸烟与肺癌之间存在某种联系。于是多尔与希尔迅速将他们的研究结果整理成文后向学术期刊投稿。同年 9 月，这篇影响深远的论文《吸烟与肺癌》正式发表于《英国医学杂志》(*British Medical Journal*)。而就在数月之前，温德尔与格雷厄姆的研究结果已经刊登于《美国医学会杂志》(*Journal of the American Medical Association*)。

※※※

人们很可能认为多尔、希尔、温德尔与格雷厄姆轻而易举地证明了吸烟与肺癌之间的关系。然而实际上，他们的研究可能证明了某些完全不同的事情。为了理解这种至关重要的差别，让我们重温一下病例对照研究的方法。

病例对照研究只有在事后才会对风险进行评估，例如多尔与温德尔在研究中询问肺癌患者是否吸烟。在某项经常被引用的统计学类比中，这种方法就像是询问交通事故的受害者是否酒后驾车一样（事故发生之后再了解情况）。当然根据该实验得出的数据肯定会告诉我们事故与酒精之间存在某种潜在关系，但是并不能让我们获悉饮酒者发生交通事故的实际概率，因此这种回顾性风险评估相当于通过后视镜来观察事物变化。然而只要上述过程发生任何一点改变，此类评估就会出现微小的偏倚。如果驾驶员高估（或低估）了事故发生时他们的醉酒程度呢？或者说如果（回到多尔与希尔的研究中）调查员无意识地强化了对肺癌患者吸烟习惯的问询，又忽略了探究对照组患者的相似习惯呢？

其实希尔知道有一种最简单的方法（正是他发明了这种方法）能够消除此类偏倚。如果能够随机将某个人群分为两组，其中一组被强制吸烟，而另一组被禁止吸烟，那么只要进行长期随访就可以发现吸烟组的肺癌发病率是否明显增高。虽然通过上述方法可以证明吸烟与肺癌的因果关系，但是这种残忍的人体试验简直令人发指，无法满足基本的医学伦理原则。

但是如果承认这种试验根本无法实现，那么人们愿意退而求其次（接受不够理想的试验设计）吗？抛开随机分配的原则不谈，彼时多尔与希尔研究的问题还在于他们采用的回顾性风险评估。然而如果能在受试者罹患癌症之前就开展研究呢？流行病学家能否像胚胎学家观察鸡蛋的孵化过程一样从源头开始观察疾病（例如肺癌）的发生过程呢？

※※※

20 世纪 40 年代早期，特立独行的牛津大学遗传学家埃德蒙·福特（Edmund Ford）也产生了类似的想法。[14] 尽管福特是达尔文进化论的忠实信徒，但是他深知达尔文理论存在某种严重的局限性：迄今为止，进化过程均是由化石记录间接推演而来的，它们从未在生物种群中得到过直接论证。化石的问题在于它们已经不可能随时间发生改变（一成不变）。例如三种化石 A、B、C 的存在代表了三种先后顺序不同的进化阶段，此类结果也许会提示化石 A 产生了化石 B，随后化石 B 又产生了化石 C。然而这些间接证据只是回顾性研究的结果；尽管上述三种化石表明存在三个进化阶段，但是无法证明化石之间顺序相生的关系。

如果想要证明生物种群随时间推移发生了特定的遗传改变，那么唯一正确的方法就是在真实世界中实时（前瞻性）捕获此类变化。因此福特开始致力于采用此类前瞻性实验来了解达尔文进化论的过程。为了实现这个目标，他说服几位学生穿过牛津附近的沼泽地去采集飞蛾。每捕获一只飞蛾，他们就用记号笔进行标记并放归自然。福特的学生们就这样年复一年地穿着雨鞋、带着捕蛾网来回奔走，然后通过再捕获对之前标记过的飞蛾以及未标记过的后代进行研究，这种方法简直就是对在野外生存的飞蛾进行普查。与此同时，上述飞蛾种群每年发生的细微变化均被小心翼翼地记录在案，例如翅纹、大小、体型以及颜色的改变。经过将近10年的统计，福特开始着手观察这些飞蛾的进化轨迹。他已经记录下飞蛾体色（这反映出基因发生了改变）的渐变规律、种群的巨大波动以及飞蛾天敌造成的自然选择迹象（这些构成了沼泽地里的世界）。[1]

多尔与希尔都非常关注此项研究的进展。1951年冬季，希尔突然想到可以在人群中开展类似的研究。据说，就像许多伟大的科学概念一样，他也是在洗澡时获得的灵感。[15] 按照福特的理论，假设我们可以使用神奇的记号笔对于某个大型人群（由某些自然产生的吸烟者与非吸烟者组合而成）每隔10年进行重复标记。如果香烟确实含有导致肺癌的物质（就像亮翅蛾更容易被天敌捕食），那么吸烟者罹患肺癌的概率就会更高。其实只要对以上人群进行长期随访，紧盯人类病理世界的天然沼泽，流行病学家就可以精确计算出吸烟者与非吸烟者罹患肺癌的相对风险。

但是怎样才能找到数量足够大的队列呢？此时命运之神再次眷顾了他们。由于英国政府准备将医疗服务体系国有化，因此共有6万多名医生实现了集中注册。只要某位注册医生去世，那么就会有人将相对详细的死因告知系统管理员。按照多尔的搭档兼学生理查德·皮托的说法，上述结果实际上为队列研究创建了一个"理想的实验室"。1951年10月31日，多尔与希尔给人约59 600名医生邮寄了包括调查问卷在内的信件。当然这些问题也被刻意简化：受访者仅被问及他们的吸烟习惯与估计吸烟量，别无其他。大多数医生都可以在5分钟之内完成问卷。

研究显示，他们共收到了41 024名医生的回信，这一数字在当时的确令人非常震惊。多尔与希尔在伦敦为这个医生队列创建了一份总名单，然后将他们分为吸烟者与非吸烟者。每当这个人群中有死亡病例上报，那么他们就会联系注册办公室了解确切的死因，并且对其中的肺癌死亡

---

[1] 福特的学生亨利·B. D. 凯特尔韦尔（Henry B. D. Kettlewell）曾经采用这种飞蛾标记法证明黑色飞蛾（能够较好地隐藏于被污染、熏黑的树木上）可以躲避飞禽的捕食，从而展现出"自然选择"所发挥的作用。——作者注

病例按照吸烟者与非吸烟者列表统计。现在，多尔与希尔终于可以坐下来观察癌症的实时发展过程了。

1951 年 10 月至 1954 年 3 月的 29 个月里，多尔与希尔的原始队列中共上报了 789 例死亡病例，其中有 36 例患者死于肺癌。当对这些肺癌死亡病例按照吸烟者与非吸烟者进行统计时，肺癌与吸烟之间的关系跃然纸上：所有 36 例死于肺癌的患者生前均吸烟。由于两组（吸烟者与非吸烟者）人群之间的差异非常悬殊，因此多尔与希尔无须采用复杂的统计学方法就可以明辨是非。原本设计此项试验是为了通过最严格的统计学分析来探究肺癌的病因，但是最终连初等数学都没有用上就实现了目标。[16]

第三十一章

"夜贼"

顺便说一下，我所患的这种鳞状细胞癌显然与其他吸烟者的肺癌十分相似。我不认为有人能够轻易否定吸烟与肺癌的关系，毕竟我在戒除前已经有大约 50 年的烟龄。[1]

——埃瓦茨·格雷厄姆致信
欧内斯特·温德尔，1957 年

我们相信我们制造的产品对于健康无害，无论在过去还是未来，我们都会与那些维护公共健康的人密切合作。[2]

——《对吸烟者的真诚公告》
（"A Frank Statement to Cigarette Smokers"）
1954 年烟草业制作的整版广告

1956 年，理查德·多尔与布拉德福德·希尔发表了他们对于肺癌的前瞻性研究结果。同年，美国成年人的吸烟率达到了有史以来的最高值：45%。虽然癌症流行病学经历了划时代的 10 年，但是这段时间对于烟草行业同样意义非凡。战争通常会刺激军火与烟草这两大行业的发展，两次世界大战也的确极大地刺激了本已膨胀的烟草行业。20世纪40年代中期，香烟销售迅速攀升至历史高位，并且继续在20世纪50年代保持上扬的势头。[3]随着对烟草成瘾的士兵退役返乡，1864年美国内战之后的景象再次重现，他们对香烟的沉迷也更多地暴露在社会公众面前。

为了在战后延续这种爆炸式的增长，烟草行业陆续投入了数千万到数亿美元用于广告宣传。[4]如果说过去是广告行业成就了烟草行业，那么现在则是烟草行业改变了广告行业。这个时代最引人注目的创意就是香烟广告按照消费者分层进行精准推送。在过去，香烟广告通常是针对所有消费者。但是到了20世纪50年代早期，香烟广告与香烟品牌已经开始为不同消费群体"量身定制"：城镇职工、家庭主妇、妇女、移民以及非洲裔美国人。当然他们还会先发制人让医学界集体噤声。一则广告提醒消费者"医生喜欢骆驼牌香烟"[5]，从而使患者打消对于吸烟的疑虑。除此之外，就连医学期刊也会经常登载香烟广告。例如，20世纪50年代，参加美国医学会年会的医生可以在烟草厂商的展台免费领取香烟。[6]1955年，在菲利普·莫里斯（Philip Morris）推出万宝路牛仔这个迄今为止最成功的香烟偶像之后，该品牌的香烟销量在8个月内就惊人地飙升了5 000%。[7]万宝路暗示只需一包销魂的香烟就可以让人体会到想入非非的欲望和阳刚："烟草醇厚的味道尽显男儿本色。香烟滤嘴的口感也非常舒适滑腻。畅快淋漓的效果可谓恰到好处。"[8]到了20世纪60年代早期，美国香烟年度销售额已经攀升至史无前例的50亿美元。[9]平均而言，美国人每年大约要消费4 000支香烟，或者说每人每天要吸将近11支烟，几乎是清醒状态下每小时1支。[10]

※※※

20世纪50年代中期，美国的公共卫生组织对希尔与多尔的研究成果（烟草与癌症的关系）基本上置若罔闻。起初，几乎没有任何组织将此项研究作为抗癌运动的重要组成部分（尽管这种状况将会很快改变），但是烟草行业并未因此而放松警惕。由于香烟制造商担心焦油、烟草与癌症之间日益紧密的联系最终会让消费者产生恐惧，因此它们开始主动标榜在香烟末端加装过滤嘴作为"安全"措施的好处。（手执套索露出文身的万宝路牛仔形象就是香烟制造商精心设下的诱饵，其实这一切都是为了说明使用过滤嘴吸烟不会影响阳刚之美。）

1953 年 12 月 28 日，早在多尔的前瞻性研究结果公之于众的 3 年前，数家烟草公司的高层就已经未雨绸缪，他们相约在纽约广场酒店会面。由于当时各种负面言论逐渐开始显现，因此必须采取相应手段予以反击。[11]

1954年，充斥于媒体的一则名为"对吸烟者的真诚公告"的广告成为这次反击的核心力量，它在短短几周内就同时出现在 400 余家报纸上。[12]这则广告是一封香烟制造商致社会大众的公开信，其目的是消除人们对烟草可能导致肺癌的恐惧与谣言。600 余字的文案几乎完全篡改了人们在烟草与癌症领域取得的研究结果。

其实"真诚公告"根本就不真诚！它开篇就显得似是而非："近期有关小鼠实验的报道广泛散布了这样一种理论，即吸烟在某种程度上与人类肺癌密切相关。"实际上，此类毫无根据的说法简直是一派胡言。其中最具破坏性的"近期研究"（当然也是最受人们关注的实验）指的就是多尔 / 希尔以及温德尔 / 格雷厄姆的回顾性研究，并且这两组研究的实验对象是人而不是小鼠。为了达到混淆视听的目的，这些措辞故意将研究结果渲染得晦涩难懂。进化距离将会导致情感距离，毕竟谁会在乎小鼠的肺癌呢？（随着各种证据确凿的人类研究不断涌现，上述情况一直持续到 10 年之后才出现重大反转，但是烟草行业游说团体依然指责吸烟导致肺癌的理论从未得到过有效验证，其中就包括那些小鼠动物实验。）

混淆事实只是香烟制造商的第一道防线。它们还狡猾地将科学研究中的自我反思作为把柄："用于反映吸烟与疾病联系的统计数据也同样适用于现代生活的方方面面。其实许多科学家也在质疑统计数据的效度问题。"于是这则广告装腔作势地利用科学家们的实际分歧上演了一幕精心改编的情景剧。确切地说，那些被"许多科学家质疑的问题"（或者所谓的肺癌与"现代生活"其他特征之间的关系）就完全留给读者自己去想象了。

尽管混淆事实与颠倒黑白只是掩人耳目的伎俩，但是这种做法足可以成为公众关注的焦点，当然其最终采用的手段还展现出了无与伦比的天才。烟草公司不仅没有阻止科学家研究烟草与癌症之间的关系，反而提议科学家应该在上述领域继续深入下去："除了个别公司已经资助过的项目之外……我们还承诺会资助并支持那些与烟草使用和健康全流程相关的研究。"其言下之意就是，如果上述问题还需要更多的研究来论证，那么就说明烟草与癌症之间的关系依然悬而未决，这样就可以让公众与学者各安天命。

为了使这项三管齐下的策略取得成功，烟草行业游说团体已经成立了名为"烟草行业研究委员会"（Tobacco Industry Research Committee，TIRC）的组织。从表面上来看，TIRC 仿佛在剑拔弩张的学术界、危机四伏的烟草行业以及满腹狐疑的公众之间起到了中介作用。1954 年 1 月，经过长时间的寻觅之后，TIRC 宣布他们终于物色到了委员会负责人。[13]当然 TIRC 从不会忘记提醒公众，这位大咖可是一位来自科学界的奇才。不过令人贻笑大方的是，TIRC 选择的居然是克拉伦斯·库克·利特尔这位野心勃勃的逆势者，而他曾经在拉斯克派入主之前担任美国控癌协会的会长。

※※※

如果烟草行业游说者没有在 1954 年发现克拉伦斯·利特尔的话，那么他们可能也需要虚构出这样一位人物，因此利特尔的出现恰好满足了他们的预期。利特尔是一位训练有素的遗传学家，他固执己见、精力充沛且健谈。他在缅因州的巴尔港建有庞大的动物研究实验室，这里还可以作为医学实验室的纯种品系小鼠资源库。利特尔的研究重点集中于纯种与遗传学领域。他强烈支持所有疾病（癌症）均源自遗传的理论，而医学种族清洗手段可以最终消灭此类倾向，并且为社会保留富集了抗病基因的人群。根据利特尔的观点（肺癌发病主要是遗传变异的结果），这种被称为"轻优生学"的概念也同样适用于肺癌。利特尔认为吸烟只是让固有的变异原形毕露，从而导致有害细菌在人体内兴风作浪。如果将肺癌归咎于香烟，那么就像是抱怨雨伞导致了下雨一样。于是这种观点便得到了TIRC与烟草行业游说团体的强烈支持。尽管多尔／希尔与温德尔／格雷厄姆已经证实吸烟与肺癌之间存在关联，但是利特尔坚持认为相关性并不等同于病因。1956 年，他在《癌症研究》杂志的一篇特邀社论中强调，如果烟草行业被指责为科学欺诈的话，那么禁烟人士也应承担科学诡辩的责任。[14] 科学家怎么能够如此轻率地从吸烟与肺癌这两件事情中得出因果关系呢？

　　尽管格雷厄姆在利特尔任职于美国控癌协会期间就已经与其相识，但他还是被这个混淆是非的另类彻底激怒。格雷厄姆在一封措辞严厉的信件中向编辑指出："统计学分析证实，重度吸烟与肺癌之间的因果关系要比接种疫苗预防天花的效果更显著。"[15]

　　其实与许多流行病学同行的感受一样，格雷厄姆也对利特尔在"病因"二字上吹毛求疵的做法深恶痛绝。他认为这个名词已经背离了初衷，成为某种负担。1884 年，微生物学家罗伯特·科赫提出，如果要将某种病原体判定为"病因"，那么它至少需要满足三项标准。病原体必须出现在患病生物体内；它可以从患病生物身上分离；能够在引入第二宿主后继续传播疾病。但尤为重要的一点是，由于科赫法则建立在传染性疾病与病原体的研究结果之上，因此不能将其简单地"稍加修改"用于那些非传染性疾病。例如，我们很难想象在原始暴露数月或者数年之后，还能够从肺癌组织中分离出致癌物。除此之外，人们在小鼠中进行的病原体传播研究也注定无功而返。正如布拉德福德·希尔指出的那样："我们可以将小鼠或其他实验动物置于烟草产生的烟雾中，让它们像童话故事中的老爷爷那样不知疲倦、不吃不喝。可是小鼠体内的肺癌也未必都会发展到严重的程度。那接下来该怎么办呢？"[16]

　　的确，接下来该怎么办呢？在温德尔与其他同事的协助下，格雷厄姆尝试将小鼠暴露于有毒的"烟草产生的烟雾中",或者至少是与之非常相似的环境下。尽管格雷厄姆根本无法让小鼠做到不间断地吸烟,但是他在圣路易斯大学的实验室里受到了启发。格雷厄姆发明了一种名为"吸烟机"的奇妙装置 [17],它不仅每天都可以喷出相当于数百支香烟(选择了好彩牌)的烟雾,同时还可以让焦油的黑色残渣通过迷宫般的吸入室流入丙酮蒸馏瓶里。格雷厄姆与温德尔发现,只要不断地将焦油涂抹在小鼠的皮肤上,它们的背部就会长出肿瘤。但是这种研究方法也招致了更多的非议。《福布斯》杂志曾经就此质疑过格雷厄姆:"有多少人会将烟草中蒸馏出的焦油涂在自己的背上呢?" [18] 与此同时,以利特尔为代表的批评人士干脆指责这种实验就像是将橘汁浓缩 100 万倍,然后异想天开地认为原来的水果有毒且无法食用。

如今流行病学就像希尔童话故事中的老爷爷,它已经开始与僵化的科赫法则正面对峙。经典的病因判定三元组合(联系、分离、再传播)已经不足以说明问题;预防医学需要的是自身对于"病因"的诠释。

此时,流行病学的幕后英雄布拉德福德·希尔再次为这种僵局指明了方向。希尔建议:对那些针对慢性与复杂性人类疾病的研究来说,有关因果关系的传统认知必须要拓宽思路并重新修订。如果科赫法则不适用于肺癌研究,那么就应该趁早摆脱这种束缚。希尔承认,由于流行病学的研究方法与实验科学不尽相同,因此人们在使用它来分析因果关系的时候会产生矛盾。然而希尔却在现实中巧妙地解决了这个问题。他指出,至少就吸烟与肺癌的话题来说,这种关联应该具备以下附加特性:

强烈性:吸烟者罹患癌症的风险大约增加了 5~10 倍。

一致性:多尔/希尔与温德尔/格雷厄姆的研究背景和人群截然不同,但是他们在吸烟与肺癌的关系上得出了相同的结果。

特异性:烟草与肺癌密切相关,而此处正是烟草烟雾进入人体的必经之路。

时间性:多尔与希尔发现烟龄越长,风险越大。

生物梯度性:吸烟量越大,罹患肺癌的风险越大。

合理性：吸入致癌物与肺组织恶变之间的关系合乎情理。

逻辑性，实证性：流行病学结果与实验室发现（例如格雷厄姆在小鼠中进行的"焦油涂抹"试验）相互印证。

普遍性：除了肺癌之外，吸烟还与唇癌、喉癌、舌癌以及食道癌有关。[19]

希尔根据这些标准提出了一项激进的主张。他认为流行病学家可以通过这九项标准来判断因果关系。尽管表单中没有哪项可以单独证明因果关系，但是由于希尔列出的选项可以进行自由组合，因此科学家能够随意选择标准来加强（或削弱）因果关系的概念。对于科学纯粹主义者来说，这看起来与洛可可风格如出一辙（当然它也像洛可可风格一样很容易被模仿）——让我们设想一下数学家或物理学家从上述九项标准组成的"菜单"里选择推断因果关系的情景。然而希尔的表单却可以让流行病学研究在务实方面愈发清晰。希尔没有在推断因果关系（从最纯粹的意义上来解释究竟是什么构成了"病因"）中纠结于形而上学理念，他将其研究重点调整为以实用性或可操作性为目标。希尔指出：病因就是导致疾病的原因。正如案件侦破中证据的权重一样，通常是某些蛛丝马迹而不是单一权威实验最终起到了决定性作用。

※※※

1956年冬季，就在流行病学紧张有序地进行历史性重组之际，埃瓦茨·格雷厄姆自己却突然因为"流感"病倒了。[20]当时他正处于外科职业生涯的巅峰，并且在学术界也是如日中天：他在19世纪外科治疗结核病患者的基础上彻底颠覆了肺癌手术操作；他以烟草为致癌物，研究了癌细胞的发生机制；他与温德尔一起确立了香烟与肺癌之间的流行病学联系。

可是到头来，埃瓦茨·格雷厄姆自己却止步于这个他曾经又爱又恨的理论。1957年1月，由于格雷厄姆的"流感"症状毫无缓解，因此他来到巴恩斯医院做了一系列检查。很快，X 射线就发现了其病因所在：一个体积巨大且表面粗糙的肿瘤堵在细支气管上部，同时其双肺还布满了数以百计的转移灶。格雷厄姆在隐藏了患者的身份后将 X 光片拿给一位外科同事。这位医生在看过片子后表示该肿瘤已经没有希望且无法手术，格雷厄姆这才平静地告诉他：我就是这位患者。

此后，他的健康状况每况愈下。1957 年 2 月 14 日，格雷厄姆致信他的好友兼合作伙伴奥尔顿·奥克斯纳（Alton Ochsner）："或许你已经听说我被诊断为双侧支气管肺癌，最近正在巴恩斯医院接受治疗，这种疾病就像夜贼一样悄然潜入……你知道我在 5 年多以前就戒烟了，但是问题在于我的烟龄已经长达 50 多年。" [21]

两周之后，格雷厄姆在刮胡子时突然出现头晕恶心与神志不清。他随即又被送到巴恩斯医院，病房就位于他所钟爱的手术室的几层之上。尽管他接受了氮芥静脉化疗，但是所有努力都于事无补。这个"夜贼"已经开始肆意横行。疯狂生长的癌细胞遍布他的双肺、淋巴结、肾上腺、肝脏与大脑。1957 年 2 月 26 日，格雷厄姆出现了神志不清、昏昏欲睡以及语无伦次的症状，最后他在病房里陷入昏迷，溘然长逝，享年 74 岁。遵照格雷厄姆的要求，他的遗体被捐献给医院解剖学实验室作为标本供其他学生使用。

※※※

1954 年冬季，也就是在埃瓦茨·格雷厄姆去世前 3 年，他曾经为《吸烟与癌症》（*Smoking and Cancer*）这部书撰写了一篇颇具预见性的文章。在文章结尾处，格雷厄姆提出将来烟草在人类社会中的泛滥可能会遭遇反击。不过他认为单凭医学界的力量根本无法遏制烟草的传播。尽管研究人员可以提供有关风险的数据，并且不停地争辩证据与因果的关系，但是最终的解决方案必须依靠政治手段。他在文中写道："固执己见的（决策者）迫使人们承认烟瘾是其自身的问题……这样就可以使他们蒙在鼓里。他们之所以对此视而不见，是因为他们不能或不愿戒烟。现在所有这些矛盾都指向同一个问题……还要允许电台与电视台继续播放烟草行业的广告吗？难道公众健康的官方捍卫者，美国公共卫生署此时不应该至少发布个警告声明吗？"

第三十二章

"警告声明"

我们确实倾向于相信该患者可能罹患了肺癌这种致命性疾病的假设……而库珀声称是被告提供的各种广告导致他对骆驼牌香烟产生了依赖。[1]

——陪审团对于库珀案件的裁决，1956 年

当然，对于 20 世纪后半叶生活在美国的人们来说，除非又聋又哑又瞎，否则不会无法判别吸烟的危害性。其实个人选择吸烟……与司机酒后驾车撞电线杆没有什么区别。[2]

——来自烟草行业的公开信，1988 年

1963 年夏季，也就是在格雷厄姆去世 7 年之后，有三位学者组团前往新泽西州的东奥兰治（East Orange）参观奥斯卡·奥尔巴赫（Oscar Auerbach）的实验室。[3] 谨言慎行的奥尔巴赫是一位德高望重的肺病理学家，当时他刚刚完成了一项意义重大的研究，比较了 1 552 例吸烟者与非吸烟者的肺部解剖标本。

奥尔巴赫文章中对病灶的描述成为人们理解癌变的起点。[4] 其实他

一直试图在癌症面露狰狞之前就洞察到这种疾病的起源。他没有从已经出现临床症状的癌症入手，而是将研究重点转向癌前病变（癌症的前身）领域。奥尔巴赫发现，在吸烟者表现出肺癌症状很久之前，患者的肺部就已经存在处于各种演化阶段的癌前病变，它们就像史前页岩一样历经了岁月积淀。研究显示，这些病变通常起源于支气管。随着烟雾弥漫至整个肺部，暴露在高浓度焦油下的最外层细胞开始肿胀增厚。在这些增厚的最外层细胞中，奥尔巴赫发现恶性演化已经进入下一阶段：细胞核呈皱褶或深染的非典型细胞开始形成不规则的斑块。在一小部分患者中，这些非典型细胞已经开始表现出癌症特有的细胞学改变（异常增大的细胞核通常在疯狂地分裂）。一旦进入最后阶段，上述细胞簇将突破纤薄的基底膜直接转变为浸润性癌。奥尔巴赫认为，癌症是一种随时间缓慢演进的疾病。它从起病伊始起就行动迟缓，丝毫没有来势汹汹的气焰。

对于那天上午参观奥尔巴赫实验室的三位学者来说，他们这次实地考察就是希望详尽了解癌变缓慢演进的过程。[5] 其中，威廉·科克伦（William Cochran）是一位谨言慎行的哈佛大学统计学家；彼得·哈米尔（Peter Hamill）是一位来自公共卫生署的肺内科医生；伊曼纽尔·法伯（Emmanuel Farber）[1] 则是一名病理学家。当然他们的来访也开启了一段漫长的科学探索之旅。科克伦、哈米尔与法伯三人来自一个由卫生总监任命的十人委员会（哈米尔是委员会的医学协调员）。该委员会的任务是对吸烟导致肺癌的证据进行评估，以便于卫生总监签发有关吸烟与肺癌的官方报告，也就是格雷厄姆长期以来敦促政府发布的"警告声明"。

※※※

1961 年，美国癌症学会、美国心脏协会与全国结核病协会联名致信肯尼迪总统，请求他委任国家委员会来调查吸烟与健康之间的关系。[6] 信

---

[1] 与西德尼·法伯没有血缘关系。——作者注

中建议，该委员会应该寻求"一种对产业发展或个人幸福干扰最小的解决方案"。然而不可思议的是，这种"解决方案"同时传递出激进与妥协的味道，既要公开指明癌症、肺病、心脏病与吸烟之间的关系，还不能对烟草行业的发展造成明显威胁。因此肯尼迪总统（他在盛产烟草的美国南部政治基础较为薄弱）就把这项棘手的任务迅速交给了卫生总监路德·特里（Luther Terry）。

路德·特里来自亚拉巴马州（曾经在儿时采摘过烟草），他说话轻声细语、态度谦和且不好争斗。特里自幼便对医学产生了浓厚兴趣。1935年，他从杜兰大学毕业后来到圣路易斯实习，并且在这里遇见了正值事业巅峰的埃瓦茨·格雷厄姆。特里在毕业后进入公共卫生署，接着又于1953年加入了NIH。他在临床中心的实验室毗邻门诊大楼，而朱布罗德、弗雷、弗赖雷克就曾在此与白血病展开殊死搏斗。特里在烟草泛滥的阴影下度过了童年，又在癌症高发的背景下开始了学术生涯。

面对肯尼迪总统交办的任务，特里只有三条路径可以选择。首先，他可以避重就轻绕开这个问题，不过这样会招致全美三大医学团体的愤怒。其次，他可以用卫生总监办公室的名义发布烟草健康风险的单方面声明，但是他明白强大的政治力量会迅速收拢并抵消这份报告的作用（20世纪60年代早期，鲜为人知的卫生总监办公室只是个无足轻重的机构；与之相反，种植烟草的各州与烟草销售公司却拥有巨大的权势、财富和影响力）。最后，他可以利用科学的力量重新唤起公众对于烟草与癌症话题的关注。

虽然特里起初有些犹豫不决，但是他很快就充满了信心（NCI所长肯尼思·恩迪克特认为他这样是"投机取巧"[7]），并且选择了第三条路径。特里在项目启动之初貌似采用了颇为保守的策略，他宣布将任命咨询委员会来梳理吸烟与肺癌之间存在联系的证据。[8]其实他明白委员会的报告根本就是多此一举：自多尔与温德尔在将近15年前开始该领域的研究以来，已经有大量证据反反复复证实了他们的观点。由于烟草与癌症之间的关系在医学界早已不是什么新闻，因此许多研究者开始关注二手烟的致癌作用。然而特里任命的委员会就是要通过"重温"这些证据使其再次引起关注。这种做法不过是故意摆出真刀真枪的架势，然后把烟草导致的悲剧带回到公众的视野中。

特里任命了十位专家作为委员会成员。其中查尔斯·勒梅斯特尔（Charles LeMaistre）是得克萨斯大学的肺生理学权威；斯坦霍普·贝恩–琼斯（Stanhope Bayne-Jones）是一位留着胡子且头发花白的细菌学家，他不仅是委员会中最资深的成员，还曾经主持过几个 NIH 的委员会；路易斯·费塞尔（Louis Fieser）是哈佛大学的有机化学家，同时也是化学致癌领域的行家里手；雅各布·福斯（Jacob Furth）是哥伦比亚大学的病理学家与癌症遗传学的权威；约翰·希卡姆（John Hickam）是心脏与肺生理学领域的临床专家；沃尔特·伯德特（Walter Burdette）是来自犹他州的外科医生；伦纳德·舒曼（Leonard Schuman）是德高望重的流行病学家；莫里斯·西弗斯（Maurice Seevers）是药理学家；威廉·科克伦是哈佛大学的统计学家；伊曼纽尔·法伯是聚焦于细胞增殖领域的病理学家。

委员会在 13 个月内共召开了 9 次会议，地点就选在国家医学图书馆（这座现代化混凝土建筑就位于 NIH 园区）一个设施简陋、灯光昏暗的房间。当时桌子上胡乱摆放着满是烟蒂的烟灰缸（委员会的 10 位成员中非吸烟者与吸烟者刚好各占一半。由于后者的烟瘾很大，因此即便是在讨论吸烟致癌的时候依然不为所动）。委员们不仅实地走访了数十家实验室，他们还从大约 6 000 篇文章、1 200 种学术期刊以及 155 名生物学家、化学家、内科医生、数学家与流行病学家处获取了各种数据、访谈、意见与证词。[9]统计显示，报告中涉及的试验总共涵盖了 112.3 万人，其规模堪称有史以来流行病学研究中最大的队列。

委员会的每位成员在破解这个难题时都具有自己独特的视角。[10]例如，为了不受到既往研究方法的干扰，细致严谨的科克伦设计了全新的数学算法来评价这些试验。他认为，也许可以通过某种方法将相对危险度作为合数来评估所有试验（这种被称为"荟萃分析"的方法将对流行病学理论产生深远的影响）。与此同时，有机化学家费塞尔的工作也同样卓有成效，他对烟雾中化学物质的讨论依然是该领域最具权威性的文章之一，而证据则分别来自动物实验、系列尸检、36 项临床研究以及 7 项独立完成的前瞻性试验（至关重要）。

现在一幅无可辩驳的完整画面开始逐渐浮出水面。委员会发现，吸烟与肺癌之间的关联在癌症流行病学史上首屈一指（这种差异的显著性在人群、时间以及临床试验可重复性上均表现出高度一致）。因为动物实验最多只能得到某些似是而非的结果，所以没有必要采用这种方法来验证吸烟与肺癌的因果关系，或者说至少不需要传统意义上在实验室里完成的操作。委员会的报告非常倾向于肯定希尔之前的论述："'病因'传递的观点表达出宿主体内病原与相关失调或疾病之间举足轻重的关系……既然这些错综复杂的关系已经明确，那么在某些有关吸烟与健康的结论中，委员会就应该考虑使用'病因'或'主要病因'的措辞。"[11]

最终，该报告以一句言简意赅的表述平息了 300 年来的怀疑与纷争。

※※※

1964 年 1 月 11 日，以皮面精装的路德·特里报告（他将这部 378 页的报告称为"炸弹"）正式在华盛顿与媒体见面。[12] 那是个寒冷的周六上午，委员会之所以精心挑选了这个日子，是因为周末股市休市（避免金融市场随着报告发布产生动荡）。为了防止走漏消息，等记者们到齐之后，国务院会议厅的大门随即落锁。现在特里走上了主席台，咨询委员会的成员们则身着带有名牌的深色西装坐在他身后。当特里小心谨慎地介绍报告内容时，整个大厅内只能听到记者们匆忙记录的沙沙声。第二天早晨，特里回忆道："这份报告已经成了美国等许多国家电台与电视台的头条新闻。"

可想而知，在这个面临癌症威胁的国家里，如果将某种主要癌症归结为单一可预防病因，那么很有可能会引发社会公众的强烈反响。尽管这份报告占据了头版头条，但是华盛顿方面的行动异常迟缓。公关经理乔治·韦斯曼（George Weissman）自鸣得意地在致菲利普·莫里斯公司总裁约瑟夫·库尔曼（Joseph Cullman）的信中写道："虽然媒体宣传的效果非常轰动，可是我感觉公众的反应并不激烈，也没有让我产生恐惧的情绪。当然，这与禁酒主义者挥舞斧头去捣毁酒吧的性质完全不同。"[13]

即使这份报告暂时激起了科学界的辩论，禁酒主义者的立法"斧头"也早已失去了锋芒。禁酒令在颁布期间屡屡受挫，国会已经下令废止任何联邦机构干预某个产业的能力。当时只剩下极少数的机构还可以直接对产业产生影响。[美国食品和药品监督管理局（FDA）便是其中一个与众不同的特例。尽管药品受到 FDA 的严格管控，但是香烟没有被定义为"药品"。] 因此，就算卫生总监的报告为管控烟草产业提供了足够的理由，华盛顿当局也并不想为了实现这个目标做些什么，或者更为直白地说，他们也不能做什么。

于是最后向烟草行业发起挑战的重任就阴差阳错地落在一家意想不到的政府机构身上。本来成立联邦贸易委员会（FTC）的初衷是管理各种产品的广告与投诉：例如卡特制药厂生产的肝丸是否真的含有肝脏组织，或者某种生发剂是否真能让人长出新发。从某种意义上来说，FTC就是一个死气沉沉、反应迟钝、无足轻重、行将就木的官僚机构。例如，1950 年，也就是多尔 / 希尔与温德尔 / 格雷厄姆的报告在医学界掀起波澜的那一年，FTC 在立法领域的亮点只是强调要使用正确的词语来描述保健品，或者（也许更迫切）在描述地板蜡的时候如何恰当地使用"防滑"、"抗滑"或"阻滑"等措辞。[14]

1957 年夏季，FTC 的命运迎来了重大转折。[15] 20 世纪 50 年代中期，吸烟与癌症之间的关系已经使香烟制造商高度警觉，许多企业开始大张旗鼓地宣传新型过滤嘴的功效，它们声称这种装置能够滤除致癌物，使香烟变得"安全"。约翰·布拉特尼克（John Blatnik）是一位明尼苏达大学化学教师出身的国会议员。1957 年，他责问 FTC 疏于就上述说法的真实性进行调查。布拉特尼克十分清楚，联邦机构并不能直接管控烟草产业。但是既然 FTC 的职责是管理烟草广告，那么它当然要调查"过滤嘴"香烟是否像广告里标榜的那样安全。虽然这种锐意进取的尝试颇有新意，可是就像许多烟草领域的法规一样，接下来的听证会又变成了一场闹剧。克拉伦斯·利特尔被邀请参会作证，而他也一如既往地发扬了厚颜无耻的风格。利特尔声称，由于根本不存在需要被滤除的有害物质，因此测试过滤嘴有效性的问题无关紧要。

尽管布拉特尼克听证会在 20 世纪 50 年代末期并未产生什么效果，但是它在经过了 6 年的卧薪尝胆之后终于一鸣惊人。1964 年，卫生总监的报告在发布之后使布拉特尼克的观点再次引起了关注。与此同时，FTC 也被改组成为一个年轻高效的机构。就在该报告问世的那几天里，一批年轻的国会议员在华盛顿集会，要求重新规范烟草广告。[16] 1964 年 1 月，也就是一周之后，FTC 正式宣布启动调查。[17] 鉴于近期发布的卫生总监报告已经明确了香烟与癌症之间存在"因果联系"，那么香烟制造商就必须直接在其产品广告中承认这种风险。FTC 认为，警告消费者存在这种风险最有效的方法就是在产品包装上印上此类信息。因此香烟包装上必须标明警示语："吸烟有害健康。它可能会导致吸烟者死于癌症或其他疾病。"此外，相同内容的警告标签也必须附加在所有平面媒体的香烟广告中。

当 FTC 提议采取行动的消息传遍华盛顿后，烟草行业陷入了恐慌。香烟制造商竭尽全力试图通过游说与民调阻止任何类型的警告标签投入使用。为了与 FTC 拼死一搏，烟草行业主动投靠了约翰逊总统的朋友兼法律顾问艾毕·福塔斯（Abe Fortas，即将成为最高法院大法官）和肯塔基州前任州长厄尔·克莱门茨（Earle Clements，1959 年他接替了利特尔在 TIRC 的位置）。在克莱门茨与福塔斯的领导下，香烟制造商精心策划了一个表面上有悖常理的阴谋：它们主动要求由国会替代 FTC 对烟草行业进行管控。[18]

其实这种以退为进的做法是一种深谋远虑的选择。众所周知，国会本来就比较同情香烟制造商的利益。作为美国南部各州的经济命脉，烟草行业多年以来在贿赂政客与资助竞选方面不遗余力，而它们扶植的势力也不可能采取任何负面的政治行动。与之相反，由于 FTC 对于烟草行业采取的单边行动已经让这些政客进退维谷，因此他们希望国会至少可以让委员会象征性地高抬贵手（或者说在一定程度上放烟草行业一马），并且最终达成互利共赢的结果。为了实现回归国会管控的目的，烟草行业在玩弄政治手段上使尽了浑身解数，希望彻底避开 FTC 的锋芒后委身于国会的温床。

事实证明，它们确实如愿以偿。FTC 的提案在国会中经过各种听证会与委员会的层层稀释后，其法律效力与最初提交的版本相比已经被大大削弱。1965 年颁布的《联邦香烟标签与广告法案》（FCLAA）将 FTC 的警告标签改为"注意：吸烟可能有害健康"，原始标签上那些触目惊心的警示语，尤其是"癌症"、"导致"以及"死亡"等表述直接被删除了。[19] 为了确保步调一致，各州的相关立法也要在《联邦香烟标签与广告法案》的框架之内制定。这是为了防止美国各州再自行发布更为严厉的警告标签。正如新闻记者伊丽莎白·德鲁（Elizabeth Drew）在《大西洋月刊》中所言，这就是"一个赤裸裸地保护私营企业不受政府监管的法案"。相对于公众健康的广大利益来说，政客们更愿意保护烟草行业的狭隘利益。德鲁嘲讽地写道，香烟制造商根本无须去发明什么防护装置，因为国会现在已经成为它们的"金牌过滤嘴"。

※※※

虽然《联邦香烟标签与广告法案》令人失望，但是它对禁烟力量产生了激励作用。把一部默默无闻的贸易法拧成管控烟草行业的套索本身就兼具象征性与战略性：即便目前烟草行业只是部分就范，但是这种脱离监管的日子已经成为历史。1966 年，刚刚离开法学院不久的年轻律师约翰·班茨哈夫（John Banzhaf）成功地将该战略大幅推进。班茨哈夫为人傲慢、自信且叛逆。1966 年感恩节假期，当他正懒洋洋地躺在家里的时候（满眼全是无所不在的香烟广告），脑海中突然闪过一条模模糊糊的法律条款。1949 年，国会曾经颁布"公平原则"，即公共广播媒体要为辩论争议话题的双方提供"公平"的播放时段。（国会的理由是，由于广播媒体占用的电波频道是公共资源，因此他们就应该发挥公共职能，为争议话题提供对等信息作为回报。）尽管很少有人知道或使用过这一条款，但是班茨哈夫开始考虑能否将其用在对付香烟广告上。既然 FTC 已经抨击过烟草行业在广告投放中言不由衷的行为，那么类似的平行策略是否可以被用来遏制比例失调的媒体形象呢？

1967 年初夏，班茨哈夫匆匆致信联邦通信委员会（FCC）负责落实"公平原则"的机构，投诉一家纽约电视台在大肆播放烟草广告之余却没有相应的禁烟内容。[20] 由于这则针对烟草广告投诉的切入点与众不同，因此班茨哈夫并未指望能得到实质性的回应，于是他便开始了一段为期四周的海上旅行。然而没想到班茨哈夫的信件居然落到了有心人的手中。FCC 的总法律顾问亨利·盖勒（Henry Geller）不仅是一位雄心勃勃的改革者，而且长期以来以推广公益广播为己任，他私下里也在琢磨遏制烟草广告泛滥的可能性。当班茨哈夫从巴哈马群岛巡游归来，他发现了盖勒的回信：

> 信中提及的这些广告显然在宣传吸食某种香烟可以带来乐趣与享受。当然，它们的这种做法无可厚非。我们认为播放此类广告的电视台有义务告知观众这种涉及公共健康的争议话题的另一面，也就是说，无论吸烟的感觉多么令人愉悦，它都可能危害吸烟者的健康。[21]

在盖勒的支持下，班茨哈夫将这家电视台告上了法庭。可想而知，烟草公司对于此举表示强烈抗议，它们认为法律诉讼会严重危害言论自由，并且誓言要为此案抗争到底。班茨哈夫预见这场官司可能是一场旷日持久的鏖战，因此他联系了美国癌症协会、美国肺脏协会以及其他几家公共卫生组织以寻求帮助。但是所有这些机构均拒绝了他的请求。

无论如何，班茨哈夫还是选择用诉讼来解决这个问题。1968 年，他走上法庭独自面对"一群全美薪酬最高的律师，他们排排就座，全都身着细条纹西装并且戴着袖扣"[22]。然而令烟草行业感到十分震惊的是，班茨哈夫居然胜诉了！法庭判定电视台要给予鼓励吸烟与禁止吸烟的广告"均衡时段"。现在终于轮到 FCC 与盖勒正式登场了。1969 年 2 月，FCC 发布公告，宣布将严格监督"均衡时段"条款的实施，同时鉴于烟草对公众健康的危害，FCC 将争取全面禁止电视播放香烟商业广告。尽管香烟制造商开始一次又一次地针对班茨哈夫案的判决提起上诉，但是美国最高法院拒绝重审并维持了原判。

与此同时，烟草行业也在积极准备发起绝地反击。1969 年，面对 FCC 禁止香烟广告的潜在威胁，一份未曾公开的内部报告指出："我们要把怀疑作为一种特殊的产品，因为这是与'事实证据'竞争的最佳手段。"[23] 但是禁烟运动的倡导者也掌握了博弈的技巧，如果香烟销售商能够在公众的思想中播下"怀疑"的种子，那么禁烟运动的阵营就可以把恐惧，特别是对绝症的恐惧用作对付他们的绝招。于是各种禁烟广告开始频繁出现在电视栏目中。威廉·塔尔曼（William Talman）是一位有着多年烟瘾的老牌演员。1968 年，骨瘦如柴、形容枯槁的塔尔曼在黄金时段的广告上现身，他宣布自己即将死于肺癌。由于止痛药的麻醉作用，他的言辞含混不清，但是塔尔曼还是向公众传递了明确的信息："如果你正在吸烟，那么还是趁早戒掉吧，不要毁了自己的身体！"[24]

20 世纪 60 年代末期，在负面宣传旷日持久的冲击下，制造商主动从广播媒体中撤回了香烟广告（从而使禁烟广告对"均衡时段"的要求失效）。最后一则香烟广告于 1971 年 1 月 1 日晚间 11 点 59 分播出，那天也正好是新年的第一个夜晚，维珍妮牌的广告词"宝贝，你辛苦了！"在电视屏幕上一闪而过，然后永远地消失在夜空中。[25]

可惜塔尔曼未能活着见证香烟广告的末日。1968 年，他死于肺癌广泛转移（肝脏、骨骼与大脑）。[26]

※※※

对于烟草行业来说，20 世纪 70 年代中期标志着其黄金时代开始走向终结。卫生总监的报告、《联邦香烟标签与广告法案》以及遏制香烟广告联手向这个曾经被认为是几乎坚不可摧的行业发起了连续猛攻。虽然我们很难量化其中某种策略产生的确切影响，但是这些努力与烟草消费的轨迹变化高度一致：在历经了将近 60 年的持续攀升后，美国人均香烟消费量保持在大约 4 000 支 / 年。[27]

现在禁烟运动尚需奋力一击来巩固这些胜利果实并让其惠及千家万户。新闻记者保罗·布罗德尔（Paul Brodeur）曾经写道："统计数字浓缩了人类历经的艰难困苦。"[28] 迄今为止，尽管禁烟运动已经收集了大量统计数据，但是不知何故抹去了香烟受害者的信息。诉讼与监管似乎还只是停留在理论上；《联邦香烟标签与广告法案》与公平原则案例应该代表香烟"受害者"的利益，可是到头来他们却成了不为人知的孤魂野鬼。当国会还在反复权衡附在香烟包装盒上的那句警示语的利弊之时，禁烟法律诉讼的最后乐章将要带领美国公众了解那些悄然死于肺癌的真正的香烟受害者。

※※※

生于纽约的罗斯·西波隆（Rose Cipollone）原名罗斯·德弗朗西斯科（Rose DeFrancesco）。1942 年，当她还是一名花季少女时就初尝了香烟的滋味。西波隆见证了香烟消费蓬勃发展的历史阶段：1940 年至 1944 年，美国女性吸烟者的比例成倍增加，已经从 15% 上升至 36%。[29] 这种惊人的增长号称是美国广告史上最成功的"精准营销"（说服女性吸烟）产物。在此期间，烟草行业恰逢更为深刻的社会变革：由于女性所面临的世界愈发动荡，因此她们需要进行多种劳动，例如照顾子女、料理家务以及外出工作。于是烟草被赋予了平复心态、稳定情绪，甚至是解放思想的强大力量。骆驼牌香烟的广告曾经描绘了这样一幅场景，当一位海军军官在公海发射鱼雷的时候，他的妻子正在家中用香烟来安慰自己紧张的心情。广告文案写道："（这是）勇敢者的游戏。但是从另一方面来说，又有哪个行业可以独善其身？我们所有人都常年在快节奏下战斗、工作与生活。"[30] 铆钉女工萝西曾是战时女性的典型代表，然而如今在切斯特菲尔德牌香烟的广告中，这种偶像已经化身为夹着烟卷的"吸烟女郎萝西"。现在吸烟已经成为一种国民生活方式，或许就连萝西在巨大压力之下表现出的淡定（正如广告曲所唱的那样，"从不烦恼、紧张或惶恐"[31]）也会被归功于香烟的镇静作用。

就像头顶上那个大型广告牌（20 英尺宽）上引人注目的萝西一样，西波隆也选择了切斯特菲尔德牌香烟来安抚自己紧张的心情。其实她在学校期间就已经开始吸烟，经常好奇地在课后偷偷点上几支。然而随着 20 世纪 30 年代经济形势的恶化，西波隆被迫放弃学业，来到一家围巾厂打工（先做包装工，后做票据员）。只用了几年时间，她的烟瘾就达到了每天数十支。

如果说西波隆确实曾经有过焦虑不安的话，那就是当她看到"吸烟有害健康"的警示语之时。在她结婚以后，丈夫安东尼·西波隆（Anthony Cipollone）开始对她进行规劝，并且整理了很多说明吸烟危害健康的剪报。罗斯·西波隆也曾试图戒掉烟瘾，但是每次复吸都会产生更强的依赖。她甚至会在香烟抽完之后去垃圾桶里搜寻已经废弃的烟蒂。

但令人感到不解的是，困扰西波隆的不是烟瘾，而是她对过滤嘴的选择。1955 年，利格特集团推出了名为"L&M"的新型过滤嘴香烟，于是西波隆满心期待地换了这个品牌，希望广告中宣传的"更柔和、低焦油、低尼古丁"会对健康更有利。从此以后，追求"安全香烟"成为她心中的执念。西波隆就像一位身陷情场的女人，她不停地在各种品牌的香烟之间做出选择，希望找到一种可能会保护其健康的香烟。20 世纪 60 年代中期，她换成了维珍妮牌女士香烟，或许原因就在于这款专门为女士打造的香烟所含的焦油较少。1972 年，她换成了百乐门牌香烟，它承诺这种加长的凹陷滤嘴可以"隔离"吸烟者的嘴唇与香烟的末端。两年之后，西波隆又换成了真实牌香烟，原因就是"医生推荐它们……他对我说，'既然你戒不了烟，那么还不如用这种'，话音刚落，医生就从白大衣口袋中掏出了一包烟"。后来，她在法庭上陈述这段经历的时候震惊了陪审团。

1981 年冬季，西波隆开始咳嗽。常规胸部 X 射线检查在其右肺上叶发现了一个肿块，而接下来进行的外科活检则确诊这个病灶就是肺癌。1983 年 8 月，肺癌转移至西波隆的全身（双肺、骨骼与肝脏）。尽管她接受了化疗，却没有什么效果。当癌细胞侵入骨髓累及中枢神经系统（大脑与脊髓）时，她只能蜷缩在病床上靠注射吗啡来缓解疼痛。1984 年 10 月 21 日早晨，西波隆不幸病逝，享年 58 岁。

※※※

马克·埃德尔（Marc Edell）是一位来自新泽西州的律师。[32] 他志向远大、谦虚谨慎且精力旺盛，在侵权诉讼领域具有很深的造诣（20 世纪 70 年代，他曾经为石棉制造商免受产品责任的诉讼进行辩护）。当时埃德尔正在寻找具有标志性意义的吸烟"受害者"作为向烟草行业发起诉讼的突破口。在西波隆去世前 11 个月，埃德尔听说了她的病情。1983 年夏季，他来到宁静的郊区城镇小渡口市（Little Ferry）探访罗斯·西波隆与她的家人。由于意识到西波隆即将不久于人世，因此埃德尔敦促她向三家最常使用的香烟生产商（利格特、罗瑞拉德与菲利普·莫里斯）提起诉讼。

埃德尔于 1983 年提出的诉讼可谓用心良苦。既往有关烟草公司的诉讼模式都非常刻板：原告会强调他们本人并没有意识到吸烟的危害，香烟制造商则会说受害者除非"又聋又哑又瞎"[33]，否则不会不知道吸烟的风险，而陪审团通常会站在香烟制造商这边，认为包装上的标签已经向消费者提供了明确的警示。对于原告方来说，这种诉讼记录确实令人心灰意冷。1954 年至 1984 年的 30 年间，虽然针对烟草公司提出的产品责任诉讼案件已经超过了 300 起，但是只有 16 起案件进行了开庭审理。[34]
其中不仅没有一起案件使法院做出对烟草公司不利的判决，而且也没有
任何一起案件实现了庭外和解。烟草行业几乎取得了完胜——"原告律
师可以看看墙上的公告，"一份报告得意扬扬地写道，"罪名不成立。"[35]

但埃德尔拒绝接受这种结果。他公开表示罗斯·西波隆意识到了吸
烟的危害。是的，她看过香烟包装上的警告标签以及丈夫煞费苦心整理
的大量剪报，可是她无法改掉这个习惯，始终沉溺于烟瘾中无法自拔。
埃德尔承认，西波隆并非没有责任。但重要的不是罗斯·西波隆对于香
烟的危害知道多少，而是"香烟制造商了解多少"，以及他们向西波隆这
样的消费者披露的致癌风险有多少。

不出所料，这个论点让烟草公司猝不及防。埃德尔在本案中坚持认
为，他需要知道香烟制造商对于吸烟的危害了解多少，而这也使他可以
向法庭申请史无前例地获得三大烟草公司（利格特、罗瑞拉德与菲利
普·莫里斯）的内部文件。埃德尔通过法院强制令调阅了这些非公开档
案，结果挖出了一个惊天动地的世纪丑闻。许多香烟制造商不仅知道烟
草的致癌风险与尼古丁强烈的成瘾性，并且还刻意打压能够证实上述事
实的内部研究。大量文件显示，烟草行业内部为了隐瞒致癌风险曾经发
生过激烈的争斗，甚至就连他们自己的员工都经常对此深感内疚。

弗雷德·潘泽尔（Fred Panzer）是烟草研究所的一位公关经理。他
在给总裁霍瑞斯·柯尼盖（Horace Kornegay）的信中阐释了该行业三管
齐下的营销策略："在不否认的基础上让公众对吸烟有害健康的说法产生
怀疑；在不鼓励的情况下积极倡导公众具有选择吸烟的权力；将客观科
学研究作为解决健康危害的唯一途径。"[36]在另一份内部备忘录（标记为
"机密"）中，香烟制造商的自以为是简直达到了登峰造极的程度："在某
种意义上，烟草行业可以被认为是制药工业一个高度专业且非常规范的
分支。烟草制品中所包含与释放的尼古丁其实是一种具有多种生理作用
的灵丹妙药。"[37]

随后尼古丁的药理学研究揭开了罗斯·西波隆这类女性戒烟困难的

原因。这并不是由于她们意志薄弱，而是因为尼古丁本身就能够破坏自制力。菲利普·莫里斯烟草公司的一名研究人员写道："可以把烟盒想象成存储尼古丁的容器，将香烟视为尼古丁单位剂量的分配器……把烟雾当作传播尼古丁的载体。"[38]

在一场令人难忘的激烈交锋中，埃德尔质询利格特集团总裁金斯利·范·伦斯勒·戴伊[39]（Kinsley van Rensselaer Dey）为什么公司花了将近 500 万美元来证明烟草可以导致小鼠背部成瘤，然后又刻意选择忽略这种致癌作用对人体所造成的任何影响：

> 埃德尔：这项（实验）的目的是什么？
>
> 戴伊：设法缩小鼠背部的肿瘤。
>
> 埃德尔：这和人类的健康与福祉毫无关系？是这样吗？
>
> 戴伊：是这样的……
>
> 埃德尔：那么这是在拯救大鼠，对吗？或者小鼠？你们花了这么多钱就是让小鼠免受肿瘤的困扰吗？

类似这种交锋集中体现了烟草行业所面临的困境。当烟草行业的专家在埃德尔的反复诘问下阵脚大乱之时，它们自己的律师也对此类弥天大谎不寒而栗。所有那些荒谬的统计数据与谎言只是为了进一步掩盖事实真相。埃德尔获准调阅香烟制造商的内部文件开创了法律先河，其他诉讼也可以将突然"袭击"时发现的资料（隐藏于恐怖密室的肮脏档案）作为日后侵权案件的呈堂证供。

1987 年，经过 4 年漫长的缠讼之后，西波隆吸烟致癌一案终于正式开庭。[40]尽管许多观察家满心欢喜地对结果充满了乐观预期，但是判决让埃德尔与西波隆的家人大失所望。陪审团认为罗斯·西波隆要为自己罹患癌症负 80% 的责任，她在 1966 年之前（也就是在警告标签强制使用之前）所吸品牌的香烟制造商利格特集团需要承担剩余 20% 的责任。与此同时，菲利普·莫里斯与罗瑞拉德烟草公司被判无罪。此外，陪审团还裁定安东尼·西波隆获得 40 万美元的赔偿金，可是这笔钱几乎都不够支付 4 年以来的诉讼费。如果这种结果算得上胜利的话，那么烟草行业就会欣喜若狂地指出，这只是一次不自量力的挑衅！

其实西波隆案件的真正意义与法律上的胜负并没有什么关系。虽然罗斯·西波隆在法庭上遭到了冷嘲热讽（辩方认为正是由于她意志薄弱、固执己见且愚昧无知才导致自己无视烟草的"明显"危害而成瘾），但是她还是变成了一位与自身疾病不懈斗争的抗癌英雄（即便已经去世）。

在西波隆案盖棺定论之后，一系列针对香烟制造商的诉讼纷至沓来。烟草行业竭尽全力为自己进行辩护，它们主动展示香烟包装上的警告标签以规避其责任。但是这些案例引发了更多的侵权诉讼。遭遇妖魔化负面宣传的香烟生产商士气低落、岌岌可危，它们发现自己不仅身陷重围，而且成为众矢之的。

1994 年，美国人均香烟消费量实现了连续 20 年下降（从 1974 年的 4 141 支到 1994 年的 2 500 支），成为有史以来吸烟率大幅下降最为明显的典型。[41] 当然这也是一场旷日持久的消耗战。虽然没有任何力量可以单枪匹马地击溃烟草行业，但是在科学证据、政治压力与法律进步的共同努力下，只用了 10 余年的时间，这个行业就一蹶不振。

不过旧罪的阴影并未远去，尤其是致癌物的影响很难消除。研究显示，从接触烟草到罹患肺癌大约需要 30 年。即便是在美国人的吸烟率下降之后，肺癌还会流行很长一段时间。据统计，男性肺腺癌的年龄调整后发病率（经过年龄校正）已经从 1984 年的 102/100 000 下降至 2002 年的 77/100 000，但是上述发病率在女性中没有降低。[42] 在罗斯·西波隆的年代，女性吸烟者的激增仍然在肺癌发病中起着举足轻重的作用。

※※※

自 27 年前马克·埃德尔在新泽西州法院提交西波隆案以来，针对烟草公司的侵权诉讼已经一发不可收拾。1994 年，另一个在烟草诉讼史上具有重大意义的案件出现了。密西西比州政府将数家烟草公司告上法庭，要求赔偿因吸烟致病（其中最为突出的就是肺癌）造成的大约 10 亿美元医疗费用。[43] 州检察长迈克尔·摩尔（Michael Moore）对烟草公司的责任进行了概括："既然你们造成了健康危机，那么就要为此付出代价！"[44] 此后，以佛罗里达、得克萨斯与明尼苏达为代表的其他几个州纷纷效仿密西西比州的做法。[45]

1997 年 6 月，面对接二连三的类似诉讼，烟草公司提出了解决问题的一揽子方案。[46] 1998 年，46 个州与 4 家最大的香烟制造商（菲利普·莫里斯、雷诺兹、布朗·威廉森以及罗瑞拉德烟草公司）签署了《总和解协议》（MSA）。（1998 年之后，又有 47 家香烟制造商加入了该协议）。协议内容包括严格限制香烟广告、解散行业协会与游说团体、允许自由调阅内部研究文件、提议创建旨在教育公众理解吸烟有害健康的全国性论坛。MSA 是有史以来最大规模的责任清偿协议之一，而意义更为深远的是，它也是烟草行业在历史上首次全面公开地承认共谋与罪行。

那么 MSA 就是罗斯·西波隆期待已久的法律胜利吗？从某些方面来看，MSA 根本没有达到这种效果。MSA 只是匪夷所思地重述了 20 世纪 70 年代的《联邦香烟标签与广告法案》，相当于为烟草行业提供了另一个安全的避风港。那些已经签署了 MSA 的公司实质上获得了垄断地位，它们不仅在未来的法律诉讼中得到相应的保护，还可以限制香烟广告并允许签署协议的公司定价。[47] 由于小型独立制造商不敢进入或竞争，因此大型烟草公司的势力日渐强大。此外，香烟制造商每年缴纳的和解金也造就了一些依赖这笔钱来补偿医疗费用上涨的"附庸国"。事实上，这项协议的实际成本已经由那些成瘾的吸烟者分摊，他们不仅要花费更多的钱买烟，最后还要搭上自己的性命。

MSA 并没有宣告烟草行业在全球的终结。虽然万宝路牛仔在美国遭到围攻，但是它也在积极开辟新的疆域。由于香烟生产商的市场与利润逐渐萎缩（诉讼费用却持续攀升），因此它们逐渐将发展中国家作为新兴市场，于是许多发展中国家的吸烟者数量迅速增加。如今在印度与中国，吸烟已经成为一种可预防的主要死因。牛津大学流行病学家理查德·皮托是理查德·多尔的亲密合作伙伴（直到多尔 2005 年去世），多年前他就曾估计印度成年人中与吸烟相关的疾病导致的死亡人数到 2010 年左右会增至 100 万人，并且这个数字还将在之后的 10 年里继续攀升。[48] 此外，吸烟导致的肺癌已经成为中国男性的主要死因。[49]

其实烟草行业在发展中国家市场中稳中求进的背后伴随着不可告人的政治动机。2004 年，烟草公司与墨西哥卫生部签署了一项鲜为人知的协议：香烟制造商将对公共健康保险计划慷慨"解囊"，作为对大幅减少香烟包装上的警示语和广告监管的回报。正如最近发表的一篇社论所言，这实际上就是"拆东墙补西墙"。[50] 20 世纪 90 年代早期，一项研究指出，英美烟草公司（BAT）与乌兹别克斯坦政府就实现生产垄断签署了一份相似的协议，然后四处游说，打算推翻近来颁布的烟草广告禁令。[51] 当英美烟草公司注资之后，乌兹别克斯坦的吸烟人数每年大约增加 8%，1990 年到 1996 年，香烟销售量飞涨了 50%。[52]

在《英国医学杂志》近期发表的一篇社论中，加州大学旧金山分校的流行病学家斯坦顿·格兰茨（Stanton Glantz）将这种情况描述为另一场正在酝酿的灾难："跨国烟草公司就像病媒一样把疾病与死亡传遍世界。这主要是因为烟草行业利用其财富来影响政治家，随后再通过他们为推广吸烟创造有力的环境。烟草行业这样做是为了减少外部环境对其广告与营销的限制，防止在烟草管控领域出现行之有效的公共政策，例如高税收、包装上醒目的警示标签、无烟工作场所与公共场所、积极抵制香烟销售的媒体宣传以及广告禁令。然而与蚊子这种全球性病媒的不同，烟草公司能够迅速把在世界某个地方学到的经验与教训应用到其他角落。"[53]

※※※

我很难用语言来形容我在肿瘤病房里目睹的那些吸烟直接导致的人

间悲剧。有一位精力充沛且衣着得体的年轻广告主管称,他起初吸烟是为了平复紧张的心情,现在却由于罹患侵袭性舌癌被切除了下颌骨。另有一位曾经教授孙辈们吸烟并与其分享快乐的祖母被诊断为食道癌。还有一位身患晚期肺癌的牧师誓言吸烟是他唯一无法战胜的邪恶。即便这些患者正在为其烟瘾付出惨痛的代价,但是其中某些人执迷不悟的程度依然令人震惊。我主管的许多患者在治疗期间仍是烟不离手(通常是偷偷摸摸地抽),我在他们签署化疗知情同意书的时候可以从其衣服上闻到刺鼻的烟味。20 世纪 70 年代,肺癌发病率已经上升到了令人毛骨悚然的程度。一位在英国执业的外科医生回忆起在病房度过的首个夜班,那些癌症患者在从手术中苏醒之后就会像僵尸一样穿过走廊去找护士讨要香烟。

尽管吸烟成瘾对于健康的长期危害极大,但是时至今日,香烟的消费量依然居高不下。几十年来曾经趋稳的吸烟率在某些人群中再度上升,而持续低迷的禁烟运动也让公众感到索然无味。与此同时,烟草威胁与社会响应之间的分裂正在日益扩大。令人震惊与不安的是,美国现行体制会把几乎每种新药都当成潜在的致癌物进行严格审查,即便是不实传闻都会导致公众的歇斯底里与媒体的惊慌失措。但是作为人类已知最强烈且最常见的致癌物之一,香烟居然在街角的小店里用几美元就可以自由买卖。

肿瘤中的体液

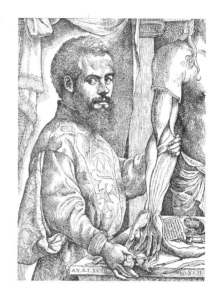

对于癌症最早的医学描述见于公元前 2500 年撰写的一卷埃及纸莎草纸："胸部隆起性肿物……仿佛摸到了一团亚麻布料……"谈及治疗，这位古代书记员写道："无可救药。"

解剖学家安德烈亚斯·维萨里（1514—1564）想要找出黑胆汁这种致癌体液的来源。由于维萨里无法在患者体内找到黑胆汁，因此他开始寻觅癌症的真实病因与治疗手段。

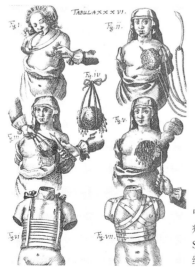

中世纪的外科医生采用原始的外科手术来治疗癌症。约翰尼斯·史卡尔提特斯（Johannes Scultetus）描述过一种采用火烧、酸蚀与皮带绑缚的乳房切除术。

根治手术兴起

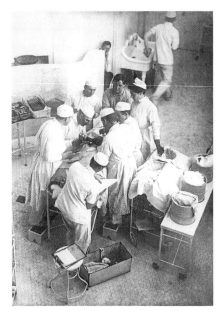

1800 年至 1900 年，外科医生发明的根治手术切除范围越来越大，他们希望能够把患者体内的癌症斩草除根。19 世纪 90 年代，约翰斯·霍普金斯大学的威廉·斯图尔特·霍尔斯特德发明了根治性乳房切除术，切除范围包括乳房、乳房下方的肌肉以及相关的淋巴结。

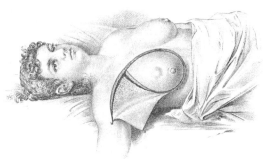

霍尔斯特德写道："我不愿意去毁损这位年轻女性患者的身体。"在这幅版画中，霍尔斯特德描绘了一位理想的患者。其实真正的癌症患者常见于肿瘤较大的老年女性，而她们往往无法耐受这种根治手术的打击。

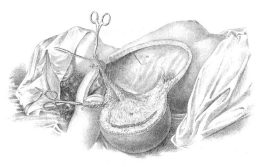

战争中的新式武器

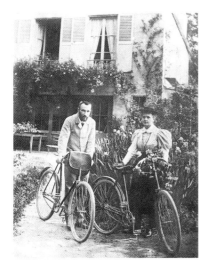

玛丽·居里与皮埃尔·居里发现镭后，肿瘤学家与外科医生就开始采用大剂量辐射治疗肿瘤。然而辐射本身就具有致癌性：玛丽·居里死于数十年暴露在 X 射线下所导致的白血病。

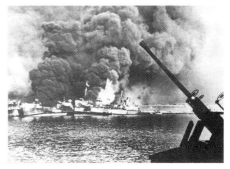

第二次世界大战期间，数十吨芥子气在意大利巴里港的一次空袭中被释放到空气中。由于芥子气可以杀伤人体内的正常白细胞，因此药理学家希望能够使用类似的化合物治疗白血病。其实化疗（针对癌细胞的化学战）的问世受到了战争的启发。

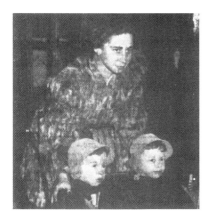

1947 年，西德尼·法伯发现一种名为氨基蝶呤的叶酸类似物可以迅速杀死骨髓中快速分裂的细胞。法伯使用氨基蝶呤在急性淋巴细胞白血病中实现了史无前例的短暂缓解。2 岁的罗伯特·桑德勒是首批受试患者之一。

建造大厦

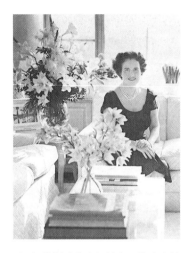

玛丽·拉斯克住在纽约市一幢全白风格的公寓中。她是一位传奇的企业家、社会名流、游说者与公众权益倡导者。拉斯克后来成为癌症研究的"救星",正是她的不懈努力促成了美国抗癌战争。

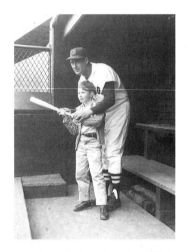

法伯的患者埃纳·古斯塔夫森就是人们熟知的"吉米"。吉米是一位棒球迷,他被选为儿童癌症的非官方形象大使。1948年成立的吉米基金会曾经是最具影响力的抗癌宣传组织,棒球明星泰德·威廉斯是该组织的积极拥护者。

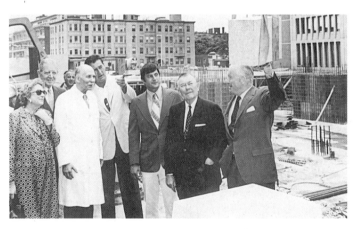

西德尼·法伯是拉斯克的知己、导师与战友,他为抗癌战争提供了权威的医学支持。图为法伯于波士顿参加丹娜 – 法伯癌症研究所的奠基仪式。

早期胜利

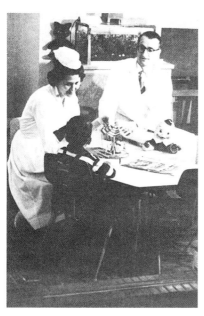 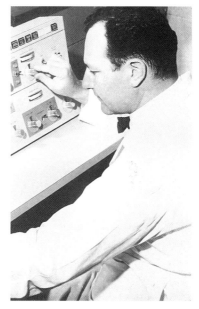

20 世纪 60 年代，埃米尔·弗雷（左）与埃米尔·弗赖雷克（右）在 NCI 发明了一种采用剧毒药物治疗急性淋巴细胞白血病的方法。

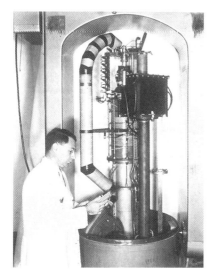

放射学家亨利·卡普兰使用放疗治愈了霍奇金病。治愈淋巴细胞白血病与霍奇金病鼓舞了抗癌战争的士气，也增加了实现法伯提出的"普适性疗法"的可能性。

政治战争

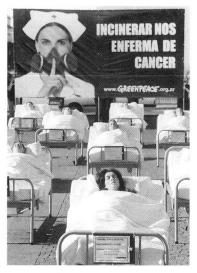

在早期化疗胜利的鼓舞下，癌症防控倡导者在拉斯克与法伯的引领下，敦促美国政府启动了一场抗癌战争。1969年，拉斯克派在《纽约时报》上刊登了整版广告，规劝尼克松总统支持他们的战争。

拉斯克通过巧妙的广告与生动的图像激励了后世的公众权益倡导者，其中就包括绿色和平组织。

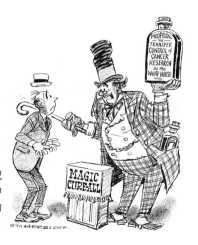

许多科学家曾经批评抗癌战争启动得过早，他们认为政治运动无法实现医学进步。（漫画标题为：《不要被这些科学家误导——把一切交给深谋远虑的政治》。柜台上写着：神奇万灵丹。药瓶上写着：建议把对癌症研究的控制权交给白宫。）

预防就是治疗

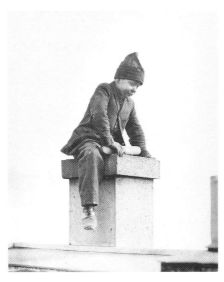

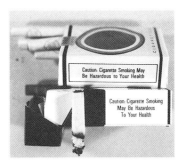

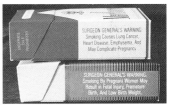

1775 年，伦敦外科医生帕西瓦尔·波特发现青少年烟囱清扫工中阴囊癌的发病率异常增高，并且据此提出了煤烟与阴囊癌之间存在联系的观点，从而开启了寻觅环境中可预防致癌物的先河。

20 世纪 50 年代，创新型研究确认了吸烟与肺癌之间的关联。然而在 20 世纪 60 年代，香烟包装上的早期警告标签却回避了"癌症"字样。直到数十年后，联邦机构才要求香烟包装上必须附有明确的警告标签。

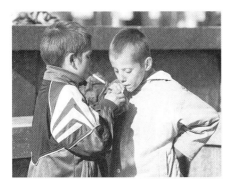

虽然吸烟率在大多数发达国家中已经开始下降，但是积极的市场营销与肆意的政治游说让烟草业在其他国家长盛不衰，并且造就了新一代的烟民（也是未来的癌症受害者）。

长期努力的成果

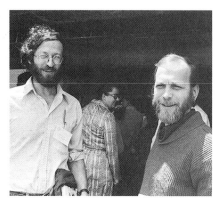

哈罗德·瓦默斯与迈克尔·毕晓普发现，癌症是存在于所有正常细胞中的内源性前体基因活化所导致的。瓦默斯写道，癌细胞是对"正常自我的扭曲"。

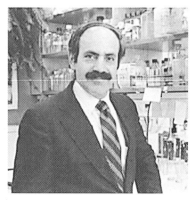

通过与全球合作者的共同努力，麻省理工学院的罗伯特·温伯格发现了小鼠与人类癌细胞中的扭曲基因。

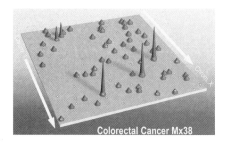

Colorectal Cancer Mx38

科学家们已经完成了许多癌症标本的全部基因组测序（共计 23 000 个基因），从而使记录每一个基因改变（相对于正常基因）成为可能。这些圆点代表了结肠癌中发现的突变基因，其中常见的突变基因形成了"山丘"与"山峰"。

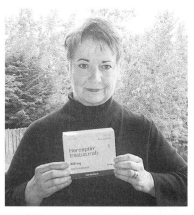

20 世纪 90 年代，芭芭拉·布拉德菲尔德是最早接受赫赛汀（可以特异性攻击乳腺癌细胞）治疗的女性之一。布拉德菲尔德是接受这种治疗后存活时间最长的幸存者，她的体内已经没有任何癌症残存的迹象。

第三十三章

危险因素

亲爱的，你的压力太大了。其实你的身体没有任何问题。我们会给你开点抗抑郁药。[1]

——20 世纪 60 年代，巴里·马歇尔（Barry Marshall）

对于罹患胃炎这种癌前病变女性的诊疗意见

无论是将烟草烟雾归为强致癌物，还是在香烟管控方面（20 世纪 80 年代）所做的持续努力，均可以被视为在癌症预防领域取得的巨大胜利。但是这也凸显了癌症流行病学在方法学上面临的窘境。从其本质上来说，鉴别癌症风险因素的统计方法更注重描述而非机制。它们可以描述相关性，但是不能就病因进行判定，同时还要依赖一定程度的知识储备。然而自相矛盾的是，如果使用传统的"病例对照"试验来辨别某种未知的危险因素，那么流行病学家就必须知道想要了解什么问题。多尔与希尔在设计他们经典的病例对照试验与前瞻性研究时，也要依赖数十年（如果算上约翰·希尔的小册子的话，那么这段时间将会长达数个世纪）来有关烟草与癌症之间关系的先验知识。

但是这丝毫不会影响病例对照方法的神奇法力。例如，在 20 世纪

70年代早期，人们通过一系列研究确定了导致间皮瘤（一种致命性的罕见肺部肿瘤）的危险因素。[2] 如果将间皮瘤试验中的病例组与对照组进行比较，就可以看出这种癌症在一些职业中呈集中分布：绝缘设备安装工、消防员、造船工人、加热设备操作工以及橄榄石采矿工。就像波特发现阴囊癌与烟囱清扫有关一样，统计学分析很快就证实这种罕见肿瘤的病因与个别接触石棉的职业有关。随后，侵权诉讼与联邦监管的迅速跟进，减少了石棉的职业暴露，从而降低了此类物质导致的间皮瘤发病风险。

1971年，另一项类似的研究确定了一种更为罕见的致癌物，这种名为己烯雌酚的药物是一种合成激素。[3] 20世纪50年代，己烯雌酚曾经被广泛用于预防早产（尽管它在这方面的作用尚存在争议）。经过一代人的使用，当医学界开始怀疑女性阴道癌和子宫癌与雌激素暴露有关之时，研究人员才从这些患者的病史里发现了一种非常特殊的现象：上述女性患者并未直接接触过此类化学药物，反倒是她们的母亲有过使用己烯雌酚的经历。出乎意料是，这种致癌物居然能够隔代发挥作用。尽管它没有导致接受己烯雌酚治疗的女性患癌，但她们的女儿在子宫内接触过这种药物之后却成了受害者。

但是如果人们对于此类导致癌症的行为或者暴露一无所知呢？如果人们对于间皮瘤患者的自然病史，或者雌激素与阴道癌之间的联系知之甚少，那么怎么可能去询问患者的职业史，或者他们是否接触过石棉与雌激素呢？又怎么能将致癌物的某些固有属性作为先验条件取代对于癌症患者的统计学分析呢？

※※※

布鲁斯·埃姆斯（Bruce Ames）是加州大学伯克利分校的一位细菌学家。20世纪60年代末期，当埃姆斯从事沙门氏菌突变的研究（一项与上述内容完全无关的课题）时，他恰好需要在实验中对化学致癌物进行测试。[4] 与其他细菌一样，沙门氏菌也拥有可以让其在某些特定环境下生长的基因。例如，在仅有半乳糖作为糖源的培养皿中，只有携带"消化"半乳糖基因的细菌才能存活。

埃姆斯注意到这些必需基因的突变可以决定培养皿中的细菌能否生长。通常来说，沙门氏菌菌株只有在基因突变的情况下才能在以半乳糖为糖源的培养基中生长；一旦开始生长，单个细菌就会在培养皿上形成微小的菌落。埃姆斯只需计算菌落形成的数量就可以对任何实验的突变率进行量化。接触 A 物质的细菌或许可以产生 6 个这样的菌落，接触 B 物质的细菌可能产生 60 个菌落。换句话说，B 物质引起基因发生改变的能力是 A 物质的 10 倍，或者说 B 物质导致的突变率是 A 物质的 10 倍。

现在，埃姆斯可以通过测试成千上万种化学物质创建一个诱变剂（包括各种增加突变率的化学物质）目录。与此同时，他还在日积月累的过程中取得了重大发现：测试中被列为诱变剂的化合物同样也是致癌物。例如，染料衍生物这种人类已知的强致癌物（在诱变剂目录中名列前茅）可以产生数百个菌落。除此之外，X 射线、苯化合物与亚硝基胍衍生物都会导致大鼠与小鼠成瘤。[5] 埃姆斯采用的测试方法继承了所有传统研究的精华，他把那些无法观测与量化的指标统统转换为可以观测与量化的结果。时至今日，20 世纪 20 年代杀死镭女郎的隐形 X 射线终于可以在培养皿上的回复突变菌落中"现身"了。

其实埃姆斯的测试方法与完美相距甚远。并非每种已知的致癌物都会在测试中表现良好：撒在缺陷型沙门氏菌培养皿上的己烯雌酚或石棉并不能让突变细菌大量产生（相比之下，几家参与测试的香烟生产商却发现，烟草烟雾中的化学成分可以导致细菌发生突变，因此它们在惊闻这种阳性结果之后便迅速将其隐匿起来）。[6] 虽然埃姆斯试验仍然存在不足之处，但是它为癌症预防提供了重要的理论与实践依据。埃姆斯认为，致癌物具有某种共同且独特的功能特性：它们可以改变基因。不过当时埃姆斯尚无法理解这种现象背后更深层次的原因：为什么导致突变的能力与诱发癌症的作用密切相关呢？然而他已经证实致癌物可以通过简单明了的前瞻性生物学试验进行筛选，人们完全不必再拘泥于回顾性病例对照研究即可发现导致突变的化合物。

※※※

　　研究显示，化合物并非自然环境中仅存的致癌物，同时埃姆斯试验也不是发现此类物质的唯一手段。20世纪60年代末期，在费城工作的生物学家巴鲁克·布隆伯格（Baruch Blumberg）发现，人类肝炎病毒引起的慢性迁延性炎症也可以导致癌症发生。

　　20世纪50年代，布隆伯格还在牛津大学生物化学系求学时就对遗传人类学（研究人类种群中的遗传变异的学科）产生了兴趣。[7] 20世纪50年代的传统生物人类学主要是对人类解剖标本进行收集、测量与分类。然而布隆伯格想要通过上述方法将人类遗传变异与疾病易感性联系起来。

　　不过布隆伯格很快就发现阻碍学科发展的问题在于缺乏可供测量或分类的人类基因。20世纪50年代，由于当时的细菌遗传学尚处于起步阶段（即便是DNA的结构与基因的属性在很大程度上也仍未明确），因此观察或分析人类基因根本就是天方夜谭。唯一有据可查的人类遗传学突变线索则来自一次机缘巧合。研究显示，血液中存在一种名为血液抗原的蛋白质，由于家族成员之外的个体差异非常明显，因此这种血液抗原变异与遗传有关。好在这些血液蛋白可以借助相对简单的方法在人群之间进行测试与比较。[8]

　　于是布隆伯格开始到世界各个偏远地区采集血液标本，他有可能这个月还在非洲的富拉尼（Fulani）给部落成员抽血，下个月又跑到西南欧洲的巴斯克地区与牧羊人打成一片。[9] 1964年，布隆伯格在NIH短暂任职之后来到位于费城的癌症研究所（后来改名为福克斯蔡斯癌症中心），准备对已经完成分类的各种血液抗原进行系统性整理，希望能够找出它们与人类疾病的内在联系。[10] 这是一种非比寻常的逆向研究方法，仿佛在为填字游戏量身定制单词。

其中一种出现在数位澳大利亚原住民身上的血液抗原引起了布隆伯格的关注，而此类在亚洲与非洲人体内常见的抗原在欧洲与美洲人中非常罕见。[11] 布隆伯格怀疑这种抗原是反映家族内部古老遗传因子的基因指纹，因此将其命名为"澳大利亚抗原"，或简称为"澳抗"（Au）。

1966 年，布隆伯格的实验室开始对这种来自原住民的抗原进行深入研究。[12] 随后他很快就发现了一种奇怪的现象：携带澳抗的个体往往患有慢性肝炎。病理研究证实，这些发炎的肝脏组织表现出反复受损与修复的迹象，也就是肝细胞死亡与代偿性修复和再生同时存在，并且最终导致慢性肝硬化（瘢痕形成、肝脏萎缩与功能衰竭）。

这种古老抗原与肝硬化之间的联系表明肝脏疾病具有遗传易感性，然而想要验证该理论很可能会将布隆伯格引向徒劳无功的漫漫歧途。不过偶然发生的一件事颠覆了上述理论，并且彻底改变了布隆伯格的研究方向。资料显示，实验室的长期随访对象里包括一位来自新泽西州一家精神残疾诊所的年轻患者。起初，这位患者的澳抗检测结果是阴性。但是在 1966 年夏季进行的一系列血液检查中，他的血清学指标突然变为澳抗阳性，肝功能检查则将其确诊为急性暴发性肝炎。

那么这种"固有"基因是如何突然引起血清转化并导致肝炎发生的呢？毕竟基因不可能随意改变。于是布隆伯格有关遗传变异的完美理论就这样在事实面前灰飞烟灭。他现在终于意识到，澳抗根本不是人类基因中的固有变异。事实上，他很快就发现澳抗既非人类蛋白也非血液抗原，它只是一种漂浮在血液中的病毒蛋白，或者说是感染病毒的标志。这位来自新泽西州的患者正是因为感染了这种微生物才导致澳抗由阴转阳。[13]

现在布隆伯格迅速开始着手分离这种造成感染的病原微生物。到了 20 世纪 70 年代早期，在众多合作者的共同努力下，布隆伯格领导的实验室终于纯化出一种新型病毒颗粒，他将其称为乙型肝炎病毒（HBV）。尽管这种病毒的结构非常简单（"近似于圆形……直径大约为 42 纳米，是感染人类的最小 DNA 病毒之一"[14]），但是其背后却隐藏着复杂的行为。HBV 感染可以导致各种各样的疾病，包括无症状感染、急性肝炎与慢性肝硬化。

当然这种新型人类病毒的发现也在流行病学家中掀起了轩然大波。到了 1969 年，日本研究人员（随后是布隆伯格的团队）已经发现这种病毒可以通过输血在个体之间传播。[15] 如果在输血前使用澳抗作为早期血清生物学标志物进行筛查，那么就可以阻断 HBV 经血液传播并降低感染这种病毒的风险。

但是不久之后，人们又发现了另外一种与 HBV 密切相关的疾病：这种起病隐匿的致命性肝癌主要分布于亚洲与非洲的部分地区，它们通常发生于那些布满瘢痕且颜色苍白的肝脏（数十年慢性病毒感染造成的毁损）。[16] 当人们采用传统的统计学方法对肝细胞癌患者与对照组进行比较时，就会发现 HBV 慢性感染与反复发生的肝细胞损伤和修复是明显的危险因素，其发病率大约是未感染 HBV 对照组的 5~10 倍。综上所述，HBV 就是一种致癌物，这种活性致癌物可以在宿主之间进行传播[1]。

※ ※ ※

如今 HBV 的横空出世让 NCI 陷入了窘境。NCI 主导的特殊癌症病毒计划目标明确且资金充足，虽然它们给数以千计的猴子注射了人类癌症提取物，但是没有发现任何一种与癌症相关的病毒。反倒是一位研究澳洲原住民抗原的遗传人类学家发现了某种常见病毒与人类高发癌症之间的关系。当然布隆伯格也敏锐地意识到了 NCI 窘境与自身成果的交集。为了避免这种纷争，他于 1964 年非常友好地离开了 NIH。布隆伯格跨学科的好奇心动摇了"科研机构中学科分类的界限"[17]，而其中受影响最大的恐怕就是 NCI 以目标为导向的寻找癌症病毒的计划。对于那些病毒致癌理论的狂热支持者来说，更糟糕的是布隆伯格所发现的病

---

[1] 20 世纪 70 年代，哈拉尔德·楚尔·豪森（Harald zur Hausen）发现了另一种病毒，而这种名为 HPV 的病原体可以导致宫颈癌。接种某种 HPV 亚型的疫苗可以明显降低女性罹患宫颈癌的风险。——作者注

毒本身并非癌症的直接病因。肝细胞中病毒诱发的炎症以及循环往复的受损与修复过程才是致癌的罪魁祸首（沉重打击了病毒直接致癌的观点）[1]。

　　但是布隆伯格几乎没有时间来考虑这些纷争，他也无意与病毒致癌理论一争高下。作为一名求真务实的科学家，他随即带领团队开始研发HBV疫苗。1979年，布隆伯格的团队已经设计出一种疫苗。[18] 就像血液筛查策略一样，尽管这种疫苗并不能改变癌症发生后的进程，但是它能大幅降低未感染者对 HBV 的易感性。布隆伯格就这样打通了从病因到预防的关键环节。他不仅率先鉴别出此类病毒致癌物，并且还发现了检测与阻断其传播的方法。

※※※

　　在新发现的"可预防"致癌物中，最奇怪的不是某种病毒或化合物，而是细菌这种细胞生物体。1979年，当布隆伯格的乙肝疫苗开始在美国进行临床试验时，澳大利亚皇家帕斯医院（Royal Perth Hospital）的低年资住院医师巴里·马歇尔与胃肠病学家罗宾·沃伦（Robin Warren）正在调查胃炎的病因。胃炎可能会导致患者罹患胃溃疡与胃癌。

　　几个世纪以来，胃炎的病因往往被笼统地归咎于精神压力与神经官能症（人们通常使用的"消化不良"一词也指暴躁与脆弱的心理状态）。如果按照这个思路进行扩展的话，那么胃癌就是精神压力导致的肿瘤，本质上相当于盖仑提出的黑胆汁致癌理论的现代翻版。

　　虽然根据医学常识，任何生物体都不可能在胃腔恶劣的酸性环境中生存，但是沃伦坚信胃炎的真正病因是一种不为人知的细菌。沃伦写道："自100多年前医学细菌学创立之初起，人们就一直认为细菌不能在胃内生长。当我还在医学院就读时，根本没有人会质疑这条金科玉律。它就

---

[1] HBV 可以导致非肝硬化肝脏发生癌变。目前这种病毒也被认为具有直接致癌作用。——作者注

像'地平理论'，是一种'已知事实'。"[19]

然而沃伦认为胃炎发生与地平理论毫无关系。在检查胃炎或胃溃疡患者的活检标本时，沃伦发现有一层糊状的蓝色物质覆盖在火山口样的胃溃疡底部。当他继续仔细观察这层蓝色物质的时候，沃伦随即注意到其中充满了螺旋形生物体。

难道这是他想象出来的吗？沃伦确信这些生物体就是导致胃炎与胃溃疡的新菌种。但是他无法使用任何培养板、培养皿或培养基分离出这些细菌。由于沃伦不能培养出此类生物体以说服其他同行，因此整个理论（糊状蓝色陌生细菌生长在火山口样的胃溃疡底部）听起来有点科幻小说的味道。

相比之下，巴里·马歇尔对于上述理论则显得比较中立。马歇尔的父母是澳大利亚卡尔古利（Kalgoorlie）的锅炉制造工与护士。作为一名初出茅庐的新手，他在珀斯完成医学培训之后正在寻找适合的研究方向。马歇尔被沃伦的数据深深吸引（尽管对这种幽灵般的未知细菌与胃炎和胃溃疡的关系仍持怀疑态度），于是他开始收集胃溃疡患者病灶表面的刷取物，然后将它们均匀地平铺在培养皿上，希望采用这种方法培养出细菌。不过就像沃伦之前的尝试一样，马歇尔的努力也是一无所获。日复一日，虽然马歇尔的培养皿堆满了细胞培养箱，但是它们在经过几天的检查后就会被成批废弃。

好在天道酬勤：由于1982年复活节那个周末异常忙碌，医院里挤满了等待住院的患者，因此马歇尔忘记了要去检查培养箱里的培养皿。当他后来去检查培养皿的时候，马歇尔发现琼脂上长出了微小的半透明珍珠状菌落。由此可见培养时间的延长对于菌落形成至关重要。这种尾部呈螺旋状的细菌在显微镜下是一种体型微小、生长缓慢且十分脆弱的生物体，并且此前从未有生物学家对于该物种进行过描述。沃伦与马歇尔将其称为"幽门螺旋杆菌"，其中螺旋杆菌反映了它的外观，幽门（pylorus）则源自拉丁语的"守门人"，用来说明其位置靠近胃出口处的幽门瓣。

但是单凭该细菌的存在或是与溃疡的联系还不足以说明它就是胃炎

的病因。科赫法则的第三条标准规定，如果想要明确某种生物体与疾病之间具有因果关系，那么它必须能够在进入新宿主后继续传播疾病。马歇尔与沃伦使用内窥镜对接种了幽门螺旋杆菌的猪进行了连续检查。然而实验用猪（这些重达 30 多千克的实验动物并不配合每周进行的内窥镜检查）没有发生任何溃疡。在人体上检验幽门螺旋杆菌的发病机制与医学伦理原则相悖，那么如何才能证明这种新型未知细菌在感染人类后可以导致胃炎与胃癌呢？[20]

　　1984 年 7 月，随着他的实验陷入停滞，以及经费申请面临危机，马歇尔决定放手一搏（在自己身上做试验）："我在试验那天上午没有吃早饭……两小时之后，尼尔·诺克斯（Neil Noakes）从培养板上刮下厚厚一层幽门螺旋杆菌（生长了 4 天之久），然后将它们溶解在碱性蛋白胨水中（一种用来保持细菌活性的肉汤）。我在此期间一直保持禁食，直到上午 10 点尼尔递给我一个 200 毫升的烧杯，里面盛有大约 1/4 杯的棕色浑浊液体。我一饮而尽，然后继续禁食。我听见胃里咕噜了几声。这是细菌在作祟还是肚子饿了呢？"[21]

※※※

　　其实马歇尔并非只是"饿了"。在他喝下这种浑浊的细菌培养物几天之内，马歇尔被恶心、呕吐、盗汗与寒战等症状击倒。马歇尔说服了一位同事通过系列活检来记录其胃黏膜的病理改变，而他也随即被诊断为急性活动性胃炎。人们发现这些细菌密集地覆盖他的胃黏膜表面以及火山口样的胃溃疡底部，结果与沃伦在其他患者体内发现的情况完全一致。7 月下旬，马歇尔将沃伦作为共同作者向《澳大利亚医学杂志》（*Medical Journal of Australia*）提交了根据自身经历完成的病例报告。他在文中写道："一位普通志愿者（已经）咽下了这种细菌的纯培养物。"现在批评人士终于哑口无言了。毫无疑问，幽门螺旋杆菌就是胃炎的病因。

　　幽门螺旋杆菌与胃炎之间的关系增加了细菌感染与慢性炎症导致胃

癌的可能性[1]。事实上，到了20世纪80年代末期，已经有几项流行病学研究把幽门螺旋杆菌诱导的胃炎与胃癌联系起来。与此同时，马歇尔与沃伦针对幽门螺旋杆菌感染也发明出以抗生素（包括在炼金术中曾经被使用过的铋剂）为主的强效联合用药方案[2]。在幽门螺旋杆菌感染高发的日本西海岸进行的随机试验显示，抗生素治疗可以减少胃溃疡与胃炎的发病率。

然而抗生素治疗对于癌症的影响比较复杂。22虽然根除年轻患者体内的幽门螺旋杆菌感染可以降低胃癌发病率，但是对于那些罹患慢性胃炎长达数十载的老年患者来说，根除幽门螺旋杆菌感染已经没有什么意义。如果想要让癌症预防手段发挥作用，那么就应该采纳奥尔巴赫的建议：尽早从癌前病变开始进行干预。

※※※

尽管巴里·马歇尔的"试验"（咽下致癌物在自己胃里创建某种癌前病变状态）是一种非常规的极端方式，可是这也反映出癌症流行病学家与日俱增的焦虑和沮丧。随着人们对癌症发生的病因的理解愈加深入，各种强有力的预防手段也相继问世。其实鉴别出致癌物只是向理解病因靠近的第一步。为了制订出行之有效的抗癌策略，我们不仅需要了解致癌物是什么，还要知道致癌物能做什么。

但是这些迥然不同的研究结果（从布隆伯格、埃姆斯到沃伦与马歇尔）无法形成一套能够自圆其说的癌变理论。己烯雌酚、石棉、辐射、肝炎病毒与胃部细菌是如何在不同人群与器官中产生相同病理状态的呢？就像另一位咽下未知毒物的学者所言，致癌物的名单似乎"越来越匪夷所思"。

我们从未在其他疾病中见过像癌症病因这样纷繁复杂的多样性。例

[1]　幽门螺旋杆菌感染与胃腺癌以及黏膜相关淋巴组织淋巴瘤等数种癌症有关。——作者注
[2]　马歇尔后来使用这种方案根除了幽门螺旋杆菌感染。——作者注

如，虽然糖尿病是一种临床表现各异的复杂疾病，但是它在本质上依然是胰岛素信号通路异常的结果。除此之外，破裂的炎性动脉粥样斑块在形成血栓堵塞心脏血管后就会导致冠心病。然而为癌症找到某种统一的发病机制却似乎遥不可及。那么除了细胞分裂调控异常之外，癌症发生还有共同的病理生理学机制吗？

为了回答这个问题，癌症生物学家需要回到癌症的起源，也就是细胞发生恶性转化的第一步（癌症发生）。

第三十四章

"天罗地网"

我们必须通过早期诊断来切实提高癌症治疗的效果。[1]

——约翰·洛克哈特-马默里（John Lockhart-Mummery），1926 年

我们在人类癌症领域的当务之急不仅是要找到某种普适性疗法，还要发现某种可以在癌症表现出任何临床症状之前便检测到其存在的方法。[2]

——西德尼·法伯致埃塔·罗森松（Etta Rosensohn）的信，

1962 年 11 月

女士，请问您做过"宫颈涂片"吗？[3]

——《纽约阿姆斯特丹新闻报》（New York Amsterdam News）

对于宫颈涂片的报道，1957 年

由于癌变是一种循序渐进的过程（癌症早期病变将使正常细胞义无反顾地向恶性细胞转化），因此人们也在此启发下设计出另外一种预防癌症的对策。如果就像奥尔巴赫猜测的那样，癌症发生早期进展缓慢，那么人们或许可以在早期阶段对其进行干预，也就是将治疗目标从癌症转

向癌前病变，然后实现在中途阻止癌症发生。

事实上，很少有科学家像乔治·帕帕尼科拉乌（George Papanicolaou）一样仔细研究过癌细胞的早期转化过程。帕帕尼科拉乌是一位来自纽约康奈尔大学的希腊裔细胞学家，他早年曾经在雅典与慕尼黑接受过医学和动物学的培训。虽然他个头矮小、体形粗壮，但是衣着考究、举止传统。1913 年，身无分文的帕帕尼科拉乌远渡重洋来到纽约。尽管他起初希望在某家医学实验室找个工作，但是为了生存只能屈就在第 33 大街的金贝尔百货卖地毯。经过几个月的艰苦打拼（人们都觉得他在销售地毯方面没有天赋），帕帕尼科拉乌在康奈尔大学找到了一个助理职位，不过其研究方向也像他之前卖地毯的经历一样离谱：他被安排去研究豚鼠的月经周期，可是这种动物在经期既没有明显出血也没有组织脱落。尽管如此，帕帕尼科拉乌还是学会了使用鼻镜与棉签从豚鼠体内刮取宫颈细胞，然后再把这些水样的分泌物薄薄地涂敷到载玻片上。

他发现这些细胞就像纤细的钟表指针。随着激素水平在豚鼠体内出现周期性起伏，其宫颈细胞形态与大小也会同步发生改变。根据这些细胞的形态学特点，帕帕尼科拉乌就可以精准预测月经的日期。[4]

20 世纪 20 年代末期，帕帕尼科拉乌将这项技术用于临床患者检测。[5]（据称他的妻子玛丽亚每天都会接受宫颈涂片检测，毫无疑问这是对其工作最有力的支持。）帕帕尼科拉乌发现人类宫颈脱落细胞与豚鼠的情况十分类似，它们也可以帮助人们对女性月经周期的不同阶段做出预测。

但是随即就有人指出，这种华而不实的发明根本没有什么价值。一位妇科医生诡辩称，"包括女性在内的灵长类动物"大概都不需要通过涂片来计算月经周期。[6]即便没有帕帕尼科拉乌细胞学技术的帮助，女性依然在几个世纪之前就已经熟悉了月经变化的规律。

这些冷嘲热讽令帕帕尼科拉乌心灰意冷，于是他又回到了对宫颈涂片的研究中。帕帕尼科拉乌执着地在观察这些正常涂片上花了将近 10 年的时间。他认为这种检测方法的真正价值在于发现病理状态，而不是正常状态。如果帕帕尼科拉乌能够通过宫颈涂片诊断病理改变呢？或许这些年来聚焦于正常细胞的经历只是让他能够辨别异常细胞的前奏呢？

从此以后，帕帕尼科拉乌走进了纷繁复杂的病理世界，他开始到处搜集各种妇科疾病的病理切片，例如纤维瘤、囊肿、结节、子宫与宫颈炎、链球菌、淋球菌与葡萄球菌感染、输卵管妊娠、异常妊娠、良性与恶性肿瘤、脓肿和疖肿，然后希望能够从这些脱落细胞中找到一些蛛丝马迹。[7]帕帕尼科拉乌注意到，癌症患者的涂片中很容易出现异常的脱落细胞。他几乎可以在每一例宫颈癌患者的涂片中找到"奇形怪状"[8]的细胞，并且它们的形态（细胞核异常增大、细胞膜皱褶形成以及细胞质萎缩）往往与正常细胞大相径庭。帕帕尼科拉乌写道，"这些细胞的特征非常明显"，宫颈涂片诊断完全可以作为一种检测恶性细胞的新方法。

帕帕尼科拉乌对于上述结果感到十分振奋。1928 年，他在一篇名为"新型癌症诊断"的文章中介绍了这种方法。[9]但是病理学家根本看不上这篇报道的内容（该文章最初曾经现身于某个激进的"种族改良"优生学会议），他们认为通过宫颈涂片检测恶性细胞的方法既不准确又不灵敏。帕帕尼科拉乌的同事认为，如果要对宫颈癌做出诊断，那么为何不采用宫颈活检呢？尽管此类稍显复杂的操作会造成一些损伤，但是其准确性要远远超过那些污秽的宫颈涂片。当专家们在学术会议上嘲讽这种简易的替代方案之时，即便是帕帕尼科拉乌本人也是有口难辩。他在那篇发表于 1928 年的文章结尾处谦逊地写道："我认为这项工作还需要进行一些深入研究。"[10]由于帕帕尼科拉乌用了 20 多年才有了两项完全"无用"的发明，因此他的身影几乎就此从科学的舞台上销声匿迹。

※※※

1928 年至 1950 年，帕帕尼科拉乌将近乎执着的热情投入到涂片研究中。[11]他的世界逐渐浓缩为三点一线：平时由玛丽亚开车接送他上下班（到办公室只需半小时的车程）；周末他会在长岛的家中与显微镜为伴（书房与门厅里各有一台）；夜晚则是他撰写标本报告的时间（留声机播放着舒伯特的音乐，桌子上还放着一杯橙汁）。随着帕帕尼科拉乌研究的不断深入，妇科病理学家赫伯特·特劳特（Herbert Traut）也加入了其阵营。除此之外，他还聘请了早在康奈尔大学的同事、日本籍鱼鸟画家桥目村山（Hashime Murayama），后者采用投影描绘器将这些涂片的镜下所见以水彩画的形式勾勒出来。[12]

对帕帕尼科拉乌来说，这段沉思冥想的岁月似乎起到了投影描绘器的作用，它可以通过放大与反射使既往的结果展现出全新的内容。与此同时，萦绕在他心头长达数十年的想法依然挥之不去：如果正常宫颈细胞的形态会随着时间推移按照分级变化，那么癌细胞的形态是否也会缓慢地在恶性转化过程中发生改变呢？帕帕尼科拉乌能否像奥尔巴赫（其研究成果尚未发表）一样辨别出癌症的中间阶段（病灶逐渐从良性向恶性全面转化的过程）呢？

1950年冬季的圣诞聚会上，一位在其实验室工作的年轻妇科医生借着酒劲公然向帕帕尼科拉乌发难，宫颈涂片在临床上到底有什么用途？帕帕尼科拉乌不假思索便道出了已经酝酿了将近10年的想法：宫颈涂片的真正用途并不是发现癌症，而是检测癌症形成的前兆，也就是癌前病变。[13]

帕帕尼科拉乌的一位学生回忆道："这番诠释令人茅塞顿开。宫颈涂片不仅可以让女性有机会接受预防性治疗，同时还能够极大地降低她们罹患癌症的风险。"[14]宫颈癌通常发生于宫颈外层细胞，它们在侵犯周围组织之前会形成巢片状结构。帕帕尼科拉乌推测，尽管宫颈涂片作为宫颈癌的诊断方法并非尽善尽美，但对无症状女性进行筛查却可能捕捉到这种疾病的早期改变。实际上，他这样做可以将宫颈癌的诊断时间提前，从而使那些晚期侵袭性肿瘤患者可以在早期非侵袭性阶段得到治疗。

※※※

1952年，帕帕尼科拉乌终于说服了NCI使用其涂片技术，启动了癌症研究史上规模最大的一项二级预防临床试验。[15]当时田纳西州谢尔比县 2 000 余平方千米之内的 150 000 名成年女性几乎都接受了宫颈涂片与随访。铺天盖地的涂片从数以百计的采样点蜂拥而至：它们来自农村和城市（从位于日耳曼敦马场的简易办公室到孟菲斯市的大型社区诊所）的各个角落。除此之外，人们还在工厂与办公楼设立了临时"巴氏诊所"。只要完成了采样，那么涂片就会被送到田纳西大学通过大型显微镜设备进行分析，而墙上的相框里则悬挂有正常与异常涂片的典型照片。与此同时，技术人员也夜以继日地在显微镜下比较这些涂片与典型照片的区别，他们在高峰时期的读片数量接近每日 1 000 张。

　　果不其然，谢尔比小组从受试人群中发现了不少晚期癌症患者。在早期入组的 150 000 名成年女性中，共有 555 人被诊断为侵袭性宫颈癌患者。[16] 但是真正体现帕帕尼科拉乌理论价值的是另外一项发现：令人惊讶的是，有 557 位女性被查出存在原位癌或者是癌前病变（这些早期局部病变可以通过相对简单的外科手术治愈）。[17] 由于所有这些女性在平时几乎没有任何症状，因此如果她们没有接受宫颈涂片检查的话，绝对不会有人怀疑其体内隐藏有癌前病变。值得注意的是，这些患有癌前病变的女性平均年龄要比诊断为侵袭性宫颈癌的女性年轻大约 20 岁，而这也进一步证实了癌变过程具有长期性的说法。事实上，宫颈涂片将宫颈癌的诊断时间提前了将近 20 年，并且彻底实现了从高死亡率到高治愈率的转变。

※※※

　　与此同时，在距离帕帕尼科拉乌实验室（纽约）几英里的地方，宫颈涂片的核心逻辑已经被拓展至另外一种截然不同的癌症。当时流行病学家正在考虑将疾病预防分为两种方式。在一级预防中，人们可以通过阻断病因来预防疾病，例如倡导戒烟来预防肺癌，或者接种乙型肝炎疫苗来预防肝癌。在二级预防（又称为筛查）中，人们可以在疾病出现症状之前的早期阶段进行筛查来实现预防，例如宫颈涂片就是一种对宫颈癌进行二级预防的方法。但是如果能够通过显微镜从刮取的宫颈组织中发现癌前状态，那么是否存在另一种"检测"癌症早期侵犯其他器官的手段呢？

1913 年，柏林外科医生阿尔伯特·萨洛蒙（Albert Salomon）就已经进行过此类尝试。[18] 当时萨洛蒙在乳腺癌手术治疗领域可谓登峰造极，他使用 X 射线摄影分析了将近 3 000 例乳房标本中病灶的阴影轮廓。经过仔细辨别，萨洛蒙从 X 光片中发现了乳腺癌特有的影像学改变。他注意到这些癌组织中存在微小的钙化灶（后来放射科医生将其称为"盐粒"）或者是张牙舞爪的恶性细胞（不禁让人想起了癌症一词的出处）。

可想而知，接下来人们所做的就应该是在术前通过乳房摄影术对于患者进行筛查，但是就在此时，萨洛蒙的项目被粗暴地叫停了。20 世纪 30 年代中期，由于纳粹当局突然将他从大学除名，因此萨洛蒙在从集中营逃到阿姆斯特丹后就踪影皆无，被寄予厚望的乳腺 X 射线摄影术也从此销声匿迹。在根治性理念盛行的年代，由于乳房肿块无论大小均会接受彻底清扫，因此对于小型病灶进行筛查显得毫无意义。

在此后将近 20 年的时间里，乳房摄影术一直委身于主流医学的边缘地带，也就是法国、英国、乌拉圭等根治手术影响力较弱的地区。但是到了 20 世纪 60 年代中期，随着霍尔斯特德的根治手术理论摇摇欲坠，在休斯敦的罗伯特·伊根（Robert Egan）等放射学先驱的努力下，乳房摄影术在美国终于重新回到临床一线。伊根与帕帕尼科拉乌相似，他也认为自己更适合做一名追求卓越的工匠而非科学家。其实伊根的角色相当于一位摄影师，只不过他是通过 X 射线这种最具穿透性的射线来捕捉癌症的蛛丝马迹。为了能够让乳房内部那些细如蛛网的小叶在 X 光片上一目了然 [19]（就像某位评论员所说的那样），伊根在摄影之前会对胶片、角度、位置与曝光等条件进行反复调整。

然而这些身处"蛛网"阴影下的癌症能得到早期遏制并停止蔓延吗？虽然目前伊根使用的乳房摄影术已经可以检测到直径仅为几毫米的肿块（麦粒大小），但是通过筛查发现此类早期肿瘤并进行手术切除确实能够挽救她们的生命吗？

※※※

　　癌症筛查试验是所有临床试验中最为棘手的一类。它不仅在现实中难以操作，并且还非常容易出错。为了理解其中的缘由，我们只需想想癌症筛查从实验室到临床所历经的千辛万苦。假设人们在实验室发明了某种用于发现早期无症状癌症的新型检测方法，例如癌细胞分泌到血浆中的某种蛋白质水平，那么这种检测方法面临的第一项挑战就是技术问题，也就是它在现实生活中的表达情况。流行病学家认为筛查试验通常存在两种执行误差。第一种误差是过度诊断，即虽然个体的检测结果为阳性，但是实际上没有患病，这些个体被称为"假阳性"。检测结果为假阳性的人们不仅会背负癌症的烙印，同时也将感受到亲朋好友的焦虑与恐惧（并且渴望"有所作为"），随后他们会加速接受更多的检测以及侵入性治疗。

　　第二种误差是诊断不足（与过度诊断相对）：虽然个体的检测结果为阴性，但是其实已经身患癌症。流行病学术语将这种情况称为"假阴性"。由于诊断不足会让患者误以为自己并未患病，因此一旦出现症状（筛查试验未能发现疾病），他们就会滑向另外一种深渊（绝望、震惊与背叛）。

　　然而上述两种误差的问题在于它们总是形影不离，过度诊断与诊断不足似乎就锁定在跷跷板的两端。虽然筛查试验可以采用降低患者阳性标准来避免过度诊断，但是其代价往往就是诊断不足（错失处于阳性与阴性之间灰色地带的患者）的比率上升。现在我们通过伊根的形象比喻来举例说明这种平衡关系。假设蜘蛛要布下天罗地网来捕获空中飞舞的苍蝇。它发现提高蛛网密度可以增加捕获苍蝇的机会（真阳性），可是这也增加了捕捉到空气中悬浮的垃圾与碎屑的机会（假阳性）。相比之下，降低蛛网密度会让捕获真正猎物的机会有所减少，但是每次只要抓到东西，那么就很有可能是苍蝇。对于癌症来说，过度诊断与诊断不足都会付出高昂的代价，通常很难在两者之间实现精准的平衡。我们希望每种癌症检测方法都具有完美的特异性与敏感性，但是目前筛查技术无法做到尽善尽美。因此筛查往往由于不能满足上述基本要求（过度诊断或诊断不足的比例高得惊人）而宣告失败。

不过假设我们开发的新型检测方法成功突破了这个关键瓶颈。例如，在过度诊断与诊断不足的比率可以接受的情况下，我们对一些热心配合临床试验的志愿者进行检测。现在进一步假设这种检测方法已经进入公共领域，医生马上就可以发现此类早期症状貌似良性的癌前病变，而它们与之前所见到的生长迅速的侵袭性肿瘤形成了鲜明对比。那么这种检测方法能算作成功吗？

答案当然是否定的：只是通过筛查发现某个小型肿瘤还远远不够。癌症的生物学行为千奇百怪。某些肿瘤先天就表现为良性，基因决定了它们不可能发生恶变；而某些肿瘤本质上就具有侵袭性，即便是在无症状阶段进行早期干预也很难改变患者的预后。为了解决癌症本身固有的行为异质性，筛查试验必须满足延长生存期的要求。

现在假设我们构思出一项旨在判断筛查试验能否延长生存期的研究。参加本项试验的主角是一对比邻而居的同卵双胞胎姐妹，她们的名字分别是"希望"（Hope）与"谨慎"（Prudence）。"希望"选择接受筛查，可是担心过度诊断与诊断不足的"谨慎"拒绝了筛查。

但是"希望"与"谨慎"并不知晓，她们会在1990年同时患上相同的癌症。1995年，"希望"通过筛查试验发现了肿瘤，于是她随即接受了手术与化疗。"希望"在术后5年出现肿瘤复发，并且于2000年（确诊10年之后）去世。相比之下，1999年，"谨慎"在乳房肿块不断增大之时才发现已经患癌。虽然她也接受了治疗，但是收效甚微。最终，"谨慎"与"希望"在出现复发后于2000年同时去世。

在姐妹俩的联合葬礼上，当吊唁者从两具相同的棺木前依次走过时，"希望"与"谨慎"的医生爆发了争执。"希望"的医生坚称她的生存期为 5 年：1995 年，"希望"被发现罹患肿瘤；2000 年，她死于肿瘤复发。与此同时，"谨慎"的医生则认为她的生存期仅为 1 年：1999 年，"谨慎"被发现罹患肿瘤；2000 年，她死于肿瘤复发。然而上述有关孪生姐妹同时死于相同肿瘤的结论完全错误。其实破解这种名为领先时间偏倚（lead-time bias）的悖论并不复杂。因为通过早期检测可以将诊断时间提前，所以将生存期作为筛查试验的终点存在瑕疵。虽然"希望"与"谨慎"的肿瘤具有相同的生物学行为，但是由于医生在早期就发现了"希望"的肿瘤，因此筛查试验被错误地认为延长了她的生存期。

然而目前我们采用的检测方法必须要跨越另一道障碍：它应当能够改善死亡率而不是延长生存期。如果想要评判"希望"接受的筛查试验能否使其获益，那么唯一恰当的方式就是在忽略确诊时间的情况下了解她是否活得更长。假设"希望"一直活到 2010 年（比"谨慎"多活了 10 年），那么我们就可以合情合理地将这种获益归功于筛查试验。由于这对孪生姐妹正好同时去世，因此我们发现筛查试验并不能使其获益。

综上所述，筛查试验的成功之路可谓异常曲折与艰难。它不仅必须避免落入过度诊断与诊断不足的陷阱，而且必须摆脱以早期发现作为自身终点的诱惑，同时还必须闯过偏倚与选择遍布的险恶水道。虽然"生存期"极具诱惑力，但是它不应该作为研究的终点。除此之外，每个步骤的充分随机化对筛查试验也起着至关重要的作用。只有满足所有这些标准的筛查试验（在真正随机的环境下，证明死亡率可以通过降低过度诊断或诊断不足的比率而获益）才能被评判为成功。由于满足上述各种要求的可能性微乎其微，因此极少有筛查试验能够经得起这种考验并且使癌症患者真正从中获益。

※※※

1963 年冬季，有三位学者着手启动了一项大规模的临床试验，旨在评估乳房摄影筛查无症状女性是否可以降低乳腺癌的死亡率。[20] 尽管这三位学者在各自的领域中人微言轻，但是他们都致力于开辟乳腺癌研究的新天地。路易斯·韦内特（Louis Venet）是一位接受过传统教育的外科医生，他希望通过发现早期癌症来避免业内已经成为常态的毁损性根治手术。山姆·夏皮罗（Sam Shapiro）是一位统计学家，他在临床试验中非常注重方法的创新。菲利普·斯崔克思（Philip Strax）是一位来自纽约的内科医生，或许他加入此项研究的原因最令人心碎：20 世纪 50 年代中期，他陪伴身患晚期乳腺癌的妻子经受了痛苦的折磨。[21] 斯崔克思非常渴望通过 X 射线发现癌前病变，而这更像是他为挽回爱妻生命发起的个人圣战。

韦内特、斯崔克思与夏皮罗等三人在临床试验领域的积淀非常深厚：项目启动伊始，他们就意识到这种前瞻性随机试验需要将死亡率作为评估乳房摄影术的终点。从方法论而言，他们是想重现多尔与希尔在 20 世纪 50 年代进行的著名吸烟试验。但是这项试验在逻辑上应该如何操作呢？多尔与希尔的成功得益于英国医疗服务体系的国有化。这项举措可以为他们的试验提供稳定的人群，受试者主要是来自在英国国民医疗服务体系"通信录"中注册的医生。相比之下，第二次世界大战后，美国私有化浪潮为开展乳房摄影试验提供了机会。1944 年夏季，纽约的立法者推出了一项全新的医疗保障计划，旨在为纽约的雇员群体中的承保者提供健康保险。这项名为健康保险计划（HIP）的项目就是如今健康维护组织（HMO）的前身。

HIP 的问世填补了保险领域的一项重大空白。20 世纪 50 年代中期，移民潮、"二战"以及大萧条这三股力量迫使女性走出家庭并占据了纽约将近 1/3 的工作岗位。由于这些职业女性非常需要健康保险，因此风险共担与价格合理的 HIP 自然成为首选。到了 20 世纪 60 年代早期，HIP 已经与遍布纽约的 31 家医疗集团签约，而它们的服务人群已经达到 30 多万（其中大约 8 万人是女性）。[22]

斯崔克思、夏皮罗与韦内特很快就意识到了上述资源的重要性：这些分布在纽约市区与郊区的女性组成了一个"封闭"人群，她们非常适合研究人员对其进行长期筛查与随访。此项试验在设计之初便被刻意简化：参与 HIP 且年龄在 40~64 岁的女性被分为两组。其中一组接受了乳房摄影筛查，而另外一组则未进行任何干预。20 世纪 60 年代筛查试验的伦理标准使分组识别变得非常简单。对于未接受筛查的一组（例如，未进行乳房摄影的女性）来说，研究人员甚至不需要征得她们同意，这些女性只是被动地加入试验并随着时间推移接受随访。

1963 年 12 月，这项试验在启动后随即演变为一场顾此失彼的噩梦。当时的乳房摄影术非常烦琐：不仅机器笨重如牛，底片小巧如窗，而且暗室里还飞溅着有毒化合物。虽然这种筛查方法最好在专门的 X 光室内进行，但是由于无法说服她们来诊所（许多人住在纽约上城）做检查，因此斯崔克思与韦内特只好将 X 光机塞进一辆流动售货车 23，然后停在曼哈顿中城的冰激凌车与三明治小贩旁，利用午餐时间为此项研究招募女性受试者。[1]

斯崔克思开始全神贯注于受试者的招募工作。如果某位适龄女性拒绝参加该项目，那么他会反复通过电话与信函来说服对方加入。为了满足每天成千上万的筛查需求，这些诊所对于工作流程进行了精心打磨。

"问诊……5 站 ×12 名女性 / 小时 =60 名女性……更衣室：16 间 ×6 名女性 / 小时 =96 名女性 / 小时。每间更衣室有 4 个衣柜，占地面积是 1 平方米，16 间更衣室共有 64 个衣柜。当筛查试验'循环'结束之后，受试者将走进原来的更衣室取回衣物……为了加快速度，这些诊所省去了椅子与镜子等便利设施。" 24

床帘时起时落，柜门打开又关，人们进进出出。筛查试验就像旋转木马一样从白天忙到深夜。对斯崔克思、夏皮罗与韦内特这三位学者来说，他们在短短 6 年之内就完成了通常需要 20 年才能完成的筛查试验。

如果研究人员根据乳房摄影筛查发现了肿瘤，那么这些患者将按照当时认可的常规手段进行治疗——通常会采用根治手术来切除肿瘤（或者是术后加以放疗）。一旦这些受试女性完成了筛查与治疗的循环，那么

---

[1] 除了乳房摄影之外，外科医生通常还会对女性患者进行乳房检查。——作者注

斯崔克思、韦内特与夏皮罗就可以根据时间变化来比较筛查组与未筛查组的乳腺癌死亡率的变化。

※※※

1971 年，也就是在该项研究启动 8 年之后，斯崔克思、韦内特与夏皮罗正式公布了 HIP 试验的初步结果。[25] 人们似乎一眼望去就可以判定筛查可以让乳腺癌患者获益。HIP 试验共有 62 000 名女性参与，其中大约一半的受试者接受了乳房摄影筛查。研究显示，筛查组（接受乳房摄影筛查）的死亡人数为 31 例，而对照组（未筛查组）的死亡人数为 52 例。尽管两组之间的差异从死亡人数的绝对值上看并不明显，但是筛查大幅（将近 40%）降低了女性乳腺癌患者的死亡率。斯崔克思欣喜若狂地写道："放射科医生已经成为女性及其乳房潜在的守护神。"[26]

HIP 试验的正面结果无疑对于乳房摄影术产生了爆炸性的推广作用。一位放射科医生写道："只用了 5 年的时间，乳房摄影术就实现了从默默无闻到举世瞩目的跨越。"[27] 与此同时，NCI 对于筛查试验的热情也在日益高涨。美国癌症协会的首席医疗官亚瑟·霍利布（Arthur Holleb）很快就将乳房摄影术与宫颈涂片技术相提并论。霍利布在 1971 年宣布："时机已经来临，美国癌症协会将像推广宫颈涂片一样启动规模宏大的乳房摄影筛查计划……我们再也不能要求美国人民以生命为代价承受这种疾病的劫掠，目前每年死于乳腺癌的人数相当于过去 10 年越南战场上人员损失的总和。开展更大规模国家级行动的时机已经来临。我坚信：胜利就在眼前。"[28]

美国癌症协会的这场大规模战役被称为"乳腺癌检测与示范项目"（BCDDP）。[29] 值得注意的是，BCDDP 并不是临床试验，而是名副其实的"示范"。整个项目没有设置治疗组与对照组。BCDDP 准备在一年内对 25 万名女性进行筛查，该数字大约是斯崔克思 3 年筛查量的 8 倍，当然这也在某种程度上彰显了协会在国家层面主导乳房摄影筛查的地位。

与此同时，BCDDP 还得到了玛丽·拉斯克与全美几乎所有抗癌组织的大力支持。乳房摄影术这个曾经默默无闻的"弃儿"终于跻身医学界的主流。

※※※

不过即便 BCDDP 项目已经在稳步推进，围绕 HIP 试验的质疑依然甚嚣尘上。夏皮罗回忆，他当时将受试者随机分为"筛查组"与"对照组"，然后对这两组女性的死亡率进行了比较。但是就像 20 世纪 60 年代人们采用的通常做法一样，对照组女性并未被告知她们参加的是一项临床试验。似乎这些来自 HIP 名册的女性只是某个虚拟人群。只要对照组中有任何一位女性死于乳腺癌，那么斯崔克思与夏皮罗就要认真地更新他们的试验记录，但是对照组（只见树木，不见森林）作为一个抽象的整体根本不知道自己的存在。

从理论上来说，将虚拟群体与现实群体进行比较没有任何问题。但其实当该项目在 20 世纪 60 年代中期开始招募受试者之时，斯崔克思与夏皮罗就担心是否会有已经确诊为乳腺癌的患者入组，而筛查对于此类女性患者根本不会起到积极的作用。为了避免出现这种问题，夏皮罗开始选择性地将她们从筛查组与对照组中剔除。

从筛查组（接受乳房摄影筛查）中剔除这些对象相对容易：放射科医生只需要在受试女性接受乳房摄影筛查之前询问既往病史即可。但是由于对照组是一个虚拟群体，无法通过现实问诊了解病史，因此对她们只能进行虚拟剔除。夏皮罗尽量公平地从两组受试者中剔除相同数量的女性，然而他最终在选择时可能还是受到了主观因素的影响。不过夏皮罗也许有些矫枉过正：他将许多之前罹患乳腺癌的受试者从筛查组中剔除。尽管两组人数上的差异（从 30 000 名受试者中剔除了 434 人）很小，但是在统计学上具有重要意义。批评人士对此指责道："对照组中的超额死亡率只是人为剔除的结果。由于对照组被错误地分配了更多之前罹患乳腺癌的受试者，因此对照组中的超额死亡人数是某种统计假象。"

乳房摄影术的支持者们对此十分震惊。他们坦陈需要进行公平合理的重新评估与再次试验。但是应该在哪里开展这种试验呢？由于 20 万女性已经入组 BCDDP（没有资格再参加另一项试验），学术界对于结果认定也争论不休，因此这种试验必定不可能在美国进行。如今整个乳房摄影界只能在争议中漫无目的地重复开展筛查试验。他们不但没有在方法学上汲取其他试验的教训，反而启动了许多自相矛盾的平行试验。1976年至 1992 年，欧洲多地同时推出了许多规模空前的乳房摄影筛查试验，包括苏格兰的爱丁堡，瑞典的马尔默、科帕尔贝里、东约特兰、斯德哥尔摩与哥德堡。[30] 与此同时，加拿大研究人员也启动了自己的随机化乳房摄影筛查试验，名为"全国乳腺癌筛查研究"。[31] 可是就像乳腺癌历史上的陈年往事一样，乳房摄影筛查试验也沦为一场军备竞赛，似乎所有的研究团队都希望在这场比拼中领先其他对手。

※※※

果不其然，爱丁堡试验简直就是一场灾难。[32] 由于这里分布着数百个彼此独立的医疗机构，因此选择此处作为试验地点绝对是个败笔。医生们以近乎武断的标准将受试女性分配到筛查组或对照组。更为糟糕的是，这些受试女性已经开始自行分组。而这种做法完全破坏了随机化的原则。此外，受试女性还经常在试验进行过程中随意调换分组，最终导致整个研究失去了价值。

加拿大试验则强调了对于细节的精准把握与关注。[33] 1980 年夏季，加拿大国家乳腺癌筛查研究（CNBSS）正式启动，研究人员通过信函、广告以及电话等方式为 15 家经过认证的医疗中心招募了 3.9 万名受试女性。受试者来到任何一家中心后，接待员会请她回答一些基本问题并填写一份调查问卷，接下来将会安排护士或医生对其进行检查，然后她的名字会被录入一份公开的名册。由于大部分医疗机构都习惯于使用蓝线笔记本作为名册，因此只需对其中的隔行数据进行统计就可以实现随机分配。例如，第一行的女性被分配到筛查组，第二行的女性被分配到对照组，第三行的进入筛查组，第四行的进入对照组，依此类推。

请大家仔细注意上述事件的顺序：女性受试者通常是在询问病史与体检之后才被随机分配到各组的。虽然这个顺序在原始协议（详细的指导手册已经发给每个中心）中既没有预期也没有规定，但就是这个微小的变化让整个试验前功尽弃。受试者在访谈之后再被分组根本不符合随机原则。而乳腺与淋巴结检查异常的女性也被不成比例地分配到了筛查组（在某一家中心，17 人在筛查组，5 人在对照组）。当然类似的情况还发生在之前罹患过乳腺癌的女性身上，以及那些基于既往病史或保险理赔（8 人在筛查组，1 人在对照组）被认定为"高危"人群的受试者。[34]

然而产生这种偏差的原因至今不详。难道护士将高危女性分配到筛查组是为了通过乳房摄影进一步明确诊断（获得第二诊疗意见）吗？这种违反原则的做法是故意为之的吗？还是说只是无意间的同情之举（迫使那些高危女性接受乳房摄影来帮助她们）？那些候诊的高危女性是否会想方设法跻身名册中的有利位置呢？她们是否得到了试验协调员、筛查医生、放射科技师以及接待员的指导呢？[35]

为了尝试回答上述问题并破解试验的症结所在，由流行病学家、统计学家、放射科医生以及法医专家组成的小组对这些字迹潦草的笔记本进行了仔细审阅。一项试验的负责人曾经反驳道："怀疑就像观者眼中的美景。"[36] 但是专家们还是发现了许多问题。在这些笔记本上，各种抄写错误比比皆是。例如姓名变更（替换或覆盖）、身份调换以及表格涂改。除此之外，现场工作人员的证词也加重了他们的疑虑。在一家中心，试验协调员选择性地将她的朋友们分配到筛查组（或许是希望通过这种方式来帮助她们挽救生命）。在另一家中心，一位技术员向专家组反馈：由于试验中的随机原则遭到广泛干预，因此受试者只是根据"引导"来入组。与此同时，学术期刊也成为双方互相谴责的战场。癌症研究学者诺曼·博伊德（Norman Boyd）在一篇社论摘要中轻蔑地写道："应该确保临床试验中的随机分组方式不会发生改变。"[37]

然而除了上述惨痛教训之外，其他问题也大都悬而未决。人们仅从细节之处就可以感到这种组间比例失衡要比 HIP 研究还严重。斯崔克思与夏皮罗由于选择性地剔除了筛查组中的高危患者而遭到质疑。现在批评人士开始指责 CNBSS 犯了与 HIP 相反的错误：研究人员选择性地增加了筛查组中的高危患者导致组间比例失衡。果不其然，CNBSS 的研究结果明显自相矛盾：筛查组中死于乳腺癌的女性居然比对照组还要多。

※※※

这场争议最终在瑞典得到了平息。2007 年冬季，我走访了 20 世纪 70 年代末期开展过乳房摄影试验的瑞典城市马尔默。这座宁静的工业小镇几乎位于瑞典半岛的最南端，其周围是一片平淡无奇的灰蓝色景象。斯科讷（Skåne）省荒芜的平原延伸至它的北部，厄勒（Øresund）海峡的波涛在其南部奔涌。20 世纪 70 年代中期，马尔默遭遇了严重的经济衰退，该地区的经济与人口发展在近 20 年陷入了停滞，其城市人口迁移率令人吃惊地萎缩到了不足 2%。[38] 由于居住在马尔默的人群相对封闭，因此它成为开展复杂临床试验的理想地点。

1976 年，共有 4.2 万名女性参加了马尔默乳房摄影筛查研究。[39] 其中一半受试者（大约 2.1 万名女性）每年都会在马尔默总医院外的一家小诊所接受筛查，另一半受试者不进行筛查（从那时起，两组受试者就一直在被密切随访）。这项试验进行得非常顺利。首席研究员英瓦尔·安德森（Ingvar Andersson）回忆道："由于整个马尔默地区只有一家乳腺诊所（相对于其城市规模来说并不常见），所有女性都常年在同一家诊所接受筛查，因此这项对照研究的受试者高度一致，堪称有史以来最严谨的一项试验。"[40]

1988 年，马尔默研究在运行到第 12 年年底之时公布了其结果。[41] 总体来说，筛查组中有 588 名女性被诊断为乳腺癌，而这个数字在对照组

中是 447（再次彰显了乳房摄影术在发现早期癌症中的作用）。但是值得
注意的是，至少从确诊人数上看，早期发现乳腺癌并没有拯救太多的生
命。研究显示，共有 129 名女性死于乳腺癌，其中筛查组 63 名，对照组
66 名，两者之间没有统计学差异。

但是这些死亡病例反映出了某种规律。当研究人员按照年龄对两组受
试者进行分析时，就会发现 55 岁以上的女性能够从筛查中获益，其乳腺
癌死亡率下降了 20%。[42] 相比之下，乳房摄影并不能让年轻女性从中获益。

继马尔默研究之后，陆续有许多试验也印证了这种规律（老年女性
获益明显，年轻女性几无获益）。2002 年，也就是马尔默研究正式启动
26 年之后，一份整合了所有瑞典研究的详尽分析报告发表在《柳叶刀》
（*Lancet*）杂志上。[43] 文中报道，共有 24.7 万名女性参与了这些试验，而
汇集分析证明了马尔默研究发现的规律。整体而言，在经过 15 年的随
访之后，乳房摄影术可以让年龄在 55~70 岁的女性乳腺癌死亡率下降
20%~30%。但是对于年龄在 55 岁以下的女性来说，乳房摄影术所带来
的益处几乎难以察觉。

简而言之，乳房摄影术并非所有女性的唯一救星。它的效果，正如
统计学家唐纳德·贝瑞（Donald Berry）描述的那样："对于一部分女性
来说的确无可辩驳，但是对于另一部分女性就可能徒劳无益。"[44] 贝瑞写
道，"筛查就像是买彩票。只有少数女性才能成为赢家……尽管绝大多数
女性无法获益，但是她们还是要耗费时间并承担筛查的风险……直到 50
岁还未进行乳房摄影筛查的风险就像是不戴头盔骑 15 个小时车一样。"[45]
如果全美的女性都选择不戴头盔骑 15 个小时车，那么与佩戴头盔的女性
相比死亡人数肯定会多一些。然而对于每周只去一次街角杂货店的女性
来说，她不戴头盔所面临的风险简直可以忽略不计。

不过至少在马尔默，人们还没有意识到这种细微的差别。尽管许多
原来接受筛查的女性已经死于各种原因，但是就像马尔默当地一位居民
所描述的那样，乳房摄影术"更像是这里的一种宗教信仰"。在一个寒风
凛冽的冬日清晨，我站在诊所外面看到数十位女士（有些人的年龄应该

不止 55 岁，而另外一些则年轻得多）虔诚地来进行年度筛查。我猜想这家诊所在运行中仍然保持了当年的效率与勤奋。即便在其他城市开展的同类项目以失败告终，它还是出色完成了癌症预防史上最重要且最艰辛的试验。这些女性神态轻松地进进出出，仿佛她们对此已经习以为常。其中许多人显然忘记了贝瑞的警告，她们没有戴头盔就骑上了自行车。

※※※

为什么一项简单、可重复、价廉且易学的技术（通过 X 射线影像检测乳房内小型肿瘤的阴影）要奋斗 50 年并历经 9 次试验才能明确其临床获益呢？

部分原因在于早期筛查试验的复杂性（扑朔迷离、充满争议且容易出错）。爱丁堡试验中随机化分组存在缺陷；BCDDP 项目没有进行随机化分组；夏皮罗试验始终在错误地追求公平；加拿大试验因同情而功亏一篑。

此外，还有部分原因与过度诊断和诊断不足有关（尽管这个根深蒂固的难题出现了重大转机）。由于乳房摄影术的假阳性率与假阴性率均很高，因此它并不是筛查早期乳腺癌的理想工具。然而乳房摄影术的致命缺陷在于假阳性率与假阴性率并非一成不变：它们的高低与受试者年龄有关。对于年龄在 55 岁以上的女性来说，乳腺癌发病率已经高到相对低效的筛查工具就可以发现早期肿瘤并使患者获益。对于年龄在 40 岁至50 岁的女性而言，乳腺癌发病率通常降至乳房摄影刚好发现"肿块"假阳性的程度。打一个形象的比方：某种用于辨识小号字体的放大镜可以在阅读 10 号甚至是 6 号字的时候完美发挥，但是它的放大作用毕竟有限，当字体小到一定程度之后，正确与错误辨识文字的概率就没有什么区别了。在年龄 55 岁以上的女性中，只要乳腺癌发病率的"字号"足够大，那么乳房摄影术就可以充分发挥作用。可是在 40 岁至 50 岁的女性中，乳房摄影术却面临着令人尴尬的窘境，这已经超出了其内在能力，成为一种鉴别测试。无论我们如何增加上述女性的乳房摄影次数，它依然会是一种低效的乳腺癌筛查工具。

当然答案的最后一部分在于我们该怎样看待癌症与筛查。人类是拥有视觉的物种。我们相信眼见才为实，因此发现癌症的早期形态才是预防的最佳手段。就像作家马尔科姆·格拉德威尔（Malcolm Gladwell）曾经描述的那样："这种教科书案例为我们开展抗癌战争指明了方向。采用高清相机、拍摄详细图片、尽早发现肿瘤、迅速积极治疗……现在肿瘤造成的威胁一览无余。大即是恶（性），小就是良（性）。"[46]

但是就算我们使用的相机出类拔萃，癌症还是会打破这种简单的规则。由于转移是导致乳腺癌患者死亡的罪魁祸首，因此在肿瘤转移前发现并切除病灶就应该可以挽救其生命。事实上，虽然原发肿瘤体积很小，但是它还是可能发生转移。即便是乳房摄影术都难以察觉的小型肿瘤也可能携带令其更易出现早期转移的遗传程序。与之相反，大型肿瘤可能先天就属于良性（不会发生侵袭与转移）的范畴。也就是说，肿瘤大小只能对部分问题做出解释。因此肿瘤生物学行为的差异是量变与质变共同作用的结果。

然而静态图片很难捕捉到这种质变的过程。发现"小型"肿瘤后即从体内切除并不能让我们免受癌症的困扰，当然这也是我们苦苦挣扎而不愿相信的事实。毕竟乳房摄影或宫颈涂片只相当于反映癌症萌芽状态的肖像。与任何肖像作品一样，它也希望能够抓住所描绘对象的基本要素：灵魂、内在、未来以及行为。摄影大师理查德·艾夫登（Richard Avedon）喜欢说："所有照片都很完美，（但）均不能反映真相。"[47]

※※※

但是如果每种癌症的"真相"都已经铭刻在其行为中，那么人们怎样才能捕捉到这种神秘的特质呢？科学家们又该如何从这些简单的表象背后发现癌症与恶性潜能、弱点缺陷、播散方式以及未来转归之间的关系呢？

20世纪80年代末期，整个癌症预防领域似乎都受阻于这个关键的节点。因此人们只有深入了解癌症发生机制（正常细胞向癌细胞转化的方式）才能破解上述迷局。研究显示，乙型肝炎病毒与幽门螺旋杆菌引起的慢性炎症可以导致癌变，但是它们的具体路径是什么呢？埃姆斯试验证明了致突变性与致癌性密切相关，然而是哪些基因发生了突变？它们又经历了何种机制呢？

如果我们已经掌握了此类突变的特点，那么能巧妙地利用它们来预防癌症吗？例如，作为大规模乳房摄影筛查试验的替代，能否通过更为灵敏的乳房摄影筛查试验对受试女性进行风险分级（辨别出那些具有乳腺癌突变倾向的女性），然后让这些具有高危因素的女性接受更高级别的监测？与简单的静态图像相比，这种以技术为先导的策略能否更准确地捕捉到癌症的蛛丝马迹呢？

与此同时，癌症治疗领域似乎也遭遇了同样的瓶颈。哈金斯与沃波尔已经证实，了解癌细胞的内在机制可以揭示其自身的弱点。但是这种突破需要自下而上进行，也就是要从癌细胞转向治疗。NCI癌症治疗部前主任布鲁斯·凯伯纳（Bruce Chabner）回忆道："在这个10年结束之际，包括预防与治疗在内的整个肿瘤学领域似乎都触及了知识的盲区。我们在不了解癌细胞的情况下试图对抗癌症，仿佛不懂内燃机的原理却要发射火箭一样。"[48]

但是也有人不同意这种说法。在筛查试验举步维艰，致癌物比比皆是以及癌变机制尚不明确之时，在癌症治疗上发动大规模攻击的迫切心情正处于蓄势待发的临界点。尽管这些化疗药物的细胞毒性非常明显，但是人们往往会在不明就里的情况下便开始以毒攻毒。就像当年那些将根治手术发挥到极致的外科医生一样，这些因循守旧的化疗医生也在幻想通过药物来根治癌症。如果清除体内所有正在分裂的细胞才能满足治愈癌症的需求，那么就去做吧。最终这种理念会将肿瘤学引入万劫不复的至暗时刻。

第三十五章

STAMP

我捣碎他们，如同地上的灰尘；践踏他们四散在地，如同街上的泥土。[1]

——《圣经·撒母耳记下》二十二章四十三节

（Samuel 22:43）

治疗癌症就像是用大炮打蚊子。[2]

——安娜·迪佛·史密斯（Anna Deavere Smith），

《让我安静地悲伤》（*Let Me Down Easy*）

2 月对我来说是一段非常痛苦的时期。2004 年 2 月，我目睹了许多患者深陷死亡与复发的绝境，同时自己的情绪也低落到了极点。36 岁的史蒂夫·哈蒙（Steve Harmon）是一位下段食管癌（靠近贲门）患者。此前他已经坚持做了 6 个月的化疗，而这似乎就是某种源自希腊神话的惩罚。尽管哈蒙被呕吐（我从未在其他患者身上看到如此严重的症状）折磨得精疲力竭，但是他还要被迫进食以防体重下降。随着肿瘤日复一日地侵蚀着哈蒙的身体，他对体重（以盎司为单位）也斤斤计较起来，仿佛已经深陷油尽灯枯的恐惧中。

　　与此同时，许多家庭成员也赶到医院来探望他：某天清晨，三个孩子带着游戏与书籍来到病房，心痛地看到他们的父亲在寒战中发抖；哈蒙的一位兄弟满腹狐疑地转来转去，愤愤不平地盯着我们为其调整止吐方案；哈蒙的妻子则义无反顾地担起了家庭的重任，似乎这只是一次糟糕透顶的家庭旅行。

　　一天上午，我发现哈蒙正独自坐在输液室的躺椅上，于是便上前询问他是否愿意在单间进行化疗。或许这对他的家人（孩子）来说过于残酷。

　　他略带不爽地把头扭了过去。"我知道得了这种病会有什么结果，"他的声音变得低沉起来，仿佛喉咙被哽塞了一样，"如果只是考虑自己的感受，那么我甚至都不会去尝试，我这样做就是为了孩子们。"

※※※

　　威廉·卡洛斯·威廉斯（William Carlos Williams）曾经写道："死亡首先意味着人的想象空间被占据。"[3] 但是死亡在那个月已经将我的患者逼至绝境，而我的职责是让他们重燃生命的火焰。这个任务的艰巨性简直难以用语言来形容，可以说是某种远比药物或手术治疗更微妙与复杂的过程。尽管借助虚假的承诺来获取想象力非常简单，但是通过琐碎的事实振奋人心谈何容易。我们需要对此反复精挑细选，然后再为患者注入生命活力。强调"恢复"与想象难免膨胀为错觉，而怠慢又可能让希望一起泯灭。

　　戴维·里夫（David Rieff）是作家苏珊·桑塔格之子，他在缅怀母亲的回忆录中描述了桑塔格与一位名医在纽约会面的情景。[4] 曾经罹患子宫癌与乳腺癌的桑塔格现在又被诊断为骨髓增生异常，这种癌前病变往往会进展为暴发性白血病（治疗其他癌症时采用的大剂量化疗导致了桑塔格的骨髓增生异常）。里夫提到的这位 A 医生非常悲观，他毫不隐讳地告诉桑塔格没有希望了。不仅如此，所有的选项都向她关上了大门，桑塔格只能束手无策地等待癌症在脊髓中暴发。从某种意义上来说，A 医生的话就像是一锤定音的终审判决。里夫回忆道："与许多医生一样，他对我们说话的口气就像是在对孩子发号施令，完全没有考虑到理性的成年人与孩子交流时应注意的措辞。"[5]

　　这种生硬的口气与傲慢的结论几乎给了桑塔格致命一击。绝望化为窒息，特别是对于一个想要以两倍于常人的热情来拥抱生活，以两倍于常人的速度来创造世界的女性来说，沉寂就是死亡。此后，桑塔格花了数月才找到了另一位态度和蔼可亲且善于心灵沟通的医生。当然，从规范的统计学意义来看，A 医生的表述没有任何问题。现在狡诈阴险的白血病终于在桑塔格的骨髓中暴发了，并且人们的确没有什么方法可以应对。然而这位医生却在没有扼杀她可能奇迹般缓解的前提下如实告知了同样的信息。他为桑塔格安排了序贯治疗方案，从标准药物、试验药物一直到姑息药物。尽管这种巧妙的设计迟滞了死亡的脚步，但是桑塔格最终还是无法摆脱统计学的魔咒。

　　在我参加专科培训阶段所遇到的临床医生中，最精于此道的莫过于肺癌专家托马斯·林奇（Thomas Lynch）。虽然满头白发的林奇岁数不大，但是与他出诊还是可以体验到细节的微妙。例如，某天上午，66 岁的凯特·菲茨（Kate Fitz）女士来到门诊复查，她当时正处于肺部恶性肿瘤术后的恢复期。菲茨孤独地坐在候诊室里，等着聆听接下来的消息，看得出来她非常紧张。

　　当我正要走进诊室之际，却被林奇一把抓住肩膀推进隔壁的房间。他在此之前已经看过菲茨的片子与报告，深知各项指标均提示复发风险很高。但更为重要的是，他看到了菲茨在候诊室里恐惧的样子。林奇对我说，她现在需要的是另一种治疗。"复苏。"他一边若有所思地说着，一边走进了菲茨所在的诊室。

　　我现在就要看看他如何让菲茨复苏。林奇强调沟通的过程比结果更重要，并且他还会在不经意间透露出许多信息。林奇先是向菲茨讲述这个肿瘤的情况以及关于手术的好消息，接着便话锋一转轻松地谈起她与自己的家人。林奇说起自己的女儿总是抱怨在学校的生活非常枯燥。"您有孙辈吗？"他问道，"女儿或儿子是否住在附近？"然后我非常钦佩地注意到，他巧妙地把某些数字融入其中。

"您可能从其他地方也了解到，您所患的这种癌症出现局部复发或远处转移的概率较高，"他说，"甚至会达到 50%~60%。"

菲茨对此点点头，接着变得紧张起来。

"不过当这种情况出现时，我们有办法来应对。"

我注意到他说的是"当这种情况出现时"而不是"如果这种情况出现"。虽然那些数字反映了统计学背后的真相，但是林奇的表述方式有微妙的差别。他说的是"我们有办法来应对"而不是"我们能够彻底消灭它"。也就是说，照护将取代治愈成为共同的目标。整个谈话大约持续了一个小时。在他的言语中，这些残酷的现实就像涓涓细流一样被娓娓道来，似乎它们随时都可以塑形成某种晶莹剔透的作品，而林奇就是这样一位运筹帷幄的艺术大师。

为了说服自己接受化疗（可能延长其生命），焦虑万分的 III 期乳腺癌患者需要通过想象力来提振信心。对于另一位患有致命性耐药白血病的 76 岁老人来说，尽管他正在尝试进行下一轮高强度试验化疗，但是也需要想象力来面对无可救药的现实。学海无涯，人生短暂。希波克拉底也告诫我们："医术长存，人生短暂，时机易逝，经验存疑，判断有瑕。"

※※※

对癌症治疗领域来说，20 世纪 80 年代中末期是一段非常残酷的岁月，当时整个医学界处于进取与沮丧混杂、坚韧与绝望胶着的状态中。就像医生作家亚伯拉罕·韦尔盖塞（Abraham Verghese）所写的那样："如果说这是西方医学界一个空前虚幻自负的时代，那么还是太过低估了彼时人们战无不胜的雄心壮志……治疗效果不佳会被归因于患者年老体弱或就医延误，而这些问题从来不会与医学的局限性有关。[6]

"当时的医学界似乎无所不能……例如，汤姆·斯塔兹（Tom Starzl）这样的外科医生……正在开展时间长达12至14个小时的'器官簇手术'，他们从供体身上整块切取肝脏、胰腺、十二指肠以及空肠，然后把这些器官移植到受体原本被癌细胞占据，但如今已经被清空且准备接纳新组织的腹腔内。[7]

"斯塔兹是那个年代医学界的偶像。在艾滋病流行前期，这些外科医生几乎每隔一夜就要奋战在手术室里。"不过这些接受"多器官移植"的患者并没有获益多少：尽管他们撑过了手术，但是最终难逃病魔。

与器官簇手术（清空腹腔后进行多器官移植）相对应的化疗手段被称为自体骨髓移植（ABMT），它曾经于20世纪80年代中期引起了全球瞩目。其实ABMT的概念源自一个大胆的推测。20世纪60年代大剂量、多药联合方案成功治愈急性白血病与霍奇金病之后，化疗医生就一直在思索实体瘤（例如乳腺癌或肺癌）产生顽固性耐药的原因，难道仅仅是因为它们的药效还不够强吗？有人曾经臆测，如果采用更高剂量的细胞毒性药物将患者逼至死亡的边缘将会怎样？难道说这种置之于死地而后生的做法能够治愈癌症？如果将化疗药物的剂量增加至原来的2倍，甚至是4倍又会出现什么情况呢？

研究显示，药物剂量的限制取决于它对正常细胞的毒性。对大部分化疗药物来说，其剂量限制主要由骨髓这种器官决定。正如法伯在患者体内发现的那样，骨髓就像一座高速运转的细胞工厂，它对于大部分抗癌药物（导致正常造血细胞受损）都非常敏感。但是一段时间以来，骨髓对于细胞毒性药物的敏感性限制了化疗药物剂量。骨髓划定了药物毒性的边界，而这种无法逾越的障碍限制了化疗的杀伤作用，因此一些肿瘤学家将其称为"红屋顶"。

然而到了20世纪60年代末期，这个问题似乎迎来了某种转机。法伯早年的弟子唐纳尔·托马斯（E. Donnall Thomas）在西雅图证实，骨髓可以像肾脏或者肝脏一样在患者体内进行采集与移植。[8]它既可以移植到同一位患者体内（自体移植），也可以移植给其他患者（同种异体移植）。

其实同种异体移植（将外源性骨髓移植到患者体内）所产生的结果难以预测（举步维艰，变幻莫测，通常会导致死亡）。同种异体移植对于某些癌症（尤其是白血病）来说却有潜在的治愈能力。例如，我们可以通过大剂量化疗来清除被白血病侵犯的骨髓，然后再用其他供体的新鲜骨髓进行替换。只要新鲜骨髓移植完成，那么受体就可能出现外源性骨髓攻击患者自身或任何残留白血病细胞的风险，而这种致命的并发症被称作移植物抗宿主病（GVHD）。不过在某些患者中，此类针对癌症的三联疗法（根治性化疗、骨髓移植以及外源性细胞攻击肿瘤）也可以被塑造为攻坚克难的利器。显而易见，这种治疗方法的风险极高。在托马斯于西雅图进行的早期试验里，100 位患者中只有 12 位能够侥幸生存。[9] 到了 20 世纪 80 年代早期，临床上已经将这种方法用于治疗难治性白血病、多发性骨髓瘤以及骨髓增生异常综合征这些先天就对化疗耐药的疾病。尽管成功的案例寥寥无几，但是毕竟有些患者得以痊愈。

当然，我们也可以将自体骨髓移植看作异体骨髓移植的双胞胎，并且这种将患者骨髓采集与冷冻后再次移植到体内的方法不需要供体。ABMT 的主要目的是最大限度地提高化疗剂量，而不是为了替换骨髓（使用外源性骨髓）。我们可以先将患者的骨髓（含有造血细胞）采集与冷冻起来，接着使用大剂量化疗来杀伤癌细胞，然后再将骨髓解冻并移植到患者体内。由于冷冻的骨髓细胞躲过了化疗的攻击，因此至少从理论上来讲，移植可以让医生们把化疗的剂量发挥到极致。

对于大剂量化疗的支持者而言，ABMT 突破了束缚他们的最后一个关键障碍。现在这些致命的鸡尾酒疗法与联合化疗已经达到了标准化疗剂量的 5~10 倍。德高望重的弗雷是 ABMT 最早与最坚定的支持者，彼时他已经从休斯敦来到波士顿担任法伯研究所所长。到了 20 世纪 80 年代早期，弗雷确信大剂量化疗联合 ABMT 是治愈癌症的唯一可行性方案。

为了检验上述理论，弗雷希望促成化疗历史上最具挑战性的一次试验。由于弗雷对项目的名称缩写非常讲究，因此他将其命名为"实体瘤自体骨髓项目"（STAMP）。这个名称也映射出彼时癌症医学急功近利的心态。如果想要实现治愈，那么各种办法就会现身。随着细胞毒性药物的剂量不断提高，STAMP将毫不费力地把癌症碾压在脚下。1982年夏季，弗雷告诉他的一位同事："我们找到了治愈乳腺癌的方法。"[10] 虽然当时还没有一位患者入组试验，但是他一反常态地表现得极为乐观。

※※※

弗雷私下认为，之所以 VAMP 试验取得了圆满成功，不仅是因为化疗药物之间独特的协同作用，而且得益于NCI内部特殊的医患联动机制：1955 年至 1960 年，贝塞斯达汇聚了众多青年才俊与甘冒风险的患者。20 年之后，弗雷在波士顿踌躇满志地准备重塑往日的辉煌，他希望能够为停滞不前的癌症医学注入新鲜血液。肿瘤学家罗伯特·迈耶回忆道："这里是个竞争异常激烈的地方，研究人员无论长幼均感到压力巨大。"[11] 由于临床试验是促进学科发展的重要手段，因此研究所不遗余力地启动了一系列项目。现在战争的气息弥漫在整个法伯研究所中。如果说癌症是威胁人类健康的终极敌人，那么这里就是与其殊死搏杀的战场。为了实现这个共同的目标，分布在各个楼层的实验室与临床科室组成了一部环环相扣的精密机器。人们在实验室的黑板上可以看到许多奇形怪状的癌细胞生长曲线。穿过研究所狭窄的走廊就像置身于某个大型地下作战室，而科技的力量则在这里得到了充分体现，仿佛每个空气分子都蓄势待发。

1982 年，来自纽约的年轻医生威廉·彼得斯（William Peters）受聘于研究所接受专科培训。[12] 彼得斯是一位典型的学霸。他先是在宾夕法尼亚州立大学获得了生物化学、物理化学与哲学三个专业学位，然后又一鼓作气在哥伦比亚大学医学院拿下了医学博士与哲学博士学位。彼得斯性格和蔼、做事果断、满腔热情且志存高远，他被认为是法伯研究所年青一代中的佼佼者。弗雷与彼得斯很快就变得惺惺相惜，他们几乎情同父子。彼得斯本能地被弗雷的名望、创意以及别具一格的做事方式吸引；与此同时，弗雷很欣赏彼得斯的活力与热情。两人在对方身上看到了自己过去或未来。

※※※

每逢周四下午，法伯研究所的教职员工就会齐聚在 16 楼的会议室。会议室被象征性地设置在研究所主体建筑的最高层，透过其宽大的窗户可以俯瞰波士顿的常青沼泽，而这个闪闪发光的木饰结构就像是一个悬在空中、晶莹剔透的首饰盒。由于这里是集中精力进行学术思考的场所，因此这种闭门会议为大家提供了午餐，以避免楼下日常临床与研究工作的干扰。

正是在下午的例会上，弗雷开始向青年才俊们介绍 ABMT 支持下的大剂量联合化疗方案。1983 年秋季，他邀请了说话轻声细语的"小鼠医生"霍华德·斯基珀（曾对弗雷的早期工作产生重要影响）来到研究所演讲。[13] 斯基珀当时正在逐步提高小鼠模型中细胞毒性药物的剂量，因此他兴致勃勃地谈论起通过大剂量化疗实现治愈的可能性。不久以后，证实联合化疗（达到了骨髓的致死剂量）可以在小鼠肿瘤中产生协同作用的科学家弗兰克·沙贝尔（Frank Schabel）也受邀来此参会。就像彼得斯所描述的那样，沙贝尔此番令人热血沸腾的演讲"意义深远"[14]。弗雷回忆道，在演讲结束之后，整个会议室的气氛变得异常兴奋，众多痴迷于其观点的年轻学者紧紧簇拥着沙贝尔。当然其中对此最为期盼的就是威廉·彼得斯。

不过弗雷越是笃信大剂量化疗，他周围的人就越是感到疑惑。乔治·卡尼洛斯从一开始就表现出谨慎的态度。[15] 他身材瘦高，略微驼背，声音低沉而威严。卡尼洛斯在法伯研究所里的地位仅次于弗雷，他曾经于 20 世纪 60 年代中期见证了 NCI 的崛起。但是与弗雷不同，卡尼洛斯从大剂量化疗方案的支持者变成了反对者，部分原因就在于他最先注意到这种疗法具有毁灭性的长期副作用：随着剂量增加，一些化疗药物将对骨髓造成严重损伤。一段时间以后，化疗药物可能会导致患者出现骨髓异常增生，而这种癌前病变综合征有可能发展为白血病。化疗诱发的白血病携带有非常特殊的突变，它们对于几乎所有治疗方案都产生了耐药，仿佛癌细胞在千锤百炼后已经化为永生。

由于卡尼洛斯与弗雷在治疗观点上各执一词，因此研究所也痛苦地分裂成为两大阵营。但是这并不能阻止彼得斯与弗雷的脚步。到了 1982 年底，彼得斯在弗雷的指导下已经为 STAMP 方案制订了详细的协议。仅仅几周之后，法伯研究所的伦理委员会就批准了 STAMP，给彼得斯与弗雷的试验开了绿灯。彼得斯回忆道："这个消息令我们振奋。我们当时已经按捺不住激动的心情。你必须相信自己所做的某些事情即将改变历史。"[16]

※※※

首位采用 STAMP 方案"改变历史"的患者是一名来自马萨诸塞州的乳腺癌患者。[17]这位 30 岁的女卡车司机不苟言笑且身强体壮，颇有几分被公路文化磨砺出来的坚强，她此前已经反复接受过多次标准化疗与加强化疗。这个突出于胸壁的圆盘状（直径大约 6cm）肿瘤表面红肿，即将破溃。由于所有传统治疗均告失败，因此她对于研究所来说根本无足轻重。其他试验项目都拒绝接受这位晚期患者，好在她决定入组彼得斯的试验时没有人反对。

现在 STAMP 试验正式启动，当然这一切需要从采集骨髓开始。在首次采集骨髓的那天上午，彼得斯先是带着许多骨髓穿刺针来到白血病门诊，然后他将其第一位患者推到隔壁贝斯以色列（Beth Israel）医院（法伯研究所没有手术室）的手术室采集骨髓，随着钢制套管针反复刺入髂骨抽取细胞，患者的臀部皮肤也留下了红色的伤痕。每当彼得斯用力回抽，就会有一些淡红色沉淀物聚集在注射器中。

可是此时意外突然降临。就在彼得斯抽取骨髓的时候，穿刺针不巧当场折断，一截钢针就这样滞留在患者的臀部深处。随即整个手术室便陷入了长达数分钟的混乱。护士们惊慌失措地给各个楼层的外科医生致电请求支援。直到一个小时之后，彼得斯才在骨科钳的帮助下从患者臀部取出了钢针。

那天晚上，彼得斯对此依然心有余悸。这种感觉可谓死里逃生。彼得斯说道："加强化疗的终极试验差点因为一根旧针头而前功尽弃。"[18]对彼得斯和弗雷来说，这就是反映当时肿瘤学停滞不前的真实写照。抗癌战争居然掌控在一群胆小怕事的医生手里，他们宁可墨守成规也不愿增加化疗药物剂量。

当最初的喧嚣过去几周之后，彼得斯的状态开始逐渐趋于平稳。每天清晨，他会刻意避开卡尼洛斯与其他批评者来到研究所的 12 层查房，那里有几间位于角落的试验病房。除此之外，他每天晚上在家还会以《名著剧场》(Masterpiece Theatre) 为背景音乐，一边手工打磨着骨髓穿刺针，一边在脑海中梳理试验流程。随着试验不断提速，其疗效也逐渐显现。由于早期入组彼得斯试验的几位患者已经无可救药，因此这些濒临绝望的女性希望试验能够给她们带来一线生机（哪怕是获得一点缓解）。但是当 STAMP 试验的口碑在患者的朋友圈中传播开来，许多癌症患者开始主动联系彼得斯与弗雷，他们希望将大剂量化疗方案作为首选（不是等到传统疗法失败之后，而是在接受任何其他疗法之前）。1983年夏末，彼得斯清楚地记得，一位初治转移性乳腺癌女性患者在入组STAMP 后引起了整个研究所的关注。"顷刻之间，所有的限制都挣脱了束缚，人们的思想也开始分崩离析。"[19]

彼时这位秀外慧中的女性乳腺癌患者年仅 36 岁，她在长期与病魔的搏斗中早已绷紧了神经。[20]患者此前曾经目睹自己的母亲死于侵袭性乳腺癌。由于传统治疗对母亲的病无计可施，因此她本能地认为自己也会陷入上述绝境。现在她不仅对生命充满了期待，还渴望尝试最激进的治疗，唯恐被那些注定失败的试验耽误。于是当彼得斯提出 STAMP 方案时，她毫不犹豫地抓住了这个机会。

不言而喻，其诊疗过程也得到了研究所有史以来最密切的关注。不过令彼得斯感到欣慰的是，这位患者在接受化疗与移植后一切平稳。在大剂量化疗开始后的第七天，当弗雷与彼得斯冲到地下室去检查治疗后的首张 X 光片时，他们发现已经有其他同事捷足先登。众多满怀好奇心的医生像陪审团一样聚集在房间里围着这张 X 光片。在明亮的荧光灯的映衬下，其胸部 X 光片较之前有了显著改变。无论是遍布双肺的转移灶还是肿瘤周围的肿大淋巴结都明显缩小。正如彼得斯回忆的那样，这是"你能想象出的最完美的缓解"[21]。

随着时间推移，越来越多的患者在接受了彼得斯的化疗与移植后获得了完美缓解。到了 1984 年夏季，移植患者的数据库已经大到足以辨别出某种模式。就像人们所预测的那样，STAMP 方案所导致的并发症非常恐怖，例如致命性感染、严重贫血、肺炎以及心肌出血。但是在 X 射线、血液检查与 CT 扫描的帮助下，彼得斯与弗雷还是从中看到了一线希望。他们坚信 STAMP 方案带来的缓解要比传统化疗的效果更持久。当然这还只是某种印象，或者至多是某种猜测。为了证明这一点，彼得斯还需要进行随机试验。1985 年，他在弗雷的鼓励下离开了波士顿，然后在北卡莱罗纳州的杜克大学成立了 STAMP 项目组。彼得斯想要摆脱法伯研究所的束缚，找到一个安静平和的学术机构心无旁骛地开展试验。

※※※

正当威廉·彼得斯梦想着在世外桃源里检测大剂量化疗的效果之时，整个医学界被一场突如其来的意外搅得天翻地覆。1981 年 3 月，《柳叶刀》杂志刊登了一篇由多位医生署名的文章，他们在纽约某个男性人群中发现了 8 例颇为罕见的卡波西肉瘤（Kaposi's sarcoma）患者。[22] 其实卡波西肉瘤并不是什么新发疾病，它得名于一位 19 世纪的匈牙利皮肤科医生，并且这种紫色的惰性皮肤肿瘤生长较为缓慢（常见于老年意大利男性）。虽然有时症状比较严重，但是往往会被当作痣或痈。然而《柳叶刀》杂志报道的病例却明显与众不同，这些生长迅猛且四处侵犯的肿瘤亚型不仅表现为出血与转移，它们还在上述年轻男性患者身上留下了蓝黑色斑疹。值得注意的是，这8位患者均是同性恋。其中，第八例患者使研究人员格外警觉与关注：除了头背部皮肤的病变之外，这位男性还被诊断患有"卡氏肺囊虫肺炎"（PCP），而导致这种罕见疾病的元凶是卡氏肺囊虫（*Pneumocystis carinii*）。某种隐匿性疾病在一群年轻男性中暴发已经令人匪夷所思，两种罕见病同时发生更凸显了此类问题的严重性，它根本不是什么单一疾病，而是某种综合征。

与此同时，远离纽约的疾病预防控制中心（CDC，位于亚特兰大市）也注意到了卡氏肺囊虫肺炎的突然暴发。CDC相当于国家的医疗预警雷达，该机构的任务是通过追踪新发疾病来总结规律并遏制蔓延。卡氏肺囊虫肺炎通常只会出现在免疫力严重受损的人群中，其中大部分受害者是那些白细胞被化疗杀伤的癌症患者（德维塔曾经在接受四药联合化疗的霍奇金病患者身上见过）。可是上述观点无法解释新发PCP患者的病因：这些曾经年轻力壮的男性突然罹患PCP之后就濒临免疫系统崩溃。

到了同年夏末，就在热浪席卷沿海城市之时，CDC开始感觉到某种流行病学灾难即将从天而降。1981年6月至8月，各种与免疫系统功能低下有关的怪病蜂拥而至：全美各地陆续上报了许多罹患PCP、卡波西肉瘤、隐球菌脑膜炎与罕见淋巴瘤的年轻男性病例。这些患者的共性之处在于，除了男性同性恋者的比例畸高之外，他们的免疫系统也几乎面临全线崩溃。《柳叶刀》杂志发表的一篇快报将这种疾病称为"同性恋缺陷综合征"。当然也有人将其称为"同性恋相关免疫疾病"（GRID），或更直白地叫作"同性恋癌"[23]。1982年7月，在病因尚未明确的情况下，这种疾病的现代名称终于尘埃落定，人们将其称为获得性免疫缺陷综合征，或简称为艾滋病（AIDS）。[24]

由于艾滋病与癌症从发病伊始就密不可分，因此其轨迹也注定在许多层面上产生交集。这一次又是桑塔格在其位于纽约的公寓（她透过露台窗户似乎看到艾滋病疫情正在从切尔西大街呼啸而过）里一语道破了这两种疾病之间的象征意义。在一篇对其早期作品《疾病的隐喻》的评论中，桑塔格言辞犀利地指出，艾滋病与癌症都已经不再是某种生物学意义上的疾病，它所造成的社会与政治影响更像是对人类自身的惩罚。[25] 艾滋病患者与癌症患者一样也无法摆脱这些隐喻的控制与束缚。正如索尔仁尼琴在《癌症楼》中所描述的那样，赤身裸体的癌症患者将被迫按照病种穿上奇装异服。与此同时，源自癌症的耻辱（罪恶、隐秘与羞耻）也被改头换面移植到艾滋病患者身上，并且其强度与效能也获得了极大的提升：性罪恶、性隐秘与性羞耻。就像桑塔格曾经强调的那样，如果癌症是细菌腐败与生物变异性失控的表现，那么艾滋病就是细菌污染与社会变异性失控的结果：这些离经叛道的男士乘机辗转于各地，体内携带有疾病与灾难。不仅如此，艾滋病患者的个体角色在人们心中也迅即化身为主观臆测的产物：某位年轻的男同性恋刚刚走出公共浴室就被指责为放荡不羁，于是他现在只能隐姓埋名地躺在纽约或旧金山的病房里。

尽管桑塔格自己关注的是艾滋病与癌症在隐喻上的共通之处，但是就在那些病房里，对抗艾滋病的手段与治疗癌症的方法也极其相似。其实最早接诊与治疗艾滋病的医生都来自肿瘤科。卡波西肉瘤只是反映免疫缺陷的"前哨"疾病，此类惰性肿瘤的暴发性亚型往往毫无征兆地遍布年轻男性的身体。1981 年 9 月，皮肤科医生马库斯·科南特（Marcus Conant）与肿瘤科医生保罗·沃伯汀（Paul Volberding）在旧金山（艾滋病流行的重灾区）创建了首家艾滋病门诊（当时这家肉瘤门诊每周只接诊一次）。为了便于理解，沃伯汀将这两种疾病纵横交错的命运进行了拟人化处理。沃伯汀曾经在加州大学旧金山分校接受过肿瘤学培训，由于其从事的小鼠逆转录病毒研究停滞不前，因此他从实验室转到了旧金山总医院的临床肿瘤科。

对于沃伯汀和许多他最早治疗的患者来说，艾滋病就是癌症。[26] 为了治疗这些肉瘤患者，沃伯汀从 NCI 借阅了许多化疗方案[1]。当然除了化疗方案，沃伯汀还收获了一种更难能可贵的精神。沿着旧金山总医院那条铺有油毡的长廊（周围的墙面斑驳简陋，裸露的灯泡在电线上摇曳）走到尽头，就可以看到沃伯汀与其团队创建的世界首间艾滋病病房，这间名为 "5A" 的病房源自他在接受专科培训时的经历。[27] 沃伯汀回忆道："我们所做的事情与肿瘤科非常相似，只不过这里侧重的是艾滋病……但它的确是以肿瘤病房为模板，这些疾病同样融入了许多社会心理因素，也涉及各种作用复杂的药物，并且需要经验丰富的护理人员与社会心理工作者的支持。"[28]

与此同时，许多本身就是同性恋的男护士主动来到 5A 病房来照护他们的朋友（然而随着疫情暴发，他们自己也不幸沦为患者）。虽然医生们正在病房里忙于重新调整治疗方案，并且绞尽脑汁来抵御这种陌生的神秘疾病肆意蔓延，但是他们对于此类迫在眉睫的疫情一筹莫展。当患者饱受不明原因的高热折磨之时，医院也打破常规为其营造出某种与传统病房截然不同的氛围。不仅原本固定的探视时间被废除，就连患者的亲朋好友也被允许甚至鼓励到病房陪床，以帮助患者摆脱被各种强烈幻觉袭扰的暗夜。每逢周日的下午，一位身披羽毛围巾的旧金山踢踏舞演员会为患者带来精致的早午餐与掺有大麻的布朗尼。虽然此类别具一格的创意可能已经超出了法伯的想象空间，但是对于这个焦虑的社群来说不啻某种独特的"全面照护"。

不仅如此，艾滋病活动家还在政治上借鉴了抗癌说客的言辞与策略，然后他们将其自身的紧迫感与影响力融入其中。1982 年 1 月，随着艾滋病患者的数量激增，一个由 6 位男士组成的团体在纽约创建了"男同性恋健康危机"（GMHC）组织，其任务是通过宣传、游说、组织运动以及抗议，与艾滋病做斗争。[29] 这些早期志愿者只能游走于舞厅、酒吧以及

---

[1] 虽然抗艾滋病药物还需要几年才能上市，但是使用鸡尾酒疗法抗击艾滋病的概念源自肿瘤学实践。
　　——作者注

浴室外募集捐款并分发海报。即便 GMHC 位于切尔西大街的办公地点
（老旧的褐砂石建筑）十分简陋，但该组织还是成功地将艾滋病知识传播
给了社会公众。虽然 GMHC 的成员没有灰色西装与珍珠项链，但是他们
就是抗击艾滋病领域的"拉斯克派"。

与此同时，巴黎巴斯德研究所的一家实验室在艾滋病流行病学领域
取得了重大突破。1983 年 1 月，吕克·蒙塔尼（Luc Montagnier）的团队
从一位患有卡波西肉瘤的年轻男同性恋，以及一位死于免疫缺陷症的扎
伊尔女性的淋巴结活检标本中发现了病毒的迹象。[30] 蒙塔尼迅速推断出
这是一种能够整合到人类基因组的 RNA 病毒（由于其 RNA 可以反向转
录为 DNA，因此它也被称为逆转录病毒）。随后他将该病毒称为免疫系
统缺陷相关病毒（IDAV），并且认为它很可能就是导致艾滋病的元凶。

除此之外，罗伯特·盖洛（Robert Gallo）领导的 NCI 团队也注意到
这种病毒（尽管他们对于该病毒的命名不同）。1984 年春季，双方的努
力戏剧性地殊途同归。盖洛也在艾滋病患者身上发现了一种逆转录病毒，
即蒙塔尼的"IDAV"。仅仅数月之后，该病毒的属性还在另一个研究团
队（旧金山）那里得到了确认。[31] 1984 年 4 月 23 日，美国卫生及公共服
务部部长玛格丽特·赫克勒（Margaret Heckler）在媒体面前就艾滋病疫
情的未来发表了大胆的声明。[32] 既然已经找到了致病元凶，那么治愈似
乎近在咫尺。她说："目前经费、人员以及项目……进展非常顺利，我们
希望在两年之内研制出用于临床测试的疫苗……今天的发现代表了科学
对抗这种恐怖疾病的胜利。"

然而艾滋病活动家已经无法忍受这种致命的疫情在社群中肆意横行。
1987 年春季，一批从 GMHC 脱离出来的志愿者创建了名为"艾滋病解
放力量联盟"（ACT UP）的组织。[33] 在文笔犀利且能言善辩的作家拉里·克
莱默（Larry Kramer）的领导下，ACT UP 承诺将以医学史上前所未有的
激进主义来改变艾滋病治疗的现状。克莱默将艾滋病疫情失控的症结归
咎于多种因素（他称之为"漠视导致的种族灭绝"[34]），而其中最主要的
问题是 FDA 的漠视。克莱默在《时代周刊》中写道："我们中的很多人

每天都生活在对艾滋病疫情的恐惧中，完全不能理解 FDA 在这场死亡浪潮面前为何对其视而不见。"[35]

当然，FDA 的漠视还表现在评估与审批抗艾滋病药（救命药）的过程中，克莱默将其概括为极端慵懒与低效的典型。克莱默抱怨这种因循守旧的"学术"机制已经使药物测试从救命变成了致命。尽管以安慰剂作为对照组的随机试验在严谨的医学界久经考验，但是那些遭受致命疾病折磨的患者现在就需要治疗。ACT UP 高声呼喊着："给我们药，给我们药。"[36] FDA 必须采用新模式来加快临床试验的速度。克莱默在纽约对其听众讲道："FDA 与 NIH 只是袖手旁观……同时致力于此项事业的年轻人根本无法左右这个体系的运转。"[37] 他在一篇社论中指出："双盲研究在创建伊始并未考虑到晚期疾病的问题。"[38] 于是克莱默得出结论："艾滋病患者已经无所畏惧，他们很愿意成为豚鼠（试验动物）。"[39]

即便是克莱默也意识到这种表述非比寻常，毕竟霍尔斯特德理念的影响依然存在。不过当 ACT UP 的成员走上纽约与华盛顿的街头，满腔怒火地焚烧 FDA 官员的纸质画像时，他们的观点却得到了媒体与公众想象力的强烈呼应。而且该观点也很自然地对其他同样政治化的疾病产生了溢出效应。如果艾滋病患者需要直接获得药物与治疗，那么其他晚期疾病患者是否也该提出类似的需求？如果艾滋病患者希望直接用药，那么癌症患者就该无可救药吗？

1987 年，艾滋病疫情尚未波及北卡罗来纳州的达勒姆，因此游行示威的嘈杂与愤怒就像是遥远的霹雳。当时威廉·彼得斯正在杜克大学全神贯注于大剂量化疗试验，他完全没有想到这场风暴即将调头南下向他袭来。

※※※

与此同时，STAMP 方案（针对乳腺癌患者的大剂量化疗）日渐成熟。到了 1984 年冬季，已经有 32 位女性完成了旨在评价 STAMP 方案

"安全性"的 I 期临床试验，并且这些试验数据看起来也令人鼓舞：尽管 STAMP 方案的毒性明显，但是仍有患者能够生存。[40]（I 期临床试验并不能用于评估疗效。）同年 12 月，在得克萨斯州圣安东尼奥举行的第五届乳腺癌研讨会上，许多与会学者也对 STAMP 方案的疗效深信不疑。统计学家唐纳德·贝瑞回忆道："癌症研究领域为此欢呼雀跃，其中一些人已经对此深信不疑。"[41] 果不其然，彼得斯在会上充分展现了其个人魅力，他不仅具有孩子一般的热情，而且保留了积极乐观的谨慎。然而彼得斯称本次会议只是个"微不足道的胜利"。

当圣安东尼奥会议结束之后，各种早期临床试验均加快了速度。在转移性乳腺癌患者肿瘤缓解的鼓舞下，彼得斯开始评估以 STAMP 方案作为辅助手段针对局部晚期高危患者（患者体内有 10 个以上淋巴结受累）的疗效。随着其初步观察结果逐渐显现，来自全美的数个团队也积极投入到大剂量化疗联合骨髓移植的工作中。两年以后，STAMP 方案的早期试验均顺利完成，接下来彼得斯要开展的是随机、双盲的 III 期临床试验。由于癌症与白血病协作组 B（CALGB）是整个临床试验数据交换的核心，因此彼得斯希望通过他们来发起一项权威的多中心随机临床试验。

在某个冬日的午后，彼得斯从杜克大学所在的达勒姆飞抵波士顿，他向 CALGB 详细介绍了 STAMP 方案以获取他们的批准。[42] 不出所料，会议室里爆发了激烈的争论。一些临床医生仍然坚持 STAMP 就是将细胞毒性化疗发挥到极致（旧瓶装新酒）。另一些学者则认为采用化疗对抗癌症就是要置之死地而后生。会议久拖不决，双方各执己见。最后，CALGB 还是同意资助这项试验。身心疲惫的彼得斯在离开麻省总医院 6 层的会议室时终于如释重负。当房门在其身后关闭之时，他感觉仿佛刚刚从一场激烈的酒吧斗殴中脱身。

第三十六章

地图与降落伞

俄狄浦斯：净化仪式是什么？应该怎么做？

克瑞翁：放逐，或是以血还血。[1]

——索福克勒斯，《俄狄浦斯王》

威廉·彼得斯一直在尝试通过严格的随机试验使自己相信大剂量化疗的作用，但是其他人已经率先对此深信不疑了。许多肿瘤学家早已认定这种方法疗效显著，认为完全没有必要再进行其他临床试验。毕竟，如果大剂量化疗能够直击骨髓的最深处，那么癌症又怎么可能负隅顽抗呢？

到了 20 世纪 80 年代末期，为乳腺癌患者提供骨髓移植的医院与私立诊所已经遍及美英法等国，同时在等待名单上的女性患者也已经增加到数百人。作为当时最负盛名的大剂量化疗与骨髓移植专家，来自南非约翰内斯堡金山大学的肿瘤科医生沃纳·贝兹沃达（Werner Bezwoda）每个月都可以为其试验招募到数十位女性。骨髓移植是一项大工程，它意味着高超的医术、昂贵的费用、完善的设施以及巨大的风险。在某些大型学术中心里，例如位于波士顿的贝斯以色列医院，经常会有整个楼层被改造为移植单元，其手术量可以达到每周数十例。于是如何通过创造性的语言使移植过程的风险最小化就成为摆在大家面前的难题。由于私立诊所也热衷于为女性提供移植手术，因此他们将其称为"迷你移植""便捷移植"，甚至是"快餐移植"。就像一位肿瘤学家所说的那样，移植科医生俨然"化身为医院里的上帝"。[2]

但是这种乱象又因患者向保险公司提出每人 5 万至 40 万美元的理赔申请而愈发不可收拾。38 岁的妮莲·福克斯是 3 个孩子的母亲，她当时在加利福尼亚州蒂梅丘拉的一所公立学校任教。1991 年夏季，妮莲·福克斯被诊断为晚期乳腺癌。她在穷尽了所有传统治疗方法之后还是出现了复发与转移，于是医生建议她采用自体骨髓移植作为最后的手段。福克斯毫不犹豫地表示接受。但是当她向其保险公司健康网申请给付时遭到了拒绝，健康网的理由是这种治疗手段尚处于"研究阶段"，因此并未列入 HMO 认可的临床标准方案中。

如果此事发生在其他年代或者是其他疾病，那么福克斯的境遇可能不会引起公众的任何关注。但是在艾滋病疫情暴发之后，医患关系已经发生了某些根本上的改变。直到 20 世纪 80 年代末期，试验药物或疗法还被认为是不能广泛用于临床的半成品。可是艾滋病激进主义改变了这种观点。艾滋病活动家坚称，试验药物不能只是培养于个别学术温室里的稚嫩花朵，它们更是可以在阳光下彰显科学力量的公共资源，医生应该通过临床试验来证实这些药物或疗法的最终效果。

总而言之，患者已经迫不及待。他们想要的不是试验而是药物与治愈。在纽约与华盛顿街头游行的 ACT UP 已经将 FDA 视为官僚主义的象征（就像一位行动极其迟缓的老爷爷），其唯一目的就是延误患者获得那些关键的救命药。健康网公司拒绝支付妮莲·福克斯移植费用一事在社会上引起了轩然大波。福克斯在愤怒与绝望之余决定通过数以千计的求助信来自己募集资金。[3] 1992 年 4 月中旬，为福克斯筹措移植费用的大型募捐活动全面启动，地点就选在蒂梅丘拉这个只有高尔夫球场与古董店的宁静小镇。来自棒球比赛、馅饼销售、柠檬汽水、洗车服务以及时时乐

餐厅的善款源源不断地涌入，还有一家酸奶店捐出了部分利润。1992 年
6 月 19 日，一批福克斯的支持者在健康网公司的总部外示威游行，他们
在现场高喊着"移植，移植"以及福克斯的名字。[4] 几天之后，福克斯的
哥哥，律师马克·希普勒（Mark Hiepler）起诉了健康网公司，要求强制
HMO 支付他妹妹的移植费用。希普勒写道："当她身体健康的时候，你
们的宣传天花乱坠。现在她已经病入膏肓，那么就请兑现承诺吧。"[5]

　　1992 年夏末，健康网公司再次以缺乏临床证据为由拒绝支付，福克
斯决定依靠自己的力量来实现移植的目标。彼时，她已经从大约 250 位
朋友、邻居、亲戚、同事以及热心人士那里募集了 22 万美元，足够支付
后续的移植费用了。

　　1992 年 8 月，身患转移性乳腺癌的妮莲·福克斯开始接受大剂量化
疗与骨髓移植，她非常希望自己的生命能够发生逆转。[6]

※ ※ ※

　　洛杉矶诺里斯中心（Norris Center）熠熠生辉的崭新病房就是福克斯
接受移植的地方，而当时沃纳·贝兹沃达通过大剂量化疗所取得的丰功
伟绩早已尽人皆知。在贝兹沃达手中，有关这种疗法的一切似乎都像魔
法般完美无瑕。贝兹沃达身材矮胖、不苟言笑且独来独往，他就像奥兹
巫师（出自《绿野仙踪》）一样令人将信将疑。贝兹沃达自诩自体移植领
域的巫师，他在约翰内斯堡的金山大学掌控着日趋庞大的临床帝国，络
绎不绝的患者来自欧洲、亚洲以及非洲等地。随着贝兹沃达的患者数量
与日俱增，他在业内的名声也越来越响亮。到了 20 世纪 90 年代中期，
他经常从南非乘飞机前往世界各地参加会议，然后讨论他在大剂量化疗
领域取得的成果。1992 年，贝兹沃达信誓旦旦地宣布："剂量限制的障
碍已经不存在了。"[7] 此言一出，他本人与其诊所立即享誉全球。

　　蜂拥而至的与会人员（肿瘤科医生、科学家与患者）都非常相信贝
兹沃达的结论。贝兹沃达在演讲时不紧不慢，他声音浑厚且面无表情，

偶尔也会以其独特的方式瞟一眼屏幕，然后继续以播报苏联晚间新闻的口气向临床肿瘤界传递着最令人振奋的消息。不过有时这种矫揉造作的风格似乎是有意为之，因为贝兹沃达非常清楚自己的结论将一鸣惊人。1992年5月，当贝兹沃达的论文海报在圣地亚哥举行的肿瘤年会闪亮登场时，来自各地的临床专家都簇拥在他身旁忙于提问与祝贺。在约翰内斯堡时，90%以上接受大剂量化疗的女性都出现了完全缓解，这个比例就连美国最顶级的学术中心也无法企及。[8] 似乎贝兹沃达即将带领肿瘤学走出与癌症相持数十年的困境。

不过妮莲·福克斯没有这么幸运。虽然她痛苦不堪地从大剂量化疗与多种并发症中幸存下来，但是乳腺癌在她接受移植后不到一年便迅速卷土重来，广泛转移至肺、肝、淋巴结以及最重要的大脑。1993年4月22日，也就是在贝兹沃达的论文海报于圣地亚哥的肿瘤年会上亮相11个月之后，年仅40岁的福克斯在位于蒂梅丘拉某条林荫小巷的家中黯然离世。[9] 她留下了丈夫，3个年龄分别为11岁、9岁和4岁的女儿，以及对健康网公司提起的诉讼，彼时这场官司已经进入了加利福尼亚州的司法程序。

※※※

与贝兹沃达的丰功伟绩相比，福克斯的痛苦挣扎与英年早逝似乎更令人震惊。希普勒确信被拖延的移植而不是癌症本身加速了妹妹的死亡，于是他在扩大对健康网公司指控的同时积极推动案件开庭审理。其实希普勒案的关键在于对"研究阶段"的定义。希普勒主张，如果全美几乎所有主要临床中心均为患者提供大剂量化疗（无论是否进行试验），那么这种疗法就根本不能被视为处于"研究阶段"。仅在1993年，医学期刊上就发表了1 177篇有关该主题的文章。[10] 在某些医院中，甚至于整个病房都被用于大剂量化疗。希普勒认为，HMO给这种疗法贴上"试验"的标签就是为了通过拒付来省钱。"如果你只是感冒或染上流感，那么他们当然会满足你的要求。但是如果你患上乳腺癌，那么又会发生什么呢？这时候就会出现'研究'或者'试验'等说辞。"[11]

1993 年 12 月 28 日上午，马克·希普勒在法庭上用了将近两个小时来描述妹妹生不如死的最后一年。[12]法庭内外坐满了福克斯的好友、支持者与患者，许多人都因为愤怒与同情而潸然泪下。陪审团只商议了不到两个小时就达成了共识。当晚，法院裁定福克斯的家人获得 8 900 万美元的赔偿金，这不仅是加利福尼亚州诉讼史上第二高的数额，同时也是美国医疗诉讼中赔偿最高的金额之一。[13]

虽然 8 900 万美元的赔偿更多的是一种象征意义（最终该案件以未公开的较少金额实现了庭外和解），但是其中传递的信号对于任何 HMO 来说都不言而喻。1993 年，患者代言组织号召女同胞们在全国就此类案件振臂一呼。可以想见的是，大部分保险公司的态度都变得缓和起来。在马萨诸塞州，47 岁的夏洛特·特纳（Charlotte Turner）是一名被诊断为转移性乳腺癌的护士，她经常手捧一摞医学文献坐着轮椅穿梭于议员办公室之间。[14] 1993 年年末，在特纳的努力下，马萨诸塞州立法机构终于通过了所谓的"夏洛特法案"，强制保险公司为州内符合条件的患者支付移植费用。到了 20 世纪 90 年代中期，除了有 7 个州要求 HMO 为骨髓移植付费之外，还有 7 个州正在制定相似的法律。1988 年至 2002 年，全美共有 86 例针对 HMO 拒付移植费用的案件，其中有 47 例案件以患者胜诉而告终。[15]

许多有识之士都注意到了通过立法支持大剂量化疗与骨髓移植带来的事态转变。从表面上看，这种做法确实为众多患者与代言组织赢得了解放，但是医学期刊对此提出了严厉的批评。一篇文章尖锐地指出，这是"一种复杂、昂贵且具有潜在风险的技术"[16]。患者往往会遭遇各种严重的并发症，包括感染、出血、肝动脉血栓、心力衰竭以及肺部、皮肤、肾脏与肌腱的损伤，甚至永久性不育。患者除了要被一连数周被关在医院里，她们还可能遭遇最为严酷的现实，该疗法不仅将导致 5% 至 10% 的女性罹患第二种癌症或是癌前病变，并且这些新发癌症对于任何治疗都将产生耐药。

但是在自体骨髓移植治疗癌症成为主流之时，对于这种治疗方案的科学评价始终裹足不前。毋庸置疑，临床试验又陷入了某种自相矛盾的泥潭。包括患者、医生、HMO 以及代言组织在内的所有各方理论上都支持开展临床试验，然而实际上却没有人愿意真正付诸行动。健康保险计划越是向骨髓移植敞开大门，女性患者就越会对临床试验敬而远之，她们害怕被随机分配到非治疗组（对照组）。

1991 年至 1999 年，全世界共有大约 4 万名女性乳腺癌患者接受了骨髓移植，估计整体治疗费用在 20 亿至 40 亿美元（如果按照较高的金额进行估算，那么这个数字大约是 NCI 年度预算的两倍）。[17] 与此同时，包括彼得斯所在的杜克大学，为临床试验招募患者的活动也近乎停滞。这种背道而驰的窘境实在令人唏嘘不已。门诊与病房挤满了接受大剂量化疗与骨髓移植的女性患者，用来检测这种方法疗效的重要手段却被置之不理，仿佛它只是某种无足轻重的陪衬。就像罗伯特·迈耶所说的那样："尽管到处都提倡移植，却没有一位患者参加试验。"[18]

※※※

1999 年 5 月，贝兹沃达得意扬扬地来到亚特兰大参加癌症年会。他信心满满地走上讲台，先是对介绍其名字时的错误发音佯装不悦，然后让开场的几张幻灯片一闪而过。随着贝兹沃达展示其研究数据，他那浑厚的声音再次征服了眼前这些面孔，而与会的听众们则鸦雀无声。[19] 现在这位聪明的巫师又开始施展魔法了。在金山大学医院，那些患有高危乳腺癌的年轻女性在接受骨髓移植后表现出惊人的疗效。在 8 年半的时间里，试验组（大剂量化疗／骨髓移植）中大约有 60% 的患者得以生存，而对照组中的比例仅为 20%。对于接受贝兹沃达方案治疗的患者来说，其生存曲线已经平稳长达 7 年且没有新增死亡病例，因此这也意味着上述患者不仅存活，而且很可能已经实现彻底治愈。当然此番言论也让现场的移植专家掌声雷动。

不过贝兹沃达的成功似乎还是有些奇怪。尽管金山大学医院的试验结果非常振奋人心，但是当天下午提交的其他三项试验，包括彼得斯的研究在内，要么模棱两可，要么根本无效。[20]令人尴尬的是，在杜克大学进行的试验因为患者入组率太低而没有完成。[21]虽然目前对移植的生存获益进行评价为时过早，可是这种方法的弊病已经非常明显：在300多位被随机分配到移植组的患者中，共有31位女性死于感染、血栓、器官衰竭以及白血病等并发症。来自费城团队的消息更令人感到沮丧。研究人员面色凝重地告诉听众：大剂量化疗无法带来任何获益，哪怕是"一丁点儿的改善"[22]。除此之外，一项杂乱无章的瑞典试验（患者在分组之后还被分为不同的亚组）也是铩羽而归，人们没有发现这种方法可以带来明显的生存获益。[23]

那么该如何解释这些大相径庭的结果呢？美国临床肿瘤学会（ASCO）主席试图通过研讨来梳理这些自相矛盾的数据，但是最后就连这些专家也表示无能为力。一位讨论组成员直言不讳地说出了心中的困惑："我在这里的任务是评估刚刚出炉的数据，既要维护该领域的公信力，还要保持与演讲者和讨论者的关系。"[24]

但即便是这样的目标也是奢望。无论是台上还是台下，演讲者与讨论者经常在细节上争吵不休，并且互相指责对方的试验。这样不但无法解决问题，就连友谊也难以维系。著名乳腺肿瘤学家与美国乳腺癌组织联盟主席拉里·诺顿（Larry Norton）告诉《纽约时报》的记者："希望移植的人还会支持移植，拒绝移植的人仍将继续反对。"[25]整个会议可谓一场灾难。当筋疲力尽的听众缓缓离开那座高大的礼堂时，亚特兰大的天空已经被黑暗笼罩，而闷热潮湿的空气则更是平添了几分烦恼。

※※※

贝兹沃达匆忙离开亚特兰大，身后留下了一片尴尬与骚动。他完全低估了数据的影响力，这些数据不仅是整个癌症治疗理论的唯一支点，更是这个价值 40 亿美元的产业的核心。肿瘤学家以为在亚特兰大可以找到答案，没想到却满怀愤懑与困惑无功而返。

1999 年 12 月，在这种疗法的临床获益尚未确定，并且仍有成千上万的女性要求治疗的情况下，一组美国研究人员致信在金山大学的贝兹沃达，询问能否亲自到约翰内斯堡对其试验数据进行核查。鉴于贝兹沃达的移植试验是唯一成功的案例，或许他们可以从中汲取重要的经验并带回美国。

贝兹沃达欣然同意。在到访的第一天，当研究人员要求查阅 154 位患者的病历与日志时，贝兹沃达却只给他们提供了 58 份资料。匪夷所思的是，这些患者居然全部来自治疗组。当研究小组要求他出示对照组的资料时，贝兹沃达声称它们已经"丢了"。

研究小组对此感到十分困惑，随着调查逐步深入，情况也变得愈发令人不安。[26] 贝兹沃达所提供的病历资料非常粗糙：潦草的单页记录纸上存在大量事后随意涂改的痕迹，上面只是概括总结了患者在 6 个月至 8 个月期间应该接受的治疗。研究人员在这些病历中几乎看不到任何试验入组标准。虽然贝兹沃达声称他为同样数量的黑人与白人女性实施了骨髓移植，但是几乎所有这些病历都属于在约翰内斯堡希尔布罗医院就诊的贫苦黑人文盲女性。当研究人员要求提供患者签署的知情同意书（针对具有生命危险的治疗）时，他们才发现根本就找不到这些资料，甚至就连应该保管此类协议的医院伦理委员会都没有存档。医院里似乎没有人同意采用这种疗法，或者说对于试验的基本概念都毫不知情。许多算作"存活"的晚期乳腺癌（病灶呈蕈伞状）患者早已被转到临终关怀机构，而她们在等待死亡期间也没有人对其进行随访。此外，一位被分配到治疗组的女性从未接受过任何药物治疗，另一位患者的病历在经过追本溯源后发现其居然属于一位男性，而且根本不是乳腺癌患者。[27]

其实整个事件就是欺诈、虚构与伪装。2000 年 2 月下旬，随着临床试验终止以及对其调查的日益深入，沃纳·贝兹沃达在致金山大学同事的简短信件中承认篡改了部分研究结果，他后来声称这样做是为了让美国研究人员更"容易理解"该试验。他写道:"我承认自己严重违反了科学诚信的原则。"[28] 然后他辞去了在大学的职位,不再接受采访,并且将所有问题都委托其律师处理。除此之外,他在约翰内斯堡的电话号码也从电话簿中删去。2008 年,当我想去找他做一次访谈之时,沃纳·贝兹沃达已经踪影皆无。

※※※

沃纳·贝兹沃达的轰然倒地让采用大剂量化疗征服癌症的雄心壮志遭受了重击。1999 年夏季,研究人员设计了最后一项 STAMP 试验,希望了解它是否可以延长伴有多发淋巴结转移的女性乳腺癌患者的生存时间。4 年之后,答案一目了然:患者没有明显获益。在被分配到大剂量治疗组的 500 位患者中,共有 9 人死于移植相关的并发症。另有 9 人在治疗后被诱发了具有高度侵袭性的急性髓细胞性白血病(化疗耐药),这比她们原先罹患的癌症还要严重得多(尽管 ABMT 在治疗乳腺癌与许多实体瘤中一败涂地,但是后来研究显示它还是治愈了某些淋巴瘤,当然此类事实也再次凸显了癌症的异质性)。

罗伯特·迈耶说道:"刚到 20 世纪 90 年代末期,整个蜜月就已经结束……最后的试验不过是为了盖棺定论。近 10 年来,我们一直在质疑这个结果。"[29]

1995 年,玛吉·凯瑟克·詹克斯(Maggie Keswick Jencks)见证了移植时代的终结。[30] 詹克斯是一位居住在苏格兰的景观艺术家,她创作了许多充满了梦幻与凄凉的花园(仿佛这些由树枝、湖泊、岩石与泥土构成的未来旋涡正在挣脱自然力量的束缚)。詹克斯于 1988 年被确诊为乳腺癌后,她相继接受了肿块切除术与乳房切除术。过了几个月,詹克斯认为自己已经痊愈。但是 5 年后,也就是在她 52 岁生日之前,乳腺癌已经转移到了其肝脏、骨骼与脊柱。在爱丁堡西区总医院,詹克斯接受了大剂量化疗与 ABMT。当然她并不知道 STAMP 试验会最终失败。詹克斯满怀憧憬地写道："威廉·彼得斯医生……已经通过（移植）治疗过数以百计的患者。他们接受治疗后的平均缓解时间为 18 个月。这简直就是妙手回春。"然而詹克斯却没有等到那天：1994 年，她在移植后不到 18 个月的时候出现复发。1995 年 7 月，詹克斯不幸离世。

在一篇名为《前线观点》(A View from the Front Line) 的文章里，詹克斯描述了自己的抗癌历程，仿佛自己在乘坐大型喷气式飞机的旅途中被突然唤醒，然后在没有地图的情况下背着降落伞被抛到某个陌生的地方：

"在你（未来的患者）安静地与其他乘客奔赴遥远的终点之际，突然间你（为什么是我？）脚下的地板裂开了一个大洞。然后白衣人冒了出来，帮你穿戴好降落伞，而你没时间思考就跳了出去。

"你迅速坠落并且撞到地面……但是敌人在哪儿？敌人是谁？你该怎么办？……没有道路，不辨方向，没有地图，缺乏训练。有什么是你该知道却不了解的吗？

"那些白衣人离你非常遥远，他们正在给其他人系上降落伞。虽然他们偶尔会招手示意，但是即使你去主动询问，他们也不知道答案。他们在飞机上整理着降落伞，根本无暇顾及地图的事情。"[31]

不言而喻，这幅画面充分展现了那个时代的凄凉与绝望。对于痴迷根治性与激进性疗法的肿瘤科医生来说，虽然他们设计出各式各样的新式降落伞，但是没有能够指引患者与医生走出泥沼的地图。现在抗癌战争已经陷入"失败"与"迷失"的窘境。

※※※

尽管夏天是承前启后的季节，但是坦率地说，没有人会指望约翰·贝勒还能有什么作为。自从 1986 年 5 月贝勒的第一篇文章《抗癌进展？》令 NCI 颜面扫地之后，他就安静地蛰伏在芝加哥大学自己的办公室里潜心钻研。然而在这篇文章发表 11 年之后，人们还是希望贝勒这位首席癌症统计专家对最新数据做出研判。1997 年 5 月，在其首篇文章发表整整 11 年后，贝勒另一篇评价癌症进展的作品现身《新英格兰医学杂志》。[32]

其实在这篇与流行病学家海瑟·戈尔尼克（Heather Gornik）合著的文章里，贝勒已经在标题中直接阐述了其核心观点：癌症战无不胜。贝勒直言不讳地指出："1986 年，我们中的一位曾经报道了 1950 年至 1982 年美国癌症发病率的趋势。很明显，大约 40 年来以治疗为主的癌症研究，并未逆转死亡率长期缓慢攀升的事实。现在我们将把此文报道的分析资料更新至 1994 年。我们之所以选择 1970 年作为评估工作的起点，一方面是因为要与之前的文章相互衔接，另一方面是因为 1971 年通过的《国家癌症法案》标志着美国癌症研究领域的规模与产出均有重大提升。"

贝勒在分析数据时采用的方法与早期文章相比几乎没有变化。就像以前一样，贝勒与戈尔尼克先是从对美国人口进行"年龄校正"入手，这样就可以让 1970 年至 1994 年的人口具有相同的年龄分布（该方法在前文中已经进行了详述）。与此同时，各个年龄段的癌症死亡率也得到了相应校正，从而有效地构建了某个数量恒定的静态人群，以便在各年龄之间直接对死亡率进行比较。

然而根据上述分析得出的结果却令人警醒。1970 年至 1994 年，如果说有什么变化的话，那么就是癌症死亡率小幅上升了 6%，死亡人数从 189/100 000 增加到了 201/100 000。无可否认，癌症患者的死亡率在最后 10 年中趋于稳定，但是即便如此，这也不能算是胜利。贝勒认为，癌症依然处于"战无不胜"的地位。如果用图表显示的话，那么美国在癌症领域的进展就是一条直线；到目前为止，抗癌战争还无法摆脱这种困境。

但是这条反映癌症死亡率的直线的确没有意义吗？其实物理学已经教会我们如何区分静态平衡与动态平衡；在反作用力释放之前，正反两种作用力的作用结果可以是完全静止不动。如果癌症死亡率的直线代表了两种可以相互抵消作用力的动态平衡呢？

当贝勒与戈尔尼克对这些数据进行深入研究时，他们逐渐发现了一些彼此精准制衡的力量。研究显示，当 1970 年至 1994 年的癌症死亡率被分为两个年龄组时，这些相互制衡的力量就会立即跃然纸上：年龄大于 55 岁的患者的癌症死亡率上升，而年龄小于 55 岁的患者的癌症死亡率则下降了同样的比例（这个问题的部分原因将在后续章节进行详细阐述）。

如果根据癌症类型对癌症死亡率进行重新评估，那么这种类似的动态平衡同样一目了然。有些类型的癌症死亡率下降，有些保持平稳，有些出现上升，而它们之间的获益与损失几乎相互抵消。例如，结肠癌的死亡率大约下降了 30%，宫颈癌与子宫癌下降了 20%。由于这两种癌症都可以通过筛查发现（结肠镜检查结肠，巴氏涂片检查宫颈），因此死亡率下降至少部分得益于早期检测。

20 世纪 70 年代以来，大多数儿童癌症的死亡率也出现了下降，同时该数字于最近 10 年还在继续走低。霍奇金病与睾丸癌的死亡率变化趋势亦是如此。尽管这些癌症的净值只占癌症总死亡率的一小部分，但是各种治疗手段已经从根本上改变了这些疾病的转归。

目前肺癌成为影响癌症死亡率改善最突出的负面典型。时至今日，肺癌依然是所有癌症中最大的单一杀手，它大约占了全部癌症死亡人数的 1/4。虽然肺癌的总死亡率在 1970 年至 1994 年一直保持上升，但是死亡分布情况已经发生了显著变化。20 世纪 80 年代中期，男性肺癌死亡率在达到高峰后开始下降。相比之下，女性（尤其是老年女性）肺癌死亡率则出现大幅上升，并且该数字目前还在继续增长。1970 年至 1994 年，年龄大于 55 岁的女性的肺癌死亡率激增了 400%，超过了乳腺癌与结肠癌死亡率增加部分的总和。这种指数级别的飙升不仅几乎抹杀了肺癌患者的全部生存获益，同时也抵消了人们在治疗其他所有类型癌症中所取得的进步。

此外，肺癌死亡率模式的变化也部分解释了癌症死亡率中年龄偏差的问题。研究显示，肺癌发病率在年龄大于 55 岁的人群中最高，年龄小于 55 岁的人群则相对较低，当然这也是 20 世纪 50 年代以来吸烟行为改变的结果。年轻人癌症死亡率的下降完全被老年人癌症死亡率的上升抵消。

综上所述,《癌症战无不胜》这篇文章的标题有些危言耸听。其实抗癌战争陷入僵局只是某种正在进行的生死博弈的产物。尽管贝勒想去证实抗癌战争已经濒临失败,但是他实际上记录了一场动态变化的攻防对决。

因此,即便是贝勒(抗癌战争中最直言不讳且与众不同的批评家)也不能否认这场战争极富挑战性。在一次电视访谈中,他很不情愿地承认了这一点[33]:

> 采访者:你们为什么认为癌症死亡率只是略有下降或维持不变呢?
>
> 贝勒:其实我们认为癌症死亡率或许已经下降了一个百分点。不过我宁愿再多等一段时间来确认这个拐点,但是即便拐点尚未到来,它也不会很远了……
>
> 采访者:贝勒博士?
>
> 贝勒:我想我们可能会接受这种现实。

※※※

虽然没有任何一种预防或治疗癌症的方法可以立竿见影,但不可否认的是,这种"现实"就是各种抗癌力量运筹帷幄的成果。无论是20世纪60年代与70年代的虚无承诺,还是80年代的痛苦挣扎,都被90年代脚踏实地的现实主义取代,当然这种崭新现实也带来了属于自己的希望。

时任NCI所长的理查德·克劳斯纳(Richard Klausner)曾经严厉批评贝勒与戈尔尼克评估报告中的失败主义,他指出:

"癌症实际上是一大类疾病。将其视为采用单一手段就可以治愈的简单疾病并不合逻辑,这就像是把神经精神疾病作为某种只对单一疗法起效的疾病那样荒谬。我们既不可能在短时间内就见到治疗癌症的'魔弹',也不可能发现通过预防或早筛摧毁所有癌症的'魔弹'……然而我们正在砥砺前行。尽管我们还有很长的路要走,但是将死亡率改善迟缓归咎于政策不利或主次颠倒未免偏颇。"[34]

目前一个肿瘤时代即将结束。该领域终于摆脱了青春期的躁动不安,人们不再痴迷于通用方案与根治疗法的诱惑,而是将注意力转向癌症基础问题的研究。调控某种特殊类型癌症行为的潜在机制是什么?所有癌症之间的共性是什么?乳腺癌有别于肺癌或前列腺癌的原因是什么?能否通过这些共性或差异绘制出治愈和预防癌症的全新路线图呢?

由于抗癌战争的方向已经转向此类疾病的内部(基础生物学与基本机制),因此为了回答这些问题,我们也必须将工作重点进行同步调整。因此我们最后还是回到了对癌细胞本身的研究。

第五部分

基因蓝图，自我扭曲

在我们找到病因之前，谈论治愈或考虑缓解均是纸上谈兵……如果不能在第一时间发现病因，那么这样的治疗必定漏洞百出且徒劳无益。[1]

——罗伯特·伯顿（Robert Burton）

《忧郁的解剖》(*The Anatomy of Melancholy*)，1893 年

你无法通过实验发现癌症的病因。这个问题不仅非常棘手，而且超出了科学家的能力。[2]

——癌症研究员赫尔曼（I. Hermann），1978 年

这些事件发生的"原因"是什么呢？[3]

——佩顿·劳斯谈及癌症的神秘起源，1966 年

第三十七章

"共同病因"

2005 年春季，我们这些肿瘤专科医生面临着人生中的关键时刻。我们即将各奔前程。我们当中有三位将留在医院从事临床研究与照护患者的工作，另有四位将继续在实验室里探索癌症的发病机制，而他们今后参与临床工作的时间将非常有限，每周只会在门诊接触为数不多的患者。

其实在这两条路之间做出选择全凭直觉。我们中的一些人觉得自己天生就适合做医生，其他人则认为他们注定要成为科学家。不过我的志向从做实习医生的第一天起就未曾改变。虽然临床医学的博大精深令人神往，但是我更愿意做一只孜孜不倦的实验小鼠，像夜行动物一样游走于基础癌症生物学领域。我仔细梳理过实验室研究的癌症类型，然后发现自己被白血病深深吸引。我之所以选择了实验室，是因为我的研究课题受到了卡拉的影响，而她的病情已经在我生命中留下了深深的烙印。

尽管我在医院的全职浸入式培训即将结束，但是临床工作中那些惊心动魄的时刻令我记忆犹新。一天深夜，除了餐具叮当作响外，医院周边都陷入了沉寂，外面凝重的气氛预示着大雨将至。当时我们中有七位（现在已经成为好友）正在办公室里给下一批专科医生准备患者交接的名单，没想到劳伦突然开始大声念起她在过去两年专科培训中照护过的逝者名字。劳伦灵机一动，她先是暂停了片刻，随即在每个名字后面加了一句悼词。

虽然这只是一个即兴的追思仪式，但是它在房间里激起了某种共鸣。于是我也加入其中，开始大声喊出那些已经去世的患者的名字，然后再加上一两句话表示敬意。

> 肯尼斯·阿马尔（Kenneth Armor），62 岁，罹患胃癌的内科医生。在最后的日子里，他只希望能与妻子去度个假，或是有时间陪陪他的猫。
>
> 奥斯卡·费舍尔（Oscar Fisher），38 岁，罹患小细胞肺癌。尽管费舍尔天生就有认知障碍，但是他依然是母亲最宠爱的孩子。费舍尔去世之后，母亲将念珠缠在他的指间。

当晚我对着这份名单独自坐在办公室里，追忆着他们的名字与容颜直至深夜。我们应该如何缅怀患者呢？我已经把这些患者视为无话不说的良师益友，似乎他们就是来自另一个大家庭的成员。我肃立在办公桌旁，仿佛是在参加一场葬礼。我在心潮澎湃之余感到双耳发烫、热泪盈眶。我环顾着房间里那些空荡荡的桌子，回想着我们七个人在过去两年间发生的巨变。精明能干的埃里克曾经自以为是、野心勃勃，如今他变得谦虚谨慎、内敛深沉。埃德温在刚来的第一个月还保持着乐观向上的情绪，可是他现在却总在公开谈论着辞职与消极的话题。有机化学家里克对临床医学非常痴迷，他正在纠结自己是否还要再回到实验室。除此之外，谨言慎行的劳伦则通过玩笑让晦涩的肿瘤评估变得生动。其实与癌症邂逅已经使我们失去了棱角，仿佛流水反复冲刷磨砺的岩石。

※※※

几天之后，我在输液室遇到了卡拉，她正在与护士们闲聊，就好像是老友重逢，而我从远处几乎没认出她来。我还记得卡拉第一次到医院时面色苍白的样子，不过现在她的脸庞已经多了几分红润，反复输液在其双臂造成的瘀斑也不见踪影。孩子们恢复了正常生活，丈夫重返了工作岗位，母亲也回到了位于佛罗里达的家中。如今卡拉的生活已经接近正常。她告诉我，女儿偶尔会从噩梦中哭醒。当我问及她出现这种情况是否与这一年的病痛折磨有关之时，她果断地摇摇头说："不。她只是害怕那些隐藏在黑暗中的恶魔。"

虽然卡拉从最早确诊到现在已经过了 1 年多，但是她还在服用 6- 巯基嘌呤与氨甲蝶呤（伯奇纳尔与法伯使用的药物）来阻止任何残余的癌细胞生长。只要想起病情危重的日子，她就会厌恶得浑身发抖。不过卡拉的身体已经开始趋于正常并且走向痊愈，而她体内的恶魔也像那些陈旧的瘀斑一样正在逐渐消失。

实验室传回的血细胞计数结果显示完全正常，说明卡拉的病情得到了有效缓解。虽然这个消息让我既惊讶又兴奋，但是我在告诉她的时候还是十分谨慎，尽量表现得不动声色。与所有的患者一样，卡拉对于过分热情会疑心很重：如果医生为了一点小小的胜利就欢呼雀跃，那么他很可能是在为最终的失败埋下伏笔。但是这次卡拉没有任何怀疑的理由。我告诉她血细胞计数结果看起来非常理想，今天不用再做其他检查了。卡拉十分清楚，对于白血病患者来说，没有消息就是最好的结果。

※※※

那天晚上，我在完成记录之后回到实验室，眼前依旧是一片忙碌的景象。博士后与研究生在显微镜和离心机之间来回穿梭。尽管偶尔可以辨别出几个医学词汇与短语，但是实验室语言与医学术语并没有什么交集，而这就像到邻国旅行遇到的情况一样，言谈举止相似的人们操着不同的方言：

"采用 PCR 检测白血病细胞应该出现这种条带。"

"你跑胶（琼脂糖凝胶电泳）的条件是什么？"

"4% 的琼脂糖。"

"RNA 是在离心过程中降解的吗？"

我从培养箱里拿出一板细胞。培养板上共有 384 个微孔，其大小几乎容不下两颗米粒。我在每个微孔里置入 200 个人类白血病细胞，然后从一大类未经检测的化学品中选出一种加入微孔。作为平行试验，我将另一块"相同"的细胞培养板（其中含有 200 个正常人类造血干细胞，每个微孔里也加入了同样的化学品）设为对照。

自动显微相机每天会对两块培养板里的全部微孔进行定时拍摄，电脑程序会计算出白血病细胞与正常干细胞的数量。其实该试验的目的是寻找某种可以杀伤白血病细胞而不危害正常干细胞的化学品（针对白血病的特异性靶向治疗）。

我从一个微孔中吸出几微升含有白血病细胞的液体置于显微镜下观察。这些肿胀的细胞看上去非常奇怪，表现为细胞核体积增大以及细胞质边缘变薄，而这意味着整个细胞正在疯狂地进行病理性分裂。我在实验室中使用的这些细胞源自 NCI，他们在培养与研究白血病细胞领域已经耕耘了将近 30 年。当然这种持续增殖的癌细胞就是此类疾病的狰狞写照。

从理论上来讲，这些细胞已经具备了永生化的特点，而它们原来的主人已经逝去 30 年了。

※※※

其实早在 1858 年，菲尔绍就发现了这种增殖的力量。[1] 当他在显微镜下观察癌症标本时，菲尔绍突然意识到癌症就是细胞增生、分化异常以及病理性生长的结果。然而尽管菲尔绍发现并描述了核心问题，但是他依然无法解释导致癌变的病因。菲尔绍认为炎症（机体对于损害做出的反应，通常表现为红、肿以及免疫系统激活）可以促进细胞增殖并导致恶性细胞生长。这种想法几乎切中要害，慢性炎症在长期作用数十年后的确可以诱发癌变（例如慢性肝炎病毒可以导致肝癌），不过他还是没能抓住问题的本质。研究显示，虽然损伤导致的炎症反应会促使细胞发生分裂，可这种细胞分裂只是对于某种外部因素（例如细菌或是伤口）的反应。其实癌细胞是在内部信号的作用下获得的自主性增殖的能力。菲尔绍将癌症的病因归结为细胞周围的生理环境异常，但是他并未意识到真正的问题就出在癌细胞身上。

华尔瑟·弗莱明（Walther Flemming）是一位生物学家，他所在的布拉格位于柏林（菲尔绍实验室所在地）以南 200 英里处。弗莱明希望能够揭示细胞异常分裂的原因，但是他采用的研究对象是蝾螈卵，而不是人类细胞。[2] 为了理解细胞分裂的机制，弗莱明必须描绘出细胞的内部结构。于是他在 1879 年通过苯胺对正在分裂的蝾螈细胞进行了染色，而保罗·埃尔利希就曾经使用过这种用途广泛的化学染料。染色结果证实了细胞核深处存在一种蓝色丝状物质，它会在细胞分裂前浓缩变亮成为一种天蓝色的阴影。随后弗莱明将这种蓝染的物质命名为染色体。他意识到每个物种的细胞都有不同数量的染色体（人类有 46 条，蝾螈有 14 条）。染色体在细胞分裂过程中经过复制后被平均分配到两个子细胞中，这样就可以使染色体的数量在细胞分裂、代际相传时保持恒定。但是弗莱明并未发现细胞中这些神秘的蓝色"小体"具有什么其他功能。

如果弗莱明将研究对象从蝾螈卵转换为菲尔绍关注的人体标本，那么他很可能会在理解癌细胞的发病机制上实现重要的理论飞跃。最终，曾经担任菲尔绍助手的戴维·保罗·冯·汉瑟曼（David Paul von Hansemann）在弗莱明与菲尔绍的基础上打通了彼此之间的逻辑关系。[3] 当冯·汉瑟曼在显微镜下观察被苯胺染色的癌细胞时，他注意到弗莱明发现的染色体在癌细胞中明显异常。这些细胞中的染色体表现为分离、磨损与混乱，而它们在经过断裂重接后可以形成三倍体与四倍体。

由于许多科学家还继续在癌细胞内寻找寄生物（某些病理学家对贝内特的自发化脓理论依然念念不忘），因此冯·汉瑟曼的观察结果具有深远的意义。冯·汉瑟曼指出，真正的问题就源自癌细胞内部这些小体的结构，也就是癌细胞内部的染色体。

　　然而这种现象到底是原因还是结果呢？究竟是癌症改变了染色体结构，还是染色体改变诱发了癌症呢？由于冯·汉瑟曼已经注意到染色体改变与癌症之间存在关联，因此他现在要做的就是通过某种实验找到二者的因果关系。

　　最终这个缺失的环节在菲尔绍曾经的助手西奥多·波弗利（Theodor Boveri）的实验室里得到了验证。与研究蝾螈细胞的弗莱明一样，波弗利也选择了简单生物中的简单细胞作为试验对象（他在那不勒斯附近被海风吹拂的沙滩上采集到的海胆卵）。就像动物王国中大部分的卵子一样，海胆卵也遵循严格的单配制：只要有精子进入卵子，那么卵子就会瞬间产生某种屏障阻止其他精子进入。受精过程完成后，受精卵开始分裂，先是一分为二，再二分为四，而染色体每次复制后都会平均分配到两个子细胞中。为了理解正常的染色体分离机制，波弗利设计了一种非自然状态的试验来阻止海胆卵与单个精子结合。[4]他先采用化学物质去除卵子的外膜，然后强行让卵子与两个精子受精。

　　波弗利发现这种多重受精会使染色体的复制发生混乱。卵子与两个精子结合后会产生三倍体（受精卵中含有三组染色体），从而导致染色体在细胞分裂时无法平均分配。由于受精卵的染色体不能在子细胞中得到合理分配，因此海胆细胞内部陷入了空前的混乱。其中只有极少部分携带有36条染色体组合的海胆能够正常发育，而那些染色体组合异常的细胞将停止发育（分化）并出现死亡。波弗利据此得出结论，染色体必定携带有控制细胞正常发育和生长的关键信息。

　　除此之外，这个结论也让波弗利对于癌细胞的发生机制做出了某种大胆（或许有些牵强）的推测。由于癌细胞中的染色体出现了非常明显的畸变，因此波弗利认为这些染色体异常可能就是癌症病理性生长的根源。

　　波弗利发现自己重新回到了盖仑的理论（这种传统观念认为所有癌症均源自某种共性的异常），于是他将其称为"癌症的共同病因"[5]。他写道，癌症并不是什么"不同疾病的非自然组合"[6]。与之相反，所有癌症背后都隐藏着某种共同的特征，而这种整齐划一的异常均源自染色体的畸变，也就是说此类问题就出在癌细胞的内部。尽管波弗利无法从更深层次上理解这种内部异常的本质，但是导致癌症发生的"共同病因"就隐藏在这种乱象之中，其根本问题与蓝色染色体的畸变有关（与黑胆汁没有任何关系）。

1914 年，波弗利在一本印刷精美的科学手册上发表了《关于恶性肿瘤的起源》（"Concerning the Origin of Malignant Tumors"）一文，阐述了染色体异常致癌理论。尽管他通过事实、想象与猜测将海胆和恶性肿瘤发生联系在一起，但是其理论还是遇到了一个出乎意料的问题，或者说是一个无法自圆其说的事实。1910 年，就在波弗利公开发表其理论前 4 年，供职于洛克菲勒研究所的佩顿·劳斯已经证实病毒可以导致鸡发生肉瘤，而这种病毒随后被命名为"劳斯肉瘤病毒"或者"RSV"。[7]

不过这个问题的关键在于：病毒（劳斯）与染色体（波弗利）致癌理论存在自相矛盾之处。病毒是一种入侵细胞的外部病原体，而染色体是一种位于细胞深处的内部结构，因此这两种截然相反的事物不可能作为相同疾病的"共同病因"，内部结构（染色体）与外部病原体（病毒）怎么可能都导致癌症发生呢？

虽然上述两种理论均缺乏有力的证据，但是病毒致癌的说法似乎更令人信服。1898 年，当体积微小的病毒首次作为植物致病微生物被分离出来，医学界就逐渐发现它可以引发许多动物与人类疾病。1909 年，也就是劳斯分离出致癌病毒的前一年，卡尔·兰德斯坦纳（Karl Landsteiner）发现脊髓灰质炎与某种病毒有关。[8] 到了 20 世纪 20 年代早期，学者们已经在实验室分离并培养出引发牛痘与人类疱疹感染的病毒，而这些结果也进一步确认了病毒和人类与动物疾病之间存在关联。

毫无疑问，人们对于病因的执着追求反映了渴望实现治愈的心声。如果致病因子具备外源性与传染性的特征，那么医学界就很有可能找到治愈癌症的手段。由于詹纳已经证实接种牛痘疫苗可以预防致命的天花，因此劳斯发现的致癌病毒（尽管只局限在鸡身上）也立刻引发了人们对于肿瘤疫苗的憧憬。相比之下，波弗利的染色体致癌理论（癌症源自某种隐藏在丝状染色体中的神秘病因）既缺乏实验证据又没有治愈希望。

※※※

20 世纪早期，当人们还在为癌症的发病机制（病毒抑或染色体）摇摆不定时，生物学界对于正常细胞的认知已经发生了天翻地覆的转变。作为播下这场革命种子的先驱，格雷戈·孟德尔只是一位隐居在奥地利布尔诺修道院的神职人员（他是个近视眼），平日里以种植豌豆作为业余爱好。19 世纪 60 年代早期，独自工作的孟德尔发现纯系植物的某些性状会表现为代际相传，例如豌豆花的颜色、种子的形状以及植株的高度。[9]当孟德尔使用小镊子把矮茎与高茎，或者蓝花与绿花植株进行杂交后，他在无意间发现了一个令人吃惊的现象。矮茎与高茎植株杂交后产生了高茎植株（不是中间高度的植株），而皱粒豌豆与圆粒豌豆杂交后只会得到皱粒豌豆。

孟德尔的豌豆杂交实验意义十分深远：他提出遗传性状是由某些独立且不可分割的微粒所决定的。生物体通过这些信息微粒将"指令"从某个细胞传递给其子代。

虽然孟德尔可以通过描述的方式来想象这些特征或属性（例如代际相传的颜色、质地或高度），但是他不能看到或理解这种信息在植株之间代际相传的规律。由于那台原始的光学显微镜无法深入细胞的内部，因此孟德尔也没有能力去揭示遗传背后的奥秘。他甚至没有给这种遗传单位起个名字。直到数十年之后的 1909 年，植物学家才将其命名为"基因"。[10]然而上述称谓只是停留在字面，它对于基因的结构或功能没有任何解释。孟德尔的研究给生物学界留下了长达半个世纪的悬疑：基因这种遗传微粒究竟是以何种生理或物理形式在细胞中进行传递的呢？

※※※

1910 年，位于纽约的哥伦比亚大学的胚胎学家托马斯·亨特·摩尔根（Thomas Hunt Morgan）终于破解了这个迷局。[11]与孟德尔一样，摩尔根也是一位执着的繁育者，只不过他的研究对象是果蝇。摩尔根的蝇室位于哥伦比亚大学校园一个偏远的角落里，他在此处用腐烂的香蕉饲养了成千上万的果蝇。摩尔根发现，某些可遗传的性状在果蝇中也会以不可分割的方式代际相传，例如父本或母本决定了子代眼睛的颜色与翅膀的形状而不会出现混合。

接下来，摩尔根又开始了另外一项研究。他观察到一种偶然出现的罕见性状——白眼与果蝇的性别密切相关，即白眼性状只出现在雄性果蝇中。既然"雄性"这种性别遗传与染色体有关，那么基因应该位于染色体（弗莱明在 30 年前鉴别出的丝状结构）上。实际上，弗莱明早期从观察染色体属性中获取的众多结果令摩尔根受益匪浅。研究显示，携带有基因的染色体在细胞分裂过程中被复制，从而使这些遗传信息在细胞或生物体中进行传递。由于染色体异常导致了海胆的生长发育异常，因此基因异常必定是功能紊乱的罪魁祸首。1915 年，摩尔根针对孟德尔的遗传理论提出了一个重要观点：基因就位于染色体上。基因通过细胞分裂过程中染色体的传递实现了向子细胞的转移。

※※※

此外，来自纽约洛克菲勒大学的细菌生物学家奥斯瓦尔德·埃弗里（Oswald Avery）对基因概念提出了第三种解释。[12]孟德尔发现了基因可以代际相传，摩尔根证实了基因由染色体携带。1926 年，埃弗里发现基因在某些类型的细菌中可以在两种生物体（邻近细菌）之间横向传递。即便细菌已经死亡，但是失活的细菌（只是某种化学物质的混合物）依然可以将遗传信息传递给活菌，这意味着细菌体内某种失活的化学物质负责运送基因。埃弗里将经过高温灭活的细菌化学成分进行分离，然后逐一进行检测以了解其传递基因的能力。1944 年，埃弗里与同事宣布，脱氧核糖核酸（或称 DNA）这种化学物质就是基因的携带者。科学家们此前认为 DNA 只是一种没有实际功能的细胞填充物，而这种曾被生物学家马克斯·德尔布吕克（Max Delbrück）不屑地称为"愚蠢的分子"的物质居然是细胞间遗传信息的主要传递者，甚至可以说它是整个化学世界中功能最为强大的分子。

到了 20 世纪 40 年代中期，也就是在生物学家创造出"基因"这个名词30 年之后，基因的分子属性才逐渐变得清晰起来。从功能上来讲，基因就是一种在细胞内或代际携带生物性状的遗传单位。从形态上而论，基因在细胞内部以染色体的形式存在。从组成上来看，基因由脱氧核糖核酸组成。

※※※

但是基因毕竟只是携带信息的载体。人们亟须对于其功能、形态与组成进行深入了解：遗传信息如何在细胞内部实现表达？基因做了什么，它是怎样做的？

为了回答这些问题，托马斯·摩尔根的学生乔治·比德尔（George Beadle）将研究对象从果蝇转移到黏液菌这种更为原始的生物上。[13] 比德尔与来自加利福尼亚州斯坦福大学的生物化学家爱德华·塔特姆（Edward Tatum）联手发现了基因携带有合成蛋白质的指令，而这种结构复杂的多聚大分子恰恰是执行细胞功能的主力军。

20 世纪 40 年代，研究人员发现细胞的大部分功能均由蛋白质执行。它们通过形成具有催化作用的酶来使那些对细胞生死至关重要的生化反应加速。作为其他蛋白质或分子的受体，蛋白质可以在细胞间传递信号。它们可以生成细胞的结构组件，例如可以使细胞以某种特定空间构象存在的分子支架。此外，它们也可以对其他蛋白质进行调控，从而在细胞内形成微小的回路来调整细胞的生命周期。

比德尔与塔特姆发现基因的作用在于为蛋白质合成提供蓝图。蛋白质是实现基因功能的具体产物，它就像是按照基因指令建造的机器。但是基因并不能直接合成蛋白质。20世纪50年代末期，来自巴黎的雅克·莫诺与弗朗索瓦·雅各布（Francois Jacob）、加州理工学院的西德尼·布伦纳（Sydney Brenner）与马修·梅塞尔森（Matthew Meselson）以及剑桥的弗朗西斯·克里克（Francis Crick）发现从基因合成蛋白质需要某种携带信息的中间体，也就是名为核糖核酸（RNA）的分子。

RNA相当于基因蓝图的工作拷贝。基因只有通过RNA才能够被翻译成为蛋白质。这种基因中间体的RNA拷贝携带有该基因的信息。遗传信息在细胞间进行传递时涉及一系列既彼此独立又相互配合的步骤。首先，位于染色体上的基因在细胞分裂时被复制并传递到子细胞。然后，基因以DNA的形式被转录为RNA拷贝。最后，这种RNA信息被翻译成蛋白质。作为遗传信息的终极产物，蛋白质执行基因编码的功能。

现在我们可以通过孟德尔与摩尔根的案例来阐明细胞信息传递的过程。之所以红眼果蝇具有明亮的红宝石色眼睛，是因为其基因上携带有合成红色素蛋白质的信息。每次细胞分裂都将生成该基因的拷贝，于是它就会从果蝇体内转移到卵细胞，然后再进入子代果蝇的细胞内。在子代果蝇的眼细胞中，这种基因实现"解码"，也就是转录为RNA中间体信息。接下来，RNA信息将指导眼细胞合成红色素蛋白质，并且繁育出下一代红眼果蝇。由此可见，对这种信息流的任何干扰都可能破坏红眼性状的传递，从而产生白眼果蝇。

研究发现，这种遗传信息的单向流动（DNA → RNA →蛋白质）普遍存在于各种生物体（细菌、黏液菌、果蝇以及人类）内。20世纪50年代中期，生物学家将其命名为分子生物学的"中心法则"。[14]

※※※

尽管生物学发现的辉煌时代（从19世纪60年代孟德尔发现基因到

20世纪50年代莫诺鉴定基因RNA拷贝）照亮了正常细胞的内部运行机制，但是它对于癌细胞或癌症发生的原理乏善可陈，不过其中也有两个令学术界感到振奋的案例。

第一个案例来自对人类疾病的研究。早在19世纪，医生们就已经注意到某些类型的癌症（例如乳腺癌与卵巢癌）具有家族史。其实单凭这点并不能证实遗传因素就是罪魁祸首：家族成员之间所共有的不仅是基因，还包括习惯、病毒、食物、化学品暴露以及神经症行为，并且所有这些因素在当时都曾经被视为致癌元凶。但是偶尔人们也会遇到家族史非常突出的病例，以至于遗传因素（进而联想到与基因的关系）的作用根本不容忽视。1872年，在里约执业的巴西眼科医生希拉里奥·德·戈维亚（Hilário de Gouvêa）给一位患有视网膜母细胞瘤（一种罕见的眼部恶性肿瘤）的年轻男孩做了眼球摘除术。[15]这位男孩在康复之后逐渐长大成人，并且娶了一位没有癌症家族史的女子，可是这对夫妻却有两位女儿因患双侧视网膜母细胞瘤（与父亲所患疾病相同）去世。于是德·戈维亚将其作为疑难病例进行了报道。虽然他并不懂得使用遗传学语言进行描述，但是对于后续的观察者来说，该病例预示着某种"存在"于基因中的遗传因子就是致癌元凶。由于此类病例极其罕见，因此很难通过实验来验证假设，而德·戈维亚的报道也没有受到任何重视。

上述来自巴西的怪病被报道数十年之后，科学家们围绕癌症病因的努力再次与成功失之交臂。20世纪头10年，哥伦比亚大学的果蝇遗传学家托马斯·亨特·摩尔根注意到蝇群中偶尔会出现果蝇突变体。在生物学上，突变体被定义为与野生型不同的生物体。他发现翅膀形态正常的大群果蝇中偶尔也会产生翅膀粗糙或缺刻的"怪物"。摩尔根意识到这些突变是基因发生改变的结果，并且它们还可以在生物体中代际传递。

但究竟是什么导致了突变呢？1928年，摩尔根的学生赫尔曼·约瑟夫·穆勒（Hermann Joseph Muller）发现X射线能够极大地提高果蝇突变率。[16]在哥伦比亚大学，摩尔根只是通过自然繁殖来培养果蝇突变体，（当DNA在细胞分裂期间进行复制时，复制错误偶尔会导致基因发生突变。）然而穆勒发现自己可以加速这些事件的发生。只要采用 X 射线照射果蝇，他就能够在数月内获得成百上千的突变体，远超摩尔根与其同事将近 20 年大规模培养所发现的数量。

X 射线与突变之间的关系几乎让摩尔根与穆勒接近了癌症发生的真相。人们知道辐射可以引发癌症（玛丽·居里的白血病与镭表工人的舌癌）。既然 X 射线可以引起果蝇基因突变，那么癌症是一种突变导致的疾病吗？既然突变源自基因发生改变，那么基因改变是癌症的"共同病因"吗？

如果摩尔根与穆勒这对师生能够凝心聚力发挥其聪明才智，那么他们很有可能早就破解了这个迷局，并且发现了突变与恶性肿瘤之间的本质联系。可惜这两位曾经志同道合的战友却沦落为势不两立的对手。年长的摩尔根不仅脾气暴躁，而且固执己见，他完全拒绝接受穆勒提出的突变理论（摩尔根认为这是一种主观臆测的结果）。与之相反，敏感多疑的穆勒觉得摩尔根只是想剽窃并占有其成果。1932 年，当穆勒把实验室搬到了得克萨斯州之后，他走到附近的树林里吞下了一把安眠药企图自杀。虽然穆勒经过这次磨难后活了下来，他却饱受焦虑与抑郁的困扰，并且影响了其以后的学术成就。

反之，摩尔根对通过果蝇研究来揭示人类疾病的想法始终持悲观态度。1933 年，摩尔根因为在果蝇遗传学领域做出的贡献被授予诺贝尔生理学或医学奖（1946 年，穆勒凭借其成果独享了诺贝尔奖）。但是摩尔根却谦卑地认为其成果与医学没有什么关系："根据我的理解，遗传学在医学领域的最大贡献就是某种思维方式的转变。"他认为医学与遗传学在遥远的未来可能会产生交集。摩尔根推测："医生可能会请他的遗传学朋友前来会诊。"[17]

但是对 20 世纪 40 年代的肿瘤学家来说，这种所谓的遗传学"会诊"根本遥不可及。从波弗利的时代开始，学术界寻觅癌症发生内在遗传因素的工作就已经停滞不前。尽管人们可以从癌组织的细胞中观察到病理性有丝分裂，但是遗传学家与胚胎学家依然无法解释以下关键问题：是什么突然导致有丝分裂从精准调控陷入一片狼藉呢?

其实从更深层次来看,遭受挫折的只是某种生物学的想象力。无论是波弗利的思维迅速从海胆跳跃至癌症,还是摩尔根的研究对象由豌豆转变为果蝇,其部分原因在于生物学本身就是反映生物体动态变化的过程,而从生物界中寻觅这种系统性的细胞蓝图也是该学科的使命。但是要将这种蓝图引入人类疾病研究领域是一件颇具挑战性的任务。虽然摩尔根在哥伦比亚大学收集到大量果蝇突变体,但是它们与真正的人类疾病没有任何相似之处。因此肿瘤科医生邀请"遗传学家朋友"来帮助理解癌症病理生理机制的说法显得非常可笑。

直到 20 世纪 70 年代,癌症研究学者才重新拾起基因与突变的语言。然而这条寻觅癌症真正"共同"病因的回归之路也许要花费 50 年才能走出新型生物学的迷局。

第三十八章

"癌症病毒"

不明飞行物、喜马拉雅雪人、尼斯湖水怪与人类癌症病毒。[1]

——虽被广泛宣传报道，但未经证实的四大"难解之谜"，

《医学世界新闻》（*Medical World News*），1974 年

生物化学家阿瑟·科恩伯格（Arthur Kornberg）曾经开玩笑地说道，现代生物学早期的研究方式就像寓言故事里那个在路灯下疯狂寻找钥匙的人。[2] 当路人询问其具体的遗失地点时，他却说自己实际上把它落在家里了。他之所以一直在路灯下寻找钥匙，是因为他觉得"这里的灯光最亮"。

在现代生物学的黎明到来之前，针对生物有机体的实验面临诸多挑战。由于科学家们根本无法预测研究结果，因此他们在实验对象选择上受到严重制约。实验只能在最简单的模式生物中进行，例如果蝇、海胆、细菌以及黏液菌，原因就在于那里的"灯光"最亮。

不过在癌症生物学领域，劳斯肉瘤病毒也是绝无仅有的奇葩。必须承认，这种罕见的病毒可以导致鸡罹患罕见的肉瘤[1]。除此之外，它还是

---

[1] 其他致癌病毒，例如 SV40 与人乳头瘤病毒（HPV），最终分别在 1960 年和 1983 年被发现。——作者注

在活体上诱发真正癌症最可靠的手段之一。癌症研究人员十分清楚，X射线、煤烟、香烟烟雾与石棉是大多数人类癌症的共同危险因素。其实他们也应该听说过巴西那个可能携带视网膜母细胞瘤基因的家族的案例。但是由于劳斯肉瘤病毒具有在实验环境下操控癌症的独门秘籍，因此它凭借这种优势成为科研舞台上举世瞩目的焦点。

当然，佩顿·劳斯的强大人格魅力也进一步提升了该领域研究工作的吸引力。说话铿锵有力的劳斯坚韧不拔、固执己见，他彼时已经对自己研究的病毒产生了某种情感依赖，因此根本不会接纳任何其他癌症病因理论。虽然劳斯承认流行病学家已经证实的外源性致癌物与癌症发生有关（多尔与希尔在 1950 年发表的研究成果明确显示吸烟与肺癌患者增加密切相关）的结论，但是这种结果并没有为癌症病因提供任何理论上的依据。劳斯感觉病毒就是唯一的答案。

到了 20 世纪 50 年代早期，癌症研究学者已经变为三大势均力敌的阵营。其中由劳斯领衔的病毒学家声称病毒就是致癌元凶，但是彼时医学界在人体内尚未发现此类病毒。以多尔与希尔为代表的流行病学家认为外源性化学物质才是罪魁祸首，不过他们无法提供支持其理论或结果的依据。而身处边缘地带的第三个阵营由西奥多·波弗利的继任者组成，尽管他们通过微弱的间接证据证明细胞内部的基因可能导致癌症发生，可是这种说法既缺乏流行病学家强大的临床数据支持，也无法得到病毒学家严谨的基础研究的验证。伟大的科学发现往往源自极端的矛盾对立，如今人们争论的焦点已经直指癌症生物学的核心。病原体是致癌元凶吗？外源性化学物质是罪魁祸首吗？内部基因是问题所在吗？为什么三大阵营的科学家有关癌症发生机制的观点大相径庭呢？

※※※

1951 年，年轻的病毒学家霍华德·特明（Howard Temin）以博士后的身份来到加利福尼亚州帕萨迪纳的加州理工学院从事果蝇遗传学研究。

不过生性急躁且富于想象的特明很快就厌倦了果蝇。于是他在重新选择课题之后来到雷纳托·杜尔贝科（Renato Dulbecco）的实验室研究劳斯肉瘤病毒。杜尔贝科是一位温文尔雅且举止不凡的卡拉布里亚贵族，就连他在管理加州理工学院的实验室时都带有某种淡泊的气质。特明在这里简直是如鱼得水：杜尔贝科的内敛与特明的外向正好相得益彰。如果说杜尔贝科希望保持距离，那么特明正好想要空间。特明与其他几位年轻科学家（包括后来在《科学美国人》上发表《抗癌战争》的约翰·凯恩斯）在帕萨迪纳找到一座房子，然后经常在展示厨艺（操着笨重的公共厨具）之余兴高采烈地讨论生物学谜题直至深夜。

特明在实验室里酝酿着一项几乎毫无胜算的特殊研究。[3] 直到 20 世纪 50 年代末期，劳斯肉瘤病毒依然只能在活鸡上诱发肿瘤。于是特明与哈里·鲁宾（Harry Rubin）密切合作，希望了解病毒将正常细胞转化为癌细胞的机制。为了实现既定目标，他们需要某种极度简化的实验系统（该系统不包括鸡与肿瘤，而是类似于培养皿里的细菌）。实际上，特明是想在培养皿中重现癌变的过程。1958 年，他在来到杜尔贝科实验室的第七年终于取得成功。当他将劳斯肉瘤病毒加入种植有正常细胞的培养皿后，这些被感染的细胞就开始失控地疯狂生长，并且形成了由数百个细胞组成的微小集落。特明推断，这些集落代表了癌症发生的基本形态，也就是病理性有丝分裂（细胞失控疯狂生长）的过程。他凭借丰富的想象力将这些微小的细胞集落具化为威胁人类生命的系统性疾病。但是特明坚信，细胞以及它和病毒之间的相互作用已经涵盖了启动恶性转化所需的全部生物部件。其实这种幽灵就源于生物体本身。

如今特明在培养皿中就可以完成过去几乎无法通过整体动物来进行的实验。1959 年，他使用这套系统开展的首批实验即取得了意想不到的结果。通常来说，病毒感染细胞后会产生更多的病毒，并且将感染更多的细胞，但是它们并不会直接影响细胞的基因组成（DNA）。例如，流感病毒在感染肺部细胞后会产生更多的流感病毒，然而它并不会在我们的基因中留下永久印记。病毒从体内消失后，我们的 DNA 依旧完整。可是劳斯肉瘤病毒的表现与众不同。只要劳斯肉瘤病毒感染了细胞，那么它就会物理附着到细胞 DNA，从而改变细胞的基因组成（改变基因组）。特明写道："从某些结构与功能上来看，这种病毒俨然已经成为细胞基因组的一部分。"[4][1]

可想而知，特明与杜尔贝科对于上述结果（"病毒基因拷贝从结构上附着到细胞基因"）非常着迷。不仅如此，它还引出了一个更为有趣的问题。研究显示，病毒基因有时以 RNA 中间体的形式存在。某些病毒已经省略基因的原始 DNA 拷贝，它们以 RNA 的形式保存基因组，只要病毒感染了细胞，RNA 就可以直接翻译成为病毒蛋白质。

特明从其他研究人员那里获知，劳斯肉瘤病毒就是这样一种 RNA 病毒。但是如果病毒基因复制以 RNA 作为起点，那么其基因拷贝是如何转换为 DNA 的呢？这种转换并不符合分子生物学的"中心法则"。该法则提出，生物信息将按照 DNA → RNA → 蛋白质的顺序进行单向流动。特明百思不得其解，RNA 到底是如何巧妙地以自身为模板合成 DNA 拷贝，然后在生物信息的单行道上逆向飞奔呢？

此时特明突然灵机一动：如果数据不符合法则，那么法则（不是数据）就应该修订。他假设劳斯肉瘤病毒具有一种在其他活生物体中绝无仅有的特殊属性：它可以将 RNA 逆向转录为 DNA。由于正常细胞中 DNA 转换为 RNA 的过程被称为"转录"，因此该病毒（或者受感染的细胞）必定拥有"逆转录"这种相反的能力。病毒学家迈克尔·毕晓普（Michael Bishop）时隔 25 年回忆道："虽然特明已经有所察觉，但是他缺乏直接证据支撑。[5] 这种尴尬的结果难以令人信服，最终该假说给他带来的只有嘲讽与悲伤。"[6]

※※※

其实就连特明本人起初也不相信会有逆转录存在。尽管特明提出了

---

[1]　尽管特明的此番表述源自推测，但是他的生物学直觉非常敏锐。数年之后，劳斯肉瘤病毒结构性附着于细胞基因组的权威证据才浮出水面。——作者注

一个大胆的推测，但是他现在亟须证据的支持。1960 年，决心找到证据的特明来到威斯康星大学麦卡尔德实验室。与帕萨迪纳（加州理工学院）不同的是，麦迪逊（麦卡尔德实验室）只是个冰天雪地中的偏僻小镇，不过这种宁静的环境非常符合特明的喜好。渴望静谧的特明在浑然不觉的情况下站在了一场分子生物学革命的边缘。当他每天沿着经常被积雪覆盖的湖边小路漫步时，心里总在想着通过实验寻觅生物信息逆向流动的证据。

其实仅仅是从 RNA 逆转录为 DNA 的想法就已经让他心潮澎湃了：这种创造历史的分子将逆转生物信息持续向前流动。为了证实存在这样一种过程，特明需要在试管中分离出能够完成逆转录的病毒酶，然后证明它可以根据 RNA 模板合成 DNA 拷贝。20 世纪 60 年代早期，特明根据工作需要聘请了一位名叫水谷哲（Satoshi Mizutani）的日本博士后，后者的任务就是从被病毒感染的细胞中纯化出逆转录酶。

然而水谷哲却带来了一场灾难。[7]一位同事回忆道，水谷哲根本就不适合做细胞生物学家，他经常造成细胞与培养基污染，让培养皿长出成团的真菌。于是心灰意懒的特明将他调到了一个与细胞研究无关的项目组。如果水谷哲不擅长直接与细胞打交道，那么他可以尝试从被病毒感染的细胞的化学提取物中纯化逆转录酶。这次调整充分发挥了水谷哲的潜质：他确实是一位天资聪颖的化学家。仅用一夜时间，他就从劳斯肉瘤病毒感染的细胞的提取物中发现了微弱的逆转录酶活性。当水谷哲把 RNA 加入这种细胞提取物时，他简直是"目睹"了其合成 DNA 拷贝的逆转录过程。现在特明终于得到了他梦寐以求的证据。劳斯肉瘤病毒并非等闲之辈，它可以逆向书写遗传信息，其本质就是一种逆转录病毒[1]。

在位于波士顿的麻省理工学院，年轻的病毒学家戴维·巴尔的摩（David Baltimore）也在另一种逆转录病毒中发现了 RNA 向 DNA 转录的痕迹。[8]恃才傲物的巴尔的摩对事业的追求非常执着。20 世纪 40 年

[1] 病毒学家后来创造了"逆转录病毒"（retrovirus）这个术语。——作者注

代，身为学生的巴尔的摩在缅因州的科学夏令营结识了担任助教的霍华德·特明。尽管他们此后在将近 10 年的时间里各有建树，但是却在事业的发展过程中不断产生交集。当特明在麦迪逊探索劳斯肉瘤病毒的逆转录机制时，巴尔的摩也开始为证明其病毒含有逆转录酶收集证据，而他与成功同样仅有一步之遥。

1970 年 5 月 27 日下午，也就是特明在实验室里发现了 RNA → DNA 转录酶的初步证据几周之后，他乘机飞到休斯敦，准备在第十届国际癌症大会上宣读其研究成果。第二天早晨，特明步行来到休斯敦市政中心那座气势雄伟的礼堂。为了刻意保持低调，特明将演讲题目定为 "DNA 在 RNA 病毒复制过程中的作用"。不过主办方给他安排的报告环节仅有 15 分钟。虽然在场的听众主要是肿瘤病毒学家，但是其中许多人已经昏昏欲睡。

不过当特明开始展示他的发现时，这些听众才猛然领悟到其重要性。就像一位研究人员回忆的那样，从表面上看，"这些内容都是枯燥乏味的生物化学知识……特明在演讲时仍旧带着单调高亢的鼻音，丝毫没有流露出任何兴奋之情"[9]。然而这项工作的重要意义已经超越了生物化学的范畴。人们此时终于明白特明根本不是在讨论病毒问题，他已经开始系统地推翻生物学领域的某项基本法则。于是听众们开始变得躁动起来。等到特明发言过半时，会场陷入了敬畏的寂静。听众中的科学家正在疯狂地记着笔记，纸张上布满了潦草的字迹。特明回忆道，只要走出会议室，"你就会看到人们正在忙着打电话……打给他们实验室里的同事"。由于特明宣布他在被病毒感染的细胞里发现了期待已久的酶活动迹象，因此 RNA 通过逆转录生成 DNA 的理论已经毋庸置疑。致癌病毒基因组也可以顺理成章地整合为细胞基因的一部分。

第二天上午，当特明回到麦迪逊的时候，他发现自己的实验室已经被电话留言淹没。其中最迫切的信息来自戴维·巴尔的摩，他对于特明的发现已经有所耳闻。出于礼貌，特明给巴尔的摩回了电话。

巴尔的摩问："你知道病毒颗粒中存在（这种酶）吗？"

特明说："我知道。"

以谨慎著称的巴尔的摩感到非常震惊。

"你是怎么知道的呢？"

"我们发现了它存在的证据。"

不过巴尔的摩也有了相同的发现。他已经从病毒颗粒中鉴定出了逆转录酶活性。如今这两家独立运行的实验室可谓是殊途同归。当然特明与巴尔的摩都急于将研究结果公之于众。1970 年夏季，《自然》杂志以背靠背的形式为他们刊登了两篇相似的报道。

特明与巴尔的摩在各自的文章中均提出了逆转录病毒生命周期的新理论。[10] 他们假设逆转录病毒的基因在细胞外以 RNA 的形式存在。当这些 RNA 病毒感染细胞后，它们会根据自身基因形成 DNA 拷贝，然后附着到细胞基因组上。这种名为"原病毒"的 DNA 拷贝会转录为 RNA 拷贝，从而使病毒像凤凰涅槃一样卷土重来。由于病毒处于循环往复（RNA → DNA → RNA）的动态变化过程中，因此细胞基因组上的病毒 DNA 拷贝数也忽高忽低。

※※※

特明的发现立刻被癌症科学家认定为潜在的病因，可是其成果根本得不到临床肿瘤学家的重视，当然这种情况无疑也反映了彼时学科渐行渐远的窘境。虽然特明在休斯敦的报告对于整个大会（法伯与弗雷也从波士顿前来参会）来说只是个小插曲，但本次会议却成为癌症治疗与癌症研究势不两立的缩影。经常是某间会议室在讨论化疗与手术，而另一间则在热议病毒致癌的机制，仿佛癌症世界中的"病因"与"治疗"已经被某种密不透风的屏障割裂开来。几乎没有科学家或者临床肿瘤学家能够跨越两个彼此孤立的世界。即便是法伯与弗雷在会议结束回到波士顿之后，其癌症治疗理念也并未发生明显的改变。

不过对于某些参加本次大会的科学家来说，如果能够将特明的研究结果发挥到极致，那么不仅会为癌症发病机制提供强有力的证据，同时还将为癌症治疗勾勒出清晰的路径。哥伦比亚大学病毒学家索尔·斯皮格尔曼以满腔热忱与精力旺盛著称，他在聆听了特明的报告后立刻产生了一种与众不同想法。由于这种想法的逻辑非常严谨，因此斯皮格尔曼觉得胜利就在眼前。特明曾经提到，当 RNA 病毒感染细胞后，它们会根据自身基因形成 DNA 拷贝，然后附着到细胞基因组上。斯皮格尔曼确信，尽管该过程的机制尚不清楚，但是它足以激活病毒基因。活化的病毒基因将诱导被感染细胞增殖，从而引发病理性有丝分裂，也就是癌症。

当然这种对癌症病因的解释颇具吸引力。它将劳斯的病毒致癌理论与波弗利的内部遗传学说合二为一。特明已经证实，病毒基因可以形成附着于细胞基因组上的内源性元件，因此内部异常与外源感染都会导致癌症发生。麻省理工学院的癌症生物学家罗伯特·温伯格（Robert Weinberg）回忆道："斯皮格尔曼只用了几分钟就皈依了新宗教（癌症病毒学说）。在特明发言的第二天，他就回到了纽约哥伦比亚大学的实验室开始重复其实验。"

斯皮格尔曼渴望证明逆转录病毒就是人类癌症的致病元凶。[11] 温伯格回忆道："这件事已经成了他的当务之急。"[12] 好在这种执着很快就有了结果。按照斯皮格尔曼的实验设计，他需要证实人类癌症中隐藏有逆转录病毒基因。经过艰苦卓绝的努力，斯皮格尔曼几乎在每种受测的癌症（白血病、乳腺癌、淋巴癌、恶性毒瘤、脑瘤以及黑色素瘤）中均发现了逆转录病毒的迹象。20 世纪 50 年代，NCI 启动了旨在寻找人类癌症病毒的特殊癌症病毒计划（SVCP），而斯皮格尔曼的发现也让 SVCP 在苦苦挣扎了 20 年后开始起死回生：人们终于发现了成千上万种期待已久的癌症病毒。于是 SVCP 为斯皮格尔曼的实验室投了大量的经费。但是这就像是两种病态行为的完美结合，充足的经费激发出了无限的热情（反之亦然）。换句话说，斯皮格尔曼在癌细胞中发现的逆转录病毒越多，SVCP 为其研究投入的资金就会越多。

然而斯皮格尔曼的努力最终被发现存在系统性缺陷。在他疯狂围猎人类癌症逆转录病毒的过程中，斯皮格尔曼极力鼓吹的病毒检测试验却"发现了"根本不存在的病毒或病毒迹象。20 世纪 70 年代中期，当美国各地的其他实验室尝试重复此项工作时，它们却找不到斯皮格尔曼所说的那些病毒。研究显示，人类逆转录病毒只能导致一种癌症（在加勒比海沿岸某些地区流行的一种地方性白血病）发生。温伯格写道："万众瞩目的人类病毒就这样悄然泯灭在黑夜中。SVCP 花掉了数亿美元……也没能让它出现。仿佛火箭从来没有离开过发射台。"[13]

其实斯皮格尔曼关于人类逆转录病毒的猜测对错参半，他在寻觅癌症病毒的过程中选错了细胞类型。逆转录病毒后来被证明是另一种疾病（不是癌症）的病因。1983 年，斯皮格尔曼死于胰腺癌，那时他已经听说在纽约与旧金山的男同性恋者与输血者中爆发了一种怪病。在斯皮格尔曼于纽约去世一年之后，人们终于查明了导致这种怪病的罪魁祸首，它就是一种名为 HIV 的人类逆转录病毒。

第三十九章

"猎杀 sarc"

听我说，蛇鲨是一种可怕的怪物。[1]

——刘易斯·卡罗尔（Lewis Carroll）

索尔·斯皮格尔曼已经完全迷失在寻觅人类癌症逆转录病毒的路途中。当然其遭遇的困境也具有典型的时代特征：20 世纪 70 年代早期，由于癌症生物学、NCI 以及 SVCP 都对人类癌症逆转录病毒的存在寄予厚望，因此当这种病毒与人们的期望相距甚远时，仿佛它们就丧失了某些至关重要的特征与想象力。如果人类癌症逆转录病毒并不存在，那么必定另有其他神秘机制在癌症发生中作祟。因此曾经指向病毒致癌学说的钟摆开始迅速向对侧倾斜。

直到 20 世纪 70 年代中期，特明还把逆转录病毒排除在人类癌症的病因之外。尽管他发现的逆转录机制确实颠覆了细胞生物学的中心法则，但是这并没有促进学术界对人类癌症发生的理解。特明深知，病毒基因可以将自身附着于细胞基因上，然而这并不能解释病毒致癌的机制。

当特明又一次面临这种理论与数据相背离的窘境时，他再次根据间接证据的支撑提出了一个大胆的猜测。特明认为，斯皮格尔曼与其他逆转录病毒捕手不仅将类比和事实相互混淆，而且也把信使与信息混为一谈。研究显示，劳斯肉瘤病毒向细胞插入病毒基因可以致癌，从而证明了基因改变能够引发癌症。但是特明指出，基因改变未必是病毒的作用。病毒只不过是把某种信息带到了细胞内部。为了理解癌症发生，我们需要鉴别出致病信息而不是信使。因此癌症病毒捕手需要带着新问题来重新审视这些病毒：导致细胞发生病理性有丝分裂的病毒基因是什么？以及上述基因与细胞内部突变具有何种联系？

到了 20 世纪 70 年代，有几家实验室开始关注这种病毒基因。不过好在劳斯肉瘤病毒基因组里一共只有 4 个基因。当时，加州大学在癌症病毒研究领域可谓是一马当先。病毒学家史蒂夫·马丁（Steve Martin）、彼得·沃格特（Peter Vogt）与彼得·杜斯伯格（Peter Duesberg）构建出了劳斯病毒突变体，但是这些可以正常复制的突变体无法成瘤，这表明病毒的致癌基因已经遭到破坏。通过分析此类病毒突变体中发生改变的基因，这些研究团队最终发现劳斯肉瘤病毒的致癌能力源自病毒中的某个单一基因。[2] 人们后来将其称为 src（念作"sarc"），也就是肉瘤（sarcoma）的缩写。

于是 src 这种由劳斯肉瘤病毒携带的"致癌信息"被认为是特明之谜的答案。当沃格特与杜斯伯格去除或灭活了病毒中的 src 之后，他们发现缺乏 src 的病毒既不会诱导细胞增殖，也不能启动转录。他们推断，src 是劳斯肉瘤病毒在进化过程中获得并被引入正常细胞中的某种缺陷基因。人们将它称为癌基因[1]，也就是能够致癌的基因。

随后，科罗拉多大学雷·埃里克森（Ray Erikson）实验室的一次偶然发现进一步阐明了 src 的功能。[3] 20 世纪 60 年代早期，当特明发现逆转录病毒的时候，埃里克森还只是一名在麦迪逊求学的研究生。自从加州大学发现 src 基因之后，埃里克森就一直在关注 src 功能领域的研究进展。1977 年，埃里克森与马克·科利特（Mark Collett）和约翰·布鲁日

[1] 1969 年，来自 NCI 的两位科学家罗伯特·许布纳（Robert Huebner）与乔治·托达罗（George Todaro）在缺乏证据的情况下提出了癌基因（oncogene）的概念。——作者注

（Joan Brugge）开始联手破译 *src* 的功能。埃里克森发现，*src* 是一种与众不同的基因。它可以编码一种修饰其他蛋白质的酶，而其最突出的功能就是将某个小分子磷酸基附着于这些蛋白质。实际上，它的作用就相当于某种精致的分子标签。[1] 其实，科学家已经在正常细胞内找到了许多功能相似的酶（它们可以将磷酸基附着于其他蛋白质）。不久之后，人们发现这些被称为"激酶"的蛋白质在细胞内起到了分子主控开关的作用。蛋白质经过磷酸化修饰后就像启动了开关（激活了蛋白质的功能）。通常来说，激酶会以级联形式顺序激活其他激酶。信号在链式反应的每个步骤中被逐级放大，直到许多此类分子开关被置于"启动"状态。这些激活的开关可以汇聚成为一股能够改变细胞"状态"的强大内部信号，例如，从未分裂状态进入分裂状态。

虽然 *src* 蛋白只是一种原型激酶，但是它的功能非常活跃[2]。研究显示，由病毒的 *src* 基因编码的蛋白质所向披靡，它能够迅速磷酸化周围的任何物质，其中就包括细胞内许多具有关键作用的蛋白质。*src* 蛋白通过狂风暴雨般的磷酸化"启动"了大量分子开关。对于 *src* 来说，这些活化蛋白随后会影响控制细胞分裂的蛋白质。因此 *src* 就这样强行使细胞从未分裂状态进入分裂状态，并且最终诱导细胞有丝分裂过程加速（癌症的特征）。

到了 20 世纪 70 年代末期，在生物化学家与肿瘤病毒学家的共同努力下，他们对 *src* 转化细胞的能力已经形成了初步共识。劳斯肉瘤病毒之所以能够导致鸡发生癌症，是因为进入细胞的 *src* 基因可以编码一种功能过度活跃的激酶。而这种激酶将"启动"一系列引发细胞疯狂分裂的开关。尽管所有这些精心设计的实验蕴含着人们的聪明才智，但是上述研究并未涉及人类癌症逆转录病毒，似乎它们与人类癌症没有任何直接联系。

---

[1] 在加州大学旧金山分校迈克尔·毕晓普实验室工作的亚特·莱文森（Art Levinson）也发现了这种磷酸化活性；我们会在后续章节讨论莱文森的发现。——作者注
[2] 虽然基因编码蛋白质，但是人们有时也会用相同的名称来标注基因（*src*）与其蛋白质（*src* 激酶）。生物学家可以通过上下文来判断某个名称指的是基因还是其蛋白质。——作者注

※※※

　　不过执着的特明依然认为通过 *src* 基因可以破解人类癌症的奥秘。他还有一个疑惑没有找到答案，那就是 *src* 基因的进化起源。病毒是如何"获得"此类具有强大破坏属性的基因呢？ *src* 蛋白是一种失控的病毒激酶吗？或者是病毒根据少量其他基因东拼西凑合成的激酶？特明知道，进化可以从旧基因中构建出新基因。但劳斯肉瘤病毒是从哪里找到的导致鸡细胞癌变的必要基因成分呢？

　　在加州大学旧金山分校位于市区小山上的建筑里，病毒学家 J. 迈克尔·毕晓普正全神贯注于研究病毒 *src* 基因的进化起源。毕晓普出生于宾夕法尼亚州的乡村，其父是一位路德派牧师。毕晓普曾经在葛底斯堡学院潜心学习历史，后来却半路出家进入哈佛大学医学院。他在麻省总医院完成了住院医师培训，接着继续深造成为一名病毒学家。20 世纪 60 年代，毕晓普来到加州大学旧金山分校建立了病毒学实验室。

　　加州大学旧金山分校彼时还只是一所鲜为人知且偏僻闭塞的医学院。毕晓普与其他同事合用的办公室就位于大楼某个不起眼的角落。由于房间非常狭小拥挤，因此毕晓普的同事需要起身才能让他走到办公桌前。哈罗德·瓦默斯（Harold Varmus）是一位身材瘦高且踌躇满志的 NIH 研究员。1969 年夏季，正在加利福尼亚州徒步旅行的瓦默斯敲响了毕晓普办公室的门，他询问自己能否加入其实验室从事逆转录病毒的研究，而当时那间办公室几乎没有可以落脚的地方。

　　其实瓦默斯本次旅行选择加利福尼亚是为了探险。作为一名痴迷于医学的文科毕业生，他在纽约哥伦比亚大学获得医学博士学位后又来到 NIH 进行病毒学研究。与毕晓普相同，瓦默斯也是一位学术界的奇葩（从中世纪文学、医学再到病毒学领域）。刘易斯·卡罗尔的《猎鲨记》（*Hunting of the Snark*）讲述了由一群乌合之众组成的狩猎队历经磨难去诱捕疯狂的隐形怪物蛇鲨的故事。然而这场狩猎根本就是个错误。20 世纪 70 年代早期，当瓦默斯与毕晓普打算开始研究 *src* 基因的起源之时，其他科学家冷嘲热讽地将此项计划称为"猎杀 sarc"。[4]

※※※

瓦默斯与毕晓普采用了一种简便易行的方法（部分源自 20 世纪 60 年代索尔·斯皮格尔曼的发明创造）开始了他们的寻觅，其目标就是找到与病毒 src 基因略相似的细胞基因，然后希望能够顺藤摸瓜发现 src 基因的进化前体。DNA 分子通常是以阴阳互补的双链形式存在，它们会被强大的分子间作用力"黏合"在一起。如果 DNA 上有任何一条链发生解离，那么它就可以和与其他结构互补的链相黏合。如果对某个 DNA 分子进行放射性标记，那么它会与混合物中的互补分子黏合，并且将放射性传递给第二个分子。因此通过检测放射性就可以了解它们之间的黏合力。

20 世纪 70 年代中期，毕晓普与瓦默斯开始利用这种"黏合"反应来寻找病毒 src 基因的同源基因。由于 src 是一种病毒基因，因此他们只想在正常细胞里发现 src 片段或碎片（相当于致癌 src 基因的祖先或远亲）。但是这次努力很快就发生了意料之外的转变。当瓦默斯与毕晓普仔细检查正常细胞时，他们并没有找到 src 基因的第三代或第五代表亲，但是他们发现与 src 几乎完全相同的序列就牢牢地嵌在正常细胞基因组中。

此后，瓦默斯 / 毕晓普与黛博拉·斯佩克特（Deborah Spector）/ 多米尼克·施特赫林（Dominique Stehelin）联手在许多细胞中发现了病毒 src 基因，包括鸭细胞、鹌鹑细胞与鹅细胞。似乎鸟类王国中到处分布着与 src 基因密切相关的同源基因，并且每次瓦默斯的团队上下打量其进化分支时都会遇到某些 src 基因变体。不久之后，加州大学旧金山分校的研究小组开始在多个物种中竞相寻找 src 同源基因。结果他们在牛、羊、雉鸡、火鸡、小鼠、兔与鱼的细胞里都找到了 src 同源基因。此外，研究人员还在萨克拉门托公园一只新生的鸸鹋的细胞内发现了 src。不过最为重要的是，人类细胞中也同样存在 src 同源基因。1976 年，瓦默斯在一封信里写道："src……无处不在。"[5]

然而正常细胞中的 src 基因与病毒 src 基因并不相同。纽约洛克菲勒大学的日本病毒学家花房秀三郎（Hidesaburo Hanafusa）将病毒 src 基因与正常细胞 src 基因进行对比后发现，这两种形式的 src 基因在遗传密码方面存在天壤之别。研究显示，病毒 src 基因携带有严重影响其功能的突变，而病毒 src 蛋白（正如埃里克森在科罗拉多大学所发现的那样）是一种功能紊乱且异常活跃的激酶，它无休止地通过磷酸基标记蛋白质，为细胞分裂提供了某种连续不断的"启动"信号。虽然细胞 src 蛋白具有相同的激酶活性，但是它根本没有病毒 src 蛋白那么活跃。与病毒 src 蛋白相比，细胞 src 蛋白在细胞分裂过程中会严格遵守"启动"与"关闭"机制。与之相反，始终处于激活状态的病毒 src 蛋白则把细胞变成了分裂机（埃里克森将其描述为自动机）。从某种意义上来说，病毒 src 基因（癌基因）就是超速运转的细胞 src 基因。

现在这些结果开始形成一种颇具说服力的理论，它即将对数十年来的各种判断做出统一解释：或许 src 这种癌基因前体就存在于细胞内部，或许病毒 src 基因就是由细胞 src 基因演化而来的。长期以来，逆转录病毒学家们一直认为是病毒引入的活化 src 基因导致正常细胞发生恶性转化。但 src 基因并非只源自病毒，所有细胞内部均存在这种前体基因。打个比方来说，癌症生物学经过数十年的寻觅，最终从终点又回到了起点（所有人类细胞中都存在的祖先基因）。

其实劳斯肉瘤病毒就是这场不可思议进化的意外产物。特明已经证实，逆转录病毒能够经常在细胞基因组中往来穿梭：RNA→DNA→RNA。在这种循环过程中，病毒可以在捕获细胞碎片后携带它们（就像藤壶一样）在细胞间进行转移。由于劳斯肉瘤病毒很可能从癌细胞中捕获到激活型 src 基因，因此只要它们附着于病毒基因组，就会产生更多的癌细胞。实际上，这种病毒对于源自癌细胞的基因（隐藏于癌症内部的寄生虫）来说不过是个偶遇的信使。劳斯的理论不仅毫无依据，而且可以说是大错特错。虽然病毒确实可以致癌，但是它们一般是通过篡改细胞内部的基因来实现。

※※※

科学通常会被描述成一种迭代与累积的过程，仿佛它就是一幅由众多模糊像素碎片组成的拼图。但是迭代远远不能形容真正意义上的科学理论创新。它并非以单一的像素化步骤来诠释结果或现象，而是让所有观察对象在瞬间凝练成完美的整体。似乎这一切就是某种目睹拼图自行组装的过程。

瓦默斯与毕晓普的实验恰好对癌症遗传学起到了画龙点睛的作用。其实验的重要意义在于，癌基因前体（瓦默斯与毕晓普称之为"原癌基因"）是一种正常的细胞基因。化学物质或 X 射线诱导突变致癌不是向细胞内"插入"外源基因，而是激活了内源性原癌基因。

劳斯在 1966 年写道："自然界有时似乎带有一种讽刺性的幽默感。"[6]然而劳斯肉瘤病毒的终极教训至今仍是最具讽刺意义的代表。劳斯肉瘤病毒已经引诱生物学家（其中最可悲的一位就是斯皮格尔曼）误入歧途将近 60 年了。不过幸好这条歧途最终又回到了正确的方向：人们先是将注意力从病毒 src 基因转移到细胞 src 基因，随后再到正常细胞基因组中普遍存在的内源性原癌基因概念。

在刘易斯·卡罗尔的诗里，当猎人们最终捕获了狡诈的蛇鲨时，却发现它根本不是什么天外来客，而是一位被派来抓捕蛇鲨的同伴。其实这与癌症的情况如出一辙，癌基因就源自人类基因组。事实上，希腊人使用"oncos"这个术语来形容肿瘤的确有先见之明。由于人类基因组中先天就"装载"有等待被激活的癌症，因此我们的基因注定要携带这种致命的负担（也就是与生俱来的"oncos"）。

1989 年，瓦默斯与毕晓普因发现逆转录病毒癌基因的细胞起源而荣获诺贝尔奖。在斯德哥尔摩举行的颁奖典礼上，瓦默斯回想起早年作为一名文科生的经历，他引述了英雄史诗《贝奥武甫》（*Beowulf*）的片段，并且重新演绎了勇士屠龙的故事。"我们并没有杀死我们的敌人（癌细胞），或者象征性地让它伤筋动骨，"瓦默斯说道，"在我们的冒险里，我们只是更加清晰地看到了怪兽，然后以全新的方式描述了其鳞片与牙齿，仿佛癌细胞与格伦德尔[1]（Grendel）一样都是对正常自我的扭曲。"[7]

---

[1]《贝奥武甫》中半人半妖的怪兽。——译者注

第四十章

突变假说

穿越世间喧嚣的淡淡微风

就像插入的精致楔形刻刀……[1]

——D. H. 劳伦斯（D. H. Lawrence）

1976 年夏季，逆转录病毒的研究进展令癌症生物学领域发生了巨变，而基因的作用也再次成为人们竞相追逐的焦点。哈罗德·瓦默斯与迈克尔·毕晓普的原癌基因理论为癌症发生提供了首个无可辩驳的学说。该理论解释了辐射、煤烟与烟草烟雾等各种看似无关的损害，通过突变与激活细胞内的癌基因前体导致癌变的机理。该理论阐明了布鲁斯·埃姆斯提出的致癌物与诱变剂间的特殊联系：化学物质之所以能够诱导 DNA 突变致癌，是因为它们可以改变细胞的原癌基因。除此之外，该理论还澄清了吸烟者与非吸烟者可能出现相同癌症的机制（尽管发病率不同）：虽然吸烟者与非吸烟者的细胞中都存在相同的原癌基因，但是烟草中的致癌物增加了这些基因的突变率，从而导致吸烟者的癌症发病率比非吸烟者更高。

然而人类癌基因到底长什么样？尽管肿瘤病毒学家已经先后在病毒

与细胞中找到了 *src* 基因，但是人类细胞基因组中肯定还分布着其他内源性原癌基因。

其实遗传学可以通过两种完全不同的方式来"观察"基因。第一种方式是从结构上：基因可以被视为某种沿着染色体排列的 DNA 片段（物理结构），而这就是摩尔根与弗莱明早年理解的那样。第二种方式是从功能上：根据孟德尔理论，基因可以被想象为某种代际传递的遗传性状。在 1970 年至 1980 年的 10 年间，癌症遗传学就是通过这两种方式来"观察"癌基因的。当然每种独特的视角都能够加深人们对于癌症发生机制的理解，从而使该领域越来越接近人类癌症核心分子畸变的真相。

不过破解这个问题还需要先从其结构进行剖析。1973 年，就在瓦默斯与毕晓普启动对 *src* 基因的早期研究时，芝加哥血液病学家珍妮特·罗利（Janet Rowley）已经观察到了人类癌症基因的物理形态。罗利的工作是通过分析细胞内染色体的染色模式来定位癌细胞中的染色体畸变。[2] 尽管她在染色体染色技术（兼具科学性与艺术性）上达到了炉火纯青的地步，但这毕竟只是一种过时的研究方法（就像在数码印刷时代描绘蛋彩画一样）。当癌症遗传学聚焦在 RNA、肿瘤病毒与致癌基因领域时，罗利却致力于让该学科重新回到波弗利与弗莱明发现的蓝色染色体上。然而更为匪夷所思的是，她选择研究的对象居然是慢性粒细胞白血病（CML），也就是贝内特笔下曾经声名狼藉的"血液化脓"。

其实罗利对于 CML 的研究建立在此前费城两位病理学家的工作基础上。20 世纪 50 年代末期，皮特·诺威尔（Peter Nowell）与戴维·亨格福德（David Hungerford）已经在 CML 中发现了一种特殊的染色体类型：癌细胞总是携带有一条缩短的染色体。[3] 人类细胞拥有 46 条（23 对）染色体，它们分别来自父母双方。诺威尔在 CML 细胞中发现了第 22 号染色体某条拷贝的头部出现缺失，于是他根据发现地将这种染色体畸变命名为"费城染色体"。但是诺威尔与亨格福德并不知道造成染色体缺失的原因以及缺失片段的去向。

根据既往研究的成果，她开始在 CML 细胞中寻觅第 22 号染色体缺失片段的踪迹。当罗利把精心染色的 CML 染色体照片放大数千倍后（她习惯于将这些照片铺在餐桌上，然后埋头寻找臭名昭著的费城染色体缺失片段），她很快就从中发现了一种特殊的模式。在 22 号染色体缺失的头部结合到 9 号染色体尾部的同时，9 号染色体的某个片段也反过来结合到了 22 号染色体上。学术界将这种遗传事件称为"易位"，也就是两条染色体片段的位置发生了改变。

罗利此后逐个检查了许多 CML 患者的染色体，并且发现他们的染色体都有相同的易位。冯·汉瑟曼与波弗利的发现使人们知道了癌细胞中存在染色体畸变，但是罗利的研究结果却提出了更为深刻的观点。癌症中的染色体异常并非杂乱无序，这些染色体异常完全有章可循：它们在某种类型的癌症中可能会存在相同的特异突变。

染色体易位可以使原本位于两个不同染色体上的基因融合在一起，产生名为"嵌合体"的新型基因。例如，9 号染色体的头部与 13 号染色体某个基因的尾部相互融合。虽然罗利认为 CML 患者的染色体易位也会生成此类嵌合体，但是她并不了解这种新型嵌合体怪胎的特征与功能。不过罗利已经证实，某种与众不同的基因突变（后来人们发现这是一种癌基因）可能就存在于人类癌细胞中，而她则是完全凭借染色体结构异常找到了 CML 的致病元凶。

※※※

20 世纪 70 年代早期，曾经于加州理工学院受训的遗传学家阿尔弗雷德·克努森（Alfred Knudson）在休斯敦也"观察"到了人类致癌基因（尽管来自另外一种截然不同的视角）。

尽管罗利通过研究癌细胞染色体的物理结构发现了致癌基因，但是克努森依然专注于基因功能的研究。由于基因是遗传物质的基本单位，因此它们能够确保性状代代相传。克努森认为，如果基因能够诱发癌症，那么他就有可能破解癌症的遗传模式，而这与孟德尔研究豌豆花色与植株高矮发现基因概念的方法如出一辙。

1969 年，克努森来到了位于得克萨斯州的安德森癌症中心，而弗赖雷克一手打造的儿童癌症临床中心方兴未艾。[4] 当时克努森迫切需要一种可供研究的"模式"癌症，他想通过遗传性恶性肿瘤的潜在遗传模式揭示癌基因的作用机制。由于视网膜母细胞瘤在同一家族中具有惊人的遗传倾向，因此这种由德·戈维亚在巴西发现的罕见眼癌亚型自然就成了研究对象。

视网膜母细胞瘤是一种结局非常悲惨的癌症，这种好发于儿童的肿瘤会侵犯童年时期最重要的器官：肿瘤就生长在眼内。研究显示，患儿有时只有在出现视物不清后才得以确诊。但是也有个别患儿的肿瘤在照相时被意外发现（眼睛被闪光灯照亮时会像猫眼一样诡异地闪烁，从而暴露出隐藏在晶状体之后的肿瘤）。如果不及时治疗，那么肿瘤会沿着眼眶后部的视神经侵入大脑。治疗方法主要是采用大剂量伽马射线烧灼肿瘤，或是通过外科手术摘除眼球（只留下空荡荡的眼窝）。

视网膜母细胞瘤具有两种不同的亚型，分别为与遗传有关的家族型与散发型。德·戈维亚已经发现了家族型视网膜母细胞瘤。罹患家族型或遗传型肿瘤的儿童可能具有明显的家族史（父亲、母亲、表亲、兄弟姐妹以及其他亲属均会发病），这些患者往往还是双眼受累（就像德·戈维亚在里约报道的那个病例一样）。当然该肿瘤也可以出现在没有家族史的患儿中。例如，罹患散发型肿瘤的儿童不仅没有家族史，而且通常只会有一只眼睛受累。

这种遗传模式引起了克努森的兴趣。他想知道通过数学分析能否辨别出散发型与家族型肿瘤进展过程中的细微差异。于是克努森采用了最简单的方法：他先是将散发型患儿与家族型患儿分成两组。然后通过查阅既往病历资料，克努森把两组患儿的发病年龄绘制成表格与曲线。有意思的是，他发现上述两组患儿的进展"速度"存在差异。家族型视网膜母细胞瘤患儿起病迅速，通常在出生后 2~6 个月就可以得到诊断。散发型视网膜母细胞瘤往往在患儿出生 2~4 年后才会出现。

　　但是为什么相同疾病的进展速度会在不同患儿中存在差异呢？克努森根据物理学与概率论的数学公式与简易方程为两组患儿建立了癌症进展模型。他发现这些数据符合一种简单的模式。家族型视网膜母细胞瘤患儿仅需要单个基因突变即可发病，散发型视网膜母细胞瘤患儿则涉及两个基因突变。

　　不过这又带来了另外一个令人费解的问题：为什么单个基因突变可以导致家族型患儿发病，而散发型患儿却需要两个基因突变才能发病呢？经过反复思考，克努森终于找到了一个言简意赅的解释。他回忆道："数字 2 是遗传学家最喜欢的符号。"[5] 由于每个正常人体细胞的染色体与基因都有两份拷贝，因此每个正常细胞都应该具备两份正常视网膜母细胞瘤基因（Rb 基因）拷贝。克努森推测，散发型视网膜母细胞瘤患儿只有在两份基因均突变失活的情况下才会发病。之所以散发型视网膜母细胞瘤患儿的发病年龄延迟，是因为同一个细胞中的 Rb 基因需要累积两个独立的突变。

　　相比之下，家族型视网膜母细胞瘤患儿先天就携带一份缺陷 Rb 基因拷贝。由于这些患儿的细胞里已经存在一份缺陷 Rb 基因拷贝，因此只需要单个额外突变即可让细胞发生变化并开始分裂。综上所述，这些患儿不仅更容易发病，而且进展也更为迅速，并且最终形成了克努森在统计图表中看到的差异（进展"速度"）。于是克努森将该理论称为癌症的二次突变假说。对某些癌基因来说，它们需要经受两次突变"打击"才能刺激细胞分裂并导致癌变发生。

　　尽管克努森的二次突变假说是对视网膜母细胞瘤遗传方式的力证，但是它乍看起来似乎并不符合既往癌症研究的分子生物学规律。[6] 回想一下，src 基因只需要一份激活拷贝就可以让细胞分裂失去控制，而克努森发现的 Rb 基因需要两份拷贝。为什么 src 基因发生单一突变就足以刺激细胞分裂，可是 Rb 基因突变却需要两份拷贝呢？

　　其实答案就在于这两种基因的功能差异。研究显示，src 基因在细胞分裂过程中会激活一种功能。就像雷·埃里克森与花房秀三郎所发现的那样，src 基因突变后将合成某种无法遏制其功能的细胞蛋白，这种肆无忌惮且极度活跃的激酶会在超速运转中持续刺激细胞分裂。与此同时，克努森发现的 Rb 基因却执行着相反的功能。虽然 Rb 基因可以抑制细胞增殖，但是它在失活（通过二次突变打击）后能够启动细胞分裂。因此克努森将功能相反的 Rb 称为抑癌基因。

他写道："这两类基因显然在儿童癌症发病中起着至关重要的作用。其中癌基因凭借活性异常或增强来发挥作用……抑癌基因（或肿瘤抑制基因）在肿瘤发生中处于隐性状态；并且仅在两份正常基因拷贝都缺失的情况下才会导致癌症发生。由于某些人的生殖细胞中已经携带此类突变，因此体细胞只需发生一次突变就很容易罹患肿瘤。除此之外，尽管某些儿童的生殖细胞中没有携带此类突变，但是也会在两次体细胞突变的作用下罹患肿瘤。"[7]

综上所述，这种与众不同的假说完全源自统计学推理。克努森根本不知道想象中抑癌基因的分子身份。他既没有在癌细胞中"观察"到这些基因，也从未通过生物学实验发现过 Rb。与孟德尔一样，克努森只是在统计学意义上了解这些基因。正如他说的那样，自己可以感觉到它们的存在，"就像人们可以根据摇曳的树枝来判断风的到来"。

※※※

到了 20 世纪 70 年代末期，瓦默斯、毕晓普与克努森开始将癌基因和抑癌基因的作用结合起来描述癌细胞的核心分子畸变。克努森认为，癌症基因可以分为两类。第一类是"正向"基因。例如 src 基因，它是正常细胞基因的激活型突变体。在正常细胞中，这些基因只有在收到适当的生长信号时才会促进细胞分裂。可是一旦发生突变，它们就会呈持续过度激活状态并导致细胞分裂失控。按照毕晓普说法，激活的原癌基因就像是汽车油门卡滞。由于携带这种基因的细胞无法停止有丝分裂，因此细胞会进入永久持续分裂状态。

　　第二类是"负向"基因，例如 *Rb* 基因，它可以抑制细胞分裂。在正常细胞中，这些抑癌基因或肿瘤抑制基因可以为细胞增殖提供"刹车"，细胞只要收到适当的信号就会停止细胞分裂。在癌细胞中，这些"刹车"在突变之后已经失活。按照毕晓普的说法，由于在"刹车"缺失的细胞里找不到有丝分裂的"停车"信号，因此细胞会无视所有"停车"信号的阻拦义无反顾地分裂下去。

　　其实原癌基因激活与抑癌基因失活（"油门卡滞"与"刹车失灵"[8]）这两种异常状态均代表了癌细胞中核心分子的缺陷。虽然瓦默斯、毕晓普与克努森并不知晓究竟需要多少此类缺陷才会最终导致癌变，但是他们认为这些因素共同作用就会导致癌症发生。

第四十一章

风险预测

当火光映射在洞穴对面墙上之时，他们只能看到自己或者彼此的影子。[1]

——柏拉图

科学哲学家卡尔·波普尔创造了"风险预测"一词来描述科学家验证未经测试的理论的过程。波普尔指出，优秀的理论会产生风险预测，它们冒着不存在或被证伪的风险来预测意料之外的事实或事件。如果意料之外的事实被证实或事件的确发生，那么该理论就赢得了信度与稳健性。当牛顿准确预言了 1758 年哈雷彗星的返回时，他对于万有引力的诠释也得到了最彻底的验证。1919 年，人们观测到来自遥远星体的光线在太阳重力的作用下发生了"弯曲"，而这种现象已经在爱因斯坦相对论的方程里得到了准确预测。

到了 20 世纪 70 年代末期，瓦默斯与毕晓普提出的癌变理论至少也衍生出一种风险预测。他们不仅已经证实癌基因前体（原癌基因）存在于所有正常细胞中，并且还在劳斯肉瘤病毒里找到了 *src* 原癌基因的激活版本。即便瓦默斯与毕晓普指出这种内部基因突变就是致癌元凶，他们也依然缺乏一个至关重要的证据作为支撑。如果瓦默斯与毕晓普的理论确实符合客观事实，那么这种突变型原癌基因必定存在于癌细胞中。然而到目前为止，虽然其他科学家已经从逆转录病毒里分离出各式各样的癌基因，但是没有人能从癌细胞中分离出癌基因的激活型突变体。

正如癌症生物学家罗伯特·温伯格所言："分离这样一种基因就像是要走出一个暗无天日的洞穴……科学家曾经只能间接地观察到癌基因的存在，如今他们却可以目睹癌细胞中这些鲜活的基因。"[2]

其实罗伯特·温伯格非常渴望扭转这种被动的局面。作为一名科班出身的病毒学家，他恰逢病毒致癌理论盛行的年代。20 世纪 60 年代，温伯格曾经在索尔克研究所杜尔贝科的实验室从猴病毒中分离 DNA 来研究其基因。1970 年，特明与巴尔的摩发现逆转录酶时，温伯格正在实验室中忙着从猴病毒中纯化基因。6 年以后，当瓦默斯与毕晓普宣布发现细胞 *src* 基因时，温伯格依然在辛勤地从病毒中纯化 DNA。在名人辈出的情况下，他感觉到自己永无出头之日，似乎逆转录病毒革命带着所有的神秘和荣耀与其失之交臂。

1972 年，温伯格来到了麻省理工学院的一间小型实验室，而不远处就是巴尔的摩研究致癌病毒的地方。他说道："系主任认为我就是个傻瓜，一个大傻瓜。虽然工作勤奋，但我仍然是傻瓜。"[3]温伯格的实验室位于麻省理工学院一个偏僻落寞的角落里。在这座 20 世纪 60 年代野派风格的建筑里，只有一部嘎吱作响的电梯尚在运行。尽管窗外远去的查尔斯河已经消失不见，但是它在冬季带来的寒风却足以穿透院落。此外，大楼地下纵横交错的通道还连接着许多密不透风的房间，这里是为其他实验室配钥匙或修机器的地方。

当然实验室也可以被视为某种机器。其实这种表述在科学界中与其说是恭维，倒不如说是贬低。对于高效运转且技术完备的实验室来说，虽然它就像一支能演奏出完美音阶的机器人管弦乐队，但这终究不是真正的音乐。到了 20 世纪 70 年代中期，温伯格已经在同事中留下了这样一种口碑：他是一位严谨求实、技术精湛的科学家，可是在实际操作中缺乏正确的研究方向。温伯格感到自己的工作完全陷入了停滞。他需要从某个简单明了的问题入手走出迷茫。

波士顿一场史无前例的暴风雪让温伯格茅塞顿开。[4] 1978年2月的某个清晨，温伯格在上班途中被极端罕见的风雪所困。尽管当时公共交通系统已经瘫痪，但是头戴橡胶帽、脚蹬雨靴的温伯格毅然决定在泥泞中跨过狂风呼啸的朗费罗桥前往实验室。不过这场风雪在横扫一切的同时也屏蔽了所有的喧嚣，并且为人们的内心营造出某种静谧朦胧的惬意。当温伯格穿过冰封的查尔斯河时，他的脑海中突然浮现出了逆转录病毒、癌症与人类癌基因的影子。

※※※

温伯格十分清楚，之所以分离与鉴定癌基因 *src* 的工作如此顺利，是因为劳斯肉瘤病毒仅由4个基因组成，癌基因在逆转录病毒的基因组里几乎是触手可及。与之相反的是，癌细胞的基因组中大约包含20 000多个基因，而在如此众多的基因中寻觅癌基因简直就是大海捞针。

但是癌基因天生就具备一种特殊的属性：它可以使正常细胞肆无忌惮地进行增殖。特明已经根据这种属性在培养皿中诱导细胞形成了"集落"，因此当温伯格联想到癌基因时也不会忘记这种基本属性。

温伯格推测，在癌细胞的20 000多个基因中，绝大多应该处于正常状态，其中只有极少数是突变的原癌基因。现在假设可以把癌细胞中所有20 000多个基因转移到20 000多个正常细胞中，最终让每个正常细胞都获得一个癌细胞的基因。虽然正常（未突变）基因不会对细胞产生影响，但是偶然获得癌基因的细胞会在信号的刺激下开始疯狂增殖。细胞分裂10次之后，它们就会在培养皿上形成小簇；细胞分裂12次之后，这些小簇将形成肉眼可见的"集落"，而这就是癌症发生原始阶段的基本形态。

这场暴风雪对温伯格来说就像是某种洗礼，他终于挣脱了逆转录病毒的束缚。如果癌细胞内存在激活型癌基因，那么将这些基因转移到正常细胞内就应该诱导它们分裂增殖。过去数十年来，癌症生物学家一直依赖劳斯肉瘤病毒将激活型 *src* 基因引入细胞导致其分裂，然而温伯格却巧妙地绕过了劳斯肉瘤病毒，他想要明确癌基因能否直接从癌细胞转移至正常细胞。当温伯格走到朗费罗桥的尽头时，漫天的雪花依然在其左右飞舞，他发现自己站在空旷的十字路口，头顶只有红绿灯在不停地闪烁。于是温伯格迈步穿过路口，径直奔向癌症中心。

※※※

现在温伯格面临的首要问题是技术：如何将癌细胞的 DNA 转染至一群正常细胞呢？幸运的是，10 年裹足不前的实验室生涯令他在技术上达到了炉火纯青的地步。温伯格选择的 DNA 转移方法需要从癌细胞的 DNA 纯化入手，而 DNA 就存在于凝乳样细胞提取物混悬液的絮状沉淀里。然后这些 DNA 会被剪切成数以千计的片段，并且每个片段上只携带 1~2 个基因。为了将 DNA 转染至细胞内，他还需要一种可以携带 DNA 进入细胞深处的分子（载体）。此时温伯格灵机一动。研究显示，DNA 能够与磷酸钙这种化学物质结合形成白色的微粒。由于这些微粒可以被细胞摄取，因此当细胞摄取它们的时候，结合在磷酸钙上的 DNA 片段也会被一并吸收。这些微粒像漫天飞雪一样被撒在培养皿中生长的正常细胞表层，仿佛完美诠释了温伯格在波士顿那场暴风雪中勾勒出的基因蓝图。

如果撒在细胞上的 DNA 雪片能够被它们内化，那么温伯格理想中的实验就近在眼前了。转染了癌基因的细胞将会肆无忌惮地生长并形成增殖集落。温伯格将对这些细胞集落进行分离，然后纯化诱导增殖的 DNA 片段，最终捕获真正的人类癌基因。

1979 年夏季，温伯格实验室的研究生施嘉和（Chiaho Shih）开始尝试在 15 种不同的小鼠癌细胞中寻觅诱导正常细胞产生集落的 DNA 片段。[5]

精明干练的施嘉和为人桀骜不驯，他经常沉浸在自己的实验里。此外，他非常固执己见：同事们记得，当施嘉和与温伯格的意见不一致时，就会故意加重口音假装听不懂英语，其实他平时在语言方面毫无障碍。尽管施嘉和的性格里多少有些怪癖，但他也是一位天生的完美主义者。施嘉和已经从实验室里的前辈那里学会了 DNA 转染技术，但是更为重要的是，他对于自己所培养的细胞具有一种本能的直觉，就像园丁可以辨别出正常与异常生长的差异。

施嘉和在培养皿中培养了数量众多的正常细胞，然后每周给它们喷洒一次癌细胞的基因。如今实验室里堆满了含有转染细胞的培养板。就像温伯格在穿越查尔斯河时获得灵感一样，施嘉和也很快便有了至关重要的初步结果。他发现只要转染小鼠癌细胞 DNA 就会在正常细胞中形成集落，从而证明了采用这种方法可以找到癌基因[1]。

温伯格与施嘉和对此感到既兴奋又困惑，于是他们进行了另一项更为大胆的改良实验。迄今为止，他们一直从小鼠癌细胞系中提取 DNA。通过调整实验策略与物种，他们现在开始向人类癌细胞进发。温伯格回忆道："如果我们历经千辛万苦才能捕捉到一个真正的癌基因，那么我们认为还不如在真正的人类癌症中寻找它的踪迹。"[6] 为此，施嘉和从丹娜－法伯癌症研究所带回了一株属于去世的老烟枪厄尔·詹森（Earl Jensen）的膀胱癌细胞系。然后他将这些细胞的 DNA 剪切成片段后转染至正常人类细胞系。接下来，施嘉和开始在显微镜下逐个检查细胞培养板上是否有集落形成。

当然实验也再次获得了成功。就像小鼠癌细胞系的结果一样，培养皿中出现了许多明显异常的细胞集落。于是温伯格催促施嘉和找出诱导正常细胞发生恶性转化的确切基因。现在温伯格的实验室开始全力以赴对第一个原生人类癌基因展开分离与鉴定工作。

---

[1] 事实上，温伯格使用的"正常"细胞也并非完全正常。由于它们已经出现了生长适应，因此单个激活的癌基因就能使它们进入转化生长。温伯格后来发现，真正的"正常细胞"需要数个基因突变才能发生转化。——作者注

不过他很快就发现这场比赛还有其他竞争者。在城市另一侧的法伯研究所,特明的学生杰夫·库珀(Geoff Cooper)也证实了癌细胞DNA可以诱导细胞发生恶性转化。而有相同发现的还有来自纽约冷泉港实验室的迈克尔·维格勒(Michael Wigler)。除了温伯格、库珀与维格勒之外,名不见经传的西班牙籍NCI研究员马里亚诺·巴巴西德(Mariano Barbacid)也发现了来自另一种癌细胞系的DNA片段能转化正常细胞。1981年冬末,四家实验室都开足马力向终点发起冲刺。到了次年初春,每家实验室都找到了自己盼望已久的基因。

1982年,温伯格、巴巴西德与维格勒分别报道了其发现并比较了他们的结果。[7]其实这简直就是一场殊途同归的重逢:三家实验室均从各自的细胞中分离出了名为ras基因的相同DNA片段[1]。虽然ras基因与src基因同样存在于全部细胞中,但是正常细胞中的ras基因与癌细胞中的ras基因在功能上大相径庭。ras基因在正常细胞中可以编码一种受到严格调控的蛋白质,它就像一种具有"启动"与"关闭"功能的精致分子开关。正如瓦默斯与毕晓普所预测的那样,ras基因在癌细胞中发生了突变。由于突变型ras基因编码了一种持续过度激活的蛋白质,使开关长期锁定于"启动"位置,因此这种蛋白质突变体会身不由己地发出诱导细胞分裂的信号。如今他们终于从活体癌细胞中捕获了万众瞩目的"原生"人类癌基因。温伯格指出:"一旦我们克隆出癌基因,那么我们就拥有了世界。"[8]似乎癌症发生的新理念与癌症治疗的新方法即将接踵而至。不过就像温伯格后来所述:"这简直就是场美妙的白日梦。"

※※※

1983年,就在温伯格从癌细胞中纯化出突变型ras基因数月之后,雷·埃里克森因在src基因活性与功能领域取得的成果来到华盛顿接受著

---

[1] 其实ras基因与src基因都是早年致癌病毒研究的发现。当然这也再次强调了此类病毒在揭示内源致癌基因机理方面的惊人能力。——作者注

名的通用汽车奖，而当晚另外一位获奖者是在白血病治疗领域做出巨大贡献的弗雷。[9]

那是一个群星璀璨的夜晚。颁奖仪式以烛光晚宴（位于华盛顿的某家宴会厅）作为开始，然后是祝词与敬酒环节。包括科学家、医学家、政治家以及许多拉斯克派[1]在内的社会精英均齐聚在铺着亚麻布的桌旁。当时人们谈论的话题不时转向癌基因的发现与根治性化疗的发明。但是这两个话题似乎发生在相互封闭隔绝的宇宙中，就像 10 多年前特明在休斯敦会议上遭遇的情况一样。弗雷因在白血病治疗领域的贡献获奖，而埃里克森因鉴别出癌基因的功能获奖，仿佛上述奖项被授予了两个毫不相干的研究领域。埃里克森回忆道："我不认为临床医生会有什么热情与癌症科学家携手共进。"[10]虽然病因与治疗彼此密不可分，但是由于这两大阵营各自为战，因此他们只能在黑夜里分道扬镳。

※※※

ras 基因的发现帮助癌症遗传学家完成了一桩心愿：他们已经从癌细胞中纯化出突变型癌基因。但是它的问世又开启了另外一场挑战。其实克努森的"二次突变假说"也衍生出一种风险预测：视网膜母细胞瘤的细胞内包含有两份失活的 *Rb* 基因拷贝。由于温伯格、维格勒与巴巴西德已经证实了瓦默斯和毕晓普的预测，因此现在需要有人分离出传说中的"抑癌基因"，然后证实视网膜母细胞瘤中两份 *Rb* 基因拷贝均已失活，以验证克努森的预测。

不过这场挑战也带来了某种奇怪的概念转折。抑癌基因从本质上来看是缺席的产物。当癌基因发生突变后会释放细胞生长的"启动"信号，而抑癌基因在发生突变后会移除细胞生长的"关闭"信号。之所以温伯格与施嘉和的转染实验能够取得成功，是因为癌基因可以导致正常细

---

[1] 1971 年《国家癌症法案》颁布之后，拉斯克派在很大程度上已经解散。虽然玛丽·拉斯克依然参与科学政策的制定，但是她也不再拥有 20 世纪 60 年代的影响力与气魄。——作者注

分裂失控，从而在培养皿中形成细胞集落。然而人们却不要指望转染抑癌基因的细胞会形成什么"抗集落"。温伯格写道："我们该如何捕获这些如幽灵般躲在黑幕背后影响细胞的基因呢？"[11]

20世纪80年代中期，癌症遗传学家已经开始瞥见视网膜母细胞瘤"黑幕"背后的模糊轮廓。通过分析视网膜母细胞瘤细胞的染色体[1]，他们证实Rb基因"位于"第13号染色体上。但是由于一条染色体往往会携带成千上万个基因，因此从如此庞大的集合中分离出单个基因简直是大海捞针[2]。当时许多设备完善的大型专业实验室都在疯狂地寻觅能够分离Rb基因的方法，包括韦伯斯特·卡夫尼（Webster Cavenee）在辛辛那提的实验室、布伦达·加利（Brenda Gallie）在多伦多的实验室以及温伯格在波士顿的实验室。不过所有这些努力都陷入了停滞。温伯格回忆道："尽管我们已经知道Rb基因的位置，但是我们不知道Rb基因到底是什么。"[12]

在查尔斯河（温伯格实验室一侧）的对岸，眼科医生出身的遗传学家萨德·德里亚（Thad Dryja）也加入了对Rb基因的围猎。德里亚的实验室位于麻省眼耳医院的六层，住院医师们通常将这里称作"眼球"。这家医院以眼科疾病的临床诊疗著称，但是它在基础研究上却乏善可陈。温伯格的怀特黑德研究所拥有最先进的技术力量，包括可以为成千上万DNA样本进行测序的仪器，以及能够深入细胞核心的高倍荧光显微镜。相比之下，循规蹈矩的麻省眼耳医院明显落后于时代的发展，它还在以木制橱窗中展示19世纪的眼镜与镜片为荣。

其实德里亚也是一位半路出家的癌症遗传学家。20世纪80年代中期，当他在波士顿的医院完成了眼科临床培训后，德里亚来到了儿童医院（位于城市的另一侧）的实验室从事眼科疾病的遗传学研究。作为一名对癌症颇感兴趣的眼科医生，德里亚的研究目标非常明确，那就是视网膜母细胞瘤。但即便是德里亚这位坚定的乐观主义者也曾在着手寻觅

---

[1] 遗传学家采用了珍妮特·罗利开创的染色技术。——作者注
[2] 特别是一个只有在失活时才凸显其功能的基因。——作者注

Rb 基因之际犹豫不决。"布伦达·加利与韦伯斯特·卡夫尼都放弃了他们（克隆 *Rb* 基因）的尝试。这段沉闷的日子简直令人备感煎熬。"

现在德里亚开始以某些关键假设为前提围猎 *Rb* 基因。[13] 他知道正常人类细胞中含有 46 条（23 对）染色体，而这些源自父母的染色体都有两份拷贝（除了性染色体）。因此每个正常细胞都应该有两份分别位于第 13 号染色体上的 *Rb* 基因拷贝。

假设克努森的"二次突变假说"正确无误，那么每个视网膜母细胞瘤中的 *Rb* 基因均应该发生两次独立的失活突变（每条染色体分别发生一次）。德里亚深知基因突变的类型千变万化，它们可能是激活基因的 DNA 发生了微小变化，或者是染色体大段缺失导致基因结构严重受损。由于 *Rb* 基因失活是导致视网膜母细胞瘤的必要条件，因此德里亚推断这种突变很可能与基因缺失有关。毕竟，造成基因大段缺失或许是导致基因瘫痪与失活的最迅速且最原始的方式。

德里亚认为，在大部分视网膜母细胞瘤中，两份 *Rb* 基因拷贝发生两次突变的部位并不相同。由于突变总是随机发生，因此两次突变恰好位于基因同一区域的概率微乎其微，而这就像掷百面骰子获得双六一样困难。通常来说，其中某种突变会"打击"基因的前端，另一种突变则会"打击"基因的后端（无论何种情况，它们产生的功能性结果都是令 *Rb* 基因失活）。因此这两次"打击"在大部分肿瘤中并不对称，它们分别影响了两条染色体上 *Rb* 基因的两个不同部位。

不过即便是百面骰子，被掷了多次之后也可能会出现双六。德里亚知道很难遇到两次突变都恰好导致姐妹染色体上基因同一区域缺失的肿瘤。如果确实发生这种情况，那么上述染色体片段会在细胞中完全缺失。如果德里亚能够找到某种鉴别缺失片段（视网膜母细胞瘤细胞中第 13 号染色体）的方法，那么他就可以迅速锁定 *Rb* 基因的位置。当然这也是最简单的办法：只要德里亚找到功能缺失的基因，那么他就可以发现结构缺失的部位。

为了鉴别出此类缺失片段，德里亚需要对第 13 号染色体进行结构标记，而这些名为探针的小段 DNA 将沿着染色体的长轴进行分布。他可以使用这些探针对瓦默斯与毕晓普在 20 世纪 70 年代进行的"黏附"反应稍加改进：如果 DNA 片段存在于肿瘤细胞中，那么它就会与探针黏附；如果 DNA 片段不存在，那么探针就不会黏附，从而识别出缺失的片段。尽管德里亚已经制备了一系列此类探针，但是他更需要一种无可替代的资源：一座大型冷冻肿瘤组织标本库。由于在两条染色体的 *Rb* 基因中找到某种共有缺失的机会非常渺茫，因此他必须对于大量肿瘤标本进行检测才可能发现目标。

其实这正是德里亚从与多伦多、休斯敦的大型专业实验室的竞争中胜出的关键优势所在。由于实验室科学家很少会冒险外出寻找人体标本，因此临床医生出身的德里亚凭借标本库占尽了先机。他带着收藏家般的童稚兴奋地说道："除了痴迷于收集视网膜母细胞瘤的标本，我还在医生与患者中发布正在寻觅相关病例的消息。每当有人发现一个病例，他们就会说，'去把德里亚那个家伙叫来'。然后我就会开车、乘机或者步行将挑选好的标本带回这里。我甚至还记住了患者的名字。由于视网膜母细胞瘤经常会波及家庭成员，因此我将通过电话来了解他们是否有兄弟姐妹或表亲患病。我有时候甚至比医生的消息还灵通（指肿瘤的情况）。"[14]

德里亚日复一日地从肿瘤标本中提取染色体并使用探针对其进行分析。如果探针与之结合（黏附），那么它们通常会在凝胶上发出信号；如果探针完全消失，那么信号就显示为空白。某天清晨，德里亚来到实验室找出了十几个已经完成检测的标本结果，然后对着窗户从左到右逐列观察着探针的印迹，仿佛一位正在读谱的钢琴家。突然之间，他在一个肿瘤标本的检测结果中看到了一片空白区域。被他称为 H3–8 的探针在那个肿瘤的两条染色体上均已缺失。他瞬间感到一阵狂喜，但是随即又陷入了焦虑。"我在那一刻已经感觉到 *Rb* 基因就在眼前。我终于发现了视网膜母细胞瘤的秘密。"[15]

※※※

尽管德里亚已经在肿瘤细胞中找到了一段缺失的 DNA，但是他目前需要在正常细胞中找到相应的片段才能分离出 *Rb* 基因。不过越接近尾声越是危机四伏，德里亚就像一位身处险境的特技演员，这种紧张的气氛在他那间狭小的实验室里也达到了极限。如今德里亚受制于基因分离技术不足与实验资源有限的短板。为了分离出 *Rb* 基因，他迫切需要帮助，于是他又做了一次尝试。德里亚曾经听说过温伯格实验室的研究人员也在寻觅视网膜母细胞瘤基因。因此他面临的选择一目了然：他可以与温伯格合作分离这个基因，也可以单枪匹马尝试并最终输掉这场比赛。

温伯格实验室中那位正在尝试分离 *Rb* 基因的科学家名叫史蒂夫·弗兰德（Steve Friend）。弗兰德天性乐观、机智敏捷且平易近人，他是一位接受过医学培训的分子遗传学家。在一次会议上，弗兰德曾经向德里亚偶然提起自己对 *Rb* 基因的兴趣。与拥有大量肿瘤标本的德里亚不同，弗兰德收集了一批 *Rb* 基因完整无缺的正常细胞。弗兰德的方法是先找到位于正常视网膜细胞中的基因，然后再尝试鉴别出视网膜母细胞瘤中的异常基因，而这恰好与德里亚的研究方向相反。

对于德里亚来说，这两种方法的互补性显而易见。虽然他已经鉴别出了肿瘤中的 DNA 缺失片段，但是弗兰德与温伯格能从正常细胞中提取出完整的全长基因吗？于是他们共同起草了两家实验室合作的初步方案。1985 年的某个清晨，德里亚攥着他的 H3–8 探针几乎是一路小跑穿过了朗费罗桥（此刻它已经成为通向胜利彼岸的阳关大道），然后直奔弗兰德位于怀特黑德研究所的实验室。

弗兰德先是通过快速实验检测了德里亚的探针，然后他也采用 DNA "黏附" 反应捕获并分离出了与 H3–8 探针结合的正常细胞基因。正如预测的那样，分离出的基因 "位于" 第 13 号染色体上。德里亚对肿瘤标本库中的候选基因进行深入检测后，他发现结果完全符合克努森 10 余年前做出的假设：全部视网膜母细胞瘤细胞均携带有两个失活的基因拷贝（二次突变），同时正常细胞携带有两个正常的基因拷贝。因此弗兰德分离出的候选基因毫无疑问就是 *Rb* 基因。

1986 年 10 月，弗兰德、温伯格与德里亚在《自然》杂志上发表了他们的成果。这篇文章是对温伯格 *ras* 基因研究报道的完美补充，而分离出的 *ras*（激活型原癌基因）与鉴别出的 *Rb*（抑癌基因）就像是一对互补的组合。温伯格写道："15 年前，克努森为视网膜母细胞瘤发生提供了理论基础，他认为至少需要两个遗传事件才能触发肿瘤形成。我们分离出的肿瘤抑制因子（人类抑癌基因）显然就是此类基因家族的一员。"[16]

但是 *Rb* 基因在正常细胞中的功能依然是个未解之谜。其实 *Rb* 这个名称完全是个误读。研究显示，*Rb*（视网膜母细胞瘤的英文缩写）基因并非只在罕见的儿童眼肿瘤里发生突变。20 世纪 90 年代早期，当科学家们在其他癌症中检测德里亚、弗兰德与温伯格分离出的基因时，他们发现 *Rb* 基因在成年人的肺癌、骨癌、食道癌、乳腺癌以及膀胱癌中均广泛存在突变。[17]与 *ras* 基因一样，*Rb* 基因几乎会出现在每个正在分裂的细胞里，并且许多恶性肿瘤内都存在 *Rb* 基因失活。因此将其称为 *Rb* 实际上极大地低估了该基因的作用、影响与威力。

Rb 基因编码了一种同名的 Rb 蛋白（具有很深的分子"口袋"），其主要作用是将某些与之结合的蛋白紧紧密封在口袋里，从而防止它们激活细胞分裂。[18]当细胞决定分裂时，它会给 Rb 蛋白添加磷酸基标记，这种分子信号可以使基因失活，并且迫使蛋白释放其同伴。Rb 蛋白相当于细胞分裂的守门人，它会在细胞分裂激活时打开一系列重要的分子闸门，并且在细胞分裂完成后迅速关闭它们。但是 *Rb* 基因突变将导致上述功能失活，因此癌细胞会认为闸门永久开放，最终导致细胞无法停止分裂。

※※※

成功克隆 *ras*（癌基因）与 *Rb*（抑癌基因）是癌症遗传学史上具有里程碑意义的时刻。1983 年至 1993 年的 10 年间，研究人员迅速在各种人类癌症中鉴别出了大量其他癌基因与抑癌基因（肿瘤抑制基因）：
myc、*neu*、*fos*、*ret*、*akt*（都是癌基因），以及 *p53*、*VHL*、*APC*（都是抑
癌基因）。[19] 如今逆转录病毒这种癌基因的意外载体已经消失得无影无踪。
瓦默斯与毕晓普的理论（癌基因源自被激活的细胞基因）被公认为适用
于多种癌症。除此之外，二次突变假说（抑癌基因是两条染色体上均需
要被灭活的基因）也被证实普遍适用于各种癌症。与此同时，癌症发生
的通用理论框架已经逐步清晰起来。癌细胞就像一台破损失控的机器，
癌基因与失活的抑癌基因分别是卡滞的油门与失灵的刹车[1]。

　　20 世纪 80 年代末期，人们从另一批起死回生的研究中又发现了许
多癌症相关基因。自从 1872 年德·戈维亚报道了巴西的家族性眼肿瘤
之后，遗传学家还发现了其他几个疑似携带癌基因的家族。当然这些家
族的故事也承载着相似的悲剧：此类疾病世世代代纠缠着家族成员，令
父母、子女与孙辈不得安宁。研究显示，这些患者的家族史具有两个明
显的特征。首先，遗传学家发现每个家族的癌症谱相对有限且往往固定
不变：例如，某个家族可能是结肠癌与卵巢癌高发，另一个家族常见乳
腺癌与卵巢癌，而第三个家族则是肉瘤、白血病与神经胶质瘤流行。其
次，由于不同的家族经常会出现类似的模式，因此也说明他们患有相同
的遗传综合征。在林奇综合征［目光敏锐的肿瘤学家亨利·林奇（Henry
Lynch）率先在一个来自内布拉斯加州的家族中描述了这种综合征］中，
结肠癌、卵巢癌、胃癌与胆管癌会在家族成员中世代相传。在李 – 佛美
尼综合征中，家族成员则容易反复出现骨肉瘤、内脏肉瘤、白血病以及
脑肿瘤。

　　20 世纪 80 年代至 90 年代，癌症遗传学家通过强大的分子遗传学
技术克隆并鉴别出某些癌症相关基因。研究显示，许多家族性癌症基因
（例如 *Rb* 基因）本身就是抑癌基因（尽管偶尔也有癌基因）。虽然大多

---

［1］　尽管病毒并非癌症发生的主要原因，但是病毒的确可以引起某些特殊癌症，例如人乳头瘤病毒会
　　　导致宫颈癌。宫颈癌的发病机制在 20 世纪 90 年代被破解之后，人们才发现 HPV 可以使 *Rb* 基因
　　　与 *p53* 基因的信号失活，而这也强调了内源性基因在病毒致癌中的重要作用。——作者注

数此类综合征在临床上非常罕见，但是有时遗传学家也发现癌症易感基因改变在人群中非常普遍。其中最具代表性的当数遗传学家玛丽·克莱尔－金（Mary Claire-King）首先提出，最后由马克·什科尔尼克（Mark Skolnick）团队在麦利亚德基因公司克隆出的 *BRCA1*，携带这种基因的女性对乳腺癌与卵巢癌具有强烈的易感性。由于 *BRCA1*（我们将在后续章节中提及）在特定人群中的比例可以高达 1%，因此它已经成为人类中最常见的癌症相关基因之一。

到了 20 世纪 90 年代早期，癌症生物学的发现终于跨越了佩顿·劳斯的鸡肿瘤与真正人类癌症之间的鸿沟。然而纯粹主义者对此依然耿耿于怀。罗伯特·科赫的教条思想仍旧束缚着癌症遗传学理论发展。科赫法则指出，如果要将某种病原体判定为"病因"，那么它必须要符合三项标准：（1）病原体必须位于患病生物体内；（2）它可以从患病生物体内被分离；（3）它从患病生物体转移至第二宿主后能够继续传播疾病。现在癌基因已经满足了前两条标准。它们不仅位于癌细胞内部，而且可以被分离出来。但是尚未有人证实癌基因本身能够在动物体内致癌。

20 世纪 80 年代中期，癌症遗传学家使尽了浑身解数来努力满足科赫法则的终极标准。1984 年，研究干细胞的生物学家发明了一种新技术，它可以将外源性基因引入小鼠早期胚胎，然后再通过这些经过修饰的胚胎繁殖出活体小鼠。他们创建的"转基因小鼠"体内有一个或多个基因被人为地永久性改变。于是癌症遗传学家抓住了这个机会。首先转移至小鼠体内的基因就包括一种源自淋巴瘤细胞的癌基因 *c-myc*。

哈佛大学的菲利普·莱德（Philip Leder）团队运用略做调整的转基因技术改变了小鼠的 *c-myc* 基因：他们巧妙地确保该基因只会在小鼠的乳腺组织中过度表达。[20]（其实并非所有细胞的 *myc* 基因都会被激活。如果 *myc* 基因在胚胎中被永久激活，那么胚胎就会变成一个过度增殖的细胞球，然后在机制不明的情况下自生自灭。激活活体小鼠中 *myc* 基因的唯一途径就是将该过程限制在某个细胞子集中。由于莱德的实验室正在研究乳腺癌，因此他选择了乳腺细胞。）莱德通俗地将其实验小鼠称为肿瘤鼠。1988年，他成功地为肿瘤鼠申请了一项专利，使其成为历史上首个获得专利的动物。[21]

莱德希望其创建的转基因小鼠会迅速成瘤，不过令他惊奇的是，肿瘤鼠身上长出的病灶与理论相差甚远。尽管这种具有侵袭性的癌基因已经被缝合到小鼠的染色体中，但是它们直到生命走向终结时才会在单侧发生微小乳腺癌。更出人意料的是，莱德的小鼠通常只在怀孕后成瘤，而这也提示乳腺细胞完全转化严重依赖环境因素（例如激素）的改变。莱德写道："活性 *myc* 基因看起来似乎并不足以成瘤。否则我们将发现5只荷瘤小鼠的双侧（乳腺）腺体均会罹患肿瘤。与之相反，我们的研究结果指出成瘤至少还需要两项附加条件。其中之一便是转化事件逐步深入……另一项似乎是与妊娠相关的激素环境（初步研究显示）。"[22]

为了检测其他致癌基因与环境刺激的作用，莱德创建了另一种染色体中携带有两种激活型原癌基因（*ras* 与 *myc* 只会在乳腺细胞中表达）的肿瘤鼠。[23] 几个月后，这些小鼠的乳腺上就布满了肿瘤。除此之外，肿瘤鼠对于妊娠激素环境的需求也得到了部分改善。然而人们在 *ras-myc* 小鼠身上只发现了几个特殊的癌症克隆。尽管每只肿瘤鼠体内有数以百万计的携带有激活型 *ras* 与 *myc* 基因的乳腺细胞，但是其中仅有几十个被赋予了最强效基因的细胞能够诱发真正的活体肿瘤。

即便如此，这仍然是一个具有里程碑意义实验：人们在动物体内创建了癌症模型。就像遗传学家克里夫·塔宾（Cliff Tabin）所回忆的那样："癌症遗传学已经跨入了一个新纪元。它不再局限于实验室层面的基因、通路与肿块，而是与动物体内真正生长的肿瘤为伴。"[24] 佩顿·劳斯长期以来对癌症发病机制（癌症发生并不只是生物体中某组特定细胞基因改变的结果）的质疑终于可以烟消云散了。

第四十二章

癌症标志

我不想在作品中获得永生。我渴望摆脱死亡实现不朽。[1]

——伍迪·艾伦

在哈佛大学医学院顶楼动物饲养所的笼子里，菲利普·莱德的肿瘤鼠的瘦小身躯承载着史无前例的重要使命。这些小鼠象征着癌症遗传学日臻成熟：科学家们已经通过人工操控 *ras* 与 *myc* 这两种基因在动物体内构建了真正的活体肿瘤（并非培养皿中抽象、苍白的细胞集落）。不过莱德的实验也对癌症发生提出了进一步的问题。癌症不仅是生长在机体内部的肿块，它还是能够转移、进化、入侵器官、破坏组织以及抵抗药物的疾病。即便激活了这两种强大的原癌基因也无法全面概括每个小鼠细胞的癌变机制。虽然癌症遗传学对于癌症发生颇有启发，但是目前显然仍有许多疑问尚待解决。

如果肿瘤鼠体内同时出现的两种癌基因都不足以致癌，那么到底需要多少种活化的原癌基因与失活的抑癌基因才能成瘤呢？除此之外，还需要哪些遗传步骤才能将正常细胞转化为癌细胞呢？对于人类癌症而言，这些问题根本无法通过实验来解决。毕竟我们还不能前瞻性地"创造"

人类癌症并追踪基因的活化与失活。但是上述问题可以通过回顾性分析得到解答。1988 年，约翰斯·霍普金斯大学医学院的内科学家伯特·沃格斯坦（Bert Vogelstein）通过研究人类标本描述了启动癌症所需的基因突变数量。为了破解这个变幻莫测的迷局，沃格斯坦几乎花费了 20 年。

沃格斯坦受到 20 世纪 50 年代乔治·帕帕尼科拉乌与奥斯卡·奥尔巴赫研究的启发。虽然帕帕尼科拉乌与奥尔巴赫研究的疾病不同，但是他们都意识到癌症不会直接从正常细胞中发生。与之相反，癌症发生的过程通常非常缓慢，并且它们历经的过渡阶段（从完全正常到彻底异常）也是时断时续。在宫颈癌演化成为高侵袭性肿瘤之前的数十年，人们在组织中已经观察到成片分布的非侵袭性癌前细胞正蠢蠢欲动。（宫颈涂片的目标就是在癌症扩散前确诊并根除这种癌前病变。）同样，奥尔巴赫也注意到，吸烟者的肺部早在肺癌出现之前就可以见到癌前细胞。此外，人类结肠癌在演进过程中也会逐渐分化离散，它会从非侵袭性癌前病变（腺瘤）发展为高侵袭性晚期肿瘤（浸润癌）。

沃格斯坦决定从研究结肠癌的发病机制入手。他先是从不同分期的结肠癌患者标本中遴选出四种人类癌基因（癌基因与抑癌基因），然后结合分期对标本中基因[1]的活化与失活情况进行分析。

由于每种癌症都存在异质性，因此人们可能会天真地认为，每位患者的癌症都有自己的基因突变序列与独特的突变基因组合。但是沃格斯坦在其结肠癌标本中发现了一种令人吃惊的模式：在许多标本与患者中，癌症分期与基因突变的趋势完全一致。然而癌细胞不能随意激活或灭活基因。相反，从癌前病变转化为浸润癌可能会以某种严苛的顺序与基因的活化或失活精准对接。

1988 年，沃格斯坦在《新英格兰医学杂志》中写道："这四种分子在以某种累积的方式影响着肿瘤进展。"他提出，"在肿瘤形成早期，结肠细胞似乎因生长速度超过同伴而形成小型良性肿瘤。（这些）细胞在生

---

[1]　1988 年，人们仅鉴别出一种基因（*ras*）的确切身份。尽管其他三种基因均被认为是抑癌基因，但是它们的身份直到后来才得到验证。——作者注

长过程中往往会发生 *ras* 基因突变。最终，出现抑癌基因缺失……或许
与腺瘤向癌症进展有关。"[2]

由于沃格斯坦已经预先选择了上述四种基因，因此他无法列举癌症
发生所需的全部基因总数。（1988 年的技术水平尚不能满足此类分析，
他需要再等 20 年才能赶上这项技术问世。）但是沃格斯坦已经验证了一
项重要的观点，那就是确实存在这种离散的遗传路径。帕帕尼科拉乌与
奥尔巴赫曾经将癌症病理转化描述为一个多步骤过程，它从癌前病变开
始毅然决然地向浸润癌转化。如今沃格斯坦证实癌症遗传演进同样是一
个多步骤过程。

好在天道酬勤。在 1980 年至 1990 年的 10 年里，科学家在人类基
因组中发现了数量惊人的原癌基因与抑癌基因（据最新统计，共有大
约 100 种此类基因），但是它们的丰度也引出了另外一个令人不安的问
题：如果基因组中分布着数量众多的失控基因（仿佛只要轻轻一按，它
们就可以将细胞送上癌变之路），那么癌症为何不会随时随地在人体内发
生呢？

其实癌症遗传学家已经为上述问题找到了两个答案。第一，原癌基
因需要通过突变来激活，而突变只是一种小概率事件；第二，抑癌基因
需要被灭活，但是由于每个抑癌基因往往存在两份拷贝，因此需要两次
独立的突变才能使其灭活，而这种情况则更为罕见。现在沃格斯坦又发
现了第三个答案。他推测，任何单个基因的活化或失活只是通向癌变的
第一步。癌症演进是一个曲折漫长的过程，其中涉及众多基因突变的反
复迭代。从遗传学角度来说，我们的细胞并未触及癌症深渊的边界，它
们只是以离散的方式被逐渐吞噬。

※※※

当沃格斯坦描述癌症基因序贯突变的缓慢进程时，癌症生物学家正
在调查这些突变的实际功能。他们知道，癌基因突变可以被简单地分为

两类，也就是原癌基因活化或抑癌基因失活。尽管细胞分裂失控是癌症的病理特征，但是癌细胞的作用不只局限于分裂，它们还可以在体内游走、破坏组织、入侵器官以及远处转移。为了全面理解癌症综合征的表现，生物学家需要把癌细胞的基因突变与这些细胞复杂多变的异常行为联系起来。

基因编码的蛋白质其实就像微型分子开关一样，它们在细胞里可以通过"启动"或"关闭"来激活或灭活其他蛋白质。其实我们可以勾勒出任何此类蛋白质的示意图：蛋白质 A 启动蛋白质 B，蛋白质 B 启动蛋白质 C 并关闭蛋白质 D，蛋白质 D 启动蛋白质 E，以此类推。而这种分子级联被称为蛋白质的信号通路。此类通路（输入输出信号）在细胞中持续活跃，细胞才可以在环境中发挥作用。

遗传生物学家发现，原癌基因与抑癌基因就处于这种信号通路的枢纽位置。例如，Ras 可以激活一种名为 Mek 的蛋白质，然后 Mek 顺序激活了 Erk（通过某些中间步骤），并且最终加速细胞分裂。这种被称为 Ras → Mek → Erk 通路的级联步骤在正常细胞中受到严格调控，从而确保细胞分裂万无一失。但是在癌细胞中，活化的"Ras"在逐级激活 Mek 与 Erk 后导致细胞分裂失控（病理性有丝分裂）。

其实活化的 *ras* 通路（Ras → Mek → Erk）并不只是加速细胞分裂，它也会与其他通路发生交互作用并对癌细胞的"行为"产生影响。20 世纪 90 年代，波士顿儿童医院的外科学家朱达·福克曼（Judah Folkman）证实癌细胞中某些活化的信号通路（包括 *ras* 在内）能够诱导邻近血管生成。由于肿瘤可以暗中刺激自身周边的血管网络来"获得"血液供给，然后像葡萄粒一样围绕这些血管呈簇状生长，因此福克曼称这种现象为"肿瘤血管新生"。[3]

斯坦·考斯梅尔（Stan Korsmeyer）是福克曼在哈佛的同事，他在癌细胞里也发现了源自突变基因的其他活化通路，它们可以赋予癌细胞抵抗死亡信号的能力来阻止其死亡。[4] 除此之外，某些通路可以使癌细胞获得启动转移所需的运动性（在组织间移动的能力）。当然还有某些基因级联能够提高细胞在恶劣环境下的存活率，以便使它们在不被环境（不适合癌细胞生存）排斥或破坏的情况下经过血流入侵其他器官。

总而言之，基因是决定癌症前世今生的关键所在。研究显示，异常基因支配着癌症行为的各个方面。源自突变基因的异常信号级联会波及整个癌细胞，它们可以通过改善存活、加快生长、促进流动、募集血管、增强营养以及获取氧气来维持癌症的生命。

这些基因级联显然是对正常机体中信号通路的扭曲。例如，被癌细胞激活的"运动基因"也是正常细胞在体内移动所需的基因（例如当免疫细胞向感染部位移动时）。肿瘤血管新生则利用了伤口愈合时血管生成的通路。没有什么发明创造，更没有什么天外来客。癌症的生命就是对人类生命的再现，它的存在就是我们自身的病理写照。苏珊·桑塔格曾经警告不要用隐喻来加重疾病负担，但这并不是隐喻。就癌细胞的内在分子核心来说，它们表现出的活力、生机、拼搏、睿智以及创新都反映了人类自身的属性。

※※※

20 世纪 90 年代早期，癌症遗传学家开始根据基因的分子改变构建癌症发生的模型。为了理解这个模型，让我们先以某个正常细胞来说明上述过程，假设该细胞就位于一名 40 岁的消防安全设备安装工的左肺。1968 年的某个清晨，一小块来自消防设备的石棉碎片通过空气飘到了那个细胞附近，他的身体随即对石棉碎片产生了炎症反应。现在石棉碎片周围的细胞开始疯狂地进入分裂状态（就像正在努力愈合的小伤口一样），同时一小团细胞也从此处的原始细胞中分化出来。

其中某个细胞内的 ras 基因意外地发生了突变。当然这种突变的结果就是产生了一种激活型 ras 基因。携带突变基因的细胞比邻近细胞生长得更快，并且在原始细胞团的基础上形成了新的细胞团。但它目前还不是癌细胞，而是癌细胞的原始祖先（细胞分裂部分失控）。

　　10 年之后。这一小群 *ras* 突变细胞在无人察觉的情况下继续在肺组织的边缘地带增殖。由于这位安装工有吸烟的习惯，因此焦油中的致癌化学物质在到达肺部边缘时会与那团 *ras* 突变细胞相遇。与此同时，其中某个细胞的基因又发生了二次突变，然后激活了第二个癌基因。

　　又过了 10 年。第二个细胞团中的某个细胞在受到 X 射线误照射后获得了另一次突变。虽然这次事件灭活了一个抑癌基因，但是由于该细胞中携带有两份拷贝，因此上述突变几乎没有造成什么影响。然而到了次年，又一次突变灭活了抑癌基因的第二份拷贝，从而产生了"含有两个活化癌基因与两个失活抑癌基因的细胞"。

　　如今一场致命的浩劫拉开了序幕。这些历经四次突变的细胞开始以超过其同类的速度加速繁殖。随着细胞不断生长，它们还获得了附加突变并且激活了各种通路，促使这些细胞进一步适应生长与存活。除此之外，肿瘤中的某个突变基因刺激了邻近血管生长，另一个突变则让这个需要血液滋养的肿瘤即便在低氧部位也能生存。

　　现在突变细胞开始不断分裂，生成新的细胞。由于某个增强细胞移动性的基因在细胞中被激活，因此这个细胞在获得移动性之后穿过肺组织进入血流。这种可移动癌细胞的子代获得了在骨骼中生存的能力，然后它们跟随血流来到骨盆的边缘，在那里开始了另一轮生存、选择与定植。当然这也意味着源自肺部的肿瘤首次出现转移。

　　患者偶尔会出现气短的症状，会觉得肺部边缘有种刺痛的感觉。此外，他在走路的时候偶尔会感到有东西在胸腔下方移动。又一年过去之后，患者自觉症状日益加重。于是他来到医院就诊并做了 CT。结果显示，其肺内支气管上包裹着一个环形肿物，活组织检查证实这是肺癌。某位外科医生在检查了患者与胸部 CT 结果之后认为该肿瘤已经无法手术。确诊 3 周之后，患者又因主诉胸部与臀部疼痛再次来到门诊。骨扫描显示肿瘤已经转移至肋骨与骨盆。

　　于是患者开始接受静脉化疗，而肺癌细胞也产生了应答。尽管他在此期间中经历了多种细胞毒性药物的轮番轰炸，某个肿瘤细胞却获得了另外一种对化疗药物产生耐药的突变。确诊 7 个月之后，患者体内的肿瘤已经广泛转移至全身各处（肺部、骨骼与肝脏）。2004 年 10 月 17 日清晨，他在麻醉剂的作用下于波士顿某家医院的病床上陷入深度昏迷，最后在妻子与孩子们的陪伴下死于肺癌转移，享年 76 岁。此时，那一小块石棉碎片还停留在其肺部边缘。

实际上，我只是以一个假设的癌症演化故事作为开始。虽然其中的基因、致癌物以及突变顺序均源自虚构，但这个故事里的主人公是真实存在的病例。我在麻省总医院接受专科培训期间，他是第一位在我照护期间逝去的患者。

我曾经说过，医学始于叙事。患者通过故事来陈述疾病，医生通过故事来了解疾病，科学通过自己的故事来诠释疾病。而这个癌症起源（致癌物导致内部基因突变，启动细胞内的级联通路，然后历经突变、选择与生存）的故事为我们理解癌症发生提供了最有说服力的证据。

※※※

1999 年秋季，罗伯特·温伯格在夏威夷参加了一个癌症生物学会议。[5]某天傍晚，他与另一位癌症生物学家道格拉斯·哈纳汉（Douglas Hanahan）徒步穿过那些由熔岩层组成的低矮黑色山峦，直到他们发现自己走到某个火山口才停了下来，随后开始驻足凝视。他们的谈话中多少带有一点沮丧。很长时间以来，癌症就像是某种乌七八糟的大杂烩一样为人们所议论。由于没有任何权威组织能够概括肿瘤复杂的生物学特征，因此人们在此类疾病中似乎找不到什么规律。

然而温伯格与哈纳汉十分清楚，过去 20 年的发现已经揭示出癌症发生的重要规律与原理。现在身陷癌症迷局的生物学家意识到，隐藏在这些惊人异质性背后的其实就是行为、基因与通路。2000 年 1 月，在那场徒步旅行结束几个月后，温伯格与哈纳汉在一篇标题为《癌症标志》的文章中总结了这些规律。[6]这是一部继往开来的里程碑式作品，它标志着近一个世纪的探索出现了转折，重新回到了波弗利"癌症共同病因"的原始概念：

"我们讨论了……控制正常人类细胞转化为恶性肿瘤的规律。我们认为过去数十年的研究已经揭示出少数分子、生化与细胞属性，而此类后天获得的能力为大多数或全部类型的人类癌症所共有。"[7]

那么温伯格与哈纳汉到底总结出多少"规律"来诠释100多种不同类型与亚型肿瘤的核心行为呢？虽然这个问题的广度堪称前所未有，但是其答案极其简洁：只有6条。"我们认为庞大的癌细胞基因型目录均源自6种可以共同决定恶性生长的基本细胞生理学改变。"

1. 生长信号自给自足：癌基因（例如 *ras* 或 *myc*）活化使癌细胞获得了自主增殖（病理性有丝分裂）的能力。

2. 对于生长抑制（抗生长作用）信号反应迟钝：癌细胞可以使在正常情况下抑制生长的抑癌基因（例如 *Rb*）失活。

3. 逃避细胞程序性死亡（细胞凋亡）：癌细胞能够抑制并灭活正常情况下引起细胞死亡的基因与通路。

4. 无限复制的潜力：癌细胞可以激活某些特定基因通路使其世代相生，直到永远。

5. 持续性血管新生：癌细胞通过肿瘤血管新生获得了从自身血液与血管中攫取营养的能力。

6. 组织浸润与转移：癌细胞具有转移到其他器官、入侵其他组织以及蚕食这些器官的能力，这些能力使它们可以蔓延到身体各处。

值得注意的是，温伯格与哈纳汉在文中写道，这6条规律并非针对癌症行为的抽象描述。*Rb*、*myc*、*ras* 等许多导致这6类行为的基因与通路已经得到确认。现在的任务就是要把对癌症生物学深层次因果关系的理解与治愈癌症有机结合起来。

"某些人可能会认为，对于此类疾病病因与治疗的探索在未来25年里依然会遵循既往的方式，这种做法只能让已经数不胜数的科学文献变得更加纷繁复杂。但是我们对此另有期待：那些研究癌症问题的专家将

会创建一门截然不同的学科，它将超越我们在过去 25 年间积淀的全部
知识。"

　　癌症科学理论的日趋成熟将会创造出一种崭新的癌症医学，温伯格
与哈纳汉断定："只要对发病机制有了全面透彻的理解，那么癌症预后和
治疗就会成为一门与当前从业者观念相悖的理性科学。"[8] 在黑夜中徘徊
了数十年之后，科学家终于对癌症有了一种清晰的认识。而医学的任务
就是继续在这条道路上探索征服癌症的新疗法。

第六部分

渐进发展，颠覆改变

我们确实到了收获的季节。[1]

——迈克尔·戈尔曼（Michael Gorman）

致信玛丽·拉斯克，1985 年

NCI 自 1971 年开始监督全美的研究与抗癌工作，如今它应该为下个 10 年制订一个气势恢宏的崭新目标：新药研发将为许多（即便不是全部）主要癌症提供终身治疗。由于我们终于理解了癌症的遗传真相与化学特征，因此击败癌症迟早将成为一个可以实现的愿景。[2]

——詹姆斯·沃森，2009 年

权力越完美，困难越突出。[3]

——传说为圣阿奎那所言

第四十三章

"努力绝非徒劳无功"

你见过吉米吗？……吉米就是美国或世界上成千上万的白血病或其他癌症患儿的代表。[1]

——吉米基金会的宣传手册，1963年

1997年夏季，来自马萨诸塞州比尔里卡的菲利斯·克劳森（Phyllis Clauson）女士代表吉米（法伯的形象大使）给丹娜 – 法伯癌症研究所寄来一封信。[2]此时距离身患肠道淋巴瘤的吉米从缅因州北部来到法伯在波士顿的诊所已经过去了将近50年。就像他同时代（20世纪50年代）的病友一样，大家都认为吉米早已不在人世。

但是事实并非如此。克劳森写道，吉米活得很好。吉米（埃纳·古斯塔夫森）是她的哥哥，他在缅因州做卡车司机，有三个孩子。半个世纪以来，他的家庭对于吉米的身份与病情闭口不谈。这件事只有西德尼·法伯了解详情：法伯在1973年去世之前每年都会寄圣诞贺卡。数十年来，克劳森及其兄弟姐妹每年都会向吉米基金会捐赠，可是他们没有告诉任何人募捐卡上的面部剪影就是吉米。[3]然而半个世纪之后，克劳森的良知令她感到不能再继续保守这个秘密了。她回忆道："我已经无法再将吉米的故事藏在心底了。我知道，我必须在埃纳在世的时候写这封信。"[4]

不过克劳森的信差点被扔进垃圾桶。尽管人们经常报道中看到"吉米"（就像看到"猫王"），但却没有什么真凭实据，当然这些都被证实只是噱头而已。医生们告诉吉米基金会的公关部，吉米幸存下来的可能性微乎其微，因此所有关于吉米的消息都会受到强烈质疑。可是克劳森的信件中包含着一些不容忽视的细节。克劳森不仅提到了1948年夏季在缅因州的新瑞典收听拉尔夫·爱德华兹的广播节目，她还想起埃纳在隆冬时节需要花上两天时间才能赶到波士顿就诊，并且他当时穿着棒球服静静地躺在卡车后面。

当克劳森告诉哥哥这封信已经寄出后，她发现埃纳终于长出了一口气。她回忆道："他似乎如释重负。埃纳是一位谦卑的兄长。他之所以刻意保持低调，是因为不想自吹自擂。"（他说："每当我在报纸上看到他们说在某地发现了吉米就会付之一笑。"）

卡伦·康明斯（Karen Cummings）是吉米基金会发展处的一位助理，她在看到克劳森的信后立即意识到这件事的重要性非比寻常。于是她在与克劳森沟通后联系上了古斯塔夫森。

※※※

几周之后的1998年1月，康明斯与吉米相约在波士顿郊外一家购物中心的卡车站见面。[5]在那个寒风刺骨的冬日清晨6点，古斯塔夫森夫妇挤进了康明斯温暖的轿车。康明斯带来了吉米1948年演唱的那支他最喜爱的歌曲的录音带，然后她按下了播放键。

> 带我去看棒球赛，
> 让我融入人群里。
> 来点花生爆米花，
> 流连忘返不归家。

古斯塔夫森在听到自己的声音后不禁热泪盈眶，康明斯与吉米的太太坐在车内也默默地泪流满面。

当月下旬，康明斯驱车来到位于缅因州北部的美丽小镇新瑞典，镇上棱角分明的建筑与朴素的自然风光相得益彰。老人们至今还能回忆起古斯塔夫森去波士顿进行化疗的旧事。任何时候只要镇里有人开车（轿车、卡车以及货车）经过东海岸就会为他往来波士顿提供方便，甚至可以说是举全镇之力才挽救了这个孩子的生命。康明斯坐在古斯塔夫森的厨房等候，看到他小心翼翼地从楼上取出一个纸盒，里面那件破旧不堪的棒球服正是波士顿勇士队在爱德华兹直播当晚送给吉米的礼物。现在康明斯不需要其他证据了。

自1998年5月算起，距离吉米从缅因州的小镇出发到儿童医院去见那位性格古怪、不苟言笑且身着三件套西装的医生几乎整整50年了，如今他终于在众星捧月之下重新回到吉米基金会。[6]然而与他同期的病友们早已躺在波士顿周边的墓地里，其中就有被顽固性白血病吞噬脾脏的桑德勒，有坐在电视旁梳着辫子的金发女孩，还有身患白血病的小姑娘珍妮。古斯塔夫森走进吉米基金会的大楼[1]，他迈过低矮的长台阶来到曾经安放有玩具火车的房间。许多患者、幸存者、护士与医生簇拥在他的身旁。仿佛瑞普·范·温克尔（Rip van Winkle）[2]一觉醒来后发现已经物是人非，克劳森记得他说道："无论是病房、患者还是药物，一切都变了。"[7]但最重要的是，生存率发生了彻底改变，"埃纳记忆中的肿瘤病房是一个挂满围帘的地方。当患儿病情平稳的时候，围帘就会处于敞开状态。不过他们很快会拉上围帘，等到围帘再打开的时候患儿就不见了"。

半个世纪之后，当古斯塔夫森重回那些墙上悬挂有褪色卡通画的走廊时，他记忆深处的那些围帘已经不见踪影。其实我们根本无法了解吉米的

---

[1] 虽然吉米于1948年在波士顿儿童医院开始化疗，但是他从1952年起就改在吉米基金会大楼接受随访与治疗。——作者注
[2] 《瑞普·范·温克尔》是美国作家华盛顿·欧文（Washington Irving）的著名短篇小说。主人公为了躲避凶悍的妻子到附近的山上去打猎。他因为饮用魔酒睡了20年，醒来后发现已经时过境迁。——译者注

幸存究竟是得益于手术还是化疗，或者说他罹患的肿瘤原本就属于良性范畴。由于吉米的故地重游已经成为一种象征，因此他的真实病史现在已经不重要了。尽管当年吉米只是无意之中被选为癌症患儿的代表，但是现在63岁的埃纳·古斯塔夫森是以超级抗癌偶像的身份回到这里的。

※※※

意大利传记作家普利莫·莱维（Primo Levi）是一位纳粹集中营的幸存者，他后来穿过满目疮痍的德国回到了位于都灵的故乡。莱维经常提及，集中营最致命的特征就是从精神与肉体上毁灭人的生活意志。因此人们的过去与现在都会理所应当地被颠覆。尽管身处集中营意味着丧失了历史、身份与人格，但是最令人胆战心寒的是它还抹杀了人们的"未来"。莱维写道，伴随这种毁灭而至的道德与精神死亡将使这种困境化为永恒。如果人们在集中营之外根本无法生存，那么由集中营操控的扭曲逻辑就会成为常态。

虽然癌症不是纳粹集中营，但是它同样具有毁灭的特征：它否定了生命存在于自身之外的可能性；它涵盖了全部生命。由于患者的日常生活被疾病完全占据，因此他们的世界也开始逐渐消失。人们将全部精力都花在了应对此类疾病上。"如何征服这种疾病已经成为我的负担。"记者马克斯·勒纳在提及自己的脾脏淋巴瘤时写道，"如果这是一场殊死搏斗，那么我必须倾尽所有（包括知识与计谋以及秘密与公开的手段）。"[8]

对于卡拉来说，她目前正处于化疗过程中最糟糕的阶段，日复一日的仪式（化疗）几乎抹杀了与长期生存有关的任何想法。我曾经询问过某位患有罕见肌肉肉瘤的女性在院外的生活，她告诉我自己无论白天黑夜都在互联网上搜索关于这种疾病的消息。她说："即便人在院外，但是心还在院内。"诗人杰森·辛德（Jason Shinder）写道："癌症是一个可以让你透过玻璃直面死亡的良机。"[9]然而患者透过玻璃看到的并不是癌症之外的世界，而是一个被癌症掌控的帝国（仿佛癌症就是折射一切的镜厅）。

当然我也无法从这种强迫性的专注中自拔。2005 年夏季，就在专科培训即将结束之际，我迎来了生命中的重要转折：女儿莉拉出生了。面色红润的莉拉是一位天真无邪的美丽天使，她在一个温暖的夜晚诞生在麻省总医院，然后被裹在毯子里送到了位于 14 层的新生儿病房。新生儿病房正好位于肿瘤病房的对面（这种病房布局绝非巧合。分娩是极少会引起感染性并发症的医疗过程，因此它也是化疗病房最安全的邻居，而在此处任何感染都会造成致命的后果。虽然从医学角度出发，这两类病房的并置纯属功能上的考量，但是它们也同样具有耐人寻味的意义）。

我很想与大多数父亲一样，陪伴在妻子身边等待女儿降生的神奇时刻。但事实上，我就像外科医生一样穿着手术衣、戴着手套，面对眼前已经铺好的蓝色无菌单，手里握着一支长长的注射器，随时准备采集从脐带中涌出的红褐色血细胞。当我剪断脐带的时候，我的一部分角色是父亲，另一部分则是肿瘤科医生。脐带血是目前已知最丰富的造血干细胞来源之一。这些细胞可以被储藏在冷库中作为日后骨髓移植治疗白血病的储备，但是此类极其珍贵的资源往往会在分娩后被冲入医院的下水道。

助产士对此大惑不解。产科医生是我的一位老友，他开玩笑地问我是否可以停止思考工作。可是深陷血液学研究令我忽略了初为人父的本能。其实许多患者都会在走廊对面的骨髓移植室接受治疗，我也曾为了1~2 品脱干细胞而遍寻全美的组织库以挽救患者的生命。即便在这个迎接伟大生命诞生的时刻，癌症与死亡的阴影依然萦绕在我的心头。

※※※

不过任何事情都可能出现转机。2005 年夏季，来到专科门诊复查的患者开始出现某些变化。在此之前，那些濒临死亡的癌症患者已经开始寄希望于来世的重生。我之前曾经说过，2 月标志着某种绝望之旅的中点。癌症通常会在这个月进入最为疯狂致命的阶段。当时几乎每周都会有各种噩耗传来，而史蒂夫·哈蒙在急诊室里痛苦逝去也让这种惊恐达到了极限。我那段时间非常害怕经过办公室外的传真机，因为那里有许多死亡证明等着我来签署。

但是在那之后，这些坏消息就像潮水一样退去。夜间从波士顿周边医院、急诊室或临终关怀病房打来的电话（"我打电话是要告诉您，您的患者今晚出现了眩晕与呼吸困难"）突然变少了，仿佛死亡的面纱已经被掀开，幸存者从下面爬了出来。

如今本·奥尔曼的霍奇金病已经得到完全治愈。其实这绝非一场轻松的旅行。奥尔曼的血细胞计数曾经在化疗中期出现过灾难性下降。当然他的淋巴瘤也有过在数周之内对于化疗停止应答的经历，而这些预后不良的征兆反映了肿瘤可能出现了致命的耐药亚型。但是最终奥尔曼的颈部包块与胸腔内的巨大肿瘤均消失不见，其皮肤表面只留下了一些微不足道的瘢痕。现在他的言行举止明显放松下来。2005年夏季，在我最后一次见到奥尔曼的时候，他说自己准备从波士顿搬到洛杉矶加入某家律师事务所。他向我保证会继续接受随访，但是我不相信这番表态。其实奥尔曼只是癌症幸存者重生之后的缩影，他们急于摆脱医院与治疗留下的阴影，仿佛这是一次糟糕的异国旅行。

除此之外，凯特·菲茨同样看到了癌症之后的新生。对于菲茨来说，由于肺部肿瘤包围了她的支气管，因此最大的障碍就是对其进行局部控制。好在菲茨的肿瘤不仅被完美切除，她还接受了辅助化疗与放疗。虽然手术已经过去将近12个月，但是她并未出现局部复发迹象。现在她也不再像数月前来门诊时那样胆战心惊。随着肿瘤切除、化疗完成以及放疗结束，菲茨的喜悦之情似乎从其灵魂的每个毛孔中喷涌而出。有时，这种悲喜交加似乎让我明白了希腊人认为疾病是体液病理性阻塞的原因。

2005年7月，卡拉来医院找我复查时还带来了3个苗壮成长的孩子的照片。由于她拒绝接受其他医生为其进行骨髓活检，于是我在某个温暖的早晨从实验室过去为她取样。卡拉看到我之后才松了一口气，然后以略带焦虑的微笑向我致意。其实我们之间早已达成了某种共识，而我又怎么能忍心让她失望呢？活检结果显示，卡拉的骨髓中没有发现白血病的痕迹。目前，她处于完全缓解状态。

我之所以选择这些病例，并非因为他们是"奇迹"，而恰恰是出于相反的理由。他们就是那些普通癌症幸存者（采用多药联合化疗治愈的霍奇金病；通过手术、化疗与放疗控制住的局部晚期肺癌；接受加强化疗后得到长期缓解的淋巴细胞白血病）的代表。不过在我眼中，这些患者已经堪称奇迹了。长期以来，始终有人在抱怨行医会使人们漠视死亡，其实当医学已经让人们习惯于苟且偷生时，它才是彻头彻尾的失败。小说家托马斯·沃尔夫曾经回顾了自己毕生与疾病抗争的故事。他在最后一封信中写道："我经过长途跋涉来到异国他乡，然后近距离看到了黑暗中的人。"[10] 虽然我自己还没有经历过这样的旅程，并且目前也只是看到别人眼中折射出的黑暗，但可以肯定的是，这种现象会在我的职业生涯达到巅峰之际发生逆转，而我也将见证这些摆脱癌症困扰的幸存者重获新生。

※※※

渐进式发展蕴含着颠覆性改变。2005 年，科学文献中涌现出的大量论文都在传递着同一种信息，那就是美国癌症谱已经发生了微妙但却根本性的改变。[11]几乎每种主要癌症（例如肺癌、乳腺癌、结肠癌与前列腺癌）的死亡率都实现了连续 15 年的下降。[12]尽管癌症死亡率并未出现一次性逆转，但是它依然保持了稳中有降的趋势：死亡率每年下降大约 1%。[13]即便这个数字看似并不起眼，可是其累积效应相当惊人：1990 年至 2005 年，美国的癌症死亡率下降了大约 15%，当然这也是疾病史上前所未有的奇迹。[14]尽管癌症帝国的势力范围依然非常强大，仅在 2005 年就有超过 50 万美国人死于癌症，但是这种疾病的淫威正在逐渐分崩离析。[15]

是什么促成了癌症死亡率的稳步下降呢？研究显示，这很可能是多方共同努力的结果，而非单一因素的作用。对于肺癌来说，一级预防是促使其死亡率下降的主要原因，其中就包括多尔/希尔与温德尔/格雷厄姆在烟草领域的长期奋斗、美国卫生总监报告的推波助澜、各种政治运动（例如联邦贸易委员会采取的警告标签制度）的风起云涌、创新诉讼（班茨哈夫与西波隆案件）、医学倡议与抵制营销（反烟广告）等。

对于结肠癌与宫颈癌来说，死亡率下降则几乎肯定是二级预防（癌症筛查）的贡献。由于人们能够在结肠癌进化早期阶段（通常是癌前病变）发现病变，因此可以采用创伤相对较小的手术进行治疗。此外，筛查宫颈癌的巴氏涂片技术也已经在全美各地的初级保健中心得到普及，而宫颈癌前病变的手术治疗原则与结肠癌的十分类似[1]。

相比之下，白血病、淋巴瘤与睾丸癌的死亡率下降要归功于化疗。目前儿童急性淋巴细胞白血病通常可以达到80%的治愈率，霍奇金病与某些大细胞侵袭性淋巴瘤也能够实现治愈。可是对于霍奇金病、睾丸癌以及儿童白血病来说，亟待解决的问题是在保证疗效的前提下减少药物剂量：其实已经有试验在研究采用较为温和与毒性较低的药物，或是相应缩减原有方案以期达到同样的治愈率。

也许最具象征意义的是乳腺癌死亡率的下降，它不仅集中体现了这些胜利的累积性与协同性，还反映了多种独立方法治疗癌症的重要性。1990年至2005年，乳腺癌死亡率史无前例地下降了24%。可能有三种干预手段促成了乳腺癌死亡率的下降：乳房摄影术（借助筛查发现早期乳腺癌，从而预防浸润性乳腺癌发生）、手术、辅助化疗（通过术后化疗清除残余癌细胞）。现在来自得克萨斯州休斯敦的统计学家唐纳德·贝瑞准备对一个有争议的话题做出回答：乳房摄影术与化疗对于患者的生存贡献率分别是多少？这究竟是谁的胜利？是预防还是治疗干预？[16][2]

由于主张预防与支持化疗的两大阵营总是争论不休，因此贝瑞的答案为他们提供了期待已久的润滑剂。贝瑞使用统计学模型对各项干预的

[1] 接种人乳头瘤病毒疫苗可以使发病率进一步下降。——作者注
[2] 由于早在1990年之前手术就已经得到广泛应用，并且几乎所有女性患者都接受了手术治疗，因此手术的贡献无法进行评估。——作者注

效果进行了独立评估，然后发现预防与化疗的作用其实不分伯仲：预防与化疗都同样降低了乳腺癌死亡率，其中乳房摄影术与化疗的贡献各为12%，两者相加共减少了24%的死亡率。就像贝瑞转述的那句《圣经》原文，"努力绝非徒劳无功"。[17]

※※※

毋庸置疑，这些意义深远的成功均是长期耕耘的结果。事实上，它们也是另一代人胜利的写照（20世纪50年代与60年代的研究成果）。由于成就这些治疗策略的核心概念几乎全部领先于癌症生物学的重大发现，因此虽然科学家们在目不暇接的20年间揭开了一个精彩纷呈的新世界（例如突变的癌基因与抑癌基因可以通过加速或减速生长引发癌症；剪切与易位的染色体会产生新型基因嵌合体；遭到破坏的细胞通路将影响癌细胞死亡），但是促成癌症死亡率缓慢下降的治疗进展与这种新型癌症生物学毫无关系。如今癌症研究领域面临着新科学与旧医学相互对立的窘境。玛丽·拉斯克曾经遍寻癌症领域的颠覆性改变，然而目前已经发生的改变似乎属于另一个纪元。

1994年，玛丽·拉斯克因心力衰竭在康涅狄格州（她在晚年已经远离了华盛顿、纽约与波士顿等癌症研究与政策制定的核心）她精心打理的家中去世，享年93岁。[18]拉斯克的一生几乎跨越了生物医学领域最波澜壮阔与动荡不安的年代。在生命的最后10年里，她的满腔热情已经逐渐黯淡，很少再提及抗癌战争的成就（或失望）。拉斯克曾经希望癌症医学能够在她有生之年取得更大成就，从而向法伯提出的"普适性疗法"迈出更为坚定的一步，并且最终在抗癌战争中取得标志性的胜利。但即便是最坚决勇敢的挑战者在癌症的绝对权威（复杂性与顽固性）面前也只能谨言慎行。

1994年，在拉斯克去世几个月之后，癌症遗传学家埃德·哈洛（Ed Harlow）就深刻领悟到了那种喜忧参半的感觉。[19]当时哈洛出席了在纽约冷泉港实验室举办的为期一周的会议，与会人员都对癌症生物学取得的辉煌成就充满期待。在会议接近尾声时，哈洛宣读了一篇发人深省的评估报告："我们关于癌症分子缺陷的知识……源自20年来分子生物学研究领域的不懈努力。但是这种信息不仅没有转化成为任何有效的治疗方法，它也未能帮助我们理解目前众多疗法成败的原因。这显然是一个令人备感沮丧的时代。"

10多年以后，我在麻省总医院的诊室里也感受到了同样的沮丧。某天下午，我看见肺癌专家托马斯·林奇正熟练地向一位新来的支气管肺泡癌患者介绍着癌变、癌症遗传学与化疗的概念。这位中年女性患者是一名举止庄重且头脑清晰的历史学教授。当时林奇坐在她的对面边说边画。林奇告诉教授，由于她的支气管细胞发生了基因突变，因此导致生长失控并在局部形成肿瘤。除此之外，它们还倾向于获得更多的突变，从而方便癌细胞迁移、浸润与转移。卡铂与紫杉醇（两种标准化疗药物）化疗联合放疗能够杀死癌细胞，并且还可以阻止它们迁移到其他器官形成转移灶。在最理想的情况下，她的癌症会随着这些携带突变基因的癌细胞的死亡得到治愈。

她以敏锐的目光注视着林奇放下笔。虽然上述解释听起来符合逻辑且条理清晰，但是教授还是从逻辑链中抓住了一个破绽。这些解释与治疗方案之间存在什么联系呢？她很想知道，卡铂能够"修复"其突变吗？紫杉醇在杀伤细胞之前是如何知道哪些细胞携带有突变基因的呢？对于她病情的理论解释怎样与医疗干预结合起来呢？

其实她所发现的这个破绽对于肿瘤科医生来说实在是再熟悉不过了。近10年来，癌症医学的临床实践就像被困在某种压力容器里，它一方面要承受癌症生物学日新月异的推力，另一方面又受制于医学发展停滞不前的壁垒，而人们似乎根本无法从中找到任何使患者获益的疗法。1945年冬季，范瓦尔·布什曾经致信罗斯福总统："之所以医学领域在战时的飞速发展成为可能，是因为战前我们已经在众多基础学科领域的研究中储备了大量数据。"[20]

　　对于癌症领域而言，"科学数据储备"已经达到了临界点。正如布什所想象的那样，处于沸腾状态的科学将不可避免地产生蒸汽，而这种迫在眉睫的压力只有通过技术才能传导。因此癌症科学也希望能从新型癌症医学中找到出口。

第四十四章

旧病新药

没人能在帕特洛克罗斯的悲剧中幸免,

即便是近乎神祇的阿喀琉斯也不例外[1]。

帕特洛克罗斯很像他;他们身着相同的铠甲。[1]

——路易丝·格吕克(Louise Glück)

目前医学界还没有开发出完美的治疗方案。我们之所以会支持针对肿瘤生物学开展各种基础研究,是因为我们中的大多数人都将细胞毒性化疗排除在外。尽管如此……我们仍将尽己所能做到极致。[2]

——布鲁斯·凯伯纳致信罗斯·库什纳

传说中,阿喀琉斯在出生后被母亲拎着双足浸入冥河,他的身体在触到黑水后就变得刀枪不入,唯有没浸到水中的脚踝部分除外。最终,他在特洛伊战争中被一箭射中脚踝丧命。

20世纪80年代之前,癌症治疗手段主要是围绕癌细胞的两类基本弱点展开。第一,大多数癌症在出现广泛转移前均源自局部病变。因此

---

[1] 帕特洛克罗斯(Patroclus,也名Patroklos)是阿喀琉斯的挚友,他穿上阿喀琉斯的铠甲假扮成其模样出战,但是最后被特洛伊军队的赫克托耳杀死。——译者注

手术与放疗可以针对上述弱点发挥作用。如果能够在癌细胞转移前切除局部生长的肿瘤，或者利用 X 射线在局部爆发出的能量来烧灼癌细胞，那么手术与放疗就有希望将体内的肿瘤彻底清除。

第二，某些癌细胞具有生长迅速的弱点[1]。其实 20 世纪 80 年代之前发现的大多数化疗药物都针对的是第二类弱点。其中，叶酸拮抗剂（例如法伯的氨基蝶呤）可以通过干扰叶酸代谢使细胞缺乏分裂必备的某种关键养分。氮芥和顺铂在与 DNA 发生化学反应后将导致受损细胞无法复制基因并终止分裂。长春新碱（长春花毒）则具有阻挠细胞构建分裂所需"分子脚手架"的能力。

不过这两类传统癌症治疗手段的致命问题（肿瘤局部生长与细胞快速分裂）就是只能选择一个靶点。手术与放疗本身只是治疗局部疾病的手段，一旦癌细胞超出手术或放疗力所能及的范围时，这些手段也就随之失效。20 世纪 50 年代，主张根治手术的外科医生绝望地发现，扩大手术范围并不会提高癌症患者的治愈率。

由于正常细胞在正常生理状态下也会生长，因此以细胞生长作为靶标也会遭遇生物学瓶颈。虽然生长是癌症的标志，但它也是生命的特征。针对细胞生长的细胞毒性药物（例如长春新碱或顺铂）最终会攻击正常细胞，而体内那些生长最快的正常细胞就要承受化疗的副作用（头发脱落、骨髓抑制、皮肤脱屑以及黏膜损伤）。20 世纪 80 年代，笃信根治理论的化疗医生绝望地发现，增加药物剂量除了会产生更多毒性之外不会提高癌症患者的治愈率。

如果想要发现针对癌细胞的新疗法，那么科学家与医生必须找到癌症特有的新弱点。20 世纪 80 年代，癌症生物学领域的成果为寻觅这些靶点提供了充足的理论依据。而人们据此提出的三项全新治疗原则也对应着三类全新的癌症弱点。

第一，癌细胞生长的动力源自 DNA 中突变的累积。这些突变可以

---

[1]　并非所有癌细胞都具有生长迅速的特点。生长缓慢的癌症往往更难被针对细胞生长的药物杀伤。——作者注

激活细胞内部的原癌基因并灭活抑癌基因，从而导致正常细胞分裂过程中的"油门"与"刹车"得到释放。在不影响细胞正常功能的前提下，以这些过度激活基因为靶点就可能成为某种精准攻击癌细胞的新方法。

第二，原癌基因与抑癌基因通常位于细胞信号通路的枢纽位置。之所以癌细胞能够持续发生分裂与生长，是因为它们受到了这些关键通路上激活或失活信号的驱动。虽然上述通路在正常细胞中也存在，但是它们往往会被严格管控。因此癌细胞对于这种持续激活通路的潜在依赖就成为其第二类潜在弱点。

第三，循环往复的突变、选择与生存还会在生长失控之外创造出具有其他附加特性的癌细胞。这些特性包括抵抗死亡信号、全身广泛转移以及刺激血管新生的能力。当然这些"癌症标志"并非源自癌细胞的发明创造，它们通常衍生自机体内部的正常生理过程。而癌细胞对于这些过程的后天依赖就是癌症的第三类潜在弱点。

综上所述，最新癌症药物在治疗领域所面临的核心挑战就是，要从正常细胞与癌细胞的众多相似中找出基因、通路与后天能力的细微差别，随后向新发现的"阿喀琉斯之踵"射出一支毒箭。

※※※

不过找到"阿喀琉斯之踵"是一回事，发现攻击它的武器完全是另一回事。直到20世纪80年代末期，还没有任何药物可以逆转癌基因的活化或抑癌基因的失活。即便是他莫昔芬（当时发现的最具特异性的癌症靶向药物）也只是针对某些雌激素依赖性乳腺癌细胞发挥作用，而不是直接灭活癌基因或癌基因活化的通路。因此1986年发现的第一种癌基因靶向药物立即使癌症医学为之一振。尽管这种药物的问世纯属意外，但是此类分子的存在为后续10年的药物研发提供了广阔舞台。

这次处于肿瘤学研究风口浪尖的是另一种名为急性早幼粒细胞白血病（APL）的罕见白血病亚型。20世纪50年代，APL首次被认定为一种特殊类型的成人白血病。研究显示，这种类型的癌症具有鲜明的特点：除了表现为细胞分裂速度加快之外，APL 还会突然使细胞停止在幼稚状态。骨髓中的正常白细胞需要经过一系列生长发育步骤才能成为功能齐全的成年细胞。其中一种中间细胞被称为早幼粒细胞（功能处于成熟边缘的幼稚细胞），而 APL 的特点就是这些幼稚细胞的恶性增殖。正常的早幼粒细胞充满了有毒的酶和颗粒，它们通常由成熟白细胞释放，用来杀死病毒、细菌与寄生虫。在早幼粒细胞白血病中，患者的血液里充满了含有上述毒素的早幼粒细胞。这些喜怒无常、变幻莫测且心浮气躁的 APL 细胞经常一时兴起就释放有毒颗粒，从而导致患者体内大量出血或者出现类脓毒症反应。在 APL 中，癌细胞的病理性增殖会伴有某种奇特的现象：虽然大多数癌细胞都不肯停止生长，但是 APL 细胞拒绝发育成熟。

从 20 世纪 70 年代早期开始，这种 APL 细胞成熟障碍已经在激励科学家去探寻一种能促使此类细胞成熟的化学物质。当人们在实验室里对数十种药物进行测试之后，终于有一种名为视黄酸的维生素 A 氧化产物脱颖而出。但是研究人员发现视黄酸是一种非常不可靠的试剂。某一批次的视黄酸也许能够诱导 APL 细胞分化成熟，而另一批次相同的化学药品则完全没有反应。这种变幻莫测的应答令生物学家与化学家感到十分沮丧，他们最初对于此类诱导分化药物的热情也逐渐褪去。

1985 年夏季，一批来自中国的白血病研究人员抵达法国巴黎，准备与长期关注 APL 的圣路易斯医院血液病学家洛朗·德戈（Laurent Degos）会面。[3] 中方学者的领队王振义也是一名治疗 APL 的专家，他所任职的瑞金医院位于繁华的上海市区。王振义与德戈都曾经尝试通过标准化疗药物（针对快速生长的细胞）来促进 APL 患者缓解，但是结果不尽如人意。王振义与德戈不仅谈到需要采取某种新型疗法来遏制这种肆无忌惮的致命疾病，他们还讨论了 APL 特有的幼稚性（未成熟性）以及寻觅诱导分化药物的失败经历。

王振义与德戈知道，视黄酸存在两种非常相似的分子形式，它们被称为顺式视黄酸与反式视黄酸。这两种形式的成分完全相同，它们只是在分子结构上略有差异。虽然这两种成分相同的形式只是分子结构略有差异，但是它们在分子反应中的作用却大相径庭（顺式视黄酸与反式视黄酸具有相同的原子，但是这两种化合物中的原子排列不同）。在这两种形式中，顺式视黄酸经过了最密集的测试，然而它也只能产生昙花一现的应答。因此王振义与德戈考虑是否反式视黄酸才是真正的分化诱导剂。既往实验中那些不可靠的应答是否与每批视黄酸中反式分子的含量过低或多变有关呢？

王振义曾经在上海的法国耶稣教会学校学习，因此他能够说一口抑扬顿挫且口音浓重的法语。但是这两位血液病专家还是设法突破语言与地理障碍拟定了一项国际合作计划。王振义知道上海郊区有一家制药厂可以生产高纯度反式视黄酸（不掺杂顺式视黄酸）。因此他将在瑞金医院的 APL 患者身上测试这种药物。与此同时，德戈在巴黎的团队将在中国同行的首轮测试完成后跟进，并且进一步在法国同类癌症患者身上验证其效果。

1986 年，王振义开始对 24 位患者进行临床试验，其中有 23 位患者产生了令人振奋的应答。血液中的白血病早幼粒细胞迅速分化为白细胞。"细胞核开始逐渐增大，"王振义写道，"可是细胞质中观察到的初级颗粒却很少。在体外培养的第四天，这些细胞分化为含有特异性颗粒或次级颗粒的中幼粒细胞……（意味着分化出）完全成熟的粒细胞。"[4]

接下来又发生了更出乎意料的事情：白血病细胞在完全成熟后开始死亡。在某些患者中，白血病细胞的分化与死亡均出现了猛烈爆发，骨髓内遍布着处于分化状态的早幼粒细胞，它们将随着白血病细胞的成熟与进入加速死亡周期在几周内被缓慢清除。虽然癌细胞的突然成熟会产生某种短暂的代谢混乱（药物可控），但是除此之外反式视黄酸的副作用也就仅限于口唇干燥与偶发皮疹。研究显示，反式视黄酸产生的缓解可以长达数周甚至数月。

由于 APL 患者通常在接受反式视黄酸治疗 3~4 个月后仍会出现复发，

因此巴黎与上海的研究团队采用标准化疗药物联合反式视黄酸的方法（鸡尾酒疗法）使缓解期又延长了数月。在大约 3/4 的患者中，白血病的缓解期已经从 1 年延长至 5 年。王振义与德戈于 1993 年得出结论，经过标准化疗与反式视黄酸联合方案治疗的患者中有 75% 将永不复发，这个治愈率在 APL 的历史上闻所未闻。

不过癌症生物学家还需要再过 10 年才能从分子水平上解释瑞金医院所取得的惊人疗效。其实解决这个问题的关键就在于芝加哥细胞学家珍妮特·罗利所开创的染色体研究。1984 年，罗利从 APL 细胞的染色体中鉴别出一种特殊的染色体易位（第 15 号与第 17 号染色体的两个基因片段融合后形成一种激活型嵌合癌基因）。由于这种基因可以促使早幼粒细胞增殖并阻止其成熟，因此表现为与众不同的 APL 综合征。

1990 年，当王振义的临床试验在上海开展了整整 4 年之后，这个罪犯癌基因才被来自法国、意大利与美国的科学家独立分离出来。科学家们发现，APL 癌基因可以编码一种与反式视黄酸紧密结合的蛋白质。这种结合会立刻使 APL 细胞中的癌基因的信号沉默，从而阐明了那些上海患者出现快速有效缓解的机理。

※※※

瑞金医院的发现的意义非常深远：反式视黄酸代表了人们在分子肿瘤学领域长期追寻的梦想（以癌基因为靶的抗癌药物）。但是这种抗癌药物的研发过程与上述思路大相径庭。王振义与德戈先是灵机一动想到了反式视黄酸，随后人们才发现这种分子可以直接作用于某个癌基因。

然而这种逆向思路（针对癌基因研发抗癌药物）确实可行吗？其实在罗伯特·温伯格本人一无所知的情况下，他位于波士顿的实验室就已经开始进行此类研究了。

20 世纪 80 年代早期，温伯格的实验室优化了一种从癌细胞中直接分离癌基因的技术。在这项技术的帮助下，研究人员从癌细胞中分离出了数十种新型癌基因。拉克希米·卡戎·帕蒂（Lakshmi Charon Padhy）是一位来自孟买的博士后科学家。1982 年，他在温伯格实验室工作期间报道了另外一种源自大鼠神经母细胞瘤的癌基因。于是温伯格根据携带这种基因的癌症将其命名为 neu 基因。[5]

虽然癌基因的名单还在持续增加，但是被列入其中的 neu 基因是个另类。细胞表面被一层由脂质与蛋白质构成的薄膜包裹，它们可以作为屏障阻碍多种药物的摄入。由于迄今为止发现的大部分癌基因（例如 ras 与 myc 基因）都隐藏于细胞内（与细胞膜结合的 ras 蛋白面向细胞内侧），因此不能穿透细胞膜的药物对它们无计可施。相比之下，neu 基因的产物是一种新型蛋白质，它并没有深埋在细胞内部，而是以跨膜形式存在（具有较大胞外区片段），理论上任何药物都可以与其自由接触。

如今拉克希米·卡戎·帕蒂正好有一种"药物"可供测试。1981 年，当他还在分离 neu 基因的时候就制备了一种针对这种新型 neu 蛋白的抗体。虽然抗体是被设计用来结合抗原的分子，但是这种作用偶尔也会阻断、灭活与之结合的蛋白质。然而由于抗体本身无法穿过细胞膜，它们需要与暴露在细胞外的蛋白质结合，因此具有较大胞外区片段的 neu（它那只修长的分子"脚"诱人地突出于细胞膜外侧）就成为绝佳的靶标。其实帕蒂只需要将 neu 抗体加入神经母细胞瘤细胞就能明确其结合效果，完成整个实验甚至都用不了一个下午的时间。温伯格后来回忆道："这本来是一个晚上就可以完成的实验……我真是追悔莫及。如果我能够再用功与专注一些，而不是偏执于当时的想法的话，那么我就可以发现它们之间的联系了。"[6]

尽管已经有一些与众不同的线索初露端倪，但是帕蒂与温伯格并没有据此开展实验。于是时间就这样一点一点地逝去。帕蒂是一位性格内敛且书生气十足的科学家，他在冬季会穿着破旧的外套来到实验室，悄无声息地做着自己的事情，并且很少向别人提及研究内容。虽然帕蒂的成果发表在著名学术期刊上，可是极少有科学家意识到他可能遇到了一种潜在的抗癌药物（neu 结合抗体被淹没在晦涩难懂的符号里）。[7]即便是正在研究新型癌基因与癌细胞基础生物学的温伯格也完全忘记了 *neu* 实验[1]。

其实温伯格已经拥有了一种癌基因以及与之对应的癌基因阻断药物，但是这两者从未在人类细胞或机体内产生过交集。对于那些在培养箱里分裂的神经母细胞瘤细胞来说，看似战无不胜的 *neu* 正在细胞内部肆无忌惮地横冲直撞。不过其分子脚（胞外区片段）依然在细胞膜外摇摆不定，而这就像著名的"阿喀琉斯之踵"一样，其弱点暴露无遗。

---

[1] 1986 年，杰弗里·德瑞宾（Jeffrey Drebin）和马克·格林（Mark Greene）证实使用抗 *neu* 抗体治疗可以抑制癌细胞生长。但是所有研究团队均忽略了将这种抗体作为研发人类抗癌药物的前景。——作者注

第四十五章

万缕之城

在埃尔西利亚，为了构建维系城市生活的秩序，居民从房屋的各个角落拉起白色、黑色、灰色或黑白相间的彩线，以显示他们之间的血缘、买卖、权力与代理关系。当彩线密集到无法穿行之时，居民就会搬离住所，而房屋也会被拆除。[1]

——伊塔洛·卡尔维诺（Italo Calvino）

《看不见的城市》，1972 年

虽然温伯格可能暂时忘记了 *neu* 的治疗意义，但是癌基因的自身属性不会轻易泯灭。卡尔维诺在《看不见的城市》一书中描述了一个虚构的都市，其中每个家庭之间的关系都可以通过连接房屋的彩线来表示。[2] 随着城市发展，线网的密度也变得越来越大，独栋房屋则逐渐消失不见。最后，卡尔维诺笔下的城市变成了彩线交织的网络。

如果有人据此绘制出正常人类细胞基因的关系图，那么原癌基因与抑癌基因（例如 *ras*、*myc*、*neu* 以及 *Rb*）将位于这座细胞之城的核心位置，它们向城市的各个角落发出彩线交织的网络。原癌基因与抑癌基因不仅是细胞的分子中枢，它们还是细胞分裂的守护者。因为参与细胞分裂的基因与通路几乎涉及生物活动的方方面面，所以该过程对于维持人体生理功能十分重要。在实验室中，我们将其称为"癌症的六度分隔法则"。假设你可以天马行空地就任何生物学现象提问，例如心力衰竭的原因是什么？蠕虫为什么会变老？鸟儿如何学习歌唱？最终不超过 6 个遗传步骤，这些问题就可以与原癌基因或抑癌基因联系起来。

由于温伯格的实验室几乎完全遗忘了 *neu* 的存在，因此当它在另外一个地方重新复活时也不足为奇。1984 年夏季，一个与温伯格合作的研究小组发现了 *neu* 的人类同源基因。[3] 人们注意到它与之前发现的另一个生长调节基因——人表皮生长因子受体（HER）基因——十分相似，于是研究人员将这个基因命名为 *Her-2*。

虽然任何名称更迭都不会影响基因本身的属性，但是某些意外的出现改变了 *neu* 基因的历史。因为温伯格的 *neu* 基因问世于一家学术实验室，所以其注意力大多集中于分析 *neu* 基因的分子机制。相比之下，*Her-2* 诞生在制药企业基因泰克（基因工程技术公司的简称）的庞大园区内，而环境不同导致的目标差异从根本上改变了这种基因的命运。对于温伯格来说，*neu* 代表了理解神经母细胞瘤基础生物学的路径。对于基因泰克而言，*Her-2* 代表了新药研发的方向。

※※※

其实基因泰克的诞生只是源自某个机缘巧合的灵感。公司坐落于旧金山的南端，被夹在斯坦福大学、加州大学旧金山分校以及伯克利分校的顶级实验室与硅谷那些科创企业之间。20 世纪 70 年代末期，斯坦福大学与加州大学旧金山分校的研究人员发明了 DNA 重组技术。这项技术能够以某种前所未有的方式来操控基因，然后使基因在不同的生物体之间进行转移，例如，奶牛基因可以被转移至细菌内，或者狗细胞能够合成人类蛋白质。当然基因也可以通过剪接构建出新型基因，并且合成自然界中并不存在的蛋白质。如今基因泰克也想通过这种基因技术来开发新药。1976 年，公司成立后即从旧金山大学获得了 DNA 重组技术的授权。虽然基因泰克公司仅获得了 20 万美元的投资，但是他们已经按捺不住去寻觅这些新药了。

如果仅是从概念上来讲，那么任何对动物生理功能产生影响的物质都是"药物"。药物可以是结构非常简单的分子，例如水与盐在适当的情况下也具有强大的药理作用。当然药物也可以是结构复杂、各式各样的化合物，例如自然界中存在的青霉素和人工合成的氨甲蝶呤等化合物。其实医学界中最复杂的药物是蛋白质，而这种由细胞合成的分子可以在人体中发挥不同的生理功能。胰岛素是胰腺细胞合成的一种蛋白质，它可以调节血糖并被用于控制糖尿病。此外，垂体细胞分泌的生长激素可以通过增强肌肉与骨骼细胞代谢来促进生长。

在基因泰克公司之前，虽然人们意识到了蛋白质药物的强大作用，但是生产这些药物的难度却是尽人皆知。例如，提取胰岛素需要将牛与猪的内脏研磨成浆，然后再从混合物中提取蛋白质（8 000 磅胰腺中可以提取出 1 磅胰岛素）；而治疗某种侏儒症的生长激素则源自成千上万具尸体的脑垂体。此外，治疗出血性疾病的凝血药物也需要耗费大量的人血才能提炼出来。

由于重组 DNA 技术能够让基因泰克从头合成人类蛋白质，因此研究人员再也不需要和动物与人体器官打交道了。基因泰克可以将人类基因"植入"细菌，也就是把细菌细胞当作生产大量蛋白质的生物反应器。这项技术在生物学发展史上的意义非常深远。1982 年，基因泰克合成了第一种"重组"人类胰岛素；[4] 1984 年，它生产了一种控制血友病患者出血的凝血因子；[5] 1985 年，它开发出一种"重组"人类生长激素。[6] 其实所有这些人类蛋白质都是由植入相应基因的细菌或动物细胞所合成。

不过到了 20 世纪 80 年代末期，在一段迅猛的发展阶段后，基因泰克使用重组技术大规模生产现有药物的模式走到了尽头。毕竟该公司的早期成功只是源自一项工艺而不是一种产品：基因泰克只是发现了一种生产传统药物的全新方式。如今基因泰克准备着手从头研发新型药物，公司必须改变克敌制胜的策略：首先它需要为药物找到靶标（可以在疾病的生理过程中发挥关键作用的细胞内蛋白质），然后再通过重组 DNA 合成的其他蛋白质启动或关闭上述靶标。

阿克塞尔·乌尔里希（Axel Ullrich）是一位在基因泰克工作的德国科学家，他在"发现靶标"计划的指引下重新发现了温伯格的基因（*Her–2/neu*），也就是那个分子"脚"在细胞膜外的癌基因[1]。[7] 不过虽然发现了这个基因，但是基因泰克不知道该用它做什么。迄今为止，基因泰克成功合成的药物均是用于治疗某种蛋白质（信号）缺失或过低导致的人类疾病，例如治疗糖尿病的胰岛素，治疗血友病的凝血因子，以及治疗侏儒症的生长激素。然而癌基因的情况正好相反，它不是信号缺失，而是信号过剩。基因泰克可以在细菌细胞中制造某种缺失的蛋白质，可是它并未学会如何在人体细胞内灭活过度激活的蛋白质。

※※※

1986 年夏季，在基因泰克绞尽脑汁考虑如何灭活癌基因之际，乌尔里希出席了一场在加州大学洛杉矶分校举行的研讨会。[8] 意气风发的乌尔里希穿着深色的正装，他精彩的发言旋即吸引了现场听众。乌尔里希兴奋地给大家讲述了分离 *Her–2* 的神奇故事，以及上述发现与温伯格前期研究的意外交集。不过听众对此十分困惑：基因泰克是一家制药公司，那么它生产的药物在哪里呢？

加州大学洛杉矶分校的肿瘤学家丹尼斯·斯拉蒙（Dennis Slamon）也参加了那天下午的研讨会。[9] 斯拉蒙是阿巴拉契亚煤矿工人的儿子，他从芝加哥大学医学院毕业后来到加州大学洛杉矶分校参加肿瘤学专科培训。斯拉蒙的性格柔中带刚，一名记者将他形容为"天鹅绒电钻"[10]。其实他在学术生涯早期就树立了治愈癌症的"雄心壮志"[11]，但是时至今

---

[1] 其实乌尔里希发现的是与大鼠 *neu* 基因同源的人类基因。此外，其他两个研究小组也独立地发现了相同的基因。——作者注

日，所有这一切还只是停留在理论阶段。在芝加哥就读期间，斯拉蒙曾经对人类白血病病毒 HTLV–1 开展了一系列深入研究，当时这种病原体是唯一已知导致人类癌症的逆转录病毒。[12] 由于 HTLV–1 是一种极其罕见的致癌因素，因此斯拉蒙知道杀灭病毒并不会治愈癌症。他需要的是一种灭活癌基因的方法。

斯拉蒙听到乌尔里希的 *Her–2* 故事之后，他立刻凭借直觉将二者联系起来。但是想要把乌尔里希的癌基因转变为基因泰克的药物还欠缺某个环节。而无病可治的药物根本没有前途。如果想研发出某种具有价值的抗癌药物，那么他们需要找到 *Her–2* 基因过度激活的癌症。不过斯拉蒙手头正好有一批癌症标本可以用来检测 *Her–2* 的过度活性。斯拉蒙就像波士顿的遗传学家萨德·德里亚一样热衷于收藏，他收集了许多在加州大学洛杉矶分校接受手术的癌症患者标本，然后将它们分门别类储存在一个巨大的冷库里。斯拉蒙提出了一种简便易行的合作模式。如果乌尔里希能够把基因泰克的 *Her–2* 探针交给他，那么斯拉蒙就可以对癌细胞标本中的 *Her–2* 活性进行检测，进而缩小癌基因研究与人类癌症治疗之间的距离。[13]

乌尔里希对此表示同意。1986 年，他把 *Her–2* 探针交给斯拉蒙，用来检测癌症标本。仅仅数月之后，斯拉蒙就向乌尔里希反馈，他发现了一种难以解释的特殊模式。[14] 研究显示，习惯于依赖某种基因生长的癌细胞可以在染色体中大量制造此类基因的拷贝。这种类似瘾君子加大药量来满足私欲的现象被称为癌基因扩增。斯拉蒙在乳腺癌标本中发现了 *Her–2* 的高度扩增，但是并非所有的乳腺癌都会出现上述情况。根据乳腺癌细胞的染色模式，乳腺癌标本可以被整齐地划分为 *Her–2* 扩增与 *Her–2* 无扩增两类（*Her–2* 阳性与 *Her–2* 阴性）。

斯拉蒙对这种"开–关"模式困惑不已，于是他安排了一名助理去分析 *Her–2* 阳性与 *Her–2* 阴性肿瘤的生物学行为是否存在差异。随后这项研究又发现了一种与众不同的模式：发生 *Her–2* 扩增的乳腺肿瘤更容易出现侵袭、转移与死亡。或者说 *Her–2* 扩增的肿瘤预后最差。

斯拉蒙的数据在基因泰克的乌尔里希实验室中掀起了连锁反应。与此同时，*Her-2* 与某种癌症亚型（浸润性乳腺癌）的相关性研究促成了一项重要的实验。乌尔里希很想知道，如果 *Her-2* 的活性以某种方式被关闭会发生什么呢？癌症果真会对扩增的 *Her-2* "成瘾"吗？如果确实如此的话，那么是否可以采用抗 *Her-2* 药物遏制成瘾信号来阻断癌细胞生长呢？事实上，乌尔里希正在小心翼翼地逼近温伯格与帕蒂遗忘的那个午后实验。

不过乌尔里希十分清楚他在哪里可以找到关闭 *Her-2* 功能的药物。到了 20 世纪 80 年代中期，基因泰克已经发展成为一家与大学极其相似的机构。南旧金山园区不仅拥有各种院系、会议、讲座与小组，甚至还有穿着紧身牛仔裤的研究人员在草坪上玩飞盘。一天下午，乌尔里希走进了基因泰克的免疫部门（致力于研发各种免疫分子），他想知道免疫部门的同行能否设计出一种结合 *Her-2* 并清除其信号的药物。

其实乌尔里希的脑海中已经有了一种特殊类型的蛋白质（抗体）。抗体是一类能够以极强亲和性和特异性与靶标相结合的免疫蛋白。例如，免疫系统可以通过合成抗体来结合并杀伤细菌与病毒上的特定靶标；各种各样的抗体就是自然界中的魔弹。塞萨尔·米尔斯坦（Cesar Milstein）与乔治·科勒（George Kohler）是两位来自剑桥大学的免疫学家。20 世纪 70 年代中期，他们曾经设计出一种通过杂合免疫细胞（与癌细胞发生物理融合）大量生产某种单一抗体的方法。[15]（这种具有癌细胞失控生长特点的杂合免疫细胞相当于某种抗体工厂。）虽然这一发现立刻就被人们誉为治愈癌症的潜在手段，但是科学家在应用抗体治疗前必须要鉴别出癌细胞具有的特异靶标，而寻觅这种癌症特异性靶标的工作在当时极其困难。乌尔里希相信自己已经找到了这样的一个靶标。那些在部分乳腺肿瘤中出现扩增，但是在正常细胞中几乎不见踪影的 *Her-2* 也许就是科勒错失的关键。

与此同时，斯拉蒙在加州大学洛杉矶分校也对表达 *Her-2* 的癌症开展了另外一项重要实验。他发现这些细胞在植入小鼠体内后会迅速扩散和转移（该过程与侵袭性人类肿瘤非常相似）。1988 年，基因泰克的免疫学家成功制备出一种能结合并灭活 *Her-2* 的鼠源抗体。于是乌尔里希给斯拉蒙提供了首批问世的抗体，而斯拉蒙也开始了一系列重要实验。当他使用这种抗体治疗培养皿中 *Her-2* 过度表达的乳腺癌细胞时，这些细胞在出现生长停滞后会序贯发生退化与死亡。令人印象更为深刻的是，当他将 *Her-2* 抗体注射给活体荷瘤小鼠时，它们体内的肿瘤居然消失不见了。当然这也是他与乌尔里希一直期待着的完美结果。通过抑制 *Her-2* 治疗肿瘤的方案在动物模型中起效了。

如今斯拉蒙与乌尔里希具备了实现癌症靶向治疗的所有三项基本要素：癌基因、具有特异性激活癌基因的肿瘤以及针对它的特异性药物。其实二人都希望基因泰克能够抓住机遇合成全新的蛋白质药物，从而清除肿瘤细胞中那些极度活跃的癌基因信号。但是长期沉浸在实验室里研究 *Her-2* 的乌尔里希却与基因泰克的发展方向渐行渐远。他注意到，基因泰克正在失去对癌症领域的兴趣。20 世纪 80 年代，就在乌尔里希与斯拉蒙寻觅癌细胞的特异性靶标之际，另外几家制药公司也试图通过在癌细胞生长机制领域获取的有限知识来开发抗癌药物。可想而知，这些药物对癌细胞与正常细胞都具有毒性作用，并且所有使用此类药物的临床试验均不出所料地遭到了惨败。由于乌尔里希与斯拉蒙采用的治疗方法更为复杂与精准，因此基因泰克担心将资金注入另一种药物的研发将削弱公司的财务状况。在其他公司前车之鉴的影响下（正如一位研究人员所说的，"对癌症过敏"[16]），基因泰克撤回了在癌症研究项目中投入的大部分经费。

这项决定在公司内部产生了巨大分歧。尽管有一小部分科学家依然热衷于支持癌症研究项目，但是基因泰克的高层希望集中精力开发更为简单且更能赢利的药物。现在 *Her-2* 面临着进退两难的困境。最终，身心疲惫的乌尔里希离开基因泰克，来到一家德国实验室就职，他在这里可以不承受制药公司施加的压力，潜心研究癌症遗传学。[17]

与此同时，斯拉蒙在加州大学洛杉矶分校也陷入了孤军奋战的窘境。

虽然他不是基因泰克的员工，但是还要竭尽全力维持 *Her-2* 项目运转。基因泰克的医学总监约翰·柯德（John Curd）回忆道："除了他以外，根本没人在乎。"[18] 虽然锲而不舍的斯拉蒙在基因泰克举步维艰，但他还是经常从洛杉矶飞到这里寻找对鼠源抗体感兴趣的合作伙伴。即便大多数基因泰克的科学家根本不感兴趣，可是依然有少部分研究人员对斯拉蒙抱有信心，他们还不忘公司初创时期的峥嵘岁月。现在毕业于麻省理工学院的遗传学家戴维·博特斯坦（David Botstein）与分子生物学家亚特·莱文森这两位基因泰克员工已经成为 *Her-2* 项目的中坚力量（其实莱文森在加盟基因泰克之前对于癌基因就已经耳熟能详，他曾经在加州大学旧金山分校迈克尔·毕晓普的实验室从事 *src* 的磷酸化研究）。为了说服一个小型创业团队推进 *Her-2* 项目，斯拉蒙与莱文森使尽浑身解数，动用了各种资源与人脉关系。

由于这个孤军深入的项目很不起眼，因此基因泰克的高层几乎毫无察觉。1989 年，基因泰克的免疫学家迈克·谢泼德（Mike Shepard）改进了 *Her-2* 抗体的制备与纯化流程。但是斯拉蒙知道，经过纯化的鼠源抗体距离人用药物还差得很远。作为"异种"蛋白质的鼠源抗体会在人体内引发强烈的免疫应答，从而导致患者产生严重的不良反应。为了避免产生这种免疫应答，基因泰克的抗体必须将其转换成更接近人类抗体的蛋白质。其实这种被形象地称为抗体"人源化"的过程也是一门精致的艺术（有点类似于翻译小说），它所展现的重要性不仅在于内容，更反映了抗体妙不可言的本质（它的形式）。29 岁的英国科学家保罗·卡特（Paul Carter）是基因泰克中制备人源化抗体的"行家里手"，他曾经在剑桥大学师从率先通过杂合免疫细胞（免疫细胞与癌细胞发生融合）制备这些抗体的塞萨尔·米尔斯坦。在斯拉蒙与谢泼德的指导下，卡特开始着手制备人源化小鼠抗体。1990 年夏季，卡特已经自豪地制备出可以用于临床试验的全人源化 *Her-2* 抗体。随后该抗体作为一种潜在的抗癌药物很快被命名为赫赛汀（Herceptin），这个称谓融合了 *Her-2*、拦截

（intercept）与抑制剂（inhibitor）三个词[1]。

虽然这种新药的诞生历经了千辛万苦，但是成功的喜悦为人们一扫阴霾。斯拉蒙于 1987 年在乳腺癌组织中发现了 *Her–2* 扩增，卡特与谢泼德在 1990 年就制备出了针对它的人源化抗体。他们只用了短短 3 年的时间就实现了从癌症到靶向药物的飞跃，这种迅猛的步伐在癌症历史上可谓前所未有。

※※※

48 岁的芭芭拉·布拉德菲尔德（Barbara Bradfield）是一位来自加利福尼亚州伯班克的女性。1990 年夏季，她在自己的乳房与腋下同时发现了肿块。活检结果证实了布拉德菲尔德的担忧：她被诊断为乳腺癌合并淋巴结转移。于是她接受了双侧乳房切除术以及将近 7 个月的术后化疗。她回忆道："在我完成所有这些之后，我感觉自己仿佛跨过了一条灾难之河。"[19]

然而所有这些苦难不过是个开始，布拉德菲尔德的生活又遭受了另一场悲剧的重击。[20] 1991 年冬季，在离家不远的高速公路上，她年仅 23 岁且怀有身孕的女儿死于一场惨烈的车祸。数月之后的某个清晨，当布拉德菲尔德麻木地坐在《圣经》研读班中的时候，她的手指无意间于锁骨上方摸到了一个葡萄大小的肿块。如今她的乳腺癌已经出现复发转移，而医生也几乎断定这次她在劫难逃。

布拉德菲尔德谢绝了伯班克的肿瘤科医生进行大剂量化疗的建议。她加入了一项替代治疗（草药）计划，然后购买了榨汁机并且准备到墨西哥旅行。当伯班克的肿瘤科医生询问布拉德菲尔德，自己是否可以将其乳腺癌标本送到加州大学洛杉矶分校斯拉蒙的实验室进行二次诊疗时，她勉强表示同意。布拉德菲尔德相信，这位相距遥远的医生所采用的陌

---

[1]　这种药物也被称作曲妥珠单抗（Trastuzumab），后缀"ab"表示这是一种抗体。——作者注

生检测方法对她不太可能产生什么影响。

1992 年夏季的某个午后，布拉德菲尔德接到了斯拉蒙打来的电话。斯拉蒙介绍自己就是分析其病理切片的研究人员，然后他告知了布拉德菲尔德有关 Her-2 研究的进展。布拉德菲尔德回忆道："他的语气变了。"[21] 斯拉蒙对布拉德菲尔德说，其肿瘤标本内的 Her-2 扩增水平是他所见过最高的病例之一。此外，斯拉蒙还告诉布拉德菲尔德，他正在进行一项采用抗体结合 Her-2 的试验，而她就是接受这种新药治疗的理想人选。不过布拉德菲尔德拒绝了斯拉蒙的建议。她说："我现在已经病入膏肓，会接受命运的安排。"[22] 尽管斯拉蒙花了一点时间试着去说服她，但是他发现布拉德菲尔德根本不为所动。于是斯拉蒙在挂断电话前请她再考虑一下这项建议。

不过第二天清晨，斯拉蒙又给布拉德菲尔德打来电话。斯拉蒙先是为自己的鲁莽道歉，然后又说她的决定令自己彻夜难眠。在斯拉蒙遇到的所有 Her-2 亚型扩增的病例中，布拉德菲尔德的情况确实超乎他的想象；其肿瘤标本内随处可见 Her-2 扩增现象，仿佛它们就醉卧在这些癌基因中。因此斯拉蒙再次恳求布拉德菲尔德加入他的试验。

美国作家琼·狄迪恩（Joan Didion）曾经写道："幸存者蓦然回首，看到的是错过的良机与教训。"[23] 对布拉德菲尔德来说，斯拉蒙的第二个电话就是一个不容错过的良机；这次谈话的某些内容融化了她禁锢自身的钢铁防线。1992 年 8 月某个温暖的早晨，布拉德菲尔德参观了斯拉蒙在加州大学洛杉矶分校的诊室。[24] 斯拉蒙在医学中心的走廊里恭候她的到来，然后他将布拉德菲尔德带到后面的实验室。在显微镜的帮助下，斯拉蒙给她展示了从其体内切除的乳腺癌组织中那些被 Her-2 标记的细胞（深染的环状结构）。不仅如此，斯拉蒙还在白板上循序渐进地为她描绘了一趟史诗般的科学之旅。他先从 neu 诞生的故事开始讲起，接着是乌尔里希实验室的重新发现，再到生产抗癌药物所付出的努力，最后以卡特与谢泼德制备的融合抗体作为高潮。布拉德菲尔德在认真思考了靶向药物的研发过程后，同意加入斯拉蒙的试验。

这是一个非常正确的决定。从斯拉蒙打电话到她首次接受赫赛汀注射的 4 个月里，布拉德菲尔德的肿瘤已经呈现爆发式增长，医生发现她的肺部出现了 16 处新发转移灶。

※※※

1992 年，包括布拉德菲尔德在内，共有 15 名女性入组了斯拉蒙在加州大学洛杉矶分校进行的试验。（后来受试者人数增加到 37 人。）随后她们接受了 9 周的静脉注射靶向药物与顺铂（用于杀伤乳腺癌细胞的标准化疗药物）的联合治疗。为方便起见，斯拉蒙计划将所有受试者安排在相同的时间与地点接受治疗。不过这种做法的效果也颇具戏剧性：她们仿佛是舞台上一群身陷囹圄的演员。一些女性是被亲朋好友连哄带骗地拉入了斯拉蒙的试验的，其他人（例如布拉德菲尔德）则是被恳请入组这项研究。布拉德菲尔德说道："我们都知道自己时日无多，因此我们倍加珍惜生命。"一位 50 多岁的中国女性带来了许多传统草药与药膏，她发誓正是靠这些药物才活到了今天，并且只有在服用这些最古老药物的前提下，她才会接受赫赛汀这种最新的抗肿瘤药物。一位 30 多岁、瘦骨嶙峋的女性躲在角落里默默地怒目而视，原来她在接受骨髓移植后于最近出现了复发。对这些受试者来说，有些人能够客观面对她们的疾病，有些人则表现为不知所措，当然还有些人已经超凡脱俗。例如，她们中一位 50 多岁、来自波士顿的母亲正拿自己的病情开着粗俗的玩笑。整天的输液与验血令这些女性身心疲倦，而她们在完成全部检查后便各奔东西。布拉德菲尔德在回家后通常会忙着祈祷，另一位女性则习惯用马提尼酒把自己灌醉。

由于布拉德菲尔德的颈部肿块是这批受试者中唯一能够被触及、测量与观察的肿瘤，因此它的变化也成为斯拉蒙试验的指南针。在第一次静脉注射 *Her-2* 抗体的早晨，所有受试女性依次用手指滑过布拉德菲尔德的锁骨去体会这个肿块的感觉。这种奇特的亲密仪式每周都要重复一次。大约在首次输注这种抗体两周之后，当她们再次序贯触摸布拉德菲尔德的淋巴结时，这个肿块已经发生了天翻地覆的变化。布拉德菲尔德的颈部肿瘤已经出现软化并明显缩小。"我们开始相信这种药物的确有疗效！"布拉德菲尔德回忆道，"突然之间，我们的命运就发生了逆转。"

然而并非每位受试者都会像布拉德菲尔德一样幸运。某天夜里，一位筋疲力尽的年轻晚期女性患者出现了脱水。由于彻夜呕吐令其无力补充水分，同时病情加重让她判断错误，因此这位女士又昏昏睡去。第二个星期，她便死于肾功能衰竭。

好在布拉德菲尔德对于新药的应答一直非常显著。她在试验开始两个月后复查 CT 时发现，不仅其颈部肿块已经几乎完全消失，就连肺转移灶的数量与大小也都出现了下降。另外 13 位女性对于新药的应答则比较模糊。在试验进行到 3 个月的中点之际，斯拉蒙会同基因泰克以及外部试验监察员对数据进行了分析，此时他们显然需要就新药疗效做出一项艰难的评估。如果一些女性的肿瘤大小并未发生变化（没有缩小，但处于静止状态），那么这种情况应该被视为缓解吗？虽然有些伴有骨转移的女性反馈骨痛减轻，但是疼痛不能作为客观评估的指标。经过长时间的激烈辩论，试验协调员建议从试验中剔除 7 名应答无法量化的受试女性。除此之外，还有一位女性自己主动停止了药物治疗。原始队列中只有包括布拉德菲尔德在内的 5 人完成了为期 6 个月的试验，其他人则带着愤懑与失望回到当地接受治疗，她们内心对于特效药的憧憬再次幻灭了。

芭芭拉·布拉德菲尔德于 1993 年完成了为期 18 周的治疗后生存至今。如今头发花白、眼睛如灰蓝色水晶的布拉德菲尔德住在西雅图附近的小镇普亚勒普。她经常在附近的森林里徒步旅行，还会为其教会主持分组讨论。布拉德菲尔德依然清晰地记得她在洛杉矶接受治疗的日子，例如那间用于护士们配药的昏暗房间，以及病友们触摸其颈部肿块的奇特亲密仪式。当然，还有斯拉蒙。她说："斯拉蒙是我的救命恩人，虽然我拒绝了他的第一个电话，但是从那以后，我再也没有拒绝过他的任何事情。"布拉德菲尔德声音中的活力与热忱像电流一样通过电话线传递过来。不仅如此,她还询问了我所从事的研究。我感谢她抽出时间来接电话,而她则反过来为跑题道歉。她笑着说:"快回去工作吧,还有人在等着你们的发现呢。"

第四十六章

同情用药

濒死的人根本没有时间或精力。我们不能总是这样每次只针对一位女性、一种药物以及一家公司。[1]

——格雷西亚·巴弗本（Gracia Buffleben）

我们仿佛已经跨入了一个精准靶向与低毒高效的联合疗法组成的美丽新世界。[2]

——《乳腺癌行动通讯》（*Breast Cancer Action Newsletter*），2004 年

到了 1993 年夏季，有关斯拉蒙早期试验的消息已经不胫而走，它们通过官方与非官方途径在乳腺癌患者的社群中迅速蔓延开来。无论是在候诊室、输液中心，还是在肿瘤科医生的办公室里，患者之间都在谈论这种新药对于乳腺癌应答和缓解产生的奇效。与此同时，乳腺癌支持团体印制的刊物也掀起了狂热追捧赫赛汀的浪潮。可以想象，患者压抑已久的心情已经濒临爆发。

　　然而争论的焦点在"同情用药"[1]上。由于 *Her–2* 阳性乳腺癌是这种疾病中最致命且进展最迅速的亚型之一，因此患者愿意尝试任何可以为其带来临床获益的治疗。乳腺癌活动家多次登门拜访基因泰克，敦促公司将药物发放给那些绝望的 *Her–2* 阳性患者。乳腺癌活动家认为，这些患者没有时间等待药物没完没了进行测试，她们现在就想要获得一种可能挽救自己生命的药物。一位作家于 1995 年写道："只有当这些新药确实进入人体才算是真正的成功。"³

　　但是基因泰克对"真正的成功"有着截然不同的定义。由于赫赛汀并未得到 FDA 的批准，因此它只是一个尚不成熟的分子。基因泰克进行的早期试验不局限于新药进入体内，公司必须仔细监测试验过程中药物与人体的相互作用。对于 1993 年启动的下一阶段赫赛汀试验来说，基因泰克希望能够继续将受试者限定在小范围内，因此入组这些试验的女性患者人数被维持在最低限度：纪念斯隆·凯特琳医院 27 例，加州大学旧金山分校 16 例，加州大学洛杉矶分校 39 例。⁴同时基因泰克打算长期对这个微型队列进行细致深入的随访。柯德简短地告诉记者："我们不提供……同情治疗。"⁵与此同时，大多数参加早期试验的医生也支持这种做法。德布·崔帕西（Debu Tripathy）是加州大学旧金山分校的试验负责人之一。他曾经表示："如果你开始破例并偏离原有的方案，那么就会面对大量无法判断药物疗效的患者。你所做的一切只会延长……药物上市的时间。"⁶

　　虽然这种争论在封闭的基因泰克实验室外掀起了轩然大波，但是旧金山对于这种同情治疗与热点研究之间的矛盾并不陌生。20 世纪 80 年代末期，艾滋病在这里爆发后，保罗·沃伯汀的 5A 病房人满为患。与此同时，男同性恋者通过结社（例如艾滋病解放力量联盟）要求加快获得药物的步伐，而其中一部分患者就得益于同情用药计划。如今乳腺癌活动家透过这些早期斗争的案例也瞥见了他们自身面临的严峻考验。正如

---

[1] 同情用药（拓展性同情使用临床试验用药物）是指在一些情况下，患者不能通过参加临床试验来获得临床试验用药物时，可以允许在开展临床试验的机构内使用尚未得到批准上市的药物给急需的患者。——译者注

一份通讯所述："对于这些挣扎在死亡线上的乳腺癌患者来说，为什么她们想要获得可能延长其生命的试验用药会如此困难？多年以来，艾滋病活动家一直在与药企和 FDA 进行协商，希望获得仍处于临床试验阶段的抗艾新药。因此那些标准治疗失败的转移性乳腺癌女性患者应该了解，并且可以参与采用试验疗法的同情用药计划。"[7]

或者，就像另一位作家说的那样："科学的不确定性并不能作为碌碌无为的借口……我们不能再等待临床试验的'证据'了。"[8]

※※※

马蒂·纳尔逊（Marti Nelson）就是这样一位没有时间再等待临床试验证据的患者。[9]头发乌黑且性格外向的纳尔逊是一位来自加利福尼亚州的妇科医生。1987 年，33 岁的纳尔逊发现自己的乳房上长了一个恶性肿瘤。于是她接受了乳房切除术与多轮化疗，然后回到位于旧金山的诊所继续执业。随着肿瘤消失以及瘢痕愈合，纳尔逊认为自己应该平安无事了。

1993 年，在她初次手术 6 年之后，纳尔逊注意到乳房上的瘢痕开始变硬。当时她对此并未在意。其实这些硬化的瘢痕索条是复发的乳腺癌组织，它们沿着瘢痕在胸壁潜行形成融合成团的结节。长期关注乳腺癌临床文献的纳尔逊早就听说过 *Her-2*，为此她颇有预见性地推断其所患的肿瘤可能是 *Her-2* 阳性，并且希望能够对自己的乳腺癌标本进行基因检测。

但是纳尔逊很快就发现自己陷入了卡夫卡式的噩梦。她投保的 HMO 坚称，由于赫赛汀尚处于临床试验阶段，因此检测肿瘤的 *Her-2* 毫无意义。与此同时，基因泰克则坚持，如果无法确认 *Her-2* 的表达，那么就不能提供赫赛汀。

1993 年夏季，随着纳尔逊的病情日益加重（癌症已经转移至肺部与骨髓），这场拉锯战才发生了出乎意料的转折。纳尔逊恳请 BCA 出面帮助她协调基因检测与同情用药事宜。BCA，全称乳腺癌行动计划，是一家与艾滋病解放力量联盟有联系的旧金山本地组织。BCA通过其活动网络协调旧金山及其附近的几家实验室为纳尔逊的肿瘤进行检测。1994年10月，加州大学旧金山分校终于对其肿瘤的 *Her–2* 表达进行了检测。结果显示 *Her–2* 为强阳性，说明她是一位理想的受试者。可惜这个消息来得太晚了。9天之后，41岁的马蒂·纳尔逊在等待基因泰克批准赫赛汀之际陷入昏迷，与世长辞。

※※※

对BCA的活动家来说，纳尔逊的英年早逝是一个重要的分水岭。1994年12月5日，一群义愤填膺的BCA女性成员冲进了基因泰克的园区，她们为纳尔逊举办了由15辆灵车组成的"葬礼游行"，车上载有纳尔逊去世前戴着化疗头巾的画像。随后这些女性一路呐喊鸣笛，驾驶着她们的车辆驶过修剪过的草坪。身患乳腺癌的护士格雷西亚·巴弗本是BCA中最仗义执言的领导者之一，她将车停在一座主楼之外后把自己铐在了方向盘上。一位气急败坏的研究人员跌跌撞撞地从实验楼中跑出来喊道："我是研究治疗艾滋病的科学家。你们怎么会在这里？你们实在是太无礼了。"其实这通抱怨集中反映了科学家与患者之间日渐扩大的巨大鸿沟。

马蒂·纳尔逊的"葬礼"将基因泰克从严酷的现实中唤醒。人们与日俱增的怒火已经逐渐演化为某种潜在的公共危机。如今基因泰克面临别无选择的窘境：既然公司无法让活动家们噤声，那么它只好被迫加入其阵营。甚至就连柯德也承认："这是一个斗志昂扬的群体，她们的进取精神令人敬佩。"

1995年，由基因泰克的科学家与高管组成的小型代表团飞抵华盛顿，他们准备会见全国乳腺癌联盟（NBCC）的主席弗朗西斯·维斯科（Frances Visco）。具有强大影响力的NBCC是一个由癌症活动家组成的全国性组织，基因泰克希望它可以居中协调公司与旧金山本地乳腺癌活动家之间的关系。律师出身的维斯科为人务实、富有魅力且精明能干，她已经在这场事关乳腺癌患者福祉的政治运动中拼搏了将近 10 年。维斯科给基因泰克提出了一项条件苛刻的建议：公司必须制订赫赛汀的扩大用药方案，允许肿瘤科医生治疗临床试验之外的患者。作为交换，NBCC 可以给基因泰克与那些痛苦绝望的癌症患者充当中间人。此外，维斯科还主动提出加入赫赛汀三期临床试验的规划委员会，并且通过 NBCC 庞大的网络体系招募受试者。对基因泰克来说，这是一个早就应该意识到的问题。与其将乳腺癌患者作为受试者，不如把她们当成研究的合作者。（基因泰克最终将同情用药项目外包给一个按照抽签方式运营的独立机构。申请同情用药的女性患者根据抽签情况来"获得"治疗机会，从而免除基因泰克在决策上承受的道德风险。）

　　如今各方力量（研究人员、制药企业与患者代表）围绕这种致命性疾病形成了脆弱的三足鼎立格局。基因泰克下一阶段试验的目标是对数以千计的 Her–2 阳性的转移性乳腺癌患者进行大规模随机研究，然后比较赫赛汀组与安慰剂组之间的疗效差别。与此同时，维斯科将利用 NBCC 庞大的电子邮件群发系统向患者推送简讯。联盟成员凯·迪克森（Kay Dickersin）是一名流行病学家，他加入了赫赛汀试验的数据安全与监督委员会，而该机构的设立就是为了强调基因泰克与 NBCC，以及学术界与行动主义之间的新型合作伙伴关系。参与这项试验的乳腺肿瘤专家团队可谓阵容强大：包括纪念斯隆·凯特琳医院的拉里·诺顿、哥伦比亚大学的卡伦·安特曼（Karen Antman）、哈佛大学的丹尼尔·海斯（Daniel Hayes），当然，还有加州大学洛杉矶分校的斯拉蒙。

　　1995 年，尽管已经对此抵制了很长时间，但基因泰克还是在各路精英的通力合作下分别启动了三项三期临床试验来检测赫赛汀的疗效。其中被标记为 648 的研究在这三项试验中最为关键。648 试验共招募了 469 名初诊为转移性乳腺癌的女性（来自全球 150 家乳腺癌门诊），她们被随机分配到对照组（标准化疗）与治疗组（化疗联合赫赛汀），基因泰克则为该项目投入了 1 500 万美元。

※※※

1998 年 5 月，18 000 位癌症专家蜂拥至洛杉矶参加 ASCO 第 34 届年会，基因泰克即将在这里公布包括 648 研究在内的赫赛汀试验数据。5 月 17 日（星期日），也就是在会议的第三天，数千名满怀期待的观众涌入了会议中心闷热的圆形报告厅，他们将在这里参加一场有关乳腺癌 *Her-2/neu* 的特别会议。[10] 作为最后发言的演讲者，斯拉蒙在忐忑不安中登上了演讲台，紧张得胡须乱颤。

按照惯例，ASCO 的临床报告通常会以简洁的蓝白两色幻灯片演示，然后结合生存曲线与统计分析来传递信息。但是享受这一关键时刻的斯拉蒙并没有将统计数字作为报告的开始，他给人们展示了一张含有 49 段模糊 DNA 条带的凝胶电泳图（源自 1987 年他指导的一位本科生）。现在不仅肿瘤科医生们放慢了记笔记的速度，就连记者们也眯起眼睛注视着凝胶上的条带。

他提醒与会的观众，这张凝胶电泳图鉴别出了一个没有谱系（没有历史、没有功能且没有机制）的基因。其实它们只是一些乳腺癌病例中被扩增的孤立信号。斯拉蒙将其学术生涯的黄金岁月都倾注在这些条带上。当然还有其他人也加入了这场赌局：乌尔里希、谢泼德、卡特、博特斯坦和莱文森、维斯科与抗癌活动家、药企高管、临床医生以及基因泰克。虽然那天下午宣布的试验数据揭开了这场赌局的结果，但是斯拉蒙不愿也不能就此匆忙宣布这项研究已经大获全胜，他必须要提醒在座的各位赫赛汀的疗效并非完美。

斯拉蒙在公布试验结果之前做了一个戏剧性的暂停。在至关重要的 648 研究中，共有 469 位女性在完成标准细胞毒性化疗（阿霉素与环磷酰胺联用，或者紫杉醇）后被随机分配接受赫赛汀或安慰剂治疗。[11] 对于所有可能的应答指标来说，继续接受赫赛汀治疗的女性均出现了明显的可测量获益。研究显示，赫赛汀不仅使受试者对标准化疗的应答率提高了 150%，该药还令一半受试者的肿瘤出现缩小，而这个比例在对照组只有 1/3。除此之外，乳腺癌患者的进展时间也被延长了 4 个月至 7 个半月。同时，赫赛汀的作用对于对标准化疗（阿霉素与环磷酰胺联用）已经严重耐药的患者尤为显著：赫赛汀与紫杉醇联用使应答率增加了将近 50%（这种结果在近期的临床实践中可谓前所未有）。当然她们的生存率也随之得到改善。接受赫赛汀治疗的女性的生存期要比对照组平均延长 4 个月至 5 个月。

从表面上来看，一些临床获益的绝对值似乎没有什么改善，例如生存期不过延长了 4 个月。但是入组这些早期试验的女性均是晚期或转移性癌症患者，她们通常患有恶性度最高且侵袭性最强的乳腺癌亚型，已经接受过多次标准化疗并且对所有药物均不敏感。（这种情况非常普遍：之所以癌症医学试验往往选择那些最晚期与最难治的病例，是因为药物带来的任何微小获益都可能大于风险。）其实衡量赫赛汀疗效的真正标准源自那些初治患者，也就是之前未接受过任何治疗的早期乳腺癌女性。

2003 年，两项旨在检测赫赛汀对于初治早期乳腺癌患者疗效的大型跨国研究正式启动。[12] 在其中一项研究中，接受赫赛汀治疗的乳腺癌患者 4 年生存率与安慰剂组相比显著提升了 18%。在第二项研究中，虽然赫赛汀停药较早，但是也表现出相似程度的获益。试验结果在经过统计学合并后，人们发现接受赫赛汀治疗的女性患者整体生存率增加了 33%，而这种程度在 *Her-2* 阳性癌症患者的化疗史上绝无仅有。一位肿瘤学家写道："这种结果简直令人震惊……这不是进化，而是革命。定向研发分子靶向治疗为持续改善乳腺癌患者的疗效指明了方向。其他靶标与药物也将接踵而来。"[13]

※※※

1998 年 5 月 17 日那天傍晚，斯拉蒙在 ASCO 会议上向目瞪口呆的观众宣布了 648 研究的结果后，基因泰克在好莱坞华庭（位于洛杉矶山中的露天餐厅）举办了盛大的鸡尾酒会。现场觥筹交错，宾客们谈笑风生。就在几天前，FDA 刚刚对包括斯拉蒙研究在内的三项赫赛汀试验进行了核查，现在赫赛汀的审批过程即将进入"快速通道"。但是马蒂·纳尔逊并未看到这场胜利来临，这种曾经可能挽救其生命的药物即将为广大乳腺癌患者提供帮助，它不会再局限于临床试验或者同情用药项目。

记者罗伯特·巴泽尔（Robert Bazell）写道："公司邀请了包括大部分 Her–2 团队在内的所有研究人员，当然还有许多乳腺癌活动家，例如来自旧金山的玛丽莲·麦格雷戈（Marilyn McGregor）与马蒂·纳尔逊的丈夫鲍勃·欧文（Bob Erwin），以及来自 NBCC 的弗朗西斯·维斯科。"[14]

当晚的天气不仅清新宜人，并且蔚为壮观。"圣费尔南多谷夕阳的温暖橙色余晖为庆祝活动定下了基调。现场每位嘉宾都在共同庆祝这个伟大的成功。赫赛汀不仅能够挽救众多女性的生命，它还可以为基因泰克创造更大的财富。"

但是最引人注目的丹尼斯·斯拉蒙没有参加此次盛会。他整个下午都在与 ASCO 的乳腺肿瘤学家探讨下一阶段的赫赛汀试验，并且在会议结束后就钻进自己那辆破旧的日产轿车回家去了。

第四十七章

乘胜追击

发现无毒良方并非遥远的梦想。[1]

——詹姆斯·霍兰德

我们经常被问及，为什么在生物学发展如日中天之际，新型特效药的研发会滞后这么久……例如，分子生物学与肺癌治疗之间仍然存在着明显的不对称。[2]

——刘易斯·托马斯（Lewis Thomas），
《细胞生命的礼赞》（*The Lives of a Cell*），1978 年

1990 年夏季，就在赫赛汀进入早期试验之际，另一种癌基因靶向药物也开始了临床应用的长途跋涉。由于其疗效超过了癌症历史上任何其他药物（包括赫赛汀在内）的贡献，因此这种药物的研发过程——涵盖了癌症、癌基因、靶向治疗以及人体试验——标志着癌症医学进入了新纪元。但是为了迎接这个新纪元，癌症生物学家需要回到既往研究的起点，也就是被约翰·贝内特称为"血液化脓"的怪病（菲尔绍曾经于 1847 年将其重新命名为"白血"，后来研究人员把这种疾病再次归类为

"慢性粒细胞白血病")。

一个多世纪以来，菲尔绍的"白血"始终游走于肿瘤学的边缘。1973 年，慢性粒细胞白血病（CML）突然成为举世瞩目的焦点。珍妮特·罗利在检查 CML 细胞时发现，所有白血病细胞均携带一种特殊的染色体畸变。这种被称为费城染色体的异常是染色体易位的结果，第 22 号染色体的头部与第 9 号染色体的尾部在融合后产成了一种新型基因。罗利的研究显示，CML 细胞具有鲜明独特的基因变异，可能是首个被发现的人类癌基因。[3]

※※※

罗利的观察引发了学术界对这种神秘嵌合基因（9 号染色体与 22 号染色体融合）旷日持久的围猎。经过十几年的努力，这个基因的真实面目终于日渐清晰起来。[4] 1982 年，一组荷兰研究人员在阿姆斯特丹分离出了第 9 号染色体上的基因。他们将其称为 *abl*[1]。1984 年，上述团队与美国马里兰州的合作者共同分离出了 *abl* 在第 22 号染色体上的伙伴，也就是 *Bcr* 基因。于是人们将 CML 细胞中 *abl* 与 *Bcr* 融合产生的癌基因命名为 *Bcr–abl*。1987 年，戴维·巴尔的摩的实验室在波士顿通过"基因工程"将活化的 *Bcr–abl* 基因导入小鼠血细胞中。结果这些小鼠发生了伴有脾脏肿大的致命性白血病（就像一个多世纪前贝内特在苏格兰瓦匠以及菲尔绍在德国厨娘身上看到的那样），从而证实 *Bcr–abl* 是驱动 CML 细胞病理性增殖的罪魁祸首。[5]

正如对任何癌基因的研究一样，如今该领域的重点也开始从基因的结构转向功能：*Bcr–abl* 导致白血病的机制是什么？巴尔的摩与欧文·维特（Owen Witte）的实验室在研究了 *Bcr–abl* 癌基因的异常功能后发现，*Bcr–abl* 是一种与 *src* 类似的激酶（这种蛋白质可以给其他蛋白质添加磷酸基

---

[1] 其实 *abl* 基因最早见于病毒，后来研究人员才发现人类细胞中也存在该基因（重现了 *ras* 与 *src* 的故事）。逆转录病毒也再次"盗用"人类癌基因的身份成为致癌病毒。——作者注

标签，然后在细胞内释放信号级联）。在正常细胞中，*Bcr* 与 *abl* 基因不仅各自独立存在，并且二者在细胞分裂过程中也会受到严格调控。但是在 CML 细胞中，染色体易位可以产生一种新型嵌合体 *Bcr–abl*，而这种过度活跃的激酶将迫使细胞走上持续分裂的通路。

※※※

20 世纪 80 年代中期，当人们对 CML 分子遗传学机制的研究尚处于起步阶段之时，来自瑞士巴塞尔汽巴 – 嘉基制药公司（Ciba-Geigy）的一批化学家正在尝试研发可能抑制激酶的药物。[6] 人类基因组大约可以编码产生 500 种激酶，其中有 90 种与 *src* 和 *Bcr–abl* 同属一个子类。每种激酶都可以为细胞中某组特殊的蛋白质添加磷酸基标签。激酶在细胞内起着分子主控开关的作用，它们可以启动某些通路并关闭其他通路，从而为细胞提供一套分工明确的内部信号（生长、收缩、移动、停止或死亡）。由于汽巴 – 嘉基团队意识到激酶在细胞生理中具有举足轻重的作用，因此他们希望发现选择性激活或抑制细胞中激酶的药物，然后借此操纵细胞的主控开关。该团队的负责人是来自瑞士的生物化学家亚历克斯·马特尔（Alex Matter），这位身材高大、桀骜不驯且锋芒毕露的学者曾经做过医生。1986 年，来自英国利兹的生物化学家尼克·莱登（Nick Lydon）也加盟了马特尔寻觅选择性激酶抑制剂的团队。

药物化学家通常把分子想象成为平面与曲面构成的拓扑世界，他们会使用盲人般高度敏感的触觉来感受这些分子。如果某种蛋白质的表面没有任何特点，那么这种蛋白质通常"无成药性"，因为这种表面平坦光滑的拓扑结构很难成为药物的靶标。与之相反，如果某种蛋白质的表面具有较深的裂隙与凹陷（结合袋），那么蛋白质就可以成为吸引其他分子前来结合的靶标（也就是可能的成药性靶标）。

幸运的是，激酶表面上至少具有一个较深的成药性凹陷。1976 年，一批正在寻找海洋细菌毒素的日本研究人员意外地发现了名为星孢菌素的分子。这种大分子的形状就像是不对称的马耳他十字[1]，它可以与许多激酶表面的凹陷相结合。虽然星孢菌素是一种天然的毒素，但是将其作为药物不尽如人意，因为它对于大多数细胞内的各种激酶几乎没有任何辨别能力（活化或失活，有益或有害）。

星孢菌素的存在激发了马特尔的灵感。如果海洋细菌能够合成某种非特异性地阻断激酶的药物，那么化学家团队肯定可以合成某些药物阻断细胞中的特定激酶。1986年，马特尔与莱登发现了一条至关重要的线索。在检测了数以百万计的潜在分子之后，他们找到了一种类似星孢菌素的骨架化合物，它也可以深入激酶表面的裂隙来抑制其功能。与星孢菌素不同，这种化合物的骨架结构非常简单。于是马特尔与莱登制备出了数十种变体来确定哪些可以更好地与特定激酶结合。其实他们是在刻意模仿19世纪90年代保罗·埃尔利希的做法，后者曾经根据苯胺染料的特异性开辟了新药研发的先河。马特尔与莱登深知，虽然历史在重演，但是化学永争先。

这将是一场艰苦卓绝、反复试错的化学游戏。马特尔团队中有一位名叫于尔格·齐默尔曼（Jurg Zimmermann）的天才化学家，他将构建出的数以千计的母体分子变体交给细胞生物学家伊丽莎白·布奇丹格（Elisabeth Buchdunger）进行检测。[7]布奇丹格根据细胞检测的结果把新型分子中无法溶解或存在毒性的变体剔除，然后将结果反馈给齐默尔曼重新合成（就像拉力赛一样）更特异且无毒的化合物。齐默尔曼坦言："这个过程就像是锁匠配钥匙，你可以改变钥匙的形状来进行尝试。合适吗？如果不合适，那么就再调整。"[8]

到了20世纪90年代初期，布奇丹格与齐默尔曼采用这种循环往复的方法已经构建出了数十种新型分子（结构上类似于马特尔的原始激酶抑制剂）。紧接着，莱登在使用这些抑制剂检测细胞中的各种激酶后发现上述分子具有特异性：一种可能抑制 src 的分子对其他激酶无动于衷，

---

[1]　马耳他十字（Maltese Cross）由四个"V"字或是箭头样的凹四边形组成，是医院骑士团以及马耳他骑士团所使用的符号。——译者注

而另一种可能阻断 *abl* 的分子对 *src* 没有反应。如今马特尔与莱登需要一种能让这些抑制剂大显身手的疾病，并且这种由固定激酶过度活化驱动的癌症能够被特异性激酶抑制剂杀伤。

※※※

20 世纪 80 年代末期，莱登来到波士顿的丹娜–法伯癌症研究所，希望了解巴塞尔合成的一种激酶抑制剂能否抑制某型癌细胞的生长。他在这里遇到了刚刚结束肿瘤学专科培训的布莱恩·德鲁克（Brian Druker）。德鲁克当时正打算在波士顿建立自己的实验室，他对 CML 这种由 *Bcr–abl* 激酶驱动的癌症也颇感兴趣。

德鲁克在听说了莱登合成的激酶特异性抑制剂之后突然茅塞顿开。他回忆道："我之所以在医学院的时候就被肿瘤学吸引，是因为我拜读过法伯关于氨基蝶呤的论著，它给我留下了深刻的印象。与法伯同时代的学者曾经凭借经验来寻觅癌细胞的靶点，可是他们均因缺乏对癌症发病机制的了解而失败。法伯的想法毋庸置疑，但是他生不逢时。"[9]

然而德鲁克的构思却与时俱进。就像斯拉蒙与乌尔里希一样，双方对于这个谜题的答案各执一半。德鲁克拥有饱受 CML 折磨的患者人群（这些肿瘤由特定激酶过度活化驱动），莱登与马特尔则合成了一整套激酶抑制剂（储存在汽巴–嘉基位于巴塞尔的冷库中）。德鲁克认为其中一定隐藏着他梦寐以求的良方，也就是某种对 *Bcr–abl* 具有特异亲和性的激酶抑制剂。德鲁克提出了一项由汽巴–嘉基与丹娜–法伯癌症研究所在患者中检验激酶抑制剂疗效的宏伟计划。可是双方在巴塞尔与波士顿的法律团队存在分歧，因此汽巴–嘉基与丹娜–法伯癌症研究所未能达成共识。虽然此类新药可以特异性识别并结合激酶，但是科学家与律师在患者用药问题上各不相让，最终围绕该项目产生的那些连篇累牍的法律文书只能被束之高阁。

但是德鲁克不会轻言放弃。1993 年，他离开波士顿在波特兰的俄勒冈健康与科学大学（OHSU）建立了自己的实验室。[10] 现在德鲁克终于摆脱了妨碍自己开展合作的束缚，他立即给莱登打电话要求重新启动这个项目。莱登告诉德鲁克，汽巴－嘉基的团队不仅已经合成了更多的激酶抑制剂，而且还发现了一种可以与 Bcr–abl 高特异性与高选择性结合的分子。研究人员将这种分子称为"CGP57148"。这次德鲁克准备使出浑身解数放手一搏（他汲取了他在波士顿的教训），他不动声色地走进了 OHSU 的法务部，只字不提这些化合物的潜在用途，然后看着律师心不在焉地签署了文件。德鲁克回忆道："大家都在嘲笑我，没人认为这种药物会起什么作用。"[11] 两周之后，他就收到了莱登从巴塞尔寄来的包裹，里面有少量供其实验室进行检测的激酶抑制剂。

※※※

与此同时，CML 治疗在临床世界中遭遇了接连不断的失利。1992 年 10 月，就在 CGP57148 从巴塞尔的莱登实验室穿越大西洋来到俄勒冈的德鲁克手中之前数月，一批白血病专家抵达意大利的博洛尼亚参加一个国际 CML 会议。[12] 这座古城不仅富丽堂皇而且令人回味无穷，维萨里就曾经在那些四方院落与圆形剧场中传道授业，然后抽丝剥茧将盖仑的癌症理论驳斥得体无完肤。可是从本次会议上传来的消息毫无新意。1993 年，医学界治疗 CML 的主要方法是异体骨髓移植，它由唐纳尔·托马斯于 20 世纪 60 年代在西雅图创立。异体骨髓移植（将异体骨髓输入患者体内）也许能够延长 CML 患者的生存期，可是通常需要进行大规模试验才能检测到细微的改善。在博洛尼亚，就连移植科医生也不无担心地承认其疗效实在微不足道。一项研究的结论称："尽管彻底摆脱白血病只能依靠骨髓移植，但是它对总生存期的改善仅局限于少数患者……为了评价骨髓移植对于生存期的影响，我们可能需要用 10 年时间来对数以百计的病例进行观察。"[13]

与大多数白血病专家一样，德鲁克也非常熟悉这篇结论悲观的文献。

"人们信誓旦旦地提醒我，癌症是一种非常复杂的疾病，好像只有我认为治愈癌症手到擒来似的。"[14] 他深知越来越多的证据显示，CML 也许天生就是一种化疗耐药性疾病。虽然 CML 是单一 *Bcr–abl* 基因易位所导致的疾病，但是当它在真正的患者体内爆发时已经累积了一系列附加突变，因此在这种猛烈的遗传风暴面前即便是骨髓移植（化疗医生手中最强大的武器）也无可奈何。曾经呼风唤雨的 *Bcr–abl* 激酶早已被更为强大的驱动突变淹没。德鲁克担心，使用激酶抑制剂尝试控制这种疾病只会引火烧身。

1993 年夏季，当莱登的药物到了德鲁克的手中之后，他将其加入了生长有白血病细胞的培养皿，希望激酶抑制剂多少能起点效果。[15] 好在这些细胞系很快就产生了应答。一夜之间，接受药物治疗的 CML 细胞就已经被杀伤殆尽，组织培养瓶中漂满了退化了的白血病细胞碎片。德鲁克感到非常惊讶。接下来，他将 CML 细胞移植到小鼠体内构建出活体肿瘤模型，随后使用这种药物对成瘤小鼠进行了治疗。与第一次实验的结果相似，小鼠体内的肿瘤在数天之内就出现了消退。由于正常小鼠的血细胞安然无恙，因此该应答也反映了药物具有特异性。现在德鲁克又进行了第三项实验。他从几位 CML 患者体内采集了骨髓样本，然后放入培养皿中使用 CGP57148 进行了处理。结果显示，骨髓中的白血病细胞在接触药物后迅速死亡。如今培养皿中只剩下正常的血细胞，也就是说他治愈了培养皿中的白血病！

德鲁克在《自然医学》杂志中描述了上述发现。[16] 虽然这是一项言简意赅的研究（仅有五项精心设计的实验），但是得出了一个显而易见的结论："这种化合物可以用于治疗 *Bcr–abl* 阳性白血病。"在这篇文章中，德鲁克与莱登分别是第一作者与资深作者，布奇丹格与齐默尔曼则是主要贡献者。

※※※

德鲁克以为汽巴－嘉基公司会非常重视这些结果，毕竟这种针对癌细胞中癌基因的药物（具有精准的特异性）是肿瘤学界终极梦想的结晶。但是在巴塞尔，汽巴－嘉基公司的内部一片混乱。该公司已经与隔河相望的主要竞争对手山德士合并为制药巨头诺华公司。对诺华公司来说，CGP57148精准的特异性正是其致命的短板。将CGP57148打造成为可供患者使用的临床药物仍需进行深入检测，其中涉及的动物研究与临床试验预计耗资1亿~2亿美元。由于美国每年只有几千位新发CML患者，因此诺华公司感到为他们投入巨额资金得不偿失。

德鲁克发现他自己身处一个是非颠倒的世界：研究人员需要乞求制药公司去推动产品进行临床试验。然而诺华公司也有大一堆冠冕堂皇的理由："这种药物……毫无用处，它不仅毒性巨大，而且没有市场。"1995年至1997年，德鲁克经常往来于巴塞尔与波特兰之间，他试图说服诺华公司继续该药物的临床研发。德鲁克坚决主张："要么将（药物）纳入临床试验，要么授权给我去完成。做个决定吧！"[17]如果诺华不愿意制造这种药物的话，那么德鲁克认为可以由其他同行来完成。他回忆道："即便在最糟糕的情况下，我也可以在自己的地下室里合成药物。"

为了迎接可能到来的CML患者临床试验，他提前组织了另外一批医生随时做好准备，包括来自加州大学洛杉矶分校的查尔斯·索耶斯（Charles Sawyers）、休斯敦的血液病学家摩西·塔尔帕兹（Moshe Talpaz）与伦敦哈默史密斯医院的约翰·戈德曼（John Goldman），他们都是CML领域德高望重的权威。德鲁克说："我对自己经治的CML患者已经无计可施。我每天从医院回家都在想着能让诺华做点什么。"

1998年初，诺华公司终于做出了让步。公司同意合成并发放少量（几克）CGP57148，差不多刚够大约100位患者试用。[18]德鲁克终于可以大显身手了，但是他的机会只有一次。但是对诺华公司来说，这项迄今为止最雄心勃勃的药物研发计划（CGP57148）注定失败。

※※※

2002 年秋季，我第一次听说了德鲁克的药物。当实习医生给我打电话说一位曾有 CML 病史的中年患者出现皮疹的时候，我还只是一名在麻省总医院急诊室里忙着为患者分诊的住院医师。我在获悉患者的病史后几乎是凭直觉就做出了判断。我推测患者接受过异体骨髓移植，而皮疹就是大难临头的前兆。如今异体骨髓中的免疫细胞正在攻击他的身体，也就是"移植物抗宿主病"。这位患者的预后非常严峻，他需要立刻被收入移植科病房接受类固醇与免疫抑制剂治疗。

但是我错了。我在浏览红色档案夹中的病历时并未发现有关移植的记录。当他在检查室明亮的荧光灯下伸出双臂接受检查的时候，我发现这些皮损只是某些零星散在的无害丘疹，并不是那种连片发作、预示着移植物抗宿主病的暗色皮疹。为了找到另外一种解释，我的眼睛迅速扫过他的用药清单，上面只列出了一种药物——"格列卫"，也就是德鲁克的药物 CGP57148 的商品名[1]。

其实皮疹只是格列卫的轻微副作用。虽然该药的主要效应并不明显，但是它的实际作用令人震惊。在二楼病理学实验室的显微镜下，患者的血细胞看起来没有任何异常。当我的目光缓缓扫过三系细胞[2]时，我开始屏住呼吸轻声细语："红细胞正常，血小板正常，白细胞正常。"我简直无法把眼前的血细胞形态与他的诊断联系起来：显微镜下居然看不到任何一个白血病母细胞。如果这位男士的确曾经罹患过 CML，那么上述缓解几乎让这种疾病不见踪影。

到了 1998 年冬季，德鲁克、索耶斯与塔尔帕兹已经观察到数十例患者出现了此类缓解。德鲁克使用格列卫治疗的首例患者是一位来自俄勒冈海岸的 60 岁退休列车员。患者在当地报纸登载的一篇关于德鲁克的文

---

[1] 之所以在此使用商品名，是因为它对于患者来说更为熟悉。CGP57148 的学名是伊马替尼（imatinib）。此外，这种药物也被称为 STI571。——作者注
[2] 红细胞、血小板与白细胞。——作者注

章里看到了新药的消息，于是他立刻致电德鲁克表示愿意参加临床试验（做一只"小白鼠"）。德鲁克给他服用了小剂量的药物，然后整个下午都站在他的床边，紧张地等待观察任何毒性发作的迹象。好在直到那天结束也没有见到什么不良反应，患者安然无恙。德鲁克回忆道："这是该药物第一次进入人体，尽管它很容易造成灾难，但是结果非常顺利。这种如释重负的感觉简直令人难以忘怀。"

在德鲁克开始逐步增加药物剂量（25、50、85 以及 140 毫克）的同时，参与这项试验的患者人数也逐渐增多起来。[19] 随着药物剂量在患者体内稳步提升，格列卫的疗效也愈发明显。例如，一位来自波特兰的女性患者前来就诊时，她的血细胞计数已经升至正常值的将近 30 倍。虽然其血管与脾脏内均充满了白血病细胞，但是德鲁克发现，几次用药之后，这位患者的血细胞计数出现了急剧下降，然后在一周之内恢复了正常。除此之外，索耶斯（加州大学洛杉矶分校）与塔尔帕兹（休斯敦）治疗的其他患者也出现了相似的应答，他们的血细胞计数在几周之内就恢复了正常。

有关这种药物的消息迅速传播开来。格列卫的问世恰好与互联网患者聊天室的诞生并驾齐驱。到了 1999 年，患者已经开始在线交流临床试验的信息。在许多病例中，都是患者先行发现医生对德鲁克的药物知之甚少并心生疑虑，然后他们就自己飞到俄勒冈或洛杉矶加入了格列卫的临床试验。

共有 54 位患者在入组 I 期试验后接受了大剂量药物治疗，其中有 53 位在使用格列卫几天之内就出现了完全缓解。[20] 这些患者在接下来的数周至数月会继续口服格列卫，而德鲁克也没有从他们的骨髓内发现恶性肿瘤细胞复发。如果 CML 患者未进行及时治疗的话，那么"慢性"也只是相对于白血病的标准而言。随着病情发生急变，患者的症状会义无反顾地迅速恶化，大多数患者只能生存 3~5 年。研究显示，采用格列卫治疗的患者会令其病程明显减缓。现在正常与恶性细胞之间的平衡得以恢复，仿佛血液的成分得到了净化。

截至 1999 年 6 月，许多参加早期试验的患者依然处于深度缓解中，而这也说明格列卫确实是一种非常成功的药物。当然这一成功也在此后得以延续：它已经成为 CML 患者的标准药物。如今肿瘤学家在讨论这种致命疾病的时候会采用"前格列卫时代"与"后格列卫时代"的说法。来自得克萨斯州 MD 安德森癌症中心的白血病专家哈高普·坎塔尔简（Hagop Kantarjian）最近总结了药物治疗对于 CML 的影响："2000 年之前当我们遇到 CML 患者时，我们只能告诉他们，这种疾病非常严重，不仅病程致命且预后很差，中位生存期也就是 3~6 年，一线治疗方案是异体骨髓移植……并且没有二线治疗方案……如今当我再看到 CML 患者的时候，我会告诉他们这是一种病程缓慢、预后良好的白血病，只要他们保持终生口服格列卫，那么通常都可以颐养天年。"[21]

※※※

诺华公司曾经指出，CML 并非危害公众健康的罪魁祸首，但是癌症是一种具有象征意义的疾病。创新思维通常起源于癌症生物学的边缘地带，然后又可以对其他同类疾病起到引领作用。在所有类型的癌症中，白血病往往是萌发创新模式的种子。这个故事始于 1948 年西德尼·法伯诊室中的白血病患者，因此它必须从白血病的研究开始。如果癌症确实存在于血液里（就像瓦默斯提醒我们的那样），那么这种发散性思维似乎只有回归血液肿瘤才是明智之举。

格列卫的成功给肿瘤领域留下了深刻的印象。布鲁斯·凯伯纳在一篇社论中写道："20 世纪 50 年代，当我还是伊利诺伊州的一名懵懂少年时，整个体坛已经被罗杰·班尼斯特（Roger Bannister）的成绩震惊了……1954 年 5 月 6 日，他打破了 1 英里跑（约 1 600 米）用时 4 分钟的极限。虽然只比世界纪录快了几秒钟，但是他在一个下午就改变了长跑运动的格局……20 世纪 50 年代末期与 60 年代，各种赛会纪录如同瓜熟蒂落一样纷纷被打破。那么在癌症治疗领域也会出现同样的奇迹吗？”[22]

　　凯伯纳的比喻经过了深思熟虑。班尼斯特的 1 英里跑成绩之所以成为竞技体育历史上的试金石，并非因为他成就了一个难以逾越的纪录（目前 1 英里跑的最快纪录要比班尼斯特的成绩快 15 秒多）。多年以来，人们认为 4 分钟代表了一种内在生理极限，仿佛肌肉根本无法运动得更快或者肺不能呼吸得更深。班尼斯特证明了内在极限的观念只是一个神话。他打破的不是极限，而是极限的观念。

　　其实格列卫也是如此。凯伯纳继续写道：“它不仅证实了一项原则，而且检验了一种方法。这表明高度特异的无毒治疗确实可能存在。”[23]格列卫为癌症治疗学开辟了一条新路。通过定向合成分子（旨在特异性灭活癌基因的药物）来杀伤癌细胞实现了埃尔利希梦想中的“特异亲和性”。只要人们能够深入研究癌细胞内部的生物学奥秘，那么针对癌症的分子靶向治疗就将成为可能。

　　最后需要指出的是，我曾经说过 CML 是一种“罕见病”，而这在前格列卫时代的确如此。与过去相比，CML 的发病率并未发生改变：每年只有几千名患者被诊断为此类白血病。但是随着格列卫的横空出世，CML 的现患人数（目前存活的患者数量）却发生了天翻地覆的改变。截至 2009 年，使用格列卫治疗的 CML 患者确诊后的预期生存时间平均为 30 年。根据这些生存数据，哈高普·坎塔尔简估计在未来的 10 年内，美国会有 25 万名接受靶向治疗的 CML 患者带瘤生存。德鲁克的药物将改变美国的癌症疾病谱，把一种曾经的罕见病转变为一种相对常见的慢性病。（德鲁克开玩笑说，由于格列卫提高了全球癌症的发病率，因此他已经成为癌症医学的反面典型。）假设我们中的大多数能够通过社交网络结识 1 000 人左右，那么平均下来我们每人都会认识一位正在依靠靶向抗癌药物生存的 CML 患者。

第四十八章

红桃皇后

"其实，在我们的国家，"爱丽丝气喘吁吁地说，"只有像我们刚才那样持续飞奔才可以到达另外一个地方。"

"真是个慢节奏的地方！"皇后说道，"你看，你现在拼命奔跑也只是维持原地不动。如果你想要去其他地方，那么速度至少要翻倍！"[1]

——刘易斯·卡罗尔，《爱丽丝镜中奇遇记》

2000 年 8 月，41 岁的路易斯安那州警察杰里·梅菲尔德（Jerry Mayfield）在被诊断为 CML 后开始接受格列卫治疗。[2]起初，梅菲尔德的肿瘤对于治疗非常敏感，其骨髓中的白血病细胞比例已经连续 6 个月出现下降。在血细胞计数恢复正常的同时，梅菲尔德的症状也得到显著改善；他感到精神焕发，"就像吃了什么灵丹妙药一样"。然而好景不长，2003 年冬季，药物治疗对于梅菲尔德的 CML 已经失效。休斯敦的肿瘤学家摩西·塔尔帕兹曾经希望通过继续增加格列卫的剂量来遏制梅菲尔德的白血病，但是直到同年 10 月，药物治疗还是没有效果。白血病细胞不仅再次占据了他的骨髓与血液，还侵入了其脾脏。梅菲尔德的癌症已经对靶向治疗产生了耐药。

在塔尔帕兹与索耶斯的格列卫试验进入第五年之际，他们已经观察到少数几例类似梅菲尔德的病例。其实格列卫耐药的情况在临床上比较罕见。这种药物可以使绝大部分 CML 患者在无须其他治疗的情况下获得深入持久的缓解。但是偶尔也会有患者的白血病对格列卫停止应答，而那些格列卫耐药的白血病细胞也将卷土重来。索耶斯在靶向治疗刚刚渐入佳境时就遭遇了另外一个难题：癌细胞是如何对这种直接抑制其驱动基因的药物产生耐药的呢？

在非靶向药物时代，人们已经发现癌细胞可以通过各种内源性机制产生耐药。研究显示，某些细胞获得的突变能够激活分子泵。在正常细胞中，这些分子泵具有从细胞内部排出天然毒素与代谢废物的功能。在癌细胞中，这些被激活的分子泵会把化疗药物从细胞内部排出。由于这些耐药细胞可以逃避化疗的打击，因此它们的生长速度会比其他癌细胞更快。此外，另有一些癌细胞能够激活破坏或中和药物的蛋白质。当然还有一些癌细胞会转移到体内药物无法企及的避难所，例如淋巴细胞白血病会在脑部复发。

索耶斯发现，白血病细胞会通过一种更为狡猾的机制对格列卫产生耐药：这些发生突变的细胞可以特异性地改变 *Bcr–abl* 的结构，然后合成一种能够继续驱动白血病细胞生长且不再与药物结合的蛋白质。[3] 在正常情况下，格列卫会滑入 *Bcr–abl* 中部一个窄小的楔形裂隙，正如一位化学家所描述的那样："利箭径直穿透蛋白质的心脏中央。"[4] 但是由于 *Bcr–abl* 产生的格列卫耐药突变改变了 *Bcr–abl* 蛋白质的分子"心脏"，因此该药物将无法接近 *Bcr–abl* 蛋白质表面的关键裂隙从而导致失效。在梅菲尔德这个病例中，*Bcr–abl* 蛋白单一突变使其对格列卫产生完全耐药性就是白血病突然复发的元凶。为了逃避打击，癌症已经悄悄地变换了靶标。

对索耶斯来说，这意味着摆脱格列卫耐药的第二代药物需要采用一种截然不同的攻击方法。仅靠增加格列卫的剂量或是合成与该药物密切相关的分子亚型根本无济于事。由于基因突变改变了 *Bcr–abl* 蛋白质的结构，因此第二代药物需要通过独立的机制来阻断该蛋白质，或许它可以从另外一个切入点进入关键性的中央裂隙。

2005年，通过与百时美施贵宝公司（Bristol-Myers Squibb）的化学家合作，索耶斯的团队合成了另外一种对格列卫耐药的 *Bcr–abl* 激酶抑制剂。[5]这种名为达沙替尼（Dasatinib）的新药并非简单的格列卫结构类似物，它可以沿着蛋白质表面上某个独立的分子缝隙抵达 *Bcr–abl* 的"心脏"。索耶斯与塔尔帕兹用新药对格列卫耐药患者进行试验后发现，达沙替尼的疗效非常显著：白血病细胞再次败下阵来。虽然梅菲尔德的白血病已经对格列卫产生了完全耐药，但是其病情还是在2005年奇迹般地出现了逆转。随着白血病细胞从骨髓中消失殆尽，他的血细胞计数也再度恢复了正常。到2009年，梅菲尔德通过口服达沙替尼依然维持着缓解状态。

其实靶向治疗也可以被视为某种猫捉老鼠的游戏。尽管我们可以直接向癌症的"阿喀琉斯之踵"射出无数利箭，但是这种疾病似乎只需要轻挪脚步就能够化影无形。似乎我们与此类变幻无常的对手陷入了一场持久战。一旦CML细胞对格列卫产生了耐药，那么就需要另一种分子变体来制服它们。然而当CML再次出现耐药时，我们又需要研发下一代新药。即便我们只是稍微放松警惕，战局的天平也会出现倾斜。在刘易斯·卡罗尔的《爱丽丝镜中奇遇记》中，红桃皇后告诉爱丽丝，由于她脚下的世界一直处于快速变化中，因此爱丽丝只有努力奔跑才能维持原地不动。当然这也反映了抗癌战争所面临的窘境：我们被迫努力奔跑仅是为了满足现状。

※※※

格列卫问世之后的10年里，NCI已经将24种新药列为癌症靶向治疗的手段。同时，还有数十种药物正处于研发过程中。如今这24种药物已经在肺癌、乳腺癌、结肠癌、前列腺癌、肉瘤、淋巴瘤与白血病的治疗中崭露头角。[6]某些药物，例如达沙替尼，可以直接灭活癌基因。其他药物则可能会瞄准癌基因激活的通路，也就是温伯格提出的"癌症标志"。研究显示，药物安维汀可以通过遏制癌细胞诱导血管生长的能力来干扰其血管新生。硼替佐米（又名万珂）能够阻断癌细胞内部过度活化的蛋白质废物清除机制。

作为一种源自免疫系统的癌症，多发性骨髓瘤几乎比任何其他类型的癌症都更能反映这些新型靶向药物的疗效。20 世纪 80 年代，人们会采用大剂量标准化疗来治疗多发性骨髓瘤。但是这些毒性巨大的传统药物往往会在治疗癌症的时候对患者造成严重伤害。在过去的 10 年里，有三种治疗多发性骨髓瘤的新型靶向药物相继问世，它们分别是万珂、沙利度胺与来那度胺，而所有这些药物均是通过阻断骨髓瘤细胞中的活化通路来发挥作用的。[7] 现在人们已经可以将靶向药物与标准化疗进行混搭来治疗多发性骨髓瘤。只要肿瘤出现复发就更换药物，再次复发就再次更换药物。尽管如此，骨髓瘤依然是一种致命性的疾病，时至今日还没有哪种药物或疗法能够将其彻底治愈。不过就像 CML 一样，这种猫捉老鼠的游戏可以延长骨髓瘤患者的生存期，甚至在某些病例中还能起到惊人的疗效。在 1971 年，近半数多发性骨髓瘤患者会在确诊后的 24 个月内死亡，另一半则在 10 年之内去世。到了 2008 年，近半数接受新药混搭治疗的多发性骨髓瘤患者的生存期可以达到 5 年。如果这种生存趋势能够持续下去的话，那么另一半患者的生存期将远远超过 10 年。

2005 年，一位被确诊为多发性骨髓瘤的患者向我咨询，几个月之后他是否还能活着看到女儿从高中毕业。2009 年，他坐在轮椅上参加了女儿的大学毕业典礼。好在轮椅与其所患的癌症毫无关系，那只是他在指导小儿子的棒球队时意外跌倒的结果。

※※※

从广义上来讲，红桃皇后综合征（通过不断运动维持原位）同样适用于抗癌战争的方方面面，其中就包括癌症的筛查与预防。2007 年初冬，我前往马萨诸塞州的弗雷明翰（Framingham）参观一个可能改变人们预防癌症方式的试验基地。尽管这里只是一座在隆冬时节被冰封湖泊包围的东北部小镇，但是弗雷明翰注定成为医学史上具有标志性意义的地方。1948年，流行病学家将大约5 000名弗雷明翰的居民作为研究队列，然后逐年详细记录该人群的行为、习惯、关系与疾病，并且最终为数以百计的流行病学研究积累了宝贵的历史数据。[8]英国推理小说作家阿加莎·克里斯蒂经常使用虚构的圣玛丽米德村作为整个人类的缩影，而弗雷明翰就相当于美国流行病学家的圣玛丽米德村。在犀利的统计学透镜下，这个专属队列的生老病死就演化成为一部罕见的自然史。

不仅如此，源自弗雷明翰的数据集还催生出许多有关风险与疾病的研究。例如，胆固醇与心脏病发作以及中风与高血压之间的关系最早都是在这里得到了验证。但是近来，人们在此又率先实现了流行病学思维的概念转换。在此之前，流行病学家通常会采用研究个体行为的方法来衡量慢性非传染性疾病的危险因素。可是最近，他们提出了一个与众不同的问题：如果真正的风险核心在于社交网络而不是个体行为将会怎么样呢？

2008年5月，哈佛大学的两位流行病学家尼古拉斯·克里斯塔基斯（Nicholas Christakis）与詹姆斯·福勒（James Fowler）用这个概念对吸烟行为的动态变化进行了分析。[9]首先，克里斯塔基斯与福勒绘制出了弗雷明翰居民之间所有已知关系的图表——朋友、邻居、亲属、兄弟姐妹、前妻、叔舅、姨姑等关系密切的社交网络。从抽象的角度来看，这种网络会表现出某种熟悉、直观的模式。有几个凭借多种纽带紧密相连的人（被称为"社交者"）位于这个网络的中心。相比之下，另有一些徘徊在社交网络边缘的人（被称为"孤立者"）形同陌路。

当流行病学家将吸烟行为与社交网络并置随访数十年后，他们发现了一种值得注意的现象：社交圈是一种比其他任何因素更具说服力的吸烟行为预测指标。其实社交网络统一戒烟就相当于整个电路被切断，例如，一起用餐的家庭成员会在相互影响下共同戒烟。那些处于网络核心位置的社交者戒烟后，其周围密集的社交圈也会慢慢放弃烟草。这样一来，吸烟行为会逐渐被所有社交网络边缘化，而这些孤立者只能离群索居躲在城镇的角落里独自喷云吐雾。

在我看来，吸烟网络研究对单一的癌症预防模式提出了严峻的挑战。当前模式认为，吸烟与我们社交网络的关系就像癌基因与遗传物质一样密不可分。如果我们回忆一下烟草流行的过程，那么就会注意到它源自某种转移行为（在不同地点反复进行播散）。士兵们为战后的欧洲带来了香烟；女性劝说同伴吸烟；抓住商机的烟草业则将香烟宣传为增进个人与社群凝聚力的黏合剂。因此吸烟行为具有了在人群中转移的能力。如果整个吸烟网络可以快速熄灭，那么必定也可以瞬间复燃。综上所述，只要切断弗雷明翰非吸烟者的各种联系（或者更糟糕，让某个瘾君子成为庞大社交网络的核心），那么就应该会看到社交网络发生巨变。

综上所述，这就是最成功的癌症预防策略也会迅速瓦解的原因。之所以红桃皇后的双脚时刻都不能停止旋转，是因为她周围逆向而行的世界将令其失去平衡（无法保持原有的位置）。癌症预防的情况也是如此。如果禁烟运动失去了锐意进取的锋芒或效力（正如最近发生在美洲或亚洲青少年中的情况），那么吸烟就会像某种古老的瘟疫一样卷土重来。一旦社会行为从社交网络的核心播散至边缘，那么与吸烟相关的癌症势必会出现小规模爆发。

然而致癌物的景观也并非一成不变。人类是化学领域的行家里手：当我们发现自身具备提取、纯化以及合成神奇分子的能力时，我们就已经开始在周围构建某种崭新的化学宇宙。我们的身体、细胞以及基因都始终沉浸在动态变化的分子（杀虫剂、药品、塑料、化妆品、雌激素、食品、激素，甚至某些新型物理脉冲，例如辐射与磁场）中。当然其中某些分子将不可避免地存在致癌作用。由于我们无法寄希望从所处的现实世界中逃避，因此需要想方设法将真正的致癌物从无辜的旁观者中辨别出来。

不过这个道理知易行难。2004 年，大批早期研究结果显示手机辐射可能会导致神经胶质瘤（一种致命的脑肿瘤）。统计学分析发现，神经胶质瘤通常会发生在习惯接听手机的同侧大脑，这进一步加深了二者之间的关联。随后各种媒体爆发出了巨大的恐慌。但这究竟是普遍现象与罕见病的错配结果（使用手机与神经胶质瘤），还是流行病学家错失了数字时代的"尼龙丝袜"呢？

2004 年，英国启动了一项大规模研究以验证这些早期报告的真实性。根据人们使用手机的习惯，研究人员将病例组（胶质瘤患者）与对照组（非胶质瘤患者）进行了比较。2006 年，研究报告初步确认，使用右耳接听手机的人们会增加罹患右侧脑瘤的风险。但是研究人员在仔细评估这些数据之后发现了某种令人费解的模式：使用右耳接听手机居然会降低左侧脑瘤发生的风险。导致这种现象最简单的逻辑解释就是"回忆偏倚"：确诊为脑瘤的患者会无意间夸大同侧接听电话的频率，并且将选择性地忘记使用对侧接听电话的行为。当研究报告的作者修正了这个偏倚之后，胶质瘤与使用手机之间就没有任何关联了。尽管预防专家与手机成瘾的青少年可能会为此欢呼雀跃，但是没过多久，在该研究完成之际，新款手机已经进入市场取代了旧款手机，否定胶质瘤与使用手机之间关系的结果就未必正确了。

由于手机这个案例的结果发人深省，因此我们需要采用更严谨的方法来评估新型致癌物：鉴别出真正的可预防致癌物，评估其在合理剂量与暴露下的风险程度，然后通过科学与立法干预减少暴露。虽然煽动人们对癌症的焦虑非常容易，但是重现帕西瓦尔·波特的辉煌举步维艰。

肿瘤学家哈罗德·伯斯坦（Harold Burstein）曾经这样描述："20 世纪末的癌症已经兼具社会与科学属性。"[10] 我们现在面临着两种挑战。第一种是癌症的"生物学挑战"，包括"利用日新月异的科学知识……来征服这古老而可怕的疾病"。但第二种，癌症的"社会学挑战"则比较棘手：我们需要被迫面对自身的风俗、礼仪以及行为。然而遗憾的是，这些习惯或行为就处在社会或自我的核心位置（并非位于边缘地带），例如日常饮食、环境排放、繁衍生息以及面对衰老。

第四十九章

山外有山

"每一种疾病都可以从音乐中发现问题，"
诺瓦利斯这样说道，
"每一种疗法都可以从音乐中找到答案。"[1]

——W. H. 奥登（W. H. Auden）

一言以蔽之，癌症研究的巨变告诉我们：癌症本质上就是一种遗传病。[2]

——伯特·沃格斯坦

从 2004 年初夏开始落笔之际，我就总是被问起准备如何为本书收尾。通常来说，我会含糊其词或者避而不谈。偶尔我也会谨慎地表示，我目前还不清楚或者无法确定。事实上，虽然我非常明白自己缺乏勇气去坦然面对，但是我一定会以卡拉的复发与死亡作为本书的结束。

但是我错了。2009 年 7 月，恰逢我在显微镜下观察卡拉的骨髓细胞并确认她首次缓解 5 年之后，我带着一束鲜花驱车前往她在马萨诸塞州伊普斯威奇的家。那是个异常闷热的早晨，阴云密布的天空似乎就要大雨倾盆。在离开医院之前，我匆匆扫了一眼自己于 2004 年在卡拉住院病历上写下的第一条记录。我尴尬地想起自己在记录病程的时候，曾经猜测卡拉甚至熬不过诱导化疗阶段。

可是卡拉做到了。现在这场惨烈的抗癌战争刚刚结束。就急性白血病来说，5 年没有出现复发几乎可以被视为治愈的代名词。卡拉默默地站在那里看着我递给她的杜鹃花，似乎对这个难能可贵的胜利无动于衷。同年早些时候，我因为忙于临床工作拖延了两天才告诉她骨髓活检结果是阴性的消息。卡拉从某位护士那里听说结果已经出来，因此我的耽搁令她陷入了可怕的抑郁之中：在 24 小时之内，她确信自己的白血病已经复发，而我的犹豫就是厄运降临的信号。

肿瘤科医生与患者之间似乎存在某种强烈的吸引力（亚原子力）。虽然这种感觉看起来微不足道，但是对我来说却弥足珍贵。我坐在卡拉的餐桌旁注视着她直接从龙头里接了一杯水（没有经过净化）。她容光焕发，双眸半闭，仿佛过去 5 年的痛苦都在内心深处转瞬即逝。卡拉的孩子们正在隔壁房间里与苏格兰梗嬉戏，浑然不知他们的母亲刚刚度过了这个具有里程碑意义的日子。当然一切都是最好的安排。苏珊·桑塔格在《疾病的隐喻》中总结道："我写这本书的初衷是平复心绪，而不是推波助澜。"[3] 其实这也是我来拜访卡拉的想法。我要宣布她已经痊愈，生活可以恢复正常，然后切断彼此 5 年来不离不弃的纽带。

我问卡拉对于自己从这场噩梦中幸存下来有什么感想。那天早晨，我从医院出发，在拥挤的车流中开了一个半小时才赶到她家。但她是如何忍受在那些漫长忧郁的夏日驱车来到医院，先是在门诊花上数小时等待血液检查的结果，然后得知由于血细胞计数过低无法保证化疗安全，因此只能掉头回家，第二天再来重复同样的过程呢？

"根本没有选择，"卡拉说道，同时她几乎是下意识地指向孩子们正在玩耍的房间，"朋友们经常问我是否觉得这种疾病导致自己的生活发生了异常。其实我会告诉他们相同的内容：对于患者来说，这就是他们的新常态。"

※※※

　　直到 2003 年，科学家才知道"正常"细胞与"异常"癌细胞之间的主要区别在于基因突变（例如 *ras*、*myc*、*Rb* 与 *neu* 等等）的日积月累，而它们的释放也成为反映癌细胞行为的标志物。但是这种对癌症的描述并不完整。它引出了一个无法回避的问题：真正的癌症中共有多少这样的突变？尽管我们已经分离出了单个癌基因与抑癌基因，但是人类癌症中到底存在多少突变基因呢？

　　2003 年，人类基因组计划完成了测量正常人类基因组全部序列的工作。[4] 随后人们启动了一项非常低调但是更为复杂的项目：对某些癌细胞进行全基因组测序。一旦这项被称为癌症基因组图谱的努力能够成功，那么它就会让人类基因组计划所涉及的领域相形见绌。[5] 参与测序工作的数十个研究团队来自世界各地。最先入组测序的癌症初步名单包括脑瘤、肺癌、胰腺癌与卵巢癌，而人类基因组计划可以为研究癌症中的异常基因组提供正常对照。

　　就像人类基因组计划的领导人弗朗西斯·柯林斯（Francis Collins）所描述的那样，这项研究结果将会把最常见癌症的全部基因突变绘制成为一部"巨型图谱"：人们对 50 种最常见的癌症进行分析后发现，该项目涉及的 DNA 测序总量已经相当于 10 000 个人类基因组计划。[6] 因此我们需要对上述雄心壮志进行理性评估才能出奇制胜。其实唯一可以恰当描述这个项目的隐喻是地质学。癌症基因组图谱涵盖的领域涉及癌症的方方面面，人们并非依靠逐个分析基因来了解这种疾病：只要对某些类型的癌症进行全基因组测序，那么研究人员就可以鉴别出任何一个突变基因。这仿佛是玛吉·詹克斯在她最后一篇文章中大胆预言的那幅完美地图。

　　当时有两个团队在癌症基因组测序工作中遥遥领先。其一是癌症基因组图谱联盟，它拥有多个跨国合作的实验室团队；其二是约翰斯·霍普金斯大学的伯特·沃格斯坦团队，他们不仅组装出了自己的癌症基因组测序设备，还为这次努力筹措了私募基金，并且率先完成了乳腺、结肠与胰腺肿瘤的基因测序。2006 年，沃格斯坦团队分析了 11 种乳腺癌与结肠癌的 13 000 个基因，然后公布了第一个具有划时代意义的测序结果。[7]（尽管人类基因组总共包含大约 20 000 个基因，但是沃格斯坦团队早期使用的工具只能对 13 000 个基因进行测序。）2008 年，沃格斯坦团队与癌症基因组图谱联盟扩大了研究范围，他们将源自数十个脑肿瘤标本中的几百种基因进行了测序。[8] 截至 2009 年，卵巢癌、胰腺癌、黑色素瘤、肺癌以及数种白血病的基因组测序已经完成，同时研究人员还为每种类型的肿瘤归纳出了完整的突变目录。

或许没人能够像伯特·沃格斯坦那样专心致志地从事新兴的癌症基因组研究。沃格斯坦生性诙谐且不拘小节，他经常身穿蓝色的牛仔裤与皱巴巴的外套。不久以前，沃格斯坦在麻省总医院一间座无虚席的礼堂中发表了有关癌症基因组的演讲，他试图通过几张幻灯片就把这项重大发现的来龙去脉阐释清楚。其实沃格斯坦面临着如同景观艺术家一样的挑战：他该如何通过寥寥数笔勾勒出这幅版图的全貌呢（指基因组"版图"）？或者说图片如何彰显出某个地方的精华呢？

沃格斯坦对这些问题的回答巧妙地借鉴了传统景观艺术家驾轻就熟的技法：负空间可以表现辽阔，正空间能够传递细节。为了全方位地观察癌症基因组景观，沃格斯坦决定将整个人类基因组展开，仿佛它就是方纸上某条蜿蜒的线（科学经常与历史形成呼应，例如，"有丝分裂"与希腊语中的"丝线"在此产生了共鸣）。在沃格斯坦绘制的示意图中，人类基因组 1 号染色体上的第一个基因占据了纸张的左上角，第二个基因则位于其下方，依此类推，然后它们将曲折地穿过整个页面，直到 23 号染色体上最后一个基因占据了页面的右下角。这是正常与未突变的人类基因组展现出的完整结构，也可以被视为癌症发生的"背景"。

在这种负空间的背景中，沃格斯坦引入了突变。每次只要在癌症中发现基因突变，那么突变基因就会以圆点标记在图上。随着基因突变的频率持续增加，这些圆点将拔地而起形成山脊、山丘甚至山脉。例如，乳腺癌标本中最常见的突变基因会表现为高耸的山峰，而极少发生突变的基因则由小山丘或散点组成。

按照这种方式展示，癌症基因组的作用乍看起来令人失望。各式各样的突变杂乱无章地分布在染色体中。在某些乳腺癌与结肠癌标本中，基因突变数量可以达到50~80个；在胰腺癌标本中，基因突变数量可以达到50~60个；甚至就连脑瘤（由于这些患者通常发病较早，因此他们累积的突变可能不多）也有40~50个基因突变。

研究显示，只有个别基因组很少发生突变的癌症与这项规律明显相悖。[9] 其中之一便是急性淋巴细胞白血病这种疾病，它的基因组原始景观中仅分布有5个或10个突变[1]。实际上，这种基因突变的相对匮乏很可能就是它轻而易举地被细胞毒性化疗击败的原因之一。科学家们推测，那些遗传变异较为简单的肿瘤（例如，仅携带有少量突变基因）更容易受到药物的影响，因此它们本质上更容易被治愈。如果是这样的话，那么大剂量化疗在治疗不同癌症时的悬殊反差——虽然大剂量化疗在治疗白血病中取得了成功，但是在针对其他大多数癌症时遭遇了失败——将揭示出深层次的生物学原因。但是从遗传学角度来看，寻觅治愈癌症的"普适性疗法"根本不切实际。

沃格斯坦发现，与白血病形成鲜明对比的是，许多更为常见的癌症的基因组内充满了遗传混乱，千奇百怪的突变可谓层出不穷。例如，一位43岁女性的乳腺癌标本中存在127个基因突变，也就是说在她的基因组中几乎每200个基因就有1个发生了突变。即便是在单一类型的肿瘤中，这种突变的异质性也令人生畏。如果我们对两位患者的乳腺癌标本进行比较，那么就会发现这些突变基因往往大相径庭。沃格斯坦对此表示："最终，癌症基因组测序验证了一百年来的临床观察结果。之所以每位患者的癌症均迥然各异，是因为每个癌症的基因组都绝无仅有。生理异质性反映了遗传异质性。"[10] 正常细胞总是十分相似，恶性细胞往往各有不同。

---

[1] 到目前为止，急性淋巴细胞白血病基因组的完整测序尚未完成。这里提及的突变是指基因缺失或扩增。随着测序工作的深入，基因突变数量还可能会继续增加。——作者注

　　然而，沃格斯坦的特点就在于，当其他人只注意到遗传景观处于一片狼藉之时，他却能够敏锐地从这种乱象中发现规律。沃格斯坦相信，癌症基因组中的突变存在两种形式，其中一些属于被动发生。当癌细胞开始分裂，它们会从 DNA 的复制意外中累积突变，不过这些突变对于癌症生物学没有任何影响。研究显示，它们将黏附在基因组上被动跟随细胞进行分裂（尽管可以辨别出来，但是影响微不足道）。这些就是所谓的"旁观者"突变或"乘客"突变。（正如沃格斯坦所言："它们只是搭个便车。"）

　　但其他突变也不是被动的玩家。与乘客突变不同的是，这些突变基因可以直接刺激癌细胞的生长与生物学行为。因此这些"驱动"突变在癌细胞生物学中发挥着至关重要的作用。[11]

　　研究显示，每个癌细胞都携带有某些驱动突变与乘客突变。例如，那位 43 岁女性的乳腺癌标本中存在 127 个基因突变，可是其中只有大约 10 个突变可能与肿瘤的实际生长和生存相关，其余的突变或许是源自癌细胞中的基因复制错误。虽然这两种突变的功能不同，但是它们之间却难以区分。科学家可以使用癌症基因组鉴定出某些直接刺激癌症生长的驱动基因。由于乘客突变属于随机发生，因此它们遍布基因组。从另一方面来说，驱动突变打击的是具有关键作用的癌基因与抑癌基因，可是这些基因在基因组中的数量非常有限。这些突变（例如 *ras*、*myc* 与 *Rb*）经常出现在癌症标本中。它们在沃格斯坦的示意图中是拔地而起的山峰，而乘客突变则通常会用山谷来代表。不过当某个此前未知的基因发生突变时，我们根本无法预测该突变的作用到底重要与否（驱动或乘客，引擎或藤壶[1]）。

　　其实癌症基因组中的山峰（某种类型的癌症中最常见的基因突变）还有另外一层含义。它们可以组成关键的癌症通路。在最近开展的一系列研究中，约翰斯·霍普金斯大学的沃格斯坦团队采用其他方法重新分析了目前癌症基因组中的突变。[12] 他们列举出癌细胞中通路突变的数量，而

───────────

［1］　藤壶（barnacle）是附着在海边岩石、船体上的一簇簇灰白色、有石灰质外壳的生物，风吹浪打也冲刷不掉。——译者注

不再局限于癌症中的单个基因突变。只要构成 Ras—Mek—Erk 通路任何组件的基因发生突变，那么它们就会被归为"Ras 通路"突变。同样，如果细胞携带有 *Rb* 信号通路任何组件突变的基因，那么它就会被归为"*Rb* 通路突变体"。依此类推，直至所有的驱动突变都被整合到通路中。

那么癌细胞中究竟存在多少失调的通路呢？沃格斯坦发现，这个数字通常介于 11 和 15 之间（平均为 13）。由于任何肿瘤的基因组中都遍布着大量突变，因此很难在单基因水平上评估突变复杂性。虽然不同肿瘤中导致通路受损的特定基因千差万别，但是在这些肿瘤里失调的核心通路却大同小异。例如，激活的 *Ras*、*Mek* 与 *Erk* 基因可能会出现在不同的膀胱癌标本中，然而它们都反映的是 Ras—Mek—Erk 通路某些关键组件的异常。

综上所述，癌症基因组的杂乱无章只是某种掩人耳目的假象。如果我们能够仔细聆听，那么就会发现其中的规律。癌症的语言不仅符合文法、井然有序，甚至可以说相当优美（我有点犹豫是否该这样形容）。无论是基因和基因的交谈，还是通路与通路的沟通都会形成完美的音阶，而此类既熟悉又陌生的旋律将迅速发展成为某种致命的节奏。其实在貌似纷繁复杂的多样性下面是深藏不露的遗传一致性。那些表面上看起来大相径庭的癌症通常具有相同或相似的通路异常。一位科学家最近指出："癌症实际上是一种通路疾病。"[13]

※※※

然而这也是个喜忧参半的消息。癌症悲观主义者看到 13 这个不祥数字后就会心灰意冷。11~15 个核心通路出现失调对于癌症治疗构成了巨大的挑战。那么肿瘤学家是否需要 13 种不同的药物来针对 13 条独立的通路，并且重新使癌细胞"恢复正常"呢？假设癌细胞的变化神出鬼没，那么在癌细胞对 13 种药物的组合产生耐药后，我们是否还需要另外增加 13 种药物呢？

　　不过癌症乐观主义者认为 13 是一个吉利数字，它代表了一种解脱：在沃格斯坦鉴别出这些核心通路之前，癌症的突变复杂性似乎根本无法预测。实际上，对任何类型的肿瘤来说，通路中的基因层级组织意味着存在更深的层次结构。也许针对乳腺癌或胰腺癌这类复杂癌症并不需要火力全开（瞄准 13 条通路）。也许某些核心通路会对治疗产生特殊应答。最好的例子当数芭芭拉·布拉德菲尔德的肿瘤，由于她体内的癌症已经对 Her-2 形成过度依赖，因此只要瞄准这个关键性癌基因就足以令其消退，并且还能促成长达数十年的缓解。

※※※

　　随着各种有关基因与通路的研究不断深入，我们对癌症生物学已经有了非常清醒的认识。不仅包括众多类型肿瘤（山丘、山谷与山脉）在内的完整突变图谱即将问世，而且就连发生突变的核心通路也会得到详细划分。但是正如谚语所云：山外有山。一旦鉴别出这些突变，就可以根据细胞生理学赋予突变基因功能。我们需要通过循序渐进的方法（从解剖学到生理学，再到治疗学）来重塑知识体系。癌症基因组测序相当于对癌症进行遗传解剖。就像菲尔绍在 19 世纪（癌症生理学）奋力摆脱维萨里（解剖学）的束缚一样，癌症科学必须实现从分子解剖学到分子生理学的飞跃。虽然我们很快就会知道突变基因是什么，但是真正的挑战是理解突变基因的作用。

　　这种从描述性生物学到功能性生物学的重大转变将为癌症医学带来三个新方向。

　　第一个新方向是癌症治疗学。只要能够鉴别出任何肿瘤的关键性驱动突变，我们就可以寻觅针对这些基因的靶向治疗方案。这种想法绝非天方夜谭：针对许多癌症中某些突变核心通路（13 条）的抑制剂已经进入临床。作为个体化药物，部分抑制剂所取得的应答率并不突出。目前人们面临的挑战是，此类药物该以何种组合出现才可以在保护正常细胞的情况下抑制癌细胞生长。

2009 年夏季，DNA 结构的共同发现者之一詹姆斯·沃森在《纽约时报》发表了一篇文章，他的观点发生了重大转变。[14] 1969 年，当沃森在美国国会做证之时，他猛烈抨击抗癌战争根本不切实际。40 年之后，他不再刚愎自用："我们很快就会知道那些困扰人们的主要癌症背后的遗传学改变。其实我们已经掌握了大部分致癌信号在细胞内传输的主要通路。在早期小鼠抗癌研究结果的支持下，目前大约有 20 种信号阻断药物正在进行临床试验。例如赫赛汀与特罗凯等少数药物在经过 FDA 批准后已经得到广泛应用。"

※※※

第二个新方向是癌症预防。迄今为止，癌症预防一直依赖两种自相矛盾的方法来尝试辨别可预防致癌物。其中针对密集人群开展的研究往往规模较大，它们可以将某种特殊类型的癌症与危险因素联系起来，例如多尔与希尔确定吸烟是肺癌危险因素的研究。除此之外，人们还可以通过实验室研究来确定致癌物，而这主要是基于它们导致细菌突变以及在动物和人体内诱发癌前病变的能力，例如布鲁斯·埃姆斯捕获化学诱变剂的实验，或是马歇尔与沃伦确定幽门螺旋杆菌是胃癌病因的实验。

不过重要的可预防致癌物可能会逃脱上述两种方法的监测。例如，隐性风险因素就需要对大规模人群进行研究；效果越是不明显，就越需要更大的人群。然而这种庞大、笨重且在方法学上极具挑战性的研究很难得到资金与运行的保障。与之相反，某些重要的致癌物也难以通过实验室手段捕获。埃瓦茨·格雷厄姆曾经失望地发现，即便是烟草烟雾这种最常见的人类致癌物也不容易诱发小鼠肺癌。此外，布鲁斯·埃姆斯的细菌试验也无法将石棉确定为诱变剂[1]。

---

[1] 小鼠可以过滤掉焦油中的许多致癌成分。石棉可以通过体内诱导瘢痕形成的炎症反应致癌。由于细菌不会产生这种反应，因此它们对石棉具有"免疫力"。——作者注

最近出现的两项争议明显强调了此类盲点在流行病学中的作用。2000 年，英国开展的所谓"百万女性研究"证实，雌激素与孕激素（源于缓解更年期症状的激素替代治疗）是导致雌激素阳性乳腺癌发病率与死亡率增加的主要危险因素。[15] 从科学角度而言，这是一个令人尴尬的结果。在布鲁斯·埃姆斯的实验中，雌激素不仅没有被确定为诱变剂，而且低剂量的雌激素也不会诱导实验动物成瘤。但是自 20 世纪 60 年代以来，这两种激素就被认为是 ER 阳性乳腺癌亚型的病理激活剂。由于比特森的手术与他莫昔芬均能够通过阻断雌激素来诱导乳腺癌缓解，因此可以推断外源性雌激素或许是引发乳腺癌的病因。如果将既往癌症生物学领域的进展整合成为更加全面的癌症预防手段，或许我们可以提前预测这种致癌活性，并且先于百万人口规模的研究进行相关性分析，拯救成千上万女性的生命。

其实第二项争议的导火索也始于 20 世纪 60 年代。[16] 自从 1962 年雷切尔·卡森的作品《寂静的春天》出版，环保主义者就一直在严厉指责滥用杀虫剂是美国癌症发病率持续攀升的部分原因。在过去数十年里，这种理论催生出舆论争议、激进主义与公众运动。然而尽管上述假设看似言之有理，可是能够直接将某种杀虫剂证实为致癌物的大规模人群队列实验姗姗来迟，并且动物实验也始终没有定论。研究显示，大剂量滴滴涕（DDT）与杀草强（氨基三唑）可以在动物实验中致癌，但是还有成千上万种被认定为致癌物的化学品尚未经过验证，于是我们需要再次采用整合分析的方法。不过确认癌细胞中关键性的活化通路可能会为动物研究提供某种更灵敏的致癌物检测手段。虽然某种化学品未必在动物实验中导致明显的癌症，但是它可以揭示出有哪些与癌症相关的基因和通路被激活，并且能够为其具有的潜在致癌性提供证据。同样，我们现在也知道营养与罹患特定类型癌症的风险之间存在关联，不过该领域目前仍处于起步阶段。例如，低纤维、富含红肉饮食可以增加患结肠癌的风险，肥胖则与乳腺癌有关。可是我们对于许多这样的关联还是一无所知（特别是在分子层面）。

2005 年，哈佛大学流行病学家戴维·亨特认为，如果将传统流行病学、分子生物学与癌症遗传学整合在一起，那么所产生的新型流行病学将在癌症预防上展现出更加强大的力量。[17] 亨特指出："传统流行病学研究的是暴露与癌症结果之间的关系，原因（暴露）与结果（癌症）之间的一切均会被视为'黑箱'……在分子流行病学中，流行病学家将通过检查介于暴露和疾病发生或进展之间的事件来破解这个'黑箱'。"

就像癌症预防一样，癌症筛查的重获新生也得益于癌症分子研究的进展。事实上，乳腺癌 BRCA 基因的发现就是癌症筛查与癌症遗传学整合的成功典范。20 世纪 90 年代中期，在前 10 年分子生物学进展的基础上，研究人员分离出了 BRCA1 与 BRCA2 这两个可以大幅增加乳腺癌风险的相关基因。[18] 遗传有 BRCA1 基因突变的女性一生中罹患乳腺癌的风险可以达到 50%~80%（该基因也会增加罹患卵巢癌的风险），大约是正常人风险的 3~5 倍。目前，针对这种基因突变进行的检测已经被纳入预防措施中。如果某位女性在筛查时发现上述两个基因突变为阳性，那么她将接受乳房核磁共振（MRI）等更为敏感的影像学手段进行深入筛查。此外，携带 BRCA 突变的女性也可以选择服用他莫昔芬来预防乳腺癌，并且这种方法在临床试验中已经被证明确实行之有效。或者更为激进的做法是，携带 BRCA 突变的女性可以在癌变之前预防性切除双侧乳房与卵巢，而这也是另一种能够显著降低乳腺癌发病率的策略。一位携带 BRCA1 突变的以色列女性曾经在发生单侧乳腺癌后选择了这种做法。她告诉我，自己的选择至少有一部分具有象征意义。[19] 她坦言："我要把癌症赶出我的身体。除了作为癌症的温床之外，我的乳房对我来说毫无意义。它们损害我的身体，影响我的生命。现在我要求外科医生把它们切除。"

※※※

癌症医学第三个，也可以说是最复杂的新方向就是整合我们对于异常基因与通路的理解，然后将癌症生物学行为作为一个整体进行考虑，并且重建知识、发现以及治疗干预的循环。

　　癌细胞行为中最具挑衅性的例证之一就是它的永生化，而任何单一基因或通路的激活对此都无法解释。研究表明，细胞快速增殖、无视生长抑制信号或肿瘤血管新生都可以用癌细胞中 ras、Rb 或 myc 等通路的异常激活或失活来解释。但是科学家却无法解释癌症持续无限增殖的原因。对大多数正常细胞（即便是快速生长的正常细胞）来说，它们通常在繁殖数代后就耗尽了持续分裂的能力。是什么让癌细胞乐此不疲或前赴后继持续分裂呢？

　　尽管学术界对癌症永生化问题的答案颇有争议，但是有证据显示它也借用了正常生理机制。人类胚胎与成年人的许多器官都具有少量能够不断再生的干细胞。干细胞是人体自我更新的储备库。例如，人体全部血液均可来自某个功能强大的造血干细胞（它通常隐藏在骨髓中）。在正常情况下，只有一部分造血干细胞处于活跃状态，其余的细胞都处于深度静止状态（沉睡之中）。但是如果血液突然因创伤或化疗耗尽，那么干细胞就会被唤醒并以惊人的繁殖力进行分裂，生成不计其数的血细胞。在几周之内，单个造血干细胞就能为整个人体补充新鲜血液，然后再通过未知机制回到睡眠状态。

　　有些研究人员认为，类似这样的过程也不断发生在癌症中（至少在白血病里）。20 世纪 90 年代中期，在多伦多工作的加拿大生物学家约翰·迪克（John Dick）推测，人类白血病细胞中的某个亚群也拥有这种无限自我更新的行为。[20] 这些"肿瘤干细胞"相当于癌症持续发生与再生的永久储备库。当化疗杀伤了大部分癌细胞时，这些干细胞中残存的少量亚群由于本质上更能耐受死亡，可以使癌症再生与更新，从而导致癌症在化疗后迅速出现复发。事实上，通过激活使正常干细胞永生的相同基因与通路，肿瘤干细胞已经获得了正常干细胞的行为，但是它们无法像正常干细胞那样回到生理睡眠状态。确切地说，癌症实际上是企图模仿器官的再生；或者更令人不安的是，它是在模仿生物体的再生。癌症对于永生化的追求映射出人类的本能，其实这也是隐藏在我们胚胎与器官更新中的一种执着。有朝一日，如果癌症能够得逞，那么它将产生一个比其宿主更加完美的生命（具备永生的能力与增殖的动力）。当然有人可能会说，在我的实验室中，源自 30 多年前去世女性的白血病细胞已经达到了这种"完美"状态。

如果我们按照上述逻辑将想象发挥到极致，那么癌细胞的行为（持续模仿、腐蚀与破坏正常生理功能）将挑战常态的概念。卡拉曾经说："癌症就是我的新常态。"由于我们注定要面临这种残酷的结局，因此癌症很可能也是我们的常态。事实上，随着某些国家患癌人口比例无情地从 1/4 增长到 1/3 甚至 1/2，癌症将不可避免地成为新常态，而我们在生命中邂逅这种永生化疾病只是时间早晚的问题。[21]

阿托莎之战

我们衰老了一百年，
仿佛就发生在瞬间。[1]

——安娜·阿赫玛托娃（Anna Akhmatova），
《纪念 1914 年 7 月 19 日》

是时候了，也是我该离开的时候了。就像某位比同龄人活得更久的长者会感到内心的空虚。那天晚上，斯托哥罗托夫觉得病房再也不是他的家了，尽管……原来的老病号还在问着同样的老问题，仿佛这些问题从来没有被提过一样……他们还能治好我的病吗？还有其他什么可以补救的办法吗？[2]

——亚历山大·索尔仁尼琴，《癌症楼》

1973 年 5 月 17 日，就在西德尼·法伯于波士顿病逝 7 周之后，他的好友海勒姆·甘斯（Hiram Gans）在追悼会上朗读了斯温伯恩（Swinburne）的作品《弃园》（"A Forsaken Garden"）中的诗句：

如今万物就在他的胜利中颤抖，

他竭力张开双手伸向那些猎物，

宛如神灵命丧自己诡异的祭坛，

现在终于该轮到死神静待安息。[3]

细心的听众可能已经注意到，这是一个与众不同的伟大时刻。它预示着癌症行将灭亡（其尸体在祭坛上四肢伸开，就仿佛死神静待安息）。

虽然这个场景非常符合法伯与他所属的时代，但是它的本质直到今天还在困扰着我们。每部传记的主角都会面临死亡，那么癌症的终结是否会在未来成为现实呢？我们能否从身体与社会中永远根除这种疾病呢？

其实这些问题的答案就隐藏在纷繁复杂的癌症生物学里。我们已经发现，癌症是一种基因组疾病。癌基因源自某些负责调控细胞生长的必需基因的突变。例如，当 DNA 被致癌物损伤后，突变就会在这些基因中累积。此外，在细胞分裂期间，基因复制产生的随机错误也会导致基因突变。虽然前者或许可以预防，但是后者却是祸起萧墙。癌症是人类在生长中出现的瑕疵，然而这个瑕疵深深植根于我们自身。如果我们想让自己摆脱癌症的困扰，那么只有从决定生长的生理过程（衰老、再生、愈合与繁殖）入手。

科学体现了人类渴望了解自然的愿景，而科技则将这种渴望与控制自然的野心结合起来。其实它们是两种相辅相成的推动力。尽管有人可能是为了控制自然才去了解它，但是干预的动力是科技独有的手段。由此可见，医学从本质上讲是一门科技的艺术，其核心是通过干预生命本身来改善人类生活的品质。从理论上来讲，由于被干预的主体是我们的基因组，因此抗癌战争把科技概念发挥到了极致。到目前为止，我们尚不了解是否存在能够鉴别出恶性增殖与正常生长的干预手段。也许癌症根本无法从我们的体内分割出去，并且其凶狠、狡诈、侵袭以及适应的属性就是细胞与基因的写照。也许我们的生存界限命中注定由癌症掌控。

随着我们的细胞不断分裂与机体衰老，越来越多的突变开始与日俱增，或许癌症就是我们作为生物体发展的最后终点。

但是我们的目标可以更现实一些。牛津大学理查德·皮托办公室的门上挂着多尔最喜爱的格言之一：“寿终正寝无法避免，但未老先亡可以改变。”其实多尔对抗癌战争胜利的界定代表了一种更为合理的近期目标。我们很可能要与这种古老的疾病生死相依，并且将被迫在人类可预见的未来与它继续共舞。但是如果能在衰老之前预防癌症导致的死亡，如果治疗、耐药、复发以及更多手段能使这场残酷的游戏延长，那么就可以改变我们对这种古老疾病的印象。根据我们对癌症的理解，这种进步所代表的科技胜利与人类历史中的其他成果截然不同。这将是改变人类自身命运的胜利，也是征服我们基因组的胜利。

※※※

我们不妨在脑海中憧憬一下胜利的模样。我们还记得那位在公元前500年可能罹患了乳腺癌的波斯王后阿托莎[1]。假设她具有穿越时空的本领，能够反复出现在不同的时代，那么她就是癌症王国的道林·格雷（Dorian Gray）[2]：当她本人在历史的长河中漫步之时，其肿瘤的分期与行为始终保持不变。阿托莎的病例可以让我们回顾癌症治疗的过去并展望明天。在既往的4 000年和随后而至的新时代中，阿托莎的治疗与预后到底发生了何种改变呢？

首先，让阿托莎回到公元前2500年古埃及名医伊姆霍特普的诊室里。伊姆霍特普给阿托莎的病起了一个我们根本叫不出来的名字（象形文字）。虽然伊姆霍特普对此做出了诊断，但是他谦卑地表示“无可救药”，然后就此结案。

---

[1] 如前所述，由于“癌症”的概念在公元前500年尚未得到阐述或明确，因此有关阿托莎所患疾病的诊断存疑。——作者注

[2] 英国作家奥斯卡·王尔德创作的小说《道林·格雷的画像》（*The Picture of Dorian Gray*）里面的主人公。天生丽质的道林·格雷为求青春永驻而出卖了自己的灵魂。——译者注

　　到了公元前 500 年，阿托莎在王宫里自行决定由其希腊奴隶为她实施最为原始的乳房切除术。200 年之后，希波克拉底在色雷斯给她的肿瘤起了个响彻未来的名字"karkinos"。公元 168 年，克劳迪亚斯·盖仑认为体内黑胆汁过量就是共同病因（黑胆汁瘀滞会形成肿瘤）。

　　当时光飞逝到千年之后，阿托莎体内瘀滞的黑胆汁得到了净化，然而肿瘤却依然在继续生长、复发、侵袭与转移。虽然中世纪的外科医生对阿托莎的疾病知之甚少，但是他们会借助手术器械来切除肿瘤。此外，还有某些人将蛙血、铅板、羊粪、圣水、蟹糊以及腐蚀性化学品作为治疗手段。1778 年，在伦敦约翰·亨特的诊所，她的癌症已经按照分期进行了划定（早期、局限性乳腺癌或晚期侵袭性乳腺癌）。对前者，亨特建议采取局部手术治疗；对后者，他也只能"遥表同情"。

　　当阿托莎于 19 世纪再度现身的时候，她恰逢一个崭新的外科手术世界。1890 年，在霍尔斯特德位于巴尔的摩的诊室里，阿托莎接受了迄今为止最大胆且最权威的根治性乳房切除术（除了广泛切除肿瘤与深部的胸肌之外，还要对腋窝与锁骨下淋巴结进行清扫）。20 世纪早期，放射肿瘤学家曾经尝试采用 X 射线来治愈局部肿瘤。到了 20 世纪 50 年代，新生代外科医生已经在联合治疗（手术＋放疗）领域迈出了步伐。虽然 X 射线的效果相对有限，但是阿托莎的癌症可以在放疗的辅助下进行局部治疗（单纯乳房切除术或肿块切除术）。

　　20 世纪 70 年代，新型疗法开始出现。阿托莎在手术后会接受辅助化疗来降低肿瘤复发率。如果她的癌症雌激素受体检测结果为阳性，那么抗雌激素药物他莫昔芬也可以被用于防止复发。1986 年，如果她的癌症被进一步发现具有 Her-2 基因扩增，那么除了手术、放射、辅助化疗与他莫昔芬之外，阿托莎还将接受赫赛汀这种靶向药物的治疗。

　　其实我们根本无法评判这些干预手段对阿托莎生存的确切影响。[4] 试验背景的转换不允许将阿托莎的命运从公元前 500 年穿越至 1989 年进行直接对比。但是手术、化疗、放疗、激素治疗与靶向治疗可能会让她的生存期延长 17~30 年。如果阿托莎在 40 岁被诊断为乳腺癌，那么她很有可能喜迎自己的 60 岁寿辰。

20 世纪 90 年代中期，阿托莎的乳腺癌治疗又迎来了新的转机。根据其早年的诊断以及阿契美尼德王室的血统，研究人员怀疑她携带有 BRCA1 或 BRCA2 突变基因。不出所料，针对阿托莎基因组进行的测序果然发现了某处突变。于是她参加了一项密集筛查计划以了解健侧乳腺的情况。除此之外，她的两个女儿也接受了基因检测。由于 BRCA1 的检测结果均为阳性，因此她们可以选择接受深入筛查、预防性双侧乳房切除或他莫昔芬来预防浸润性乳腺癌的发生。对阿托莎的女儿们来说，筛查与预防的效果立竿见影。乳房 MRI 在某个女儿的体内发现了一个小肿块。随后这个被诊断为乳腺癌的病灶就接受了早期（浸润前）手术切除。与此同时，另一个女儿则选择了预防性双侧乳房切除术，而这种防患未然的手段可以令其终生免受乳腺癌的困扰。

现在让我们将阿托莎送到未来。2050 年，阿托莎会带着一个拇指大小的闪存盘来到乳腺肿瘤医生的诊室，这里面不仅包含其癌症基因组的完整序列，还可以鉴别出每个基因中的任何突变。由于通过算法就能够明确影响其癌症生长与生存的关键通路，因此可以把这些通路作为治疗靶标来防止术后肿瘤复发。我们将先采用某组靶向药物对阿托莎进行联合治疗，当她的癌症发生突变后再换用第二种鸡尾酒疗法，然后以此类推。但无论是为了预防、治疗还是缓解疾病，她都很可能需要终身服用某些药物。

毫无疑问，这种做法确实是一种进步。但是在我们为阿托莎的胜利欢呼雀跃之前，应该先从理性的角度来看待癌症这种疾病。如果阿托莎在公元前 500 年患有转移性胰腺癌，那么她的生存期在 2 500 年后也只是延长了数月而已。如果阿托莎得了无法手术的胆囊癌，那么她的生存期在几个世纪后也不会有什么改变。尽管乳腺癌患者的转归具有明显的异质性，但是如果阿托莎的癌症已经出现转移，或者雌激素受体与 Her-2 检测为阴性，同时还对标准化疗没有应答，那么她的预后从亨特时代起就几乎注定难逃一劫了。相比之下，如果阿托莎得的是慢性粒细胞白血病或霍奇金病，那么她的寿命可能会延长 30~40 年。

　　之所以癌症发展的轨迹在未来具有不确定性，部分原因在于我们并不了解这种异质性的生物学基础。例如，我们仍然不清楚，为何胰腺癌或胆囊癌与慢性粒细胞白血病或阿托莎的乳腺癌之间的差异如此明显。不过可以肯定的是，虽然我们已经掌握了丰富的癌症生物学知识，但还是无法将癌症从人类的生命中彻底根除。就像多尔的建议与阿托莎的病例一样，我们或许应该专注于延长生命而不是消灭死亡。因此"赢得"这场抗癌战争的最佳途径是重新定义胜利的概念。

※※※

　　此外，阿托莎的曲折旅程也提出了一个隐含于本书的问题：如果我们对癌症的理解与治疗总是千变万化，那么又该如何利用癌症的历史来预测它的未来呢？

　　1997 年，NCI 所长理查德·克劳斯纳回应癌症死亡率在整个 20 世纪 90 年代毫无改善的报告时指出，前 10 年的医学事实对未来 10 年的发展几乎没有什么影响。[5] "优秀的历史学家远远多于睿智的预言家，"克劳斯纳写道，"由于开创性见解通常是意外的产物，因此预测科学发现的过程极其困难。其中经典的案例是弗莱明从发霉的面包上分离出青霉素，以及这项意外发现所产生的巨大影响。当然人们也无法预测到病毒学技术的持续进展（脊髓灰质炎病毒培养与疫苗制备）会让铁肺技术戛然而止。由此可见，任何根据历史预测未来的方法都预设了某种静态发现的环境，而这也是一种自相矛盾的现象。"

　　从狭义上来看，克劳斯纳的观点合乎情理。当真正的重大发现登场时，它们带来的影响往往不是递增而是天翻地覆的巨变。总科技会冲破历史的羁绊。在脊髓灰质炎疫苗发现之前，那些购买铁肺公司股票期权的投机者，或是在青霉素被发现时还认为细菌性肺炎无可救药的科学家，很快就会发现自己沦落为历史的弃儿。

　　然而目前针对癌症尚缺乏简便易行或一劳永逸的治疗手段，并且历史还告诉我们这种情况似乎不太可能出现。旧观察不仅可以提炼出新理论，光辉岁月也会指引未来前行。劳斯肉瘤病毒在数十年后转化为内源性癌基因；在一位苏格兰牧羊人传说的启发下，乔治·比特森观察到切除卵巢可能减缓乳腺癌的生长速度，从而促成了他莫昔芬数十亿美元的商机；贝内特发现的"血液化脓"（白血病）既是引入正题的铺垫，也是本书结尾的高潮。

　　除此之外，还有一个更微妙的理由让我们铭记这个故事：尽管医学领域涵盖的内容千变万化，但是我认为它万变不离其宗。随着历史反复重演，科学也会持续激荡。毫无疑问，我们用来对抗癌症的手段将在未来 50 年内发生巨变，以至于癌症预防和治疗的整体格局很可能无法辨别。未来的医生可能会嘲笑我们企图采用毒药组成的原始鸡尾酒疗法杀伤人类物种中最凶残的疾病。但是这场战争的本质不会改变：经年累月、日新月异、峰回路转、痛苦挣扎（在失败与希望之间）、执着追求（普适性疗法）、挫折沮丧以及傲慢狂妄。

　　希腊人曾经使用 onkos 这个意味深长的词来描述肿瘤，它具有"肿块"或"负担"的意思。其实这个称谓比他们想象的更有先见之明。癌症既是深藏于人类基因组中的负担，也是制衡我们寻求永生梦想的砝码。但是如果可以溯源至希腊语所属的古代印欧语系，那么就会发现 onkos 的词源来自古词语 nek。与静态的 onkos 不同，nek 是"负担"这个词的主动形式。它意味着将负担搬离、转运至其他场所，或者说带着某些东西长途跋涉来到不同地点。这不仅反映出癌细胞的迁移能力（转移），而且描绘了阿托莎的生命之旅（科学发现的历史长河）。除此之外，上述旅程也融入了人类以智取胜、健康长寿以及顽强生存的信念。

※※※

　　2005 年春季的某个深夜，在我即将完成第一年专科医师轮转之际，我坐在医院 10 层的病房里陪着不久于人世的杰曼·伯恩（Germaine Berne）。性格活泼的伯恩是一位来自亚拉巴马州的心理学家。1999 年的一天，她突然感到一阵非常剧烈的恶心，仿佛自己被弹射器抛了出去。更令人不安的是，这种恶心还伴有某种模糊的饱胀感，似乎她一直在不停地狼吞虎咽。杰曼自行驱车来到蒙哥利亚的浸信会医院，然后接受了一系列各种各样的检查，直到 CT 在她的胃里发现了一个直径 12 厘米的实性肿物。2000 年 1 月 4 日，一位放射科医生为这个肿物做了活检。在显微镜下，活检切片显示有大量梭形细胞正在快速分裂。研究显示，这种侵犯血管与周围正常组织的肿瘤是一种名为胃肠道间质瘤（GIST）的罕见癌症。

随后坏消息接踵而至。扫描结果显示，她的肝脏、淋巴结以及左肺均布满了病灶。由于癌症已经发生广泛转移，因此根本无法实施手术治疗。然而在 2000 年的时候，人们还不知道哪种化疗方案能够有效地针对这种肉瘤。虽然她在亚拉巴马州的医生勉强开了一堆化疗药物，但是它们充其量是拖延时间的权宜之计。"我写好了离职信，结清了账单，立好了遗嘱，"她回忆道，"结果已经十分清楚，我只能回家等死。"

2000 年冬季，绝望的杰曼偶然加入了一个病友虚拟社区（GIST 患者通过网站相互交流）。该网站就像其中大多数身患癌症的博客一样岌岌可危，而这些绝望的患者只是希望能够借此机会放手一搏。但是在 2001 年 4 月下旬，新药问世的消息如同野火燎原般传遍整个社区。这种新药就是德鲁克用于治疗 CML 的格列卫。[6] 格列卫能结合并灭活 *Bcr-abl* 蛋白。巧合的是，这种化学品还可以使另外一种名为 *c-kit* 的酪氨酸激酶失活。正如激活的 *Bcr-abl* 蛋白能够驱动 CML 细胞分裂与生长，*c-kit* 在 GIST 中也是一个驱动基因。在早期试验中，由于格列卫针对 *c-kit* 的临床活性非常显著，因此这种药物也可以被用来治疗 GIST。

杰曼绞尽脑汁参与了其中一项试验。她天生聪明伶俐，擅长利用哄骗、纠缠、劝诱、恳求与命令等各种手段，可以说疾病使她变得无所畏惧。（她曾经对我说："医生，请救救我，我可以送你去欧洲度假。"而我则婉言谢绝了她的好意。）经过不懈努力，杰曼终于被一家正在募集患者开展临床试验的教学医院接受。在她刚刚入组之际，格列卫对于 GIST 的疗效已经崭露头角，因此医生不能再使用安慰剂治疗患者。2001 年 8 月，杰曼开始服用这种药物。1 个月之后，她的肿瘤开始以惊人的速度消退。杰曼恢复了体力，不再感到恶心，仿佛死而复生。

杰曼的痊愈是一个医学奇迹。蒙哥马利的报纸报道了这则消息。与此同时，她还向其他癌症患者提供咨询。杰曼写道："医学正在奋起直追，值得我们期待。"即便眼下无法实现治愈，新一代药物也能控制住癌症。如果第一代药物失效，那么也会有另一种药物接棒。2004 年夏季，就在杰曼庆祝自己意外痊愈 4 周年之际，她体内的肿瘤细胞突然对格列卫产生了耐药性，接着这些在体内沉寂 4 年的肿瘤卷土重来。几个月之内，肿块就出现在她的胃、淋巴结、肺、肝脏与脾脏。现在不仅恶心的感觉再度降临（仿佛第一次那样强烈），而且她的腹腔内充满了恶性腹水。

于是杰曼像之前一样使尽浑身解数，她一边在网络上搜寻各种资料，一边回到 GIST 病友社区寻求建议。功夫不负有心人，杰曼发现了另外一种药物（第二代格列卫类似物）正在波士顿与其他城市进行临床试验。2004 年，经过一通跨越半个美国的电话，她入组了刚刚在法伯研究所启动的格列卫类似物（SU11248）试验。

虽然新药产生了短暂应答，但是其作用无法长久。到了 2005 年 2 月，杰曼体内的肿瘤已经彻底失控，其生长速度之快都可以通过每周称重时的磅数来反映。最后她甚至疼得无法从床边走到门口，只好住院接受治疗。当晚我与杰曼见面并不是为了谈论用药与治疗，而是想开诚布公地和她讨论一下病情。

像往常一样，她又抢先我一步。当我走进她的病房准备谈论下一步的治疗时，杰曼神情黯然地在空中摆了摆手让我先听她说。她告诉我，她现在的想法非常简单：不再参加试验，也不再用药了。1999 年至 2005 年，整整 6 年的痛苦煎熬并没有让她萎靡不振，这段经历反而让她变得敏锐、清醒与释然。虽然杰曼在此期间与丈夫劳燕分飞，但是她和身为肿瘤科医生的哥哥走得更近了。如今杰曼的女儿（这位就读于波士顿某所大学的二年级学生在 1999 年还只是个十几岁的女孩）已经成长为她的盟友、闺密，有时也是护士，当然更是知己。（"癌症破坏了许多家庭，但是也成就了一些家庭，"杰曼说道，"对我来说，二者兼有。"）杰曼意识到她的生命即将走向终点。她想要回到亚拉巴马，回到自己的家，静待 1999 年就已降临的死亡。

※※※

回想起与杰曼最后的谈话，我感到非常惭愧，病房里的各种物件似乎比我们之间的言语更具说服力：一间充满消毒剂与洗手皂强烈气味的病房；一束自屋顶直射而下的冰冷灯光；一个带轮子的木制床头柜，上面堆满了药片、书籍、剪报、指甲油、首饰与明信片；病房的墙上贴着她在蒙哥马利的漂亮房子以及女儿抱着从花园采摘的水果的照片；她身旁桌子上的塑料水壶（医院标配）里则插着一束向日葵。我记得杰曼坐在床边，一条腿随意地垂下来，而她那夸张的服饰依旧那么抢眼。她的头发被精心梳理过，看上去非常整齐、庄重与完美，就像一张在医院里静候死亡的遗照。杰曼似乎对此心满意足，她一边笑着一边调侃，即便插着胃管也不失幽默与尊严。

然而直到数年之后，在我提笔撰写这本书的时候，我才终于能用语言表达出为什么那次会面令我如此不安与谦卑，为什么她的举止颇具英雄气概，为什么那些物件仿佛都充满寓意，为什么杰曼本人看起来就像一位入戏的演员。我明白任何事情的发生都不会纯属偶然。杰曼看似自然与鲜明的个性只是她对疾病言不由衷且近乎条件反射的回应。她之所以喜欢穿着宽松鲜艳的衣服，是因为要借此遮盖腹部日渐隆起的肿瘤轮廓，而她那硕大的项链则是为了分散其他人的注意力。她的病房之所以凌乱地装饰着各种小玩意与照片（插满鲜花的水壶与钉在墙上的卡片），是因为如果没有这些元素点缀的话，那么其房间就会像所有医院的病房

·样冰冷。她之所以总是以固定的角度摇晃同一条腿，是因为肿瘤已经侵犯了脊椎并造成了另一条腿的麻痹，以至于她根本无法保持其他坐姿。杰曼的洒脱是强打精神，她的幽默是苦中带乐。这种疾病曾经试图使她丧失尊严，令其在默默无闻中麻木不仁，然后在离家千里之外的寒冷病房里卑微地逝去。但是杰曼以坚毅果敢做出回应，并且竭力在这场比拼中抢占先机。

这就像是在目睹某人陷入棋赛僵局。每当杰曼的病情恶化一步，另一种痛苦就会强加于身，而她也会以同样坚定的行动回应。只要疾病发生变化，她必会出手反击。这既是一场病态乏味的游戏，也是一场决定命运的赌局。无论她如何辗转腾挪，还是无法逃避重击。她就像卡罗尔的红桃皇后一样，必须拼命奔跑才能停留在原地。

那天夜晚，杰曼似乎已经领悟到了抗癌战争的某些真谛：为了追上这种疾病的步伐，我们需要继续秉承创造与再创造、学习与再学习的理念。杰曼在与癌症抗争的过程中表现出了执着、机智、绝望、顽强、疯狂、辉煌以及热忱，仿佛她身上拥有古往今来人类世代追求美好明天的全部优秀品质。杰曼对生命的渴望指引她走上一段完全陌生的无尽旅途，她先是通过博客联系到了教学医院，然后跨越半个美国去接受化疗与临床试验，而这番景象要比她想象中的更为荒凉、彷徨与绝望。为了实现这个理想，杰曼动员全身每一分力量，重新鼓起心底最后的勇气，彰显出其坚毅、智慧与想象力，直到那个最后的夜晚，她才意识到自己曾经拥有的智慧与坚韧已不复存在。在那个惶恐不安的最后一夜，命悬一线的杰曼使尽全部气力与尊严想转动轮椅前往洗手间，仿佛她已经将这场4 000年的抗癌战争的精华凝练在其中。

——悉达多·穆克吉，2010年6月

致　谢

　　我有很多人要感谢。我的妻子萨拉·斯茨（Sarah Sze）以永恒的信念、热爱与耐心支持着这本书。对我的女儿莉拉与阿丽娅（Aria）来说，这本书相当于一个与她们争宠的弟弟或妹妹；她们经常在夜晚伴着我噼啪打字的摇篮曲入眠，可是次日清晨醒来时发现我又在伏案疾书。我的经纪人萨拉·查尔方特（Sarah Chalfant）仔细阅读了我的草稿并加以注释；我与编辑南·格雷厄姆（Nan Graham）可以通过"心灵感应"沟通，而他的真知灼见融入了每一页文稿。我的早期读者包括：内尔·布雷耶（Nell Breyer）、艾米·沃尔德曼（Amy Waldman）、尼尔·穆克吉（Neel Mukherjee）、阿肖克·拉伊（Ashok Rai）、金·古乔（Kim Gutschow）、戴维·徐（David Seo）、罗伯特·布鲁斯汀（Robert Brustein）、普拉桑特·阿特鲁瑞（Prasant Atluri）、埃雷兹·卡利尔（Erez Kalir）、亚里夫·伍拉斯（Yariv Houvras）、米茨·安吉尔（Mitzi Angel）、戴安娜·贝纳特（Diana Beinart）、丹尼尔·梅纳克（Daniel Menaker），以及许多良师益友与受访者，尤其是罗伯特·迈耶，他在这本书的创作过程中发挥了至关重要的作用。我要感谢父母塞布斯瓦尔（Sibeswar）与谦达娜·穆克吉（Chandana Mukherjee）以及姐姐拉努·巴塔恰亚（Ranu Bhattacharyya）和其家人，他们发现我的假期与聚会都被无穷无尽的文稿淹没，而嘉明（Chia-Ming）与朱迪·斯茨（Judy Sze）在我频繁到访波士顿期间提供了各种便利与帮助。

与其他著作一样，这本书的内容也有赖于其他学者的成果，包括苏珊·桑塔格感人肺腑的《疾病的隐喻》、理查德·罗兹（Richard Rhodes）的《原子弹秘史》（*The Making of the Atomic Bomb*）、理查德·瑞特格（Richard Rettig）的《癌症圣战》（*Cancer Crusade*）、巴伦·勒纳（Barron Lerner）的《乳腺癌战争》（*The Breast Cancer Wars*）、娜塔莉·安吉尔（Natalie Angier）的《自然执念》（*Natural Obsessions*）、刘易斯·托马斯的《细胞生命的礼赞》、乔治·克赖尔的《就是这样》（*The Way It Was*）、亚当·威夏特（Adam Wishart）的《三者之一》（*One in Three*）、亚历山大·索尔仁尼琴的《癌症楼》、戴维·里夫发人深省的回忆录《死海搏击》（*Swimming in a Sea of Death*）、罗伯特·巴泽尔的《*Her-2*》、罗伯特·温伯格的《奔向路的起点》（*Racing to the Beginning of the Road*）、约翰·拉斯洛的《治愈儿童白血病：跨入奇迹时代》、哈罗德·瓦默斯的《科学的艺术与政治》（*The Art and Politics of Science*）、迈克尔·毕晓普的《如何获得诺贝尔奖》（*How to Win the Nobel Prize*）、戴维·内森的《癌症治疗革命》（*The Cancer Treatment Revolution*）、詹姆斯·帕特森的《恐怖的疾病》（*The Dread Disease*）以及托尼·朱特的《战后欧洲史》（*Postwar*）。此外，还有许多档案与馆藏为本书提供了重要的参考资料，包括玛丽·拉斯克的信函、本诺·施密特的文件、乔治·帕帕尼科拉乌的论文、阿瑟·奥夫德海德的论文与他采集的样本、威廉·霍尔斯特德的论文、罗斯·库什纳的文件、加州大学旧金山分校有关烟草研究的文件、埃瓦茨·格雷厄姆的论文、理查德·多尔的论文、乔舒亚·莱德伯格（Joshua Lederberg）的论文、哈罗德·瓦默斯的论文、波士顿公共图书馆、哈佛大学医学院图书馆、哥伦比亚大学图书馆，以及西德尼·法伯的儿子托马斯·法伯等人提供的这位先驱的个人照片与信函。此外，我还要感谢阅读过文稿的罗伯特·迈耶、乔治·卡尼洛斯、唐纳德·贝瑞、埃米尔·弗赖雷克、阿尔弗雷德·克努森、哈罗德·瓦默斯、丹尼斯·斯拉蒙、布莱恩·德鲁克、托马斯·林奇、查尔斯·索耶斯、伯特·沃格斯坦、罗伯特·温伯格，以及对文稿提出更正与修改意见的艾德·吉尔曼（Ed Gelmann）。

我在此要特别感谢哈罗德·瓦默斯为本书提供了详尽的评论与注释，他就是那些慷慨帮助我的科学家、作家与医生的代表。

此外，我还要感谢戴维·斯卡顿（David Scadden）与加里·吉利兰（Gary Gilliland）为我在哈佛大学提供了理想的实验室环境，艾德·吉尔曼、里卡尔多·达拉－法维拉（Riccardo Dalla-Favera）、科里（Cory）与迈克尔·申（Michael Shen）在哥伦比亚大学给我营造了一个崭新的学术之"家"，并且让本书可以在这里顺利完成。托尼·朱特的雷马克研究所论坛（Remarque Institute Forum，我是该论坛的会员）为本书提供了一个独特的历史讨论平台，而我的创作灵感就源自在瑞典举办论坛时那清澈的湖面。杰森·罗思奥瑟（Jason Rothauser）、保罗·惠特拉齐（Paul Whitlatch）与杰米·沃尔夫（Jaime Wolf）认真阅读、编辑并核对了文稿中的事实和数据。亚历山德拉·特鲁伊特（Alexandra Truitt）与杰瑞·马歇尔（Jerry Marshall）负责研究并解决了图片的版权问题。

悉达多·穆克吉访谈录

※ **您为什么决定写一本关于癌症的书？**

本书是对我在波士顿治疗过的一位女士首次向我提问的漫长回应。她是一位被诊断为高度侵袭性腹部肿瘤的患者，由于她在接受化疗后出现了复发，因此只能尝试其他手段。在治疗逐渐深入之际，她对我说："我很愿意配合，但是我需要知道对手到底是什么。"这本书就是想通过追溯这种疾病的前世今生来回答她的问题。我之所以将它称为"癌症传"，是因为它随着时间推移勾勒出了一幅疾病的画像。

※ **癌症到底是什么呢？**

癌症不是一种疾病，而是一个疾病家族。这些疾病在基础生物学层面具有相似之处。它们均以细胞病理性增生为特点。虽然有时是细胞不能正常死亡，但更多的是细胞无法停止分裂。这种异常失控的细胞生长过程通常是从某个细胞的增殖开始的，随后每一代都产生了某些不起眼的进化循环（就像我们体内与日俱增的进化细胞一样）。然而尽管前列腺癌、乳腺癌、白血病在细胞水平上具有深刻的共性，可是每种癌症仍有各自不同的一面。

※　当您创作这本书的时候，脑海中是否已经有了特定的读者群？
这本书是写给患者的还是要让普通人也能理解呢？

虽然这本书完全是为了普通人能理解而写，但是我在面对这些读者
时丝毫不敢懈怠。我很想从某种更为宏观的历史角度来满足患者与家属
的渴望，它不仅可以追本溯源，而且还能够引领我们走向未来。因此我
在创作过程中既要还原患者与家属的经历，又要兼顾科学家、学生以及
文学读者的感受。

※　本书通过叙述过往癌症患者的痛苦经历让我们了解自身目前所
处的阶段。那么是何种原因让您决定如此专注于癌症领域的故事呢？

本书传递的一个主要信息就是，曾经有许多人奋不顾身地帮助我们
深入了解这种疾病。我认为读者应该牢记并缅怀这些先驱。这可能意味
着要从文化角度与社会层面来理解癌症，也可能需要从参与临床试验与
传播预防机制来诠释癌症。本书的重点之一就是"让我们相信这些努力
没有白费"。而我在本书中强调的内容也是要尊重历史。

※　《纽约时报》近期的一篇述评指出，癌症死亡率自 1971 年起
就没有出现过显著下降，这反映了医学界在抗癌领域停滞不前。您认为
《癌症传》也证实了肿瘤学缺乏进展的观点吗？

绝对不会。在最近媒体报道的虚无主义与过度乐观主义（或者说 30
年前存在的大肆宣传）之间，存在一个非常清晰的界限。这种顾此失彼
的做法会抹杀已经取得的进展。癌症研究具有一种"钟摆属性"。通常是
我们在某个 10 年里被告知癌症领域即将取得巨大成功，所有问题只需要
5 个月就能够彻底解决或者治愈，然后在接下来的 10 年里我们又被告知
什么也没有发生。显而易见，这两种说法都不正确。

※　**您认为我们是否应该改变教育患者与公众的方式，从而使他们摆脱癌症是某种单一疾病的思维定式，然后再解释它其实是由多种疾病组成的呢？**

是的。我写这本书的部分用意就是要让公众理解癌症的复杂性，并且借此感谢前人探索该领域时展现出的聪明才智与坚韧不拔。癌症基因组测序就是一个很好的案例，它揭示了癌症在深层次上的复杂性。如果你对多个乳腺癌标本进行基因组测序，就会发现这些看似相同的标本有着天壤之别。当然你也可以满不在乎地说："哎呀，这个问题根本没有答案。"但是，如果你能够观察得更深入一些，就会发现这些巨大的差异中存在着组织形态。我在本书中将其称为基因背后的图谱。我们必须经历额外的知识循环与思考才能有下一个发现。

※　**您曾经提到 20 世纪早期某些著名的癌症学者与病毒学家错误地将病毒作为唯一的致癌因素。某些当代最杰出的学者（例如您在本书中讨论了罗伯特·温伯格在癌症遗传学领域的重大发现）现在也认为大家过于关注有关基因突变的研究，而忽视了寻找其他可能导致癌症发生的因素。您同意温伯格的观点吗？还是您认为专注于遗传学才是改善治疗癌症的最佳方法？**

虽然遗传学是癌症发生的重要一环，但是它起到的作用非常有限，仅是大型拼图中的一个碎片。本书在文中记述了每个时代如何赋予疾病自身的色彩，当然癌症作为疾病家族的成员也不例外，并且这种情况同样会发生在遗传学时代。因此我们使用遗传学来理解癌症并不意外。病毒致癌理论曾经风靡一时，我们仅能通过它来了解癌症。不过我认为下一阶段的学科突破将超越癌症遗传学领域。例如，癌症微环境的作用尚未得到应有的重视（这是一个有待开拓的领域）。癌症表观遗传学（epigenetics）也是一个趣味无穷且方兴未艾的研究领域。除此之外，癌症生物学与干细胞之间的关系同样是涉及遗传学与微环境的复杂领域。

※ **您在《癌症传》中谈到某些医生对死亡甚至生命都变得漠不关心。请问您是想表达什么意思呢？**

任何在肿瘤科门诊待过的人都会理解这种感受，如果你从另外一种角度来看的话，那么这里是个非常压抑的场所。或许最令人震惊的标志就是当年轻的住院医师与专科医师说道："由于每位患者最终都难逃厄运，因此我不想做肿瘤科医生。"其实这种说法完全没有道理。

虽然照护癌症患者是一项至高荣誉，但是你要使尽自己的浑身解数，包括情绪、心理、临床以及流行病学方面的知识。而且你还要发挥基础研究、历史、临床试验与姑息治疗的优势。由于上述这些内容涉及医学领域的方方面面，因此肿瘤科医生将对患者的生命产生不可估量的影响。当你出现在患者生命中最孤立无援的时候，那种能够伸出援手的成就感会油然而生。

※ **当您必须告知负面消息的时候，您会对此做何种准备？**

其实真正能帮到你的就是去倾听即将接受负面消息的患者，这也是我从老师那里学到的首个重要技巧。我在此提及的负面消息通常会令人感到沮丧或绝望。例如，有人想去参加女儿的毕业典礼，但是留给他的时间也许还不到两个月；另一个人的目标可能是她自己想坚持到大学毕业。如果你了解这些患者的目标以及它们是否能够实现，那么就会让你们之间的谈话变得更具实效。你可以说："好吧，如果看到儿子成长的重要时刻对于你意义非凡的话，那么我们很可能会实现这个目标。"我想这种表述应该可以缓解负面消息的打击。

※ **《癌症传》似乎凸显出了不同学科专业人员（例如外科医生与化疗医生）之间的矜持自负阻碍了癌症研究的进展。请问这种状况得到改善了吗？**

前些年的与时俱进使学科之间不再疏远，因此目前这种状况已经出现了极大的改善。现如今，几乎所有的癌症中心都设有包括外科医生、化疗医生与放射科医生在内的协作组。我认为这种模式源自既往那些失败的经验教训，人们必须采用综合手段而非单一方法才能与癌症抗争。现在，癌症患者的身边会有一个团队为他们工作，包括护士、精神科医生、心理学家，甚至疼痛与姑息治疗专家。在波士顿工作期间，我认为最有价值的判断总是来自患者遇到的第一位肿瘤科医生，而他们通常是在社区医院工作的同行。他们不仅可以运用医学知识了解患者的真实感受，还能够在社会与情感等方面成为经治患者的重要盟友。

※　您认为社区肿瘤科医生在执业过程中会因循守旧吗？

不，我不这么认为。我认为社区肿瘤科医生其实一直冲在癌症医学的前线。我之所以非常尊敬社区肿瘤科医生，是因为他们远比三级医院的同行更能全方位地观察这种疾病。

※　就那些早期疏于监管的临床试验留下的历史记忆而言，您认为这是目前许多美国人对于临床试验持负面态度且不愿参与的原因吗？

我认为许多人不愿参与临床试验的原因在于我们的公众宣教工作非常糟糕，没有让人们理解临床试验的意义、重要性以及参与才是认识这种疾病的唯一路径。如果我们得不到患者的支持，那么这个学科就无法维系。因此与患者保持合作伙伴关系至关重要。

我在这本书中谈到了著名的赫赛汀试验。基因泰克与乳腺癌活动家的观点始终相悖，直到他们发现同舟共济才是前进的唯一途径。于是基因泰克（正如我在书中所述）决定将临床试验中的患者视为合作者。其实这就是缺失的关键部分。虽然不知何故，但美国公众依然认为医学是在患者身上做试验，但事实上，医学与患者都站在同一条起跑线上。

※　您用了一些篇幅讨论抗癌运动开展早期所进行的宣传工作，以及像玛丽·拉斯克、阿尔伯特·拉斯克与法伯等人说服公众关心这种疾病并且募集经费的故事。有些时候，事情会变得政治化，例如我们如今看

到的安维汀这种药物。研究结果显示，它对乳腺癌的疗效似乎没有之前认为的那样理想，可是某些组织与政治家还在向 FDA 施压不让其撤销许可。此外，我们在前列腺癌与乳腺癌筛查中也见到过同样的事情，研究人员会站在这一方，而支持者则站在另一方。您是如何妥善处理二者之间的分歧的呢？

这需要借鉴成熟的政治机制来平衡这个矛盾。虽然你可以尝试在锐意进取与固执己见之间达成妥协，但是这也会涉及患者权利倡导者与 FDA 或医院之间某种程度的宣教与技巧。

第二种处理方式就是创建更多的数据。例如，围绕是否有必要对 40~50 岁的女性采用乳房摄影术进行筛查一直存在争议。解决这个问题可以采用以下两种方法：对接受过乳房摄影术筛查的 40~50 岁女性进行一次非常详尽的分析，然后明确这种预防手段能否挽救患者的生命；或者，"由于这种技术缺乏足以发现小型乳腺肿瘤的分辨率，因此它对 40~50 岁的女性来说毫无意义"，我们需要找到一种分辨率更高、风险分层更优的手段，以便使高危女性可以接受乳房摄影术筛查，并且了解这种手段能否挽救患者的生命。让我们将风险分析与乳房摄影术结合起来，甚至还可以将遗传学与乳房摄影术结合起来。答案通常会是对数据显示的内容进行深入思考并做出相应修正，直到患者权利倡导者与监管机构之间达成妥协。其实他们拥有共同的目标，那就是尽可能让患者以最佳的方式延年益寿。

※ 癌症生物学与癌症医学是非常庞杂且日新月异的领域。您对于书中的内容是如何进行取舍的呢？

仅在过去的一年里，各种期刊发表了 10 万余篇有关癌症的文章。本书不可能收录每一项科学或医学成就，我也无法列举这片浩瀚沧海中的每一位学术权威。因此我使用了一个简便易行的标准来进行取舍：如果某个癌症生物学领域对于人类生命（在治疗或预防癌症中）具有直接影响，那么我就会详细记述下来。而癌症生物学的发现必须"转化"为医学实践。

　　虽然有些内容符合上述标准，但是由于它们过于深奥，因此也不得不忍痛割爱。例如，我没有提到与癌症端粒研究相关的精彩内容。端粒是染色体末端的 DNA 序列，它可以使染色体（携带基因）免受磨损与毁坏，其作用就像鞋带的塑料头。随着细胞不断分裂，这些端粒将会变短（有点像炸弹上的导火线在缩短）。最终，缩短的端粒可以作为记录细胞分裂次数的内部测量仪（例如衰老）。

　　这些端粒的维护与修复由特定的蛋白质完成。就像预期的那样，分裂失控的癌细胞通常含有缩短的端粒，然而它们也会激活维护与修复这些端粒的通路。实际上，某些癌细胞似乎已经进化出阻碍正常细胞衰老过程的功能。虽然这确实是一个精妙绝伦的科学故事，但是我们还是期待该理论能够对人类产生影响，例如研制出某种可以针对这些端粒维护酶（端粒酶）的药物，或者通过测量其活性作为筛查癌症的机制。尽管这项研究非常引人注目，但是我并未收录相关内容。

　　我在书中并没有谈及癌细胞的远处转移，或是某些肿瘤（例如黑色素瘤）抵抗免疫系统攻击的机制，以及细胞周期在正常细胞与癌细胞中的作用。虽然我提到了 BRCA1 与 BRCA2，但是所占篇幅非常有限。其实这些基因值得再写一本书来详述。此外，我还省略了某些主要的非科学领域：癌症照护实施、癌症全球影响以及癌症经济学（不过我偶尔也会涉及为研究募集资金与药企研发药品的问题）。

　　对于大多数局部发生的癌症来说，外科手术依然是主要的治疗手段，并且外科医生在治疗中的作用也至关重要。虽然我用了较大篇幅叙述了早年肿瘤外科的发展历程，例如从比尔罗特到霍尔斯特德以及埃瓦茨·格雷厄姆的开创性工作，但是我并没有提及手术领域在这些年的进展情况。我只是努力通过描述某些提纲挈领的重点故事来理清叙事的脉络。

　　※　癌症生物学中哪些颇具前途的领域正在从实验室进展转化为临

床实践呢?

　　目前集中在四个领域。第一个领域是免疫系统在某些癌症中的作用。过去几十年来,栖身于癌症生物学背景下的免疫系统研究始终停滞不前。临床医生早已知道有极少数肿瘤能够出现自发缓解,例如恶性黑色素瘤可以在未经治疗的情况下进入缓解期。他们怀疑这是免疫系统攻击肿瘤的结果。但是这种攻击的精确机制是什么呢?为什么只有某些肿瘤会被攻击?这种免疫激活可以被用作治疗手段吗?

　　就在本书首次出版之际,这个领域的研究已经发生了巨变。免疫学家证实,重新激活免疫系统确实可以对某些肿瘤(例如黑色素瘤)产生疗效。宿主免疫系统在肿瘤中的作用已经成为癌症治疗引人注目的新焦点。

　　第二个领域是癌症的新陈代谢。20 世纪 20 年代,德国生物学家奥托·沃伯格(Otto Warburg)指出,某些癌细胞通过氧气与葡萄糖产生能量(该过程被称为"细胞呼吸")的方式极不寻常。正常细胞,不论其来源或功能,都会使用相似的方式通过氧气与葡萄糖产生能量。虽然癌细胞产生能量的方式更接近于酵解的过程(乏氧或缺氧时酵母细胞产生能量的方式),但是它们即便是在氧气充足的条件下也会使用这条路径。目前科学家已经知道某些癌症(例如白血病与乳腺癌)携带的基因可以特异性地影响细胞代谢(即如何处理氧气、葡萄糖与能量)。于是这些基因就代表了此类癌症的新型致命弱点。

　　第三个值得关注的领域是癌细胞中基因调控的作用。生物体内几乎所有正常细胞(除了精子与卵细胞)都拥有相同的基因组。但视网膜细胞表达的是感知光线或颜色的基因,而白细胞表达的是抗感染的基因。那么相同的基因蓝图是如何创造出这些功能迥异的细胞的呢?

　　研究显示,部分调控作用似乎源自某些不直接影响遗传密码的 DNA序列变化。例如,DNA 被化学修饰后可以改变基因在视网膜细胞或白细胞中的表达。不过我们发现,某些癌细胞已经破坏或改变了此类 DNA修饰与基因表达通路,从而使它们的功能与正常细胞有所不同。毫无疑问，这个蓬勃兴起的研究领域必将产生新疗法与新理念。

最后一个颇具前景的研究领域是癌细胞微环境的作用，以及它与生长、侵袭与转移之间的关系。为什么某些白血病只在骨髓与脾脏中生长？为什么前列腺癌会转移至骨骼？这些独特环境与肿瘤生长或耐药性之间的联系是什么？某些癌细胞中是否存在特殊的"避风港"？破坏这些"避风港"能够成为新疗法吗？

※　**那么又该如何面对这些新疗法不断攀升的成本呢？您提到了一种可以激活黑色素瘤免疫系统的药物。此类药物对于转移性黑色素瘤患者的生存获益仅有几个月，但是一个疗程就可能会花费数十万美元。从社会角度来说，我们能否证明其疗效并负担得起这种与日俱增的成本？**

药品的"成本"与"价格"并不相同。合成一片格列卫（我的意思是这种被称为格列卫的化合物）的成本仅有几便士。这是它的真实"成本"。但是格列卫的"价格"是另外一回事。它取决于一系列的社会安排、我们支付这套"价格"的意愿或能力，以及制药企业的利润动机。

制药企业宣称他们需要收回在研发领域的投资（这种要求无可厚非）。虽然我们必须在成本与价格之间找到一个中间地带，但是目前我们与这个目标相距甚远。就像我在赫赛汀故事里讲到的那样，我们需要找到某种由临床医生、患者、患者权利倡导者与制药产业共同参与的药物研发机制。

第二点不是关于成本，而是关于成本–效果：花费10万美元购买延长8周生命的药物是否值得？从某种程度上来讲，这取决于提问者是谁。作为一个社会，我们对于"效果"的界定始终在不断变化。人们通常会认为，花费3万~4万美元延长1年生命的做法"值得"尝试。不过，这种特定背景下的决策并非如此绝对。如果换成另一个国家或另一个时代，那么每年花费4万美元来延长生命恐怕无法实现。此外，还有生活质量的问题。在莱斯特·布雷斯洛以及其他专家的帮助下，我在《癌症统计》这章对此进行了阐述。

我们需要有足够的智慧才能就药物的"成本－效果"做出判断。在20世纪50年代和60年代，每次试验可以让淋巴细胞白血病患者延长6~10周的生命。到了20世纪60年代末期，相当一部分患者（大约60%）已经得到治愈。如果我们根据西德尼·法伯的试验（某些儿童只能延长几周的生命）来判断氨基蝶呤的成本－效果，那么我们可能早已彻底放弃了这种药物。过早判断"成本－效果"可能会令人放弃那些尚未经过充分检验的强效药物。

此外，类似的问题还发生于在错误的患者群中判断抗癌药物或预防机制的成本－效果。例如，他莫昔芬对于雌激素受体阳性的乳腺癌女性具有较高的成本－效果，但是它对雌激素受体阴性的乳腺癌女性非常低效。如果试验分组将 ER 阳性与 ER 阴性患者混为一谈，那么他莫昔芬的疗效就会大打折扣。如果你根据这种结果得出判断，那么就可能会拒绝向广大患者推荐此类极具疗效的药物。

※　您在书中重点探讨了癌症在美国的情况。那么癌症在国际上的情况是什么样子呢？

书中的故事将我们带到德国、奥地利、埃及、希腊以及英国，而促成白血病靶向治疗的反式视黄酸研究则在中国与法国进行。

当然，我选择西德尼·法伯作为本书故事的主角之一也与自己在波士顿接受专科培训有关。法伯使用叶酸拮抗剂治疗白血病显然具有里程碑式的意义，但是这个故事中还有许多其他前赴后继的创新者。人们也可以通过外科医生埃瓦茨·格雷厄姆，或流行病学家理查德·多尔的眼睛来轻松了解整个癌症故事的来龙去脉。其实法伯的真正独特之处是他在抗癌战争中扮演的角色。他与玛丽·拉斯克是志同道合的伙伴与挚友，正是两人的鼎立协作才改变了这种疾病的社会与政治格局。

此外，我在书中写到了世界其他地方（尤其是在发展中国家）应对癌症的措施。其中有一点显而易见：尽管世界各地都建立了行之有效（兼具实用与经济的特点）的预防、治疗与缓和癌症的机制，但是我们并未严格加以落实。声势浩大的国际禁烟运动可以帮助成千上万人预防癌症，接种针对致癌病毒的疫苗也可以降低癌症发病率，性教育与接种疫苗则可以大幅降低由性传播人乳头瘤病毒引起的宫颈癌。然而，还是有成千上万的女性（某些只有三四十岁）死于最后这种可以预防的癌症。不仅如此，即便是发展中国家也可以开展乳腺癌预防与治疗。应该积极对于适龄人群推行乳房摄影筛查，或者通过调节雌激素来治疗 ER 阳性的癌症。

※　您谈到了癌症预防。但是除了烟草、石棉与辐射等因素，您并没有用太多篇幅来详述其他癌症预防机制。这是为什么呢？

　　癌症预防是一个复杂的问题，我在本书中也为此安排了部分章节。不过尽管可以从历史渊源中得到启示，但是癌症预防依然是一门相对年轻的学科。流行病学家与生物学家已经鉴别出影响大型人群的强力致癌物（包括烟草）。然而很可能还有许多我们尚未发现的致癌物。癌症流行病学令人惊讶的一个事实就是虽然全球癌症患病率始终在持续增长，可是寻找对于人群具有实质性影响的可预防致癌物依然面临严峻的挑战。

　　我们现在已经知道某些致癌的罪魁祸首：紫外线会造成黑色素瘤与其他皮肤癌；烟草能引发肺癌、唇癌、喉癌、食道癌以及胰腺癌；酒精则是诱发肝癌与食道癌的协同因素；NCI 列出了一份"致癌物"的官方清单，其中包括砷、镉、铍、镍、铅、苯、氯乙烯以及石棉，然而因为接触苯或铍而罹患癌症的人数并不多。此外还有与癌症相关的病毒，例如人乳头瘤病毒、乙型肝炎病毒与丙型肝炎病毒（通常可以避免暴露）。

　　不过想要准确指出饮食在癌症中的作用非常困难。虽然饮食确实在结肠癌发生中扮演着重要角色，但是对于其他癌症来说就显得无足轻重了。最近有媒体报道称高脂饮食会引发乳腺癌，然而其作用却很难评估。事实上，几乎没有科学研究能够明确地将高脂饮食与乳腺癌联系起来，并且其他研究结果也没有发现支持这种说法的证据。与饮食相比，兼具饮食因素与遗传基础的肥胖与某些癌症（包括乳腺癌）的联系已经非常明确。

总而言之，我们需要经过缜密的研究才能鉴别与定义化学致癌物。在本书中，我从方法学层面强调了发现致癌物的过程，其中既有人群研究，又有动物实验。此类工作已经在历史上积累了丰富经验，并且很可能会影响未来我们对于致癌物的鉴别。

※ **现在让我们回到癌症生物学，您提出了基因在癌症中角色作用的理论架构，就像汽车里的"油门"与"刹车"。您能否给我们介绍一下这种油门或刹车的工作细节？**

癌基因与抑癌基因的名单非常长（超过一百种），并且它们对于每种癌症都具有特异性。让我们举个例子，有一种名为 p53 的基因在许多不同类型的癌症中都存在突变。p53 基因能编码一种充当基因组"守护者"的蛋白质。当细胞 DNA 发生损伤时（例如照射 X 射线），p53 基因就可能会被激活并且发出修复 DNA 的信号。如果 DNA 没有得到完全修复，那么 p53 就会启动细胞死亡的信号。因此 p53 的作用就像是 DNA 损伤的传感器，并且在 DNA 损伤的细胞中激活细胞分裂的"刹车"。

这种基因"守护者"不再发挥作用后，基因将无法得到适当修复，细胞也不能正常死亡。但是 p53 的功能并不局限于协调 DNA 损伤修复与细胞死亡，它还有许多其他功能，与其他基因通路之间存在着交互作用。

※ **您认为心脑关系在癌症中起着什么样的作用呢？**

毋庸置疑，心脑关系在任何疾病的心理应答中都起着举足轻重的作用。但是它不会对癌症的诊断产生任何影响。我非常不愿听到人们有时会对患者说"消极情绪是你无法彻底痊愈的原因"或者"消极情绪会致癌，要保持积极向上"。

这种思维方式非常原始，它在责备受害者的同时还加重了疾病负担。我认识许多"积极"应答的患者，但是他们面对癌症依然难逃一劫。此外，我还认识许多"消极"应答而生存至今的患者。既然癌症的种类千奇百怪，那么为何要求患者整齐划一呢？我对于那些承诺使用"心理疗法"治疗癌症的庸医感到震惊。虽然它可以缓解癌症的症状或癌症相关的疼痛与焦虑，但是通过心理疗法治疗癌症的理念非常危险。

尽管科学界对大脑分泌激素影响癌细胞生物学行为的能力非常感兴趣，但是这个领域尚处于起步阶段，也许我们会在接下来的 10 年里了解更多的信息。

※　**您如何看待替代医学呢？**

我认为所有疗法在成为主流之前均属于"替代"（例如，化疗在某些时候就属于"替代"），因此我很希望看到这个领域能够日新月异。虽然我们药典中的大部分药物源自植物，但是植物中的化学物质要远比我们知道或应用的多。然而迄今为止，尚未见到可以公正评价这些药物在癌症治疗或预防中作用的试验。

※　**是否有可以预防癌症的生活方式呢？**

研究显示，找到预防癌症的生活方式要远比人们起初想象的困难。不过目前医学界也就此达成了某些共识。我们应该避免氡、镉以及石棉等已知的毒素。尽管高度暴露在这些物质中的人数很少，但还是应该杜绝接触。我们应该避免接触烟草，避免或减少接触酒精。我们应该选择少肉与富含纤维的饮食。我们应该避免暴露于紫外线与电离辐射。其实这些都是非常浅显易懂的道理。我目前还没有在临床上发现经过大规模人群研究验证的"防癌生活方式"。

※　**作为一名执业肿瘤科医生与父亲，您是如何找出时间来撰写这部鸿篇巨著的呢？**

我只能竭尽全力挤出时间。重要的是要有做这件事的理由，而这个理由就是我要回答患者的问题。只要我将这点铭记在心，就会感到文思泉涌。我会在夜晚从病房或实验室返回后开始落笔，直到我回答了前一晚上遗留的问题才停手。例如，当我写到乳房 X 射线摄影的内容时，前一晚的问题可能是：截至 1986 年的进展是什么？然后第二天我会用故事把那个时期到 1996 年之间填满。我之所以能够这样创作，就是为了回应上述故事中的那种紧迫感。

部分访谈首次发表于 2011 年 2 月的《肿瘤护士》（*OncNurse*）杂志

感谢克里斯廷·梅尔顿（Christin Melton）的采访

术语参考释义

癌基因（oncogene）：致癌或促癌基因。原癌基因（见下文）的活化或过表达促使细胞从正常向癌细胞转化。

病毒（virus）：虽然这种微生物无法自我繁殖，但是只要感染细胞就可以产生后代。病毒具有多种类型，包括 DNA 病毒与 RNA 病毒。病毒的中心由 DNA 或 RNA 组成，其周围包被着蛋白质衣壳，外面还可以有一层脂质与糖蛋白包膜。

蛋白质（protein）：这种化学物质的核心由基因翻译时产生的氨基酸链组成。蛋白质可以执行大部分细胞功能，包括传递信号、提供结构支撑以及加速生化反应。基因一般通过为蛋白质提供蓝图来"工作"（详见与 DNA 相关的内容）。蛋白质可以借添加磷酸、糖类或脂质等小分子化学物质实现化学修饰。

凋亡（apoptosis）：存在于大多数细胞中的细胞死亡调节过程，是一种涉及特定基因与蛋白质的级联反应。

二次突变假说（two-hit hypothesis）：该假说认为，只有两份功能完整的抑癌基因拷贝均失活才可能导致细胞发生癌变。

二级预防（secondary prevention）：旨在早期发现疾病的预防策略，主要方法是筛查无症状的人群。通常说来，二级预防策略针对的是早期无症状的疾病。

发病率（incidence）：在流行病学中，一定时间内被诊断出患有某种疾病的患者数量（或比例）。之所以发病率不同于患病率，是因为前者反映了新发病例的频率。

核糖核酸（RNA, ribonucleic acid）：这种化学物质可以在细胞内发挥多种功能，包括充当从基因到蛋白质的"中间"信息角色。某些病毒也是以 RNA 而不是 DNA 的形式来保存基因的（详见"逆转录病毒"）。

患病率（prevalence）：在流行病学中，任何特定时间内受影响的患者数量（或比例）。

基因（gene）：遗传单位，通常是由一段编码蛋白质或 RNA 链的 DNA 组成（在特殊情况下，基因也可能以 RNA 的形式携带）。

基因工程（genetic engineering）：通过操控生物体的基因来创造新基因或把基因导入异种生物体内的能力（例如将人类基因导入细菌细胞）。

基因易位（translocation of a gene）：基因从一条染色体物理再附着到另一条染色体。

基因组（genome）：生物体中全部基因的总和。

激酶（kinase）：某种可以把磷酸基附加于其他蛋白质上的蛋白酶。

急性淋巴细胞白血病（acute lymphoblastic leukemia）：影响血细胞中淋巴系细胞的白血病亚型。

急性髓细胞性白血病（acute myeloid leukemia）：影响血细胞中髓细胞的白血病亚型。

酶（enzyme）：加速生化反应的蛋白质。

逆转录病毒（retrovirus）：基因以 RNA 形式存在的 RNA 病毒，它可以通过逆转录酶将基因从 RNA 形式转换为 DNA 形式。

逆转录酶（reverse transcriptase）：可以把 RNA 链转换成 DNA 链的酶。逆转录是逆转录病毒的一个特征。

前瞻性试验（prospective trial）：患者队列随访时间将延续至未来的试验（与回顾性试验相反，后者的队列随访时间会追溯至过去）。

嵌合基因（chimeric gene）：两种基因混合后产生的基因。嵌合基因可以是自然易位的产物，也可能是实验室改造的结果。

染色体（chromosome）：由 DNA 与蛋白质组成，存储遗传信息的细胞内结构。

随机试验（randomized trial）：随机分配治疗组与对照组的试验。

突变（mutation）：DNA 化学结构发生的改变。突变可能表现为沉默（例如，这些改变可能不会影响生物体的任何功能），也可能导致生物体的功能或结构的变化。

脱氧核糖核酸（DNA，deoxyribonucleic acid）：DNA 是所有细胞生物中携带遗传信息的化学物质。它通常以两条互补配对链的形式存在于细胞中。每一条链都由 4 种化学单位（简称 A、C、T、G）组成。基因以遗传"密码"的形式存在于核酸链中，其序列可以转换（转录）为RNA，然后再翻译成蛋白质。

细胞毒性（cytotoxic）：细胞杀伤功能。一般是指通过杀伤细胞（尤其是快速分裂的细胞）来发挥作用的化疗药物。

新生物（赘生物），肿瘤（neoplasm，neoplasia）：癌症的别名。

一级预防（primary prevention）：旨在避免疾病发生的预防策略，通常是直接针对病因发挥作用。

有丝分裂（mitosis）：在身体的大部分成年组织中，一个细胞分裂形成两个细胞的过程（与之相反的减数分裂是指在卵巢与睾丸中形成生殖细胞的过程）。

原癌基因（proto-oncogene）：癌基因的前体。通常来说，原癌基因是正常的细胞基因，它们可以被突变或过表达激活而促进癌症发生。原癌基因编码的蛋白质往往与细胞生长与分化有关。例如，*ras* 与 *myc* 就是原癌基因的代表。

致癌物（carcinogen）：导致或诱发癌症的物质。

肿瘤抑制基因（tumor suppressor gene）：也称抑癌基因（anti-onco-gene）。如果这种基因完全失活，那么细胞就会发生癌变。肿瘤抑制基因往往会阻止细胞向癌变发展。当该基因突变导致功能缺失或减弱时，细胞就可能向癌变发展。而这种情况通常会伴有其他基因改变。

转基因小鼠（transgenic mice）：被人为导入外源基因的小鼠。

转染（transfection）：将 DNA 导入细胞的过程。

转移（metastatic）：癌症从原发部位向其他部位扩散。

推荐阅读

Absolon, Karel B. *Surgeon's Surgeon: Theodor Billroth, 1829–1894*. Kansas: Coronado Press, 1979.

Airley, Rachel. *Cancer Chemotherapy: Basic Science to the Clinic*. Hoboken, N.J.: Wiley, 2009.

Alberts, Bruce. *Molecular Biology of the Cell*. London: Garland Science, 2008.

Alsop, Stewart. *Stay of Execution: A Sort of Memoir*. New York: Lippincott, 1973.

Altman, Roberta. *Waking Up, Fighting Back: The Politics of Breast Cancer*. New York: Little, Brown, 1996.

Angier, Natalie. *Natural Obsessions: Striving to Unlock the Deepest Secrets of the Cancer Cell*. New York: Mariner Books, 1999.

Archives Program of Children's Hospital Boston, *Children's Hospital Boston*. Chicago: Arcadia Publishing, 2005.

Aufderheide, Arthur. *The Scientific Study of Mummies*. Cambridge: Cambridge University Press, 2003.

Austoker, Joan. *A History of the Imperial Cancer Research Fund 1902–1986*. Oxford: Oxford University Press, 1988.

Baillie, Matthew. *The Morbid Anatomy of Some of the Most Important Parts of the Human Body*. Walpole, N.H.: Thomas & Thomas, 1808.

Baillie, Matthew, and James Wardrop, ed. *The Works of Matthew Baillie, M.D.: To Which Is Prefixed an Account of His Life*. Vol. 1. London: Longman, Hurst, Rees, Orme, Brown and Green, 1825.

Ballance, Charles Alfred. *A Glimpse into the History of the Surgery of the Brain*. New York: Macmillan, 1922.

Bazell, Robert. *Her-2: The Making of Herceptin, a Revolutionary Treatment for Breast Cancer*. New York: Random House, 1998.

Billings, John Shaw. *The History and Literature of Surgery*. Philadelphia: Lea Bros., 1885.

Bishop, J. Michael. *How to Win the Nobel Prize: An Unexpected Life in Science*. Cambridge: Harvard University Press, 2003.

Bliss, Michael. *Harvey Cushing: A Life in Surgery*. Oxford: Oxford University Press, 2005.

Blumberg, Baruch S. *Hepatitis B: The Hunt for a Killer Virus*. Princeton: Princeton University Press, 2002.

Boveri, Theodor. *Concerning the Origin of Malignant Tumours by Theodor Boveri*. New York: Cold Spring Harbor Press, 2006.

Brandt, Allan M., *The Cigarette Century: The Rise, Fall, and Deadly Persistence of the Product That Defined America*. New York: Basic Books, 2007.

Breasted, James Henry. *The Edwin Smith Papyrus: Some Preliminary Observations*. Paris: Librairie Ancienne Honoré Champion, Édouard Champion, 1922.

Broyard, Anatole. *Intoxicated by My Illness and Other Writings on Life and Death.* New York: C. Potter, 1992.

Bunz, Fred. *Principles of Cancer Genetics.* New York: Springer, 2008.

Burjet, W. C., ed. *Surgical Papers by William Stewart Halsted.* 2 Vols. Baltimore: Johns Hopkins, 1924.

Cairns, John. *Cancer: Science and Society.* New York: W. H. Freeman, 1979.

———. *Matters of Life and Death: Perspectives on Public Health, Molecular Biology, Cancer, and the Prospects for the Human Race.* Princeton: Princeton University Press, 1997.

Cantor, David. *Cancer in the Twentieth Century.* Baltimore: The Johns Hopkins University Press, 2008.

Carroll, Lewis. *Alice in Wonderland and Through the Looking-Glass.* Boston: Lothrop, 1898.

Carson, Rachel. *Silent Spring.* New York: Mariner Books, 2002.

Chung, Daniel C., and Daniel A. Haber. *Principles of Clinical Cancer Genetics: A Handbook from the Massachusetts General Hospital.* New York: Springer, 2010.

Cooper, Geoffrey M., Rayla Greenberg Temin, and Bill Sugden, eds. *The DNA Provirus: Howard Temin's Scientific Legacy.* Washington, D.C.: ASM Press, 1995.

Criles, George. *Cancer and Common Sense.* New York: Viking Press, 1955.

DeGregorio, Michael W., and Valerie J. Wiebe. *Tamoxifen and Breast Cancer.* New Haven: Yale University Press, 1999.

de Moulin, Daniel. *A Short History of Breast Cancer.* Boston: M. Nijhoff, 1983.

de Tocqueville, Alexis. *Democracy in America.* New York: Penguin, 2003.

Diamond, Louis Klein. *Reminiscences of Louis K. Diamond: Oral.* Interview transcript. New York: Columbia University, 1990.

Edson, Margaret. *Wit.* New York: Dramatists Play Service, 1999.

Ellis, Harold. *A History of Surgery.* Cambridge: Cambridge University Press, 2001.

Faguet, Guy. *The War on Cancer: An Anatomy of Failure.* Dordecht: Springer, 2008.

Farber, Sidney. *The Postmortem Examination.* Springfield, Ill.: C. C. Thomas, 1937.

Finkel, Madelon L. *Understanding the Mammography Controversy: Science, Politics, and Breast Cancer Screening.* Santa Barbara, Calif.: Praeger, 2005.

Fujimura, Joan H. *Crafting Science: A Sociohistory of the Quest for the Genetics of Cancer.* Cambridge: Harvard University Press, 1996.

Galen. *On Diseases and Symptoms.* Cambridge: Cambridge University Press, 2006.

———. *On the Natural Faculties.* Whitefish, Mont.: Kessinger Publishing, 2004.

———. *Selected Works.* Oxford: Oxford University Press, 2002.

Garb, Solomon. *Cure for Cancer: A National Goal.* New York: Springer, 1968.

Goodman, Jordan, and Vivien Walsh. *Story of Taxol: Nature and Politics in the Pursuit of an Anti-Cancer Drug.* New York: Cambridge University Press, 2001.

Gunther, John. *Taken at the Flood: The Story of Albert D. Lasker.* New York: Harper, 1960.

Haagenson, Cushman Davis. *Diseases of the Breast.* Philadelphia: W. B. Saunders Company, 1974.

Haddow, Alexander, Herman M. Kalckar, and Otto Warburg. *On Cancer and Hormones: Essays in Experimental Biology.* Chicago: University of Chicago Press, 1962.

Hall, Steven S. *Invisible Frontiers: The Race to Synthesize a Human Gene.* New York: Atlantic Monthly Press, 1987.

Henig, Robin Marantz. *The Monk in the Garden: The Lost and Found Genius of Gregor Mendel, the Father of Genetics.* New York: Mariner Books, 2001.

Hill, John. *Cautions against the Immoderate Use of Snuff.* London: R. Baldwin and J. Jackson, 1761.

Hilts, Philip J. *Protecting America's Health: The FDA, Business, and One Hundred Years of Regulation*. New York: Knopf, 2003.

Huggins, Charles. *Frontiers of Mammary Cancer*. Glasgow: Jackson, 1961.

ICON Health Publications. *Gleevec: A Medical Dictionary, Bibliography, and Annotated Research Guide*. Logan, Utah: ICON Health, 2004.

Imber, Gerald. *Genius on the Edge: The Bizarre Double Life of Dr. William Stewart Halsted*. New York: Kaplan, 2010.

Jencks, Maggie Keswick. *A View from the Front Line*. London, 1995.

Jordan, V. C. *Tamoxifen, a Guide for Clinicians and Patients*. Huntington, N.Y.: PRR, 1996.

Justman, Stewart. *Seeds of Mortality: The Public and Private Worlds of Cancer*. Chicago: Ivan R. Dee, 2003.

Kannel, William B., and Tavia Gordon. *The Framingham Study: An Epidemiological Investigation of Cardiovascular Disease*. Washington, D.C.: U.S. Department of Health, Education, and Welfare, National Institutes of Health, 1968.

Kaplan, Henry. *Hodgkin's Disease*. Cambridge: Harvard University Press, 1980.

Kleinman, Arthur. *The Illness Narratives: Suffering, Healing, and the Human Condition*. New York: Basic Books, 1988.

Kluger, Richard. *Ashes to Ashes*. New York: Vintage Books, 1997.

Knapp, Richard B. *Gift of Surgery to Mankind: A History of Modern Anesthesiology*. Springfield, Ill.: C. C. Thomas, 1983.

Knight, Nancy, and J. Frank Wilson. *The Early Years of Radiation Therapy: A History of the Radiological Sciences, Radiation Oncology*. Reston, Va.: Radiological Centennial, 1996.

Kushner, Rose. *Why Me?*. Philadelphia: Saunders Press, 1982.

Kyvig, David E. *Daily Life in the United States, 1920–1940: How Americans Lived Through the Roaring Twenties and the Great Depression*. Chicago: Ivan R. Dee, 2004.

Laszlo, John. *The Cure of Childhood Leukemia: Into the Age of Miracles*. New Brunswick, N.J.: Rutgers University Press, 1995.

Leopold, Ellen. *A Darker Ribbon: Breast Cancer, Women, and Their Doctors in the Twentieth Century*. Boston: Beacon Press, 1999.

Lerner, Barron H. *The Breast Cancer Wars: Hope, Fear, and the Pursuit of a Cure in Twentieth-Century America*. Oxford: Oxford University Press, 2001.

Levi, Primo. *Survival at Auschwitz: If This Is a Man*. Phoenix, Ariz.: Orion Press, 2008.

Lewison, Edward. *Breast Cancer: Its Diagnosis and Treatment*. Baltimore: Williams and Wilkins Company, 1955.

Lock, Stephen, Lois A. Reynolds, and E. M. Tansey, eds. *Ashes to Ashes*. Amsterdam: Editions Rodopi B.V., 1998.

Love, Susan M. *Dr. Susan Love's Breast Book*. New York: Random House, 1995.

MacCallum, W. G., and W. H. Welch. *William Stewart Halsted, Surgeon*. Whitefish, Mont.: Kessinger Publishing, 2008.

Marquardt, Martha. *Paul Ehrlich*. New York: Schuman, 1951.

McKelvey, Maureen D. *Evolutionary Innovations: The Business of Biotechnology*. Oxford: Oxford University Press, 1996.

Moss, Ralph W. *The Cancer Syndrome*. New York: Grove Press, 1980.

Mueller, Charles Barber. *Evarts A. Graham: The Life, Lives, and Times of the Surgical Spirit of St. Louis*. Hamilton, Ont., Can.: BC Decker, Inc., 2002.

Nathan, David G. *The Cancer Treatment Revolution: How Smart Drugs and Other New Therapies Are Renewing Our Hope and Changing the Face of Medicine*. Hoboken, N.J.: Wiley, 2007.

Nuland, Sherwin B. *Doctors: The Biography of Medicine*. New York: Knopf, 1988.

Olson, James S. *Bathsheba's Breast: Women, Cancer, and History*. Baltimore: Johns Hopkins University Press, 2002.

———. *History of Cancer: An Annotated Bibliography*. New York: Greenwood Press, 1989.

Oshinski, David M. *Polio: An American Story*. Oxford: Oxford University Press, 2005.

Parker, George. *The Early History of Surgery in Great Britain: Its Organization and Development*. London: Black, 1920.

Patterson, James T. *The Dread Disease: Cancer and Modern American Culture*. Cambridge: Harvard University Press, 1987.

Porter, Roy, ed. *The Cambridge Illustrated History of Medicine*. Cambridge: Cambridge University Press, 1996.

Pott, Percivall, and James Earle. *The Chirurgical Works of Percivall Pott, F.R.S., Surgeon to St. Bartholomew's Hospital, a New Edition, with His Last Corrections, to Which Are Added, a Short Account of the Life of the Author, a Method of Curing the Hydrocele by Injection, and Occasional Notes and Observations, by Sir James Earle, F.R.S., Surgeon Extraordinary to the King*. London: Wood and Innes, 1808.

Rather, L. J. *Genesis of Cancer: A Study in the History of Ideas*. Baltimore: Johns Hopkins University Press, 1978.

Reid, Robert William. *Marie Curie*. New York: Collins, 1974.

Resnik, Susan. *Blood Saga: Hemophilia, AIDS, and the Survival of a Community*. Berkeley: University of California Press, 1999.

Retsas, Spyros, ed. *Palaeo-oncology: The Antiquity of Cancer*. London: Farrand Press, 1986.

Rettig, Richard, Peter D. Jacobson, Cynthia M. Farquhar, and Wade M. Aubry. *False Hope: Bone Marrow Transplantation for Breast Cancer*. Oxford: Oxford University Press, 2007.

Rettig, Richard A. *Cancer Crusade: The Story of the National Cancer Act of 1971*. Lincoln, Neb.: Author's Choice Press, 1977.

Rhodes, Richard. *The Making of the Atomic Bomb*. New York: Simon & Schuster, 1995.

Robbins-Roth, Cynthia. *From Alchemy to IPO: The Business of Biotechnology*. Cambridge, Mass.: Perseus, 2000.

Rosenfeld, Louis. *Thomas Hodgkin: Morbid Anatomist & Social Activist*. Lanham, Md.: Madison Books, 1993.

Ross, Walter Sanford. *Crusade: The Official History of the American Cancer Society*. New York: Arbor House, 1987.

Rutkow, Ira M. *History of Surgery in the United States, 1775–1900*. San Francisco: Norman Publishers, 1988.

Salecl, Renata. *On Anxiety*. London: Routledge, 2004.

Saunders, Cicely. *Selected Writings, 1958–2004*. Oxford: Oxford University Press, 2006.

Saunders, J. B. deC. M., and Charles D. O'Malley. *The Illustrations from the Works of Andreas Vesalius of Brussels*. Mineola, N.Y.: Dover, 1973.

Seaman, Barbara. *The Greatest Experiment Ever Performed on Women: Exploding the Estrogen Myth*. New York: Hyperion, 2004.

Shilts, Randy. *And the Band Played On*. New York: St. Martin's, 2007.

Skipper, Howard E. *Cancer Chemotherapy*. University Microfilms International for American Society of Clinical Oncology, 1979.

Smith, Clement A. *Children's Hospital of Boston: "Built Better Than They Knew."* Boston: Little, Brown, 1983.

Solzhenitsyn, Aleksandr. *Cancer Ward*. New York: Farrar, Straus and Giroux, 1968.

Sontag, Susan. *Illness as Metaphor and AIDS and Its Metaphors*. New York: Picador, 1990.

Starr, Paul. *The Social Transformation of American Medicine*. New York: Basic Books, 1983.

Stevens, Rosemary. *In Sickness and in Wealth*. New York: Basic Books, 1989.

Stokes, Donald E. *Pasteur's Quadrant: Basic Science and Technological Innovation*. Washington, D.C.: Brookings Institution Press, 1997.

Stone, William Stephen. *Review of the History of Chemical Therapy in Cancer*. New York: Wood, 1916.

Strax, Phillip, ed. *Control of Breast Cancer Through Mass Screening*. Littleton, Mass.: PSG Publishing, 1979.

Strickland, Stephen Parks. *Politics, Science, and the Dread Disease: A Short History of the United States Medical Research Policy*. Cambridge: Harvard University Press, 1972.

Taylor, Grant, ed. *Pioneers in Pediatric Oncology*. Houston: University of Texas M. D. Anderson Cancer Center, 1990.

Taylor, Tanya. *The Cancer Monologue Project*. San Francisco: MacAdam/Cage, 2002.

Teitelman, Robert. *Gene Dreams: Wall Street, Academia and the Rise of Biotechnology*. New York: Basic Books, 1989.

Travis, Anthony S. *The Rainbow Makers: The Origins of the Synthetic Dyestuffs Industry in Western Europe*. Bethlehem, Pa.: Lehigh University Press, 1993.

U.S. Surgeon General. "Smoking and Health." *Report of the Advisory Committee to the Surgeon General of the Public Health Service,* Public Health Service publication no. 1103. Washington, D.C.: U.S. Department of Health, Education, and Welfare, Public Health Service, 1964.

Varmus, Harold. *The Art and Politics of Science*. New York: W. W. Norton & Company, 2009.

Vasella, Daniel, and Robert Slater. *Magic Cancer Bullet: How a Tiny Orange Pill Is Rewriting Medical History*. New York: HarperCollins, 2003.

Vesalius, Andreas. *On the Fabric of the Human Body: A Translation of De Humana Corporis Fabrica Libri Septem*. Novato, Calif.: Norman Publishers, 2003.

Wangensteen, Owen, and Sarah Wangensteen. *Rise of Surgery*. Minneapolis: University of Minnesota, 1978.

Weinberg, Robert. *The Biology of Cancer*. London: Garland Science, 2006.

———. *One Renegade Cell*. New York: Basic Books, 1999.

———. *Racing to the Beginning of the Road*. New York: Bantam, 1997.

Werth, Barry. *The Billion-Dollar Molecule: One Company's Quest for the Perfect Drug*. New York: Simon & Schuster, 1994.

Wishart, Adam. *One in Three: A Son's Journey into the History and Science of Cancer*. New York: Grove Press, 2007.

Wisnia, Saul. *The Jimmy Fund of Dana-Farber Cancer Institute*. Charleston, S.C.: Arcadia Publishing, 2002.

Zachary, Gregg Pascal. *Endless Frontier: Vannevar Bush, Engineer of the American Century*. New York: Free Press, 1997.

图片来源

Page 1 (top left to bottom): The New York Academy of Medicine; Public Domain; Public Domain. Page 2: The Alan Mason Chesney Medical Archives, the Johns Hopkins Medical Institutions (three images). Page 3: Photo from Laboratoire Curie, Institut de Physique Nucléaire; courtesy of AIP Emilio Segrè Visual Archives; © Keystone/Getty Images; *Boston Herald*. Page 4: Courtesy of the Albert and Mary Lasker Foundation; the Jimmy Fund; Courtesy of the Brearley Collection. Page 5: National Cancer Institute/ Public Domain; National Cancer Institute/Public Domain; National Library of Medicine/ Public Domain. Page 6: Courtesy of the Albert and Mary Lasker Foundation/Public Domain; 1971 Herblock cartoon © by the Herb Block Foundation; © Hugo Villalobos/ AFP/Newscom.com. Page 7: © Roger Viollet/The Image Works; Corbis (two images); Associated Press. Page 8: Cold Spring Harbor Laboratory Archives; © and courtesy of Dr. Robert A. Weinberg, Whitehead Institute; © Bert Vogelstein. Reprinted with permission from *Science* 318, no. 5853 (2007): 1108–1113, "The Genomic Landscapes of Human Breast and Colorectal Cancers," © AAAS; Dean Bradfield.

Page xv: Swimming Crab illustration © 19th era 2/Alamy

注释

1 Susan Sontag, *Illness as Metaphor and AIDS and Its Metaphors* (New York: Picador, 1990), 3.

引 言

1 *Diseases desperate grown:* William Shakespeare, *Hamlet,* Act IV, Scene III.
2 *Cancer begins and ends with people:* June Goodfield, *The Siege of Cancer* (New York: Random House, 1975), 219.
3 *In Aleksandr Solzhenitsyn's novel:* Aleksandr Solzhenitsyn, *Cancer Ward* (New York: Farrar, Straus and Giroux, 1968).
4 *Atossa, the Persian queen:* Herodotus, *The Histories* (Oxford: Oxford University Press, 1998), 223.
5 *"The universe," the twentieth-century biologist:* John Burdon Sanderson Haldane, *Possible Worlds and Other Papers* (New York: Harper & Brothers, 1928), 286.

第一部分
黑色体液，致癌元凶

1 *In solving a problem of this sort:* Arthur Conan Doyle, *A Study in Scarlet* (Whitefish, MT: Kessinger Publishing, 2004), 107.

第一章 "血液化脓"

1 *Physicians of the Utmost Fame:* Hilaire Belloc, *Cautionary Tales for Children* (New York: Alfred A. Knopf, 1922), 18–19.
2 *Its palliation is a daily task:* William B. Castle, "Advances in Knowledge concerning Diseases of the Blood, 1949–1950," in *The 1950 Year Book of Medicine: May 1949–May 1950* (Chicago: Year Book Publishers, 1950), 313–26.
3 *In a damp:* Details concerning aminopterin and its arrival in Farber's clinic are from several sources. Sidney Farber et al., "The Action of Pteroylglutamic Conjugates on Man," *Science,* 106, no. 2764 (1947): 619–21; S. P. K. Gupta, interview with author, February 2006; and S. P. K. Gupta, "An Indian Scientist in America: The Story of Dr. Yellapragada SubbaRow," *Bulletin of the Indian Institute of History of Medicine* (Hyderabad) 6, no. 2 (1976): 128–43; S. P. K. Gupta and Edgar L. Milford, *In Quest of Panacea* (New Delhi: Evelyn Publishers, 1987).

4 *Farber's specialty was pediatric pathology*: John Craig, "Sidney Farber (1903–1973)," *Journal of Pediatrics* 128, no. 1 (1996): 160–62. Also see "Looking Back: Sidney Farber and the First Remission of Acute Pediatric Leukemia," Children's Hospital, Boston, http://www.childrenshospital.org/gallery/index.cfm?G=49&page=2 (accessed January 4, 2010); H. R. Wiedemann, "Sidney Farber (1903–1973)," *European Journal of Pediatrics*, 153 (1994): 223.

5 *"It gave physicians plenty to wrangle over"*: John Laszlo, *The Cure of Childhood Leukemia: Into the Age of Miracles* (New Brunswick, NJ: Rutgers University Press, 1995), 19.

6 *"diagnosed, transfused—and sent home to die"*: *Medical World News*, November 11, 1966.

7 *"He is of dark complexion"*: John Hughes Bennett, "Case of Hypertrophy of the Spleen and Liver in Which Death Took Place from Suppuration of the Blood," *Edinburgh Medical and Surgical Journal* 64 (October 1, 1845): 413–23. Also see John Hughes Bennett, *Clinical Lectures on the Principles and Practice of Medicine*, 3rd ed. (New York: William Wood & Company, 1866), 620.

8 *"A suppuration of blood"*: Bennett, "Case of Hypertrophy of the Spleen." Also see Bennett, *Clinical Lectures*, 896.

9 *Rudolf Virchow, independently published*: Rudolf Ludwig Karl Virchow, *Cellular Pathology: As Based upon Physiological and Pathological Histology*, trans. Frank Chance (London: John Churchill, 1860), 169–71, 220. Also see Bennett, *Clinical Lectures*, 896.

10 *seeking a name for this condition*: Charles J. Grant, "Weisses Blut," *Radiologic Technology* 73, no. 4 (2003): 373–76.

11 *in the early 1980s, another change in name*: Randy Shilts, *And the Band Played On* (New York: St. Martin's), 171.

12 *Virchow's approach to medicine*: "Virchow," *British Medical Journal*, 2, no. 3171 (1921): 573–74. Also see Virchow, *Cellular Pathology*.

13 *Bennett's earlier fantasy*: William Seaman Bainbridge, *The Cancer Problem* (New York: Macmillan Company, 1914), 117.

14 *Michael Anton Biermer, described*: Laszlo, *Cure of Childhood Leukemia*, 7–9, 15.

15 *From its first symptom to diagnosis to death*: Biermer, "Ein Fall von Leukämie," *Virchow's Archives*, 1861, S. 552, cited in Suchannek, "Case of Leukaemia," 255–69.

16 *Farber completed his advanced training*: Denis R. Miller, "A Tribute to Sidney Farber—the Father of Modern Chemotherapy," *British Journal of Haematology* 134 (2006): 4, 20–26.

17 *What is true for E. coli*: This remark, attributed to Monod (perhaps apocryphally), appears several times in the history of molecular biology, although its precise origins remain unknown. See, for instance, Theresa M. Wizemann and Mary-Lou Pardue, eds., *Exploring the Biological Contributions to Human Health: Does Sex Matter?* (Washington, DC: National Academy Press, 2001), 32; Herbert Claus Friedmann, "From Butyribacterium to *E. coli*: An Essay on Unity in Biochemistry," *Perspectives in Biology and Medicine* 47, no. 1 (2004): 47–66.

第二章　黑暗深渊

1 *The medical importance of leukemia*: Jonathan B. Tucker, *Ellie: A Child's Fight Against Leukemia* (New York: Holt, Rinehart, and Winston, 1982), 46.

2　*There were few successes in the treatment:* John Laszlo, *The Cure of Childhood Leukemia: Into the Age of Miracles* (New Brunswick, NJ: Rutgers University Press, 1995), 162.

3　*a cornucopia of pharmaceutical discoveries:* Michael B. Shimkin, "As Memory Serves—an Informal History of the National Cancer Institute, 1937–57," *Journal of the National Cancer Institute* 59 (suppl. 2) (1977): 559–600.

4　*the drug was reextracted:* Eric Lax, *The Mold in Dr. Florey's Coat: The Story of the Penicillin Miracle* (New York: Henry Holt and Co., 2004), 67.

5　*In 1942, when Merck had shipped:* "Milestone Moments in Merck History," http://www.merck.com/about/feature_story/01062003_penicillin.html (site is no longer available but can be accessed through http://www.archive.org/web/web.php).

6　*A decade later, penicillin:* E. K. Marshall, "Historical Perspectives in Chemotherapy," *Advances in Chemotherapy* 13 (1974): 1–8. Also see *Science News Letter* 41 (1942).

7　*chloramphenicol in 1947:* John Ehrlich et al., "Chloromycetin, a New Antibiotic from a Soil Actinomycete," *Science* 106, no. 2757 (1947): 417.

8　*tetracycline in 1948:* B. M. Duggar, "Aureomycin: A Product of the Continuing Search for New Antibiotics," *Annals of the New York Academy of Science* 51 (1948): 177–81.

9　*"The remedies are in our own backyard":* Time, November 7, 1949.

10　*In a brick building on the far corner:* John F. Enders, Thomas H. Weller, and Frederick C. Robbins, "Cultivation of the Lansing Strain of Poliomyelitis Virus in Cultures of Various Human Embryonic Tissues," *Science* 49 (1949): 85–87; Fred S. Rosen, "Isolation of Poliovirus—John Enders and the Nobel Prize," *New England Journal of Medicine* 351 (2004): 1481–83.

11　*by 1950, more than half the medicines:* A. N. Richards, "The Production of Penicillin in the United States: Extracts and Editorial Comment," *Annals of Internal Medicine*, suppl. 8 (1969): 71–73. Also see Austin Smith and Arthur Herrick, *Drug Research and Development* (New York: Revere Publishing Co., 1948).

12　*Typhoid fever:* Anand Karnad, *Intrinsic Factors: William Bosworth Castle and the Development of Hematology and Clinical Investigation at Boston City Hospital* (Boston: Harvard Medical School, 1997).

13　*Even tuberculosis:* Edgar Sydenstricker, "Health in the New Deal," *Annals of the American Academy of Political and Social Science* 176, Social Welfare in the National Recovery Program (1934): 131–37.

14　*The life expectancy of Americans:* Lester Breslow, *A Life in Public Health: An Insider's Retrospective* (New York: Springer, 2004), 69. Also see Nicholas D. Kristof, "Access, Access, Access," *New York Times,* March 17, 2010.

15　*Hospitals proliferated:* Rosemary Stevens, *In Sickness and in Wealth* (New York: Basic Books, 1989), 204, 229.

16　*As one student observed:* Temple Burling, Edith Lentz, and Robert N. Wilson, *The Give and Take in Hospitals* (New York: Putnum, 1956), 9.

17　*Lulled by the idea of the durability:* From *Newsweek* and *Time* advertisements, 1946–48. Also see Ruth P. Mack, "Trends in American Consumption," *American Economic Review* 46, no. 2, (1956):55–68.

18　*"illness" now ranked third:* Herbert J. Gans, *The Levittowners: Ways of Life and Politics in a New Suburban Community* (New York: Alfred A. Knopf), 234.

19　*Fertility rose steadily:* Paul S. Boyer et al., *The Enduring Vision: A History of the American People* (Florence, KY: Cengage Learning, 2008), 980.

20　*The "affluent society":* John Kenneth Galbraith, *The Affluent Society* (New York: Houghton Mifflin, 1958).

21 *In May 1937:* "Cancer: The Great Darkness," *Fortune,* May 1937.

22 *In 1899, when Roswell Park:* Robert Proctor, *Cancer Wars: How Politics Shapes What We Know and Don't Know About Cancer* (New York: Basic Books, 1995), 20.

23 *Smallpox was on the decline:* K. A. Sepkowitz, "The 1947 Smallpox Vaccination Campaign in New York City, Revisited," *Emerging Infectious Diseases* 10, no. 5 (2004): 960–61. Also see D. E. Hammerschmidt, "Hands: The Last Great Smallpox Outbreak in Minnesota (1924–25)," *Journal of Laboratory and Clinical Medicine* 142, no. 4 (2003): 278.

24 *Between 1900 and 1916:* Lucius Duncan Bulkley, *Cancer and Its Non-Surgical Treatment* (New York: W. Wood & Co., 1921).

25 *By 1926, cancer:* Proctor, *Cancer Wars,* 66.

26 *In May that year, Life:* "U.S. Science Wars against an Unknown Enemy: Cancer," *Life,* March 1, 1937.

27 *When cancer appeared:* "Medicine: Millions for Cancer," *Time,* July 5, 1937; "Medicine: After Syphilis, Cancer," *Time,* July 19, 1937.

28 American Association for Cancer Research: "AACR: A Brief History," http://www .aacr.org/home/about-us/centennial/aacr-history.aspx (accessed January 4, 2010).

29 *from 70,000 men and women in 1911:* "A Cancer Commission," *Los Angeles Times,* March 4, 1927.

30 *Neely asked Congress:* 69th Cong., 2nd sess., *Congressional Record,* 68 (1927): p3 2922.

31 *Within a few weeks:* Richard A. Rettig, *Cancer Crusade: The Story of the National Cancer Act of 1971* (Lincoln, NE: Author's Choice Press, 1977), 44.

32 *In June, a joint Senate-House conference:* "National Cancer Act of 1937," Office of Government and Congressional Relations, Legislative History, http://legislative .cancer.gov/history/1937 (accessed November 8, 2009).

33 *An advisory council of scientists:* Shimkin, "As Memory Serves," 559–600.

34 *"The nation is marshaling its forces":* *Congressional Record,* appendix 84:2991 (June 30, 1939); Margot J. Fromer, "How, After a Decade of Public & Private Wrangling, FDR Signed NCI into Law in 1937," *Oncology Times* 28 (19): 65–67.

35 *The U.S. Marine Hospital:* Ora Marashino, "Administration of the National Cancer Institute Act, August 5, 1937, to June 30, 1943," *Journal of the National Cancer Institute* 4: 429–43.

36 *"mostly silent":* Shimkin, "As Memory Serves," 599–600.

37 *"programmatic response to cancer":* Ibid.

38 *"a nice quiet place out here in the country":* Ibid.

39 *In the early 1950s, Fanny Rosenow:* Jimmie C. Holland and Sheldon Lewis, *The Human Side of Cancer* (New York: Harper Collins, 2001).

40 *In 1946–47, Neely and Senator Claude Pepper:* See House Foreign Affairs Committee, House Report 2565, 79th Cong., 2nd sess. Also see Report 1743 to the 79th Cong., 2nd sess., July 18, 1946; "Could a 'Manhattan Project' Conquer Cancer?" *Washington Post,* August 4, 1946.

41 *"Leukemia," as one physician put it:* J. V. Pickstone, "Contested Cumulations: Configurations of Cancer Treatments through the Twentieth Century," *Bulletin of the History of Medicine* 81, no. 1 (2007): 164–96.

42 *If leukemia "belonged" anywhere:* Grant Taylor, *Pioneers in Pediatric Oncology* (Houston: University of Texas M. D. Anderson Cancer Center, 1990).

43 *half a pound of chicken liver:* George Washington Corner, *George Hoyt Whipple and*

His Friends: The Life-Story of a Nobel Prize Pathologist (Philadelphia: Lippincott, 1963), 187.

44 *regurgitated gastric juices:* Taylor, *Pioneers in Pediatric Oncology,* 29; George R. Minot, "Nobel Lecture: The Development of Liver Therapy in Pernicious Anemia," *Nobel Lectures, Physiology or Medicine, 1922-1941* (Amsterdam: Elsevier Publishing Company, 1965).

45 *spiced up with butter, lemon, and parsley:* Francis Minot Rackemann, *The Inquisitive Physician: The Life and Times of George Richards Minot* (Cambridge: Harvard University Press, 1956), 151.

46 *Minot and his team of researchers:* George R. Minot and William P. Murphy, "Treatment of Pernicious Anemia by a Special Diet," *Journal of the American Medical Association,* 87 (7): 470–76.

47 *conclusively demonstrated in 1926:* Minot, "Nobel Lecture."

48 *In 1934, Minot and two of his colleagues:* Ibid.

49 *in the cloth mills of Bombay:* Lucy Wills, "A Biographical Sketch," *Journal of Nutrition* 108 (1978), 1379–83.

50 *In 1928, a young English physician named Lucy Willis:* H. Bastian, "Lucy Wills (1888–1964): The Life and Research of an Adventurous Independent Woman," *Journal of the Royal College of Physicians of Edinburgh* 38:89–91.

51 *Wills factor:* Janet Watson and William B. Castle, "Nutritional Macrocytic Anemia, Especially in Pregnancy: Response to a Substance in Liver Other Than That Effective in Pernicious Anemia," *American Journal of the Medical Sciences* 211, no. 5 (1946): 513–30; Lucy Wills, "Treatment of 'Pernicious Anaemia' of Pregnancy and 'Tropical Anaemia,' with Special Reference to Yeast Extract as a Curative Agent," *British Medical Journal* 1, no. 3676 (1931): 1059–64.

52 *He called this phenomenon acceleration:* Sidney Farber et al., "The Action of Pteroylglutamic Conjugates on Man," *Science* 106, no. 2764 (1947): 619–21. Also see Mills et al., "Observations on Acute Leukemia in Children Treated with 4-Aminopteroylglutamic Acid," *Pediatrics* 5, no. 1 (1950): 52–56.

53 *In his long walks from his laboratory:* Thomas Farber, interview with author, November 2007.

54 *He had arrived in Boston in 1923:* S. P. K. Gupta, "An Indian Scientist in America: The Story of Dr. Yellapragada SubbaRow," *Bulletin of the Indian Institute of History of Medicine* (Hyderabad), 6, no. 2 (1976): 128–43.

55 *In the 1920s, another drug company:* Corner, *George Hoyt Whipple,* 188.

56 *But in 1946, after many failed attempts:* Gupta, "Indian Scientist in America."

第三章　凤凰涅槃

1 *Throughout the centuries:* William Seaman Bainbridge, *The Cancer Problem* (New York: Macmillan Company, 1914), 2.

2 *The search for a way to eradicate this scourge:* "Cancer Ignored," *Washington Post,* August 5, 1946.

3 *Robert Sandler:* Biographical details were taken from an article in the *Boston Herald,* April 9, 1948, referred to in S. P. K. Gupta, "An Indian Scientist in America: The Story of Dr. Yellapragada SubbaRow," *Bulletin of the Indian Institute of History of Medicine* (Hyderabad), 6, no. 2 (1976): 128–43; and S. P. K. Gupta, interview with author,

February 2006. Sandler's address in Dorchester and his father's profession are from the Boston directory for 1946, obtained from the Boston Public Library. Sandler's case (R.S.) is described in detail in Sidney Farber's paper below.

4 *Farber's treatment of Robert Sandler:* Sidney Farber, "Temporary Remissions in Acute Leukemia in Children Produced by Folic Acid Antagonist, 4-Aminopteroyl-Glutamic Acid (Aminopterin)," *New England Journal of Medicine* 238 (1948): 787–93.

5 *The hospital staff voted:* Robert Cooke, *Dr. Folkman's War: Angiogenesis and the Struggle to Defeat Cancer* (New York: Random House, 2001), 113.

6 *"tucked in the farthest recesses":* Joseph E. Murray, *Surgery of the Soul: Reflections on a Curious Career* (Sagamore Beach, MA: Science History Publications, 2001), 127.

7 *"let them die in peace":* Robert D. Mercer, "The Team," in "Chronicle," *Medical and Pediatric Oncology* 33 (1999): 405–10.

8 *"By that time, the only chemical":* Thomas Farber, interview with author.

9 *His small staff was housed:* Taylor, *Pioneers in Pediatric Oncology,* 88.

10 *Farber's assistants sharpened their own:* Mercer, "The Team."

11 *Two boys treated with aminopterin:* Farber, "Temporary Remissions in Acute Leukemia," 787–93.

12 *Another child, a two-and-a-half-year-old:* Ibid.

13 *By April 1948, there was just enough data:* Ibid

14 *"with skepticism, disbelief, and outrage":* Denis R. Miller, "A Tribute to Sidney Farber—the Father of Modern Chemotherapy," *British Journal of Haematology* 134 (2006): 20–26.

15 *"The bone marrow looked so normal":* Mercer, "The Team."

第四章 神秘瘟疫

1 *We reveal ourselves:* Stephen Jay Gould, *Full House: The Spread of Excellence from Plato to Darwin* (New York: Three Rivers Press, 1996), 7.

2 *Thus, for 3,000 years and more:* "Cancer: The Great Darkness," *Fortune,* May 1937.

3 *Now it is cancer's turn:* Susan Sontag, *Illness as Metaphor and AIDS and Its Metaphors* (New York: Picador, 1990), 5.

4 *John Keats involuting silently:* "John Keats," *Annals of Medical History* 2, no. 5 (1930): 530.

5 *"Death and disease are often beautiful":* Sontag, *Illness as Metaphor,* 20.

6 *"in every possible sense, a nonconformist":* Sherwin Nuland, *How We Die: Reflections on Life's Final Chapter* (New York: Vintage Books, 1995), 202.

7 *Edwin Smith papyrus:* James Henry Breasted, *The Edwin Smith Papyrus: Some Preliminary Observations* (Paris: Librairie Ancienne Honoré Champion, Edward Champion, 1922); also available online at http://www.touregypt.net/edwinsmithsur gical.htm (accessed November 8, 2009).

8 *Imhotep case forty-five:* Breasted, *Edwin Smith Papyrus.* Also see F. S. Boulos. "Oncology in Egyptian Papyri," in *Paleo-oncology: The Antiquity of Cancer,* 5th ed., ed. Spyros Retsas (London: Farrand Press, 1986), 36; and Edward Lewison, *Breast Cancer and Its Diagnosis and Treatment* (Baltimore: Williams and Walkins, 1955), 3.

9 *A furious febrile plague:* Siro I. Trevisanato, "Did an Epidemic of Tularemia in Ancient Egypt Affect the Course of World History?" Medical Hypotheses 63, no. 5 (2004): 905–10.

10 *leaving its telltale pockmarks:* Sergio Donadoni, ed., *The Egyptians* (Chicago: University of Chicago Press, 1997), 292.
11 *Tuberculosis rose and ebbed:* Reddy D. V. Subba, "Tuberculosis in Ancient India," *Bulletin of the Institute of Medicine* (Hyderabad) 2 (1972): 156–61.
12 *In his sprawling* Histories: Herodotus, *The Histories* (Oxford: Oxford University Press, 1998), pt. VIII.
13 *At the Chiribaya site:* Arthur Aufderheide, *The Scientific Study of Mummies* (Cambridge: Cambridge University Press, 2003), 117; Arthur Aufderheide, interview with author, March 2009. Also see *Cambridge Encyclopedia of Paleopathology* (Cambridge: Cambridge University Press, 1998), 300
14 *In 1914, a team:* J. L. Miller, "Some Diseases of Ancient Man," *Annals of Medical History* 1 (1929): 394–402.
15 *Louis Leakey, the archaeologist:* Mel Greaves, *Cancer: The Evolutionary Legacy* (Oxford: Oxford University Press, 2000).
16 *"The early history of cancer":* Aufderheide, interview with author, 2009.
17 *A leprosy-like illness:* Boris S. Ostrer, "Leprosy: Medical Views of Leviticus Rabba," *Early Science and Medicine* 7, no. 2 (2002): 138–54.
18 *The risk of breast cancer:* See, for instance, "Risk Factors You Can't Control," Breastcancer.org, www.breastcancer.org/risk/everyone/cant_control.jsp (accessed January 4, 2010). Also see Report No. 1743, International Cancer Research Act, 79th Cong., 2nd Sess.; and "U.S. Science Wars against an Unknown Enemy: Cancer," *Life*, March 1, 1937.
19 *"captain of the men of death":* William Osler and Thomas McCrae, *The Principles and Practice of Medicine: Designed for the Use of Practitioners and Students of Medicine*, 9th ed. (New York: D. Appleton and Company, 1921), 156.
20 *Cancer still lagged:* Report No. 1743, International Cancer Research Act.
21 *By the early 1940s, cancer:* Life, March 1, 1937, 11.
22 *life expectancy among Americans:* Shrestha et al., "Life Expectancy in the United States," CRS Report for Congress, 2006. Also see Lewison, *Breast Cancer.*

第五章 体液学说

1 *Black bile without boiling:* Jeremiah Reedy, "Galen on Cancer and Related Diseases," *Clio Medica* 10, no. 3 (1975): 227.
2 *We have learned nothing:* Francis Carter Wood, "Surgery Is Sole Cure for Bad Varieties of Cancer," *New York Times,* April 19, 1914.
3 *It's bad bile:* Mel Greaves, *Cancer: The Evolutionary Legacy* (Oxford: Oxford University Press, 2000), 5.
4 *In some ways disease:* Charles E. Rosenberg, "Disease in History: Frames and Framers," *Milbank Quarterly* 67 (1989) (suppl. 1, *Framing Disease: The Creation and Negotiation of Explanatory Schemes*): 1–2.
5 *Later writers, both doctors and patients:* See, for instance, Henry E. Sigerist, "The Historical Development of the Pathology and Therapy of Cancer," *Bulletin of the New York Academy of Medicine* 8, no. 11 (1932): 642–53; James A. Tobey, *Cancer: What Everyone Should Know about It* (New York: Alfred A. Knopf, 1932).
6 *"Of blacke cholor":* Claudius Galen, *Methodus Medendi, with a Brief Declaration of the Worthie Art of Medicine, the Office of a Chirgion, and an Epitome of the Third*

Booke of Galen, of Naturall Faculties, trans. T. Gale (London: Thomas East, 1586), 180–82.

7   *"best left untreated"*: Emile Littré's translation of the Hippocratic oath, *Oeuvres complètes d'Hippocrate,* bk. VI, aphorism 38. Von Boenninghausen, *Homeopathic Recorder,* vol. 58, nos. 10, 11, 12 (1943). Also see http://classics.mit.edu/Hippocrates/aphorisms.6.vi.html and http://julianwinston.com/archives/periodicals/vb_aphorisms6.php.

8   *"Do not be led away and offer"*: George Parker, *The Early History of Surgery in Great Britain: Its Organization and Development* (London: Black, 1920), 44.

9   *"Those who pretend"*: Joseph-François Malgaigne, *Surgery and Ambroise Paré* (Norman: University of Oklahoma Press, 1965), 73.

10 *Ambroise Paré described charring tumors:* See, for instance, "The History of Hemostasis," *Annals of Medical History* 1 (1): 137; Malgaigne, *Surgery and Ambroise Paré,* 73, 181.

11 *"Many females can stand the operation"*: See Lorenz Heister, "Van de Kanker der boorsten," in H. T. Ulhoorn, ed., *Heelkundige onderwijzingen* (Amsterdam, 1718), 2: 845–856; also quoted in James S. Olson, *Bathsheba's Breast: Women, Cancer, and History* (Baltimore: Johns Hopkins University Press, 2002), 50.

12 *The apothecary:* See, for instance, William Seaman Bainbridge, *The Cancer Problem* (New York: Macmillan Company, 1914).

第六章   走下神坛

1   *Rack't carcasses:* John Donne, "Love's Exchange," *Poems of John Donne,* vol. 1, ed. E. K. Chambers (London: Lawrence & Bullen, 1896), 35–36.

2   *"Aside from the eight muscles"*: Andreas Vesalius, *The Fabric of the Human Body* [*De Fabrica Humani Corporis*], trans. W. P. Hotchkiss, preface. See *Sourcebook of Medical History* (Mineola, NY: Dover, 1960), 134; and *The Illustrations from the Works of Andreas Vesalius of Brussels* (Mineola, NY: Dover, 1950), 11–13.

3   *He needed his own specimens:* Charles Donald O'Malley, *Andreas Vesalius of Brussels, 1514–1564* (Berkeley: University of California Press, 1964).

4   *"In the course of explaining the opinion"*: "Andreas Vesalius of Brussels Sends Greetings to His Master and Patron, the Most Eminent and Illustrious Doctor Narcissus Parthenopeus, First Physician to His Imperial Majesty," *The Illustrations from the Works of Andreas Vesalius of Brussels,* with annotations and translations by J. B. de C. M. Saunders and Charles D. O'Malley (Cleveland, OH: World Publishing Company, 1950), 233.

5   *"as large as an orange"*: Matthew Baillie, *The Morbid Anatomy of Some of the Most Important Parts of the Human Body,* 2nd American ed. (Walpole, NH: 1808), 54.

6   *"a fungous appearance"*: Ibid., 93.

7   *"a foul deep ulcer"*: Ibid., 209.

第七章   "遥表同情"

1   *In treating of cancer:* Samuel Cooper, *A Dictionary of Practical Surgery* vol. 1 (New York: Harper & Brothers, 1836), 49.

2　*"If a tumor is not only movable"*: John Hunter, *Lectures on the Principles of Surgery* (Philadelphia: Haswell, Barrington, and Haswell, 1839).

3　*"I did not experience pain"*: See a history of ether at http://www.anesthesia-nursing.com/ether.html (accessed January 5, 2010).

4　*"It must be some subtle principle"*: M. Percy, "On the Dangers of Dissection," *New Journal of Medicine and Surgery, and Collateral Branches of Science* 8, no. 2 (1819): 192–96.

5　It *"occurred to me"*: Joseph Lister, "On the Antiseptic Principle in the Practice of Surgery," *British Medical Journal* 2, no. 351 (1867): 246.

6　*In August 1867, a thirteen-year-old:* Ibid., 247.

7　*In 1869, Lister removed a breast tumor:* James S. Olson, *Bathsheba's Breast* (Baltimore: Johns Hopkins University Press, 2002), 67.

8　*Lister performed an extensive amputation:* Edward Lewison, *Breast Cancer and Its Diagnosis and Treatment* (Baltimore: Williams and Walkins, 1955), 17.

9　*"The course so far is already"*: Harold Ellis, *A History of Surgery* (Cambridge: Cambridge University Press, 2001), 104.

10　Billroth's gastrectomy: See Theodor Billroth, Offenes schreiben an Herrn Dr. L. Wittelshöfer, Wien Med Wschr (1881), 31: 161–65; also see Owen Wangensteen and Sarah Wangensteen, *The Rise of Surgery* (Minneapolis: University of Minnesota Press, 1978), 149.

11　*Surgeons returned to the operating table:* Owen Pritchard, "Notes and Remarks on Upwards of Forty Operations for Cancer with Escharotics," *Lancet* 136, no. 3504 (1890): 864.

第八章　根治主义

1　*The professor who blesses the occasion:* Mary Lou McCarthy McDonough, *Poet Physicians: An Anthology of Medical Poetry Written by Physicians* (Springfield, IL: Charles C. Thomas, 1945).

2　*It is over:* John Brown, *Rab and His Friends* (Edinburgh: David Douglas, 1885), 20.

3　*William Stewart Halsted:* W. G. MacCallum, *William Stewart Halsted, Surgeon* (Kessinger Publishing, 2008), 106. Also see Michael Osborne, "William Stewart Halsted: His Life and Contributions to Surgery"; and S. J. Crowe, *Halsted of Johns Hopkins: The Man and His Men* (Springfield, IL: Charles C. Thomas).

4　*"I opened a large orifice"*: W. H. Witt, "The Progress of Internal Medicine since 1830," in *The Centennial History of the Tennessee State Medical Association, 1830–1930,* ed. Philip M. Hammer (Nashville: Tennessee State Medical Association, 1930), 265.

5　*"Small bleedings give temporary relief"*: Walter Hayle Walshe, *A Practical Treatise on the Diseases of the Lungs including the Principles of Physical Diagnosis,* 3rd ed. (Philadelphia: Blanchard and Lea, 1860), 416.

6　*"pus-pails"*: Lois N. Magner, *A History of Medicine* (New York: Marcel Dekker, 1992), 296.

7　*In October 1877, leaving behind:* MacCallum, *William Stewart Halsted.* Also see D. W. Cathell, *The Physician Himself* (1905), 2.

8　*merely an "audacious step" away:* Karel B. Absolon, *The Surgeon's Surgeon: Theodor Billroth: 1829–1894,* (Kansas: Coronado Press, 1979).

9　*In 1882, he removed an infected gallbladder:* John L. Cameron, "William Stewart Halsted: Our Surgical Heritage," *Annals of Surgery* 225, no. 5 (1996): 445–58.

10 *"clearer and clearer, with no sense of fatigue"*: Donald Fleming, *William H. Welch and the Rise of Modern Medicine* (Baltimore: Johns Hopkins University Press, 1987).

11 *"cold as stone and most unlivable"*: Harvey Cushing, letter to his mother, 1898, Harvey Cushing papers at Yale University.

12 *"Mammary cancer requires"*: Charles H. Moore, "On the Influence of Inadequate Operations on the Theory of Cancer," *Medico-Chirurgical Transactions* 50, no. 245 (1867): 277.

13 *"mistaken kindness"*: Edward Lewison. *Breast Cancer and Its Diagnosis and Treatment* (Baltimore: Williams and Walkins, 1955), 16.

14 "We clean out or strip": William S. Halsted, "A Clinical and Histological Study of Certain Adenocarcinomata of the Breast: And a Brief Consideration of the Supraclavicular Operation and of the Results of Operations for Cancer of the Breast from 1889 to 1898 at the Johns Hopkins Hospital," *Annals of Surgery* 28: 557–76.

15 *At Hopkins, Halsted's diligent students:* W. M. Barclay, "Progress of the Medical Sciences: Surgery," *Bristol Medical-Chirurgical Journal* 17, no. 1 (1899): 334–36.

16 *"It is likely"*: Halsted, "Clinical and Histological Study."

17 *In Europe, one surgeon evacuated three ribs:* See Westerman, "Thoraxexcisie bij recidief can carcinoma mammae," *Ned Tijdschr Geneeskd* (1910): 1686.

18 *"surgical elephantiasis," "Good use of arm," "Married, Four Children"*: from William Stewart Halsted, *Surgical Papers* (Baltimore: Johns Hopkins, 1924), 2:17, 22, 24.

19 *"performance of an artist"*: Matas, "William Stewart Halsted, an appreciation," *Bulletin of the Johns Hopkins Hospital* 36, no. 2 (1925).

20 "I find myself inclined": Halsted, "Clinical and Histological Study of Certain Adenocarcinomata of the Breast," *Annals of Surgery* 28: 560.

21 *"cancer storehouse"*: Ibid., 557.

22 *On April 19, 1898:* Ibid., 557–76.

23 *A surgeon should "operate on the neck"*: Ibid., 572.

24 Halsted's 1907 report to the American Surgical Association: William Stewart Halsted, "The Results of Radical Operations for the Cure of Carcinoma of the Breast," *Annals of Surgery* 46, no. 1 (1907): 1–19.

25 *"If the disease was so advanced"*: "A Vote for Partial Mastectomy: Radical Surgery Is Not the Best Treatment for Breast Cancer, He Says," *Chicago Tribune*, October 2, 1973.

26 *"But even without the proof"*: Halsted, "Results of Radical Operations," 7. Also see Halsted, "The Results of Radical Operations for the Cure of Cancer of the Breast," *Transactions of the American Surgical Association* 25: 66.

27 *"It is especially true of mammary cancer"*: Ibid., 61.

28 "With no protest from any other quarter": Ellen Leopold, *A Darker Ribbon: Breast Cancer, Women, and Their Doctors in the Twentieth Century* (Boston: Beacon Press, 1999), 88.

29 *"Undoubtedly, if operated upon properly"*: *Transactions of the American Surgical Association* 49.

30 "the more radical the better": "Breast Cancer, New Choices," *Washington Post*, December 22, 1974.

31 *Alexander Brunschwig devised an operation:* Alexander Brunschwig and Virginia K. Pierce, "Partial and Complete Pelvic Exenteration: A Progress Report Based upon the First 100 Operations," *Cancer* 3 (1950): 927–74; Alexander Brunschwig, "Complete Excision of Pelvic Viscera for Advanced Carcinoma: A One-Stage Abdominoperineal

Operation with End Colostomy and Bilateral Ureteral Implantation into the Colon above the Colostomy," *Cancer* 1 (1948): 177–83.

32 *Pack the Knife*: From George T. Pack's papers, quoted in Barron Lerner, *The Breast Cancer Wars: Hope, Fear, and the Pursuit of a Cure in Twentieth-Century America* (Oxford: Oxford University Press, 2003), 73.

33 *"Even in its widest sense"*: Stanford Cade, *Radium Treatment of Cancer* (New York: William Wood, 1929), 1.

34 *"There is an old Arabian proverb"*: Urban Maes, "The Tragedy of Gastric Carcinoma: A Study of 200 Surgical Cases," *Annals of Surgery* 98, no. 4 (1933): 629.

35 *"I know you didn't know anything"*: Hugh H. Young, *Hugh Young: A Surgeon's Autobiography* (New York: Harcourt, Brace and Company, 1940), 76.

36 *In 1904, with Halsted as his assistant*: Bertram M. Bernheim, *The Story of the Johns Hopkins* (Surrey: World's Work, 1949); A. McGehee Harvey et al., *A Model of Its Kind*, vol. 1, *A Centennial History of Medicine at Johns Hopkins University* (Baltimore: Johns Hopkins University Press, 1989); Leonard Murphy, *The History of Urology* (Springfield, IL: Charles C. Thomas, 1972), 132.

37 *"the slow separation of brain from tumor"*: Harvey Cushing, "Original Memoirs: The Control of Bleeding in Operations for Brain Tumors. With the Description of Silver 'Clips' for the Occlusion of Vessels Inaccessible to the Ligature," *Annals of Surgery* 49, no. 1 (1911): 14–15.

38 *In 1933, at the Barnes hospital*: Evarts G. Graham, "The First Total Pneumonectomy," *Texas Cancer Bulletin* 2 (1949): 2–4.

39 *A surgical procedure*: Alton Ochsner and M. DeBakey, "Primary Pulmonary Malignancy: Treatment by Total Pneumonectomy—Analysis of 79 Collected Cases and Presentation of 7 Personal Cases," *Surgery, Gynecology, and Obstetrics* 68 (1939): 435–51.

第九章 隐形射线

1 *We have found in [X-rays]*: "X-ray in Cancer Cure," *Los Angeles Times*, April 6, 1902.

2 *By way of illustration*: "Last Judgment," *Washington Post*, August 26, 1945.

3 *Röntgen's discovery of X-rays*: Wilhelm C. Röntgen, "On a New Kind of Rays," *Nature* 53, no. 1369 (1896): 274–76; John Maddox, "The Sensational Discovery of X-rays," *Nature* 375 (1995): 183.

4 *One man who gave "magical" demonstrations*: Robert William Reid, *Marie Curie* (New York: Collins, 1974), 122.

5 *In 1896, barely a year after Röntgen*: Emil H. Grubbe, "Priority in Therapeutic Use of X-rays," *Radiology* 21 (1933): 156–62; Emil H. Grubbe, *X-ray Treatment: Its Origin, Birth and Early History* (St. Paul: Bruce Publishing, 1949).

6 *"I believe this treatment is an absolute cure"*: "X-rays Used as a Remedy for Cancer," *New York Times*, November 2, 1901.

7 *advertised for sale to laypeople*: "Mining: Surplus of Radium," *Time*, May 24, 1943.

8 *"millions of tiny bullets of energy"*: Oscar Carl Simonton, Stephanie Simonton, and James Creighton, *Getting Well Again: A Step-by-Step, Self-Help Guide to Overcoming Cancer for Patients and Their Families* (Los Angeles: J. P. Tarcher, 1978), 7.

9 *"The patient is put on a stretcher"*: "Medicine: Advancing Radiotherapy," *Time*, October 6, 1961.

10 *One woman with a brain tumor:* "Atomic Medicine: The Great Search for Cures on the New Frontier," *Time,* April 7, 1952.

11 Undark and the "Radium girls": Claudia Clark, *Radium Girls: Women and Industrial Health Reform, 1910–1935* (Chapel Hill: University of North Carolina Press, 1997); Ross Mullner, *Deadly Glow: The Radium Dial Worker Tragedy* (Washington, DC: American Public Health Association, 1999).

12 *Marie Curie died of leukemia:* Curie's disease was diagnosed as "aplastic anemia" of rapid, feverish development, but is widely considered to have been a variant of myelodysplasia, a preleukemic syndrome that resembles aplastic anemia and progresses to a fatal leukemia.

13 *Grubbe's fingers had been amputated:* Otha Linton, "Radiation Dangers," *Academic Radiology* 13, no. 3 (2006): 404.

14 Willy Meyer's posthumous address: Willy Meyer, "Inoperable and Malignant Tumors," *Annals of Surgery* 96, no. 5 (1932): 891–92.

第十章　化学魔弹

1 *Those who have not been trained in chemistry:* Michael B. Shimkin, "As Memory Serves—an Informal History of the National Cancer Institute, 1937–57," *Journal of the National Cancer Institute* 59 (suppl. 2) (1977): 559–600.

2 *Life is . . . a chemical incident:* Martha Marquardt, *Paul Ehrlich* (New York: Schuman, 1951), 11. Also see Frederick H. Kasten, "Paul Ehrlich: Pathfinder in Cell Biology," *Biotechnic & Histochemistry* 71, no. 1 (1996).

3 *Between 1851 and 1857:* Phyllis Deane and William Alan Cole, *British Economic Growth, 1688–1959: Trends and Structure* (Cambridge: Cambridge University Press, 1969), 210.

4 *By the 1850s, that proportion had peaked:* Stanley D. Chapman, *The Cotton Industry: Its Growth and Impact, 1600–1935* (Bristol: Thoemmes, 1999), v–xviii.

5 *Cloth dyes had to be extracted:* A. S. Travis, *The Rainbow Makers: The Origins of the Synthetic Dyestuffs Industry in Western Europe* (Bethlehem, PA: Lehigh University Press, 1993), 13.

6 *ever-popular calico prints:* Ibid.

7 *"half of a small but long-shaped room":* William Cliffe, "The Dyemaking Works of Perkin and Sons, Some Hitherto Unrecorded Details," *Journal of the Society of Dyers and Colorists* 73 (1957): 313–14.

8 *In 1883, the German output of alizarin:* Travis, *Rainbow Makers,* 195.

9 *"most impudent, ignorant, flatulent, fleshy":* H. A. Colwell, "Gideon Harvey: Sidelights on Medical Life from the Restoration to the End of the XVII Century," *Annals of Medical History* 3, no. 3 (1921): 205–37.

10 *"None of these compounds have, as yet":* "Researches Conducted in the Laboratories of the Royal College of Chemistry," *Reports of the Royal College of Chemistry and Researches Conducted in the Laboratories in the Years 1845–6–7* (London: Royal College of Chemistry, 1849), liv; Travis, *Rainbow Makers,* 35.

11 *In 1828, a Berlin scientist named Friedrich Wöhler:* Friedrich Wöhler, "Ueber künstliche Bildung des Harnstoffs," *Annalen der Physik und Chemie* 87, no. 2 (1828): 253–56.

12 *In 1878, in Leipzig, a twenty-four-year-old:* Paul Ehrlich, "Über das Methylenblau und

Seine Klinisch-Bakterioskopische Verwerthung," *Zeitschrift für Klinische Medizin* 2 (1882): 710–13.

13　*In 1882, working with Robert Koch:* Paul Ehrlich, "Über die Färbung der Tuberkelbazillen," *Deutsche Medizinische Wochenschrift* 8 (1882): 269.

14　*"It has occurred to me":* Marquardt, *Paul Ehrlich,* 91.

15　*His laboratory was now physically situated:* Travis, *Rainbow Makers,* 97.

16　*On April 19, 1910, at the densely packed:* See Felix Bosch and Laia Rosich, "The Contributions of Paul Ehrlich to Pharmacology," *Pharmacology* (2008): 82, 171–79.

17　*"syphilis—the "secret malady":* Linda E. Merians, ed., *The Secret Malady: Venereal Disease in Eighteenth-Century Britain and France* (Lexington: The University Press of Kentucky, 1996). Also see Ehrlich, "A Lecture on Chemotherapeutics," *Lancet,* ii, 445.

18　Ehrlich and Kaiser Wilhelm: M. Lawrence Podolsky, *Cures out of Chaos: How Unexpected Discoveries Led to Breakthroughs in Medicine and Health* (Amsterdam: Overseas Publishers Association, 1997), 273.

19　*"thick, yellowish green cloud":* Richard Lodoïs Thoumin, *The First World War* (New York: Putnam, 1963), 175.

20　*In 1919, a pair of American pathologists:* E. B. Krumbhaar and Helen D. Krumbhaar, "The Blood and Bone Marrow in Yellow Cross Gas (Mustard Gas) Poisoning: Changes Produced in the Bone Marrow of Fatal Cases," *Journal of Medical Research* 40, no. 3 (1919): 497–508.

第十一章　巴里事件

1　*"What if this mixture do not work at all?:* William Shakespeare, *Romeo and Juliet,* act 4, scene 3 (Philadelphia: J. B. Lippincott, 1913), 229.

2　*We shall so poison the atmosphere:* Robert Nisbet, "Knowledge Dethroned: Only a Few Years Ago, Scientists, Scholars and Intellectuals Had Suddenly Become the New Aristocracy. What Happened?" *New York Times,* September 28, 1975.

3　*Every drug, the sixteenth-century:* W. Pagel, *Paracelsus: An Introduction to Philosophical Medicine in the Era of the Renaissance,* 2nd ed. (New York: Karger, 1982), 129–30.

4　*On December 2, 1943:* D. M. Saunders, "The Bari Incident," *United States Naval Institute Proceedings* (Annapolis: United States Naval Institute, 1967).

5　*Of the 617 men rescued:* Guy B. Faguet, *The War on Cancer: An Anatomy of Failure, A Blueprint for the Future* (New York: Springer, 2005), 71.

6　*Goodman and Gilman weren't interested:* Alfred Gilman, "Therapeutic Applications of Chemical Warfare Agents," *Federation Proceedings* 5 (1946): 285–92; Alfred Gilman and Frederick S. Philips, "The Biological Actions and Therapeutic Applications of the B-Chloroethyl Amines and Sulfides," *Science* 103, no. 2675 (1946): 409–15; Louis Goodman et al., "Nitrogen Mustard Therapy: Use of Methyl-Bis(Beta-Chlorethyl)amine Hydrochloride and Tris(Beta-Chloroethyl)amine Hydrochloride for Hodgkin's Disease, Lymphosarcoma, Leukemia and Certain Allied and Miscellaneous Disorders," *Journal of the American Medical Association* 132, no. 3 (1946): 126–32.

7　*George Hitchings had also:* Grant Taylor, *Pioneers in Pediatric Oncology* (Houston: University of Texas M. D. Anderson Cancer Center, 1990), 137. Also see Tonse N. K. Raju, "The Nobel Chronicles," *Lancet* 355, no. 9208 (1999): 1022; Len Goodwin, "George Hitchings and Gertrude Elion—Nobel Prizewinners," *Parasitology Today* 5, no. 2 (1989): 33.

8 *"Scientists in academia stood disdainfully"*: John Laszlo, *The Cure of Childhood Leukemia* (New Brunswick, NJ: Rutgers University Press, 1995), 65.

9 *Instead of sifting through mounds*: Gertrude B. Elion, "Nobel Lecture in Physiology or Medicine—1988. The Purine Path to Chemotherapy," *In Vitro Cellular and Developmental Biology* 25, no. 4 (1989): 321–30; Gertrude B. Elion, George H. Hitchings, and Henry Vanderwerff, "Antagonists of Nucleic Acid Derivatives: VI. Purines," *Journal of Biological Chemistry* 192 (1951): 505. Also see Tom Brokaw, *The Greatest Generation* (1998; reprint, 2004), 304.

10 *In the early 1950s, two physician-scientists*: Joseph Burchenal, Mary L. Murphy, et al., "Clinical Evaluation of a New Antimetabolite, 6-Mercaptopurine, in the Treatment of Leukemia and Allied Diseases," *Blood* 8 no. 11 (1953): 965–99.

第十二章　慈行善举

1 *The name "Jimmy" is a household word in New England*: George E. Foley, *The Children's Cancer Research Foundation: The House That "Jimmy" Built: The First Quarter-Century* (Boston: Sidney Farber Cancer Institute, 1982).

2 *I've made a long voyage*: Maxwell E. Perkins, "The Last Letter of Thomas Wolfe and the Reply to It," *Harvard Library Bulletin,* Autumn 1947, 278.

3 *artificial respirator known as the iron lung*: Philip Drinker and Charles F. McKhann III, "The Use of a New Apparatus for the Prolonged Administration of Artificial Respiration: I. A Fatal Case of Poliomyelitis," *Journal of the American Medical Association* 92: 1658–60.

4 *Polio research was shaken out of its torpor*: For a discussion of the early history of polio, see Naomi Rogers, *Dirt and Disease: Polio before FDR* (Rutgers: Rutgers University Press, 1992). Also see Tony Gould, *A Summer Plague: Polio and Its Survivors* (New Haven: Yale University Press, 1995).

5 *Within a few weeks, 2,680,000 dimes*: Kathryn Black, *In the Shadow of Polio: A Personal and Social History* (New York: Perseus Books, 307), 25; Paul A. Offit, *The Cutter Incident: How America's First Polio Vaccine Led to the Growing Vaccine Crisis* (New Haven: Yale University Press, 2005); *History of the National Foundation for Infantile Paralysis Records; Volume II: Raising Funds to Fight Infantile Paralysis, Book 2* (March of Dimes Archives, 1957), 256–60.

6 *Please take care of my baby. Her name is Catherine*: Variety, the Children's Charity, "Our History," http://www.usvariety.org/about_history.html (accessed November 11, 2009).

7 *"Well, I need a new microscope"*: Robert Cooke, *Dr. Folkman's War: Angiogenesis and the Struggle to Defeat Cancer* (New York: Random House, 2001), 115.

8 *money and netted $45,456*: Foley, *Children's Cancer Research Foundation* (Boston: Sidney Farber Cancer Institute, 1982).

9 *Gustafson was quiet*: Phyllis Clauson, interview with author, July 2009; Karen Cummins, interview with author, July 2009. Also see Foley, *Children's Cancer Research Foundation.*

10 *On May 22, 1948, on a warm Saturday night in the Northeast*: The original broadcast recording can be accessed on the Jimmy Fund website at http://www.jimmyfund.org/abo/broad/jimmybroadcast.asp. Also see Saul Wisnia, *Images of America: The Jimmy Fund of the Dana-Farber Cancer Institute* (Charleston, SC: Arcadia, 2002), 18–19.

11 *Jimmy's mailbox was inundated:* Foley, *Children's Cancer Research Foundation.*
12 *the Manhattan Project spent:* See "The Manhattan Project, An Interactive History," U.S. Department of Energy, Office of History, 2008.
13 *In 1948, Americans spent more than $126 million:* Mark Pendergrast, *For God, Country and Coca-Cola: The Definitive History of the Great American Soft Drink and the Company That Makes It* (New York: Basic Books, 2000), 212.

第十三章　吉米之屋

1 *Etymologically, patient means sufferer:* Susan Sontag, *Illness as Metaphor and AIDS and Its Metaphors* (New York: Picador, 1990), 125.
2 *Sidney Farber's entire purpose: Medical World News,* November 25, 1966.
3 *"One assistant and ten thousand mice":* George E. Foley, *The Children's Cancer Research Foundation: The House That "Jimmy" Built: The First Quarter-Century* (Boston: Sidney Farber Cancer Institute, 1982).
4 *"Most of the doctors":* Name withheld, a hospital volunteer in the 1950s to 1960s, interview with author, May 2001.
5 *In 1953, when the Braves franchise left:* "Braves Move to Milwaukee; Majors' First Shift since '03," *New York Times,* March 19, 1953.
6 *the Jimmy Fund planned a "Welcome Home, Ted" party:* "Dinner Honors Williams: Cancer Fund Receives $150,000 from $100-Plate Affair," *New York Times,* August 18, 1953.
7 *Funds poured in from:* Foley, *Children's Cancer Research Foundation.*
8 *"You can take the child out of the Depression":* Robin Pogrebin and Timothy L. O'Brien, "A Museum of One's Own," *New York Times,* December 5, 2004.
9 *"If a little girl got attached to a doll":* "Medicine: On the Track," *Time,* January 21, 1952.
10 *"Once I discover that almost all":* Jeremiah Goldstein, "Preface to My Mother's Diary," *Journal of Pediatric Hematology/Oncology* 30, no. 7 (2008): 481–504.
11 *"Acute leukemia," he wrote:* Sidney Farber, "Malignant Tumors of Childhood," *CA: A Cancer Journal for Clinicians* (1953): 3, 106–7.
12 *The money that he had raised:* Sidney Farber letter to Mary Lasker, August 19, 1955.

第二部分
缺乏耐心的战争

1 *Perhaps there is only one cardinal sin:* Franz Kafka, *The Great Wall of China and Other Pieces* (London: Secker and Warburg, 1946), 142.
2 *The 325,000 patients with cancer:* Sidney Farber, quoted in Guy B. Faguet, *The War on Cancer: An Anatomy of Failure, a Blueprint for the Future* (New York: Springer, 2005), 97.

第十四章　癌症协会

1 *All of this demonstrates why:* Michael B. Shimkin, "As Memory Serves—an Informal History of the National Cancer Institute, 1937–57," *Journal of the National Cancer Institute* 59 (suppl. 2) (1977): 559–600.

2 *I am aware of some alarm:* Senator Lister Hill, "A Strong Independent Cancer Agency," October 5, 1971, Mary Lasker Papers.

3 *"Americans of all ages":* Alexis de Tocqueville, *Democracy in America* (New York, Penguin), 296.

4 *a woman who "could sell":* Mary Lasker Oral History Project, Part 1, Session 1, p. 3, http://www.columbia.edu/cu/lweb/digital/collections/nny/laskerm/transcripts/laskerm_1_1_3.html.

5 *In 1939, Mary Woodard met Albert Lasker:* Ibid., p. 56.

6 *"salesmanship in print":* Stephen R. Fox, *The Mirror Makers: A History of American Advertising and Its Creators* (New York: William Morrow, 1984), 51.

7 *they were married just fifteen months after:* Mary Lasker Oral History Project, Part 1, Session 3, p. 80.

8 *"I am opposed to heart attacks and cancer":* J. Michael Bishop, "Mary Lasker and Her Prizes: An Appreciation," *Journal of the American Medical Association* 294, no. 11 (2005): 1418–19.

9 *"If a toothpaste":* Mary Lasker Oral History Project, Part 1, Session 7.

10 *"the fairy godmother of medical research":* "The Fairy Godmother of Medical Research," *Business Week,* July 14, 1986.

11 *In April 1943, Mary Lasker visited:* Mary Lasker Oral History Project, Part 1, Session 5, p. 136, and Session 16, pp. 477–79.

12 *The visit left her cold:* Ibid., Session 16, pp. 477–79.

13 *Of its small annual budget of:* Ibid. Also see Mary Lasker interview, October 23, 1984, in Walter Ross, *Crusade, the Official History of the American Cancer Society* (Westminster, MD: Arbor House, 1987), 33.

14 *"Doctors," she wrote, "are not administrators":* Mary Lasker Oral History Project, Part 1, Session 7, p. 183.

15 *In October 1943, Lasker persuaded a friend:* Reader's Digest, October 1945.

16 *"My mother died from cancer":* Letter from a soldier to Mary Lasker, 1949.

17 *Over the next months:* Richard A. Rettig, *Cancer Crusade: The Story of the National Cancer Act of 1971* (Lincoln, NE: Author's Choice Press, 1977), 21.

18 *"A two-pronged attack":* Letter from Cornelius A. Wood to Mary Lasker, January 6, 1949, Mary Lasker Papers, Box 210.

19 *Albert Lasker . . . recruited Emerson Foote:* Ibid.

20 *The "Lay Group":* Letter from Mary Lasker to Jim Adams, May 13, 1945, Mary Lasker Papers.

21 *In a single year, it printed 9 million:* these numbers are culled from letters and receipts found in the Mary Lasker Papers.

22 *"Ladies' Garden Club":* Charles Cameron, *Cancer Control,* vol. 3, 1972.

23 *"unjustified, troublesome and aggressive":* James T. Patterson, *The Dread Disease: Cancer and Modern American Culture* (Cambridge, MA: Harvard University Press, 1987), 173. Also see Rettig, *Cancer Crusade,* 22.

24 *The society's bylaws and constitution were rewritten:* Letter from Frank Adair to ACS members, October 23, 1945.

25 *"The Committee should not include":* Telegram from Jim Adams to Mary Lasker, 1947, Mary Lasker Papers.

26 *"You were probably the first person":* Letter from Rose Kushner to Mary Lasker, July 22, 1988, Rose Kushner Papers, Harvard University.

27 *"a penicillin for cancer"*: "Doctor Foresees Cancer Penicillin," *New York Times*, October 3, 1953.

28 *By the early 1950s, she was regularly*: See, for instance, letter from John R. Heller to Mary Lasker, October 15, 1948, Mary Lasker Papers, Box 119; and Memorandum on Conversation with Dr. Farber, February 24, 1952, Mary Lasker Papers, Box 76.

29 *"scientific treatises"*: Letter from Sidney Farber to Mary Lasker, August 19, 1955, Mary Lasker Papers, Box 170.

30 *"An organizational pattern is developing"*: Ibid.

31 a *"regular on the Hill"*: Robert Mayer, interview with author, July 2008.

32 *"Put a tambourine in [his] hands"*: Rettig, *Cancer Crusade*, 26.

33 *"I have written to you so many times"*: Letter from Sidney Farber to Mary Lasker, September 5, 1958.

第十五章　"新生力量"

1 *The death of a man*: Czeslaw Milosz, *New and Collected Poems: 1931–2001* (New York: Ecco, 2001), 431.

2 *I had recently begun to notice*: K. E. Studer and Daryl E. Chubin, *The Cancer Mission: Social Contexts of Biomedical Research* (Newbury Park, CA: Sage Publications, 1980).

3 *By February 1952, Albert was confined*: Mary Lasker Oral History Project, Part 1, Session 9, p. 260.

4 *"It seems a little unfair"*: Letter from Lowel Cogeshall to Mary Lasker, March 11, 1952, Mary Lasker Papers, Box 76.

5 *Albert Lasker died at eight o'clock*: "A. D. Lasker Dies; Philanthropist, 72," *New York Times*, May 31, 1952.

6 *"We are at war with an insidious"*: Senator Lister Hill, "A Strong Independent Cancer Agency," October 5, 1971, Mary Lasker Papers, Columbia University.

7 *"University professors who are opposed"*: "Science and the Bomb," *New York Times*, August 7, 1945.

8 *Science the Endless Frontier*: Vannevar Bush, *Science the Endless Frontier: A Report to the President by Vannevar Bush, Director of the Office of Scientific Research and Development, July 1945* (Washington, DC: United States Government Printing Office, 1945).

9 *The National Science Foundation (NSF), founded in 1950*: Daniel S. Greenberg, *Science, Money, and Politics: Political Triumph and Ethical Erosion* (Chicago: University of Chicago Press, 2001), 167.

10 *"long term, basic scientific research"*: Ibid., 419.

11 *"so great a co-ordination of medical scientific labor"*: Stephen Parks Strickland, *Politics, Science, and the Dread Disease: A Short History of the United States Medical Research Policy* (Cambridge, MA: Harvard University Press, 1972), 16.

12 *"Should I refuse my dinner"*: Ernest E. Sellers, "Early Pragmatists," *Science* 154, no. 3757 (1996): 1604.

13 *The outspoken Philadelphia pathologist Stanley Reimann*: Stanley Reimann, "The Cancer Problem as It Stands Today," *Transactions and Studies of the College of Physicians of Philadelphia* 13 (1945): 21.

14 *the Cancer Chemotherapy National Service Center:* C. G. Zubrod et al., "The Chemotherapy Program of the National Cancer Center Institute: History, Analysis, and Plans," *Cancer Chemotherapy Reports* 50 (1966): 349–540; V. T. DeVita, "The Evolution of Therapeutic Research in Cancer," *New England Journal of Medicine* 298 (1978): 907–10.

15 *Farber was ecstatic, but impatient:* Letter from Sidney Farber to Mary Lasker, August 19, 1955, Mary Lasker Papers, Box 170.

16 *One such antibiotic came from a rod-shaped microbe:* Selman Waksman and H. B. Woodruff, "Bacteriostatic and Bacteriocidal Substances Produced by a Soil Actinomyces," *Proceedings of the Society for Experimental Biology and Medicine* 45 (1940): 609.

17 Farber and actinomycin D: Sidney Farber, Giulio D'Angio, Audrey Evans, and Anna Mitus, "Clinical Studies of Actinomycin D with Special Reference to Wilms' Tumor in Children," *Annals of the New York Academy of Science* 89 (1960): 421–25.

18 *"In about three weeks lungs previously riddled with":* Giulio D'Angio, "Pediatric Oncology Refracted through the Prism of Wilms' Tumor: A Discourse," *Journal of Urology* 164 (2000): 2073–77.

19 Sonja Goldstein's recollections: Jeremiah Goldstein, "Preface to My Mother's Diary," *Journal of Pediatric Hematology/Oncology* 30, no. 7 (2008): 481–504.

第十六章 "屠宰场"

1 *Randomised screening trials are bothersome:* H. J. de Koning, "Mammographic Screening: Evidence from Randomised Controlled Trials," *Annals of Oncology* 14 (2003): 1185–89.

2 *The best [doctors] seem to have a sixth sense:* Michael LaCombe, "What Is Internal Medicine?" *Annals of Internal Medicine* 118, no. 5 (1993): 384–88.

3 Emil Freireich and Emil Frei: John Laszlo, *The Cure of Childhood Leukemia: Into the Age of Miracles* (New Brunswick, NJ: Rutgers University Press, 1995), 118–20.

4 *"I have never seen Freireich in a moderate mood":* Emil Frei III, "Confrontation, Passion, and Personalization," *Clinical Cancer Research* 3 (1999): 2558.

5 *Gordon Zubrod, the new director:* Emil Frei III, "Gordon Zubrod, MD," *Journal of Clinical Oncology* 17 (1999): 1331. Also see Taylor, *Pioneers in Pediatric Oncology,* 117.

6 *Freireich came just a few weeks later:* Grant Taylor, *Pioneers in Pediatric Oncology* (Houston: University of Texas M. D. Anderson Cancer Center, 1990), 117.

7 *"Frei's job,"* one researcher recalled: Edward Shorter, *The Health Century* (New York: Doubleday, 1987), 192.

8 To avert conflicts: Andrew M. Kelahan, Robert Catalano, and Donna Marinucci, "The History, Structure, and Achievements of the Cancer Cooperative Groups," (May/June 2000): 28–33.

9 *"For the first time":* Robert Mayer, interview with author, July 2008. Also see Frei, "Gordon Zubrod," 1331; and Taylor, *Pioneers in Pediatric Oncology,* 117.

10 Hill and randomized trials: Austin Bradford Hill, *Principles of Medical Statistics* (Oxford: Oxford University Press, 1966); A. Bradford Hill, "The Clinical Trial," *British Medical Bulletin* 7, no. 4 (1951): 278–82.

11 *"The analogy of drug resistance":* Emil Freireich, interview with author, September 2009.

12 *The first protocol was launched:* Emil Frei III et al., "A Comparative Study of Two Regimens of Combination Chemotherapy in Acute Leukemia," *Blood* 13, no. 12 (1958): 1126–48; Richard Schilsky et al., "A Concise History of the Cancer and Leukemia Group B," *Clinical Cancer Research* 12, no. 11, pt. 2 (2006): 3553s–55s.

13 *"This work is one of the first comparative studies":* Frei et al., "Comparative Study of Two Regimens."

14 *"The resistance would be fierce":* Emil Freireich, personal interview.

15 *a "butcher shop":* Vincent T DeVita, Jr. and Edward Chu, "A History of Cancer Chemotherapy," *Cancer Research* 68, no. 21 (2008): 8643.

第十七章 初步胜利

1 *But I do subscribe to the view:* Brian Vastag, "Samuel Broder, MD, Reflects on the 30th Anniversary of the National Cancer Act," *Journal of the American Medical Association* 286 (2001): 2929–31.

2 Min Chiu Li: Emil J. Freireich, "Min Chiu Li: A Perspective in Cancer Therapy," *Clinical Cancer Research* 8 (2002): 2764–65.

3 Li and Ethel Longoria: Mickey Goulian, interview with author, September 2007.

4 *"She was bleeding so rapidly":* Ibid.

5 *Li and Hertz rushed to publish:* M. C. Li, R. Hertz, and D. M. Bergenstal, "Therapy of Choriocarcinoma and Related Trophoblastic Tumors with Folic Acid and Purine Antagonists," *New England Journal of Medicine* 259, no. 2 (1958): 66–74.

6 Li's use of hcg level in chemotherapy: John Laszlo, *The Cure of Childhood Leukemia: Into the Age of Miracles* (New Brunswick, NJ: Rutgers University Press, 1995), 145–47.

7 *In mid-July, the board summoned:* Ibid.

8 *"Li was accused of experimenting on people":* Emil Freireich, interview with author, September 2009.

9 *When Freireich heard about Li's dismissal:* Laszlo, *Cure of Childhood Leukemia,* 145.

第十八章 小鼠医生

1 *A model is a lie that helps:* Margie Patlak, "Targeting Leukemia: From Bench to Bedside," *FASEB Journal* 16 (2002): 273E.

2 *"Clinical research is a matter of urgency":* John Laszlo, *The Cure of Childhood Leukemia: Into the Age of Miracles* (New Brunswick, NJ: Rutgers University Press, 1995).

3 *To test three drugs, the group insisted:* Ibid., 142.

4 *"The wards were filling up with these terribly sick children":* Emil Freireich, interview, September 2009.

5 *Vincristine had been discovered in 1958:* Norman R. Farnsworth, "Screening Plants for New Medicines," in *Biodiversity,* ed. E. O. Wilson (Washington, DC: National Academy Press, 1988), 94; Normal R. Farnsworth, "Rational Approaches Applicable to the Search for and Discovery of New Drugs From Plants," in *Memorias del 1er Symposium Latinoamericano y del Caribe de Farmacos Naturales, La Habana, Cuba, 21 al 28 de Junio, 1980, 27–59* (Montevideo, Uruguay: UNESCO Regional Office Academia de Ciencias de Cuba y Comisión Nacional de Cuba ante la UNESCO).

6 *"Frei and Freireich were simply taking drugs"*: David Nathan, *The Cancer Treatment Revolution* (Hoboken, NJ: Wiley, 2007), 59.

7 *A scientist from Alabama, Howard Skipper*: Laszlo, *Cure of Childhood Leukemia*, 199–209.

8 *Skipper emerged with two pivotal findings*: See, for example, Howard E. Skipper, "Cellular Kinetics Associated with 'Curability' of Experimental Leukemias," in William Dameshek and Ray M. Dutcher, eds., *Perspectives in Leukemia* (New York: Grune & Stratton, 1968), 187–94.

9 *"Maximal, intermittent, intensive, up-front"*: Emil Frei, "Curative Cancer Chemotherapy," *Cancer Research* 45 (1985): 6523–37.

第十九章　VAMP 方案

1 *If we didn't kill the tumor*: William C. Moloney and Sharon Johnson, *Pioneering Hematology: The Research and Treatment of Malignant Blood Disorders—Reflections on a Life's Work* (Boston: Francis A. Countway Library of Medicine, 1997).

2 *"I wanted to treat them with full doses of vincristine"*: John Laszlo, *The Cure of Childhood Leukemia: Into the Age of Miracles* (New Brunswick, NJ: Rutgers University Press, 1995), 141.

3 *"poison of the month"*: Edward Shorter, *The Health Century* (New York: Doubleday, 1987), 189.

4 *Farber, for one, favored giving one drug at a time*: See David Nathan, *The Cancer Treatment Revolution* (Hoboken, NJ: Wiley, 2007), 63.

5 *"Oh, boy," Freireich recalled*: Emil Freireich, interview with author, September 2009.

6 *"You can imagine the tension"*: Laszlo, *Cure of Childhood Leukemia*, 143.

7 First VAMP trial: E. J. Freireich, M. Karon, and E. Frei III, "Quadruple Combination Therapy (VAMP) for Acute Lymphocytic Leukemia of Childhood," *Proceedings of the American Association for Cancer Research* 5 (1963): 20; E. Frei III, "Potential for Eliminating Leukemic Cells in Childhood Acute Leukemia," *Proceedings of the American Association for Cancer Research* 5 (1963): 20.

8 *"I did little things"*: Laszlo, *Cure of Childhood Leukemia*, 143–44.

9 *"like a drop from a cliff with a thread tied"*: Mickey Goulian, interview with author, September 2007.

10 *The patient "is amazingly recovered"*: Letter from a Boston physician to patient K.L. (name withheld). K.L., interview with author, September 2009.

11 *"The mood among pediatric oncologists changed"*: Jonathan B. Tucker, *Ellie: A Child's Fight against Leukemia* (New York: Holt, Rinehart, and Winston, 1982).

12 *In September 1963, not long after Frei and Freireich*: Freireich, interview with author.

13 *"Some of us didn't make much of it at first"*: Goulian, interview with author.

14 *By October, there were more children back at the clinic*: Freireich, interview with author.

15 *"I know the patients, I know their brothers and sisters"*: "Kids with Cancer," *Newsweek*, August 15, 1977.

16 *morale at the institute to the breaking point*: Freireich, interview with author.

17 *A few, a small handful*: Emil Frei, "Curative Cancer Chemotherapy," *Cancer Research* 45 (1985): 6523–37.

18 *he triumphantly brought photographs of a few:* Harold P. Rusch, "The Beginnings of Cancer Research Centers in the United States," 74 (1985): 391–403.

19 *further proof was "anticlimactic and unnecessary":* Ibid.

20 *"We are attempting":* Sidney Farber, letter to Etta Rosensohn, Mary Lasker Papers, Columbia University.

第二十章　霍奇金病

1 *It took plain old courage to be a chemotherapist:* Vincent T. DeVita Jr. and Edward Chu, "A History of Cancer Chemotherapy," *Cancer Research* 68, no. 21 (2008): 8643–53.

2 *Hodgkin was born in 1798 to a Quaker family:* Louis Rosenfeld, *Thomas Hodgkin: Morbid Anatomist & Social Activist* (Lanham, MD: Madison Books, 1993), 1. Also see Amalie M. Kass and Edward H. Kass, *Perfecting the World: The Life and Times of Dr. Thomas Hodgkin, 1798–1866* (Boston: Harcourt Brace Jovanovich, 1988).

3 *a series of cadavers, mostly of young men:* T. Hodgkin, "On Some Morbid Appearances of the Absorbent Glands and Spleen," *Medico-Chirurgical Transactions* 17 (1832): 68–114. The paper was read to the society by Robert Lee because Hodgkin was not a member of the society himself.

4 *"A pathological paper may perhaps be thought":* Hodgkin, "On Some Morbid Appearances," 96.

5 *In 1837, after a rather vicious political spat:* Marvin J. Stone, "Thomas Hodgkin: Medical Immortal and Uncompromising Idealist," *Baylor University Medical Center Proceedings* 18 (2005): 368–75.

6 *In 1898, some thirty years after Hodgkin's death:* Carl Sternberg, "Über eine eigenartige unter dem Bilde der Pseudoleu Kamie Verlaufende Tuberkuloses des Lymphatischen Apparates," *Ztschr Heitt* 19 (1898): 21–91.

7 *more "capricious," as one oncologist put it:* A. Aisenberg, "Prophylactic Radiotherapy in Hodgkin's Disease," *New England Journal of Medicine* 278, no. 13 (1968): 740; A. Aisenberg, "Management of Hodgkin's Disease," *New England Journal of Medicine* 278, no. 13 (1968): 739; A. C. Aisenberg, "Primary Management of Hodgkin's Disease," *New England Journal of Medicine* 278, no. 2 (1968): 92–95.

8 *the plan to build a linear accelerator:* Z. Fuks and M. Feldman, "Henry S. Kaplan, 1918–1984: A Physician, a Scientist, a Friend," *Cancer Surveys* 4, no. 2 (1985): 294–311.

9 *In 1953, he persuaded a team:* Malcolm A. Bagshaw, Henry E. Jones, Robert F. Kallman, and Joseph P. Kriss, "Memorial Resolution: Henry S. Kaplan (1918–1984)," Stanford University Faculty Memorials, Stanford Historical Society, http://histsoc.stanford.edu/pdfmem/KaplanH.pdf (accessed November 22, 2009).

10 *The accelerator was installed:* Ibid.

11 *"Henry Kaplan was Hodgkin's disease":* George Canellos, interview with author, March 2008.

12 *Rene Gilbert had shown:* R. Gilbert, "Radiology in Hodgkin's Disease [malignant granulomatosis]. Anatomic and Clinical Foundations," *American Journal of Roentgenology and Radium Therapy* 41 (1939): 198–241; D. H. Cowan, "Vera Peters and the Curability of Hodgkin's Disease," *Current Oncology* 15, no. 5 (2008): 206–10.

13 *Peters observed that broad-field radiation could:* M. V. Peters and K. C. Middlemiss, "A

Study of Hodgkin's Disease Treated by Irradiation," *American Journal of Roentgenology and Radium Therapy* 79 (1958): 114–21.

14 *The trials that Kaplan designed:* H. S. Kaplan, "The Radical Radiotherapy of Regionally Localized Hodgkin's Disease," *Radiology* 78 (1962): 553–61; Richard T. Hoppe, Peter T. Mauch, James O. Armitage, Volker Diehl, and Lawrence M. Weiss, *Hodgkin Lymphoma* (Philadelphia: Lippincott Williams & Wilkins, 2007), 178.

15 *"meticulous radiotherapy":* Aisenberg, "Primary Management of Hodgkin's Disease," 95.

16 *But Kaplan knew that a diminished relapse rate was not a cure:* H. S. Kaplan, "Radical Radiation for Hodgkin's Disease," *New England Journal of Medicine* 278, no. 25 (1968): 1404; H. S. Kaplan, "Clinical Evaluation and Radiotherapeutic Management of Hodgkin's Disease and the Malignant Lymphomas," *New England Journal of Medicine* 278, no. 16 (1968): 892–99.

17 *"Fundamental to all attempts at curative treatment":* Aisenberg, "Primary Management of Hodgkin's Disease," 93.

第二十一章　整体治疗

1 *Now we are an army on the march:* "Looking Back: Sidney Farber and the First Remission of Acute Pediatric Leukemia," Children's Hospital Boston, http://www.childrenshospital.org/gallery/index.cfm?G=49&page=1 (accessed November 22, 2009).

2 *The next step—the complete cure:* Kenneth Endicott, quoted in the Mary Lasker Papers, "Cancer Wars," National Library of Medicine.

3 *The role of aggressive multiple drug therapy:* R. C. Stein et al., "Prognosis of Childhood Leukemia," *Pediatrics* 43, no. 6 (1969): 1056–58.

4 *George Canellos, then a senior fellow at the NCI:* George Canellos, interview with author, March 2008.

5 *"A new breed of cancer investigators in the 1960s":* V. T. DeVita Jr., *British Journal of Haematology* 122, no. 5 (2003): 718–27.

6 *"maniacs doing cancer research":* Ronald Piana, "ONI Sits Down with Dr. Vincent DeVita," *Oncology News International* 17, no. 2 (February 1, 2008), http://www.consultantlive.com/display/article/10165/1146581?pageNumber=2&verify=0 (accessed November 22, 2009).

7 *As expected:* See Vincent T. DeVita Jr. and Edward Chu, "A History of Cancer Chemotherapy," *Cancer Research* 21: 8643.

8 *The MOPP trial:* Vincent T. DeVita Jr. et al., "Combination Chemotherapy in the Treatment of Advanced Hodgkin's Disease," *Annals of Internal Medicine* 73, no. 6 (1970): 881–95.

9 *A twelve-year-old boy:* Bruce Chabner, interview with author, July 2009.

10 *"Some of the patients with advanced disease":* Henry Kaplan, *Hodgkin's Disease* (New York: Commonwealth Fund, 1972), 15, 458. Also see DeVita et al., "Combination Chemotherapy in the Treatment."

11 *"no track record, uncertain finances, an unfinished building":* Joseph V. Simone, "A History of St. Jude Children's Research Hospital," *British Journal of Haematology* 120 (2003): 549–55.

12 *"an all-out combat":* R. J. Aur and D. Pinkel, "Total Therapy of Acute Lymphocytic Leukemia," *Progress in Clinical Cancer* 5 (1973): 155–70.

13 *"in maximum tolerated doses":* Joseph Simone et al., "'Total Therapy' Studies of Acute

Lymphocytic Leukemia in Children: Current Results and Prospects for Cure," *Cancer* 30, no. 6 (1972): 1488–94.

14　*it was impossible to even dose it and monitor it correctly:* Aur and Pinkel, "Total Therapy of Acute Lymphocytic Leukemia."

15　*senior researchers, knowing its risks:* "This Week's Citations Classic: R. J. A. Aur et al., "Central Nervous System Therapy and Combination Chemotherapy of Childhood Lymphocytic Leukemia," *Citation Classics* 28 (July 14, 1986).

16　*"From the time of his diagnosis":* Jocelyn Demers, *Suffer the Little Children: The Battle against Childhood Cancer* (Fountain Valley, CA: Eden Press, 1986), 17.

17　*In July 1968, the St. Jude's team published:* Donald Pinkel et al., "Nine Years' Experience with 'Total Therapy' of Childhood Acute Lymphocytic Leukemia," *Pediatrics* 50, no. 2 (1972): 246–51.

18　*The longest remission was now in its sixth year:* S. L. George et al., "A Reappraisal of the Results of Stopping Therapy in Childhood Leukemia," *New England Journal of Medicine* 300, no. 6 (1979):269–73.

19　*In 1979, Pinkel's team revisited:* Donald Pinkel, "Treatment of Acute Lymphocytic Leukemia" *Cancer* 23 (1979): 25–33.

20　*"ALL in children cannot be considered an incurable disease":* Pinkel et al, "Nine Years' Experience with 'Total Therapy.' "

第二十二章　本末倒置

1　*I am not opposed to optimism:* P. T. Cole, "Cohorts and Conclusions," *New England Journal of Medicine* 278, no. 20 (1968): 1126–27.

2　*The iron is hot and this is the time:* Letter from Sidney Farber to Mary Lasker, September 4, 1965.

3　*In the late fifties, as DeVita recalled:* Vincent T. DeVita Jr. and Edward Chu, "A History of Cancer Chemotherapy," *Cancer Research* 68, no. 21 (2008): 8643–53.

4　*"A revolution [has been]":* Vincent T. DeVita Jr., "A Selective History of the Therapy of Hodgkin's Disease," *British Journal of Hemotology* 122 (2003): 718–27.

5　*The next step—the complete cure:* Kenneth Endicott, quoted in "Cancer Wars," Mary Lasker Papers, Profiles in Science, National Libraries of Medicine. Also see V. T. DeVita Jr., "A Perspective on the War on Cancer," *Cancer Journal* 8, no. 5 (2002): 352–56.

6　*"The chemical arsenal," one writer noted:* Ellen Leopold, *A Darker Ribbon: Breast Cancer, Women, and Their Doctors in the Twentieth Century* (Boston: Beacon Press, 1999), 269–70.

7　*"one cause, one mechanism and one cure":* "Fanfare Fades in the Fight against Cancer," *U.S. News and World Report,* June 19, 1978.

8　*Peyton Rous:* Heather L. Van Epps, "Peyton Rous: Father of the Tumor Virus," *Journal of Experimental Medicine* 201, no. 3 (2005): 320; Peter K. Vogt, "Peyton Rous: Homage and Appraisal," *Journal of the Federation of American Societies for Experimental Biology* 10 (1996): 1559–62.

9　Peyton Rous's work on sarcomas in chickens: Peyton Rous, "A Transmissible Avian Neoplasm (Sarcoma of the Common Fowl)," *Journal of Experimental Medicine* 12, no. 5 (1910): 696–705; Peyton Rous, "A Sarcoma of the Fowl Transmissible by an Agent Separable from the Tumor Cells," *Journal of Experimental Medicine* 13, no. 4 (1911): 397–411.

10 *"I have propagated a spindle-cell sarcoma":* Rous, "A Transmissible Avian Neoplasm."

11 *Richard Schope reported a papillomavirus:* Richard E. Shope, "A Change in Rabbit Fibroma Virus Suggesting Mutation: II. Behavior of the Varient Virus in Cottontail Rabbits," *Journal of Experimental Medicine* 63, no. 2 (1936): 173–78; Richard E. Shope, "A Change in Rabbit Fibroma Virus Suggesting Mutation: III. Interpretation of Findings," *Journal of Experimental Medicine* 63, no. 2 (1936): 179–84.

12 *Denis Burkitt, discovered an aggressive form of lymphoma:* Denis Burkitt, "A Sarcoma Involving the Jaws in African Children," *British Journal of Surgery* 46, no. 197 (1958): 218–23.

13 *"Cancer may be infectious":* "New Evidence That Cancer May Be Infectious," *Life,* June 22, 1962. Also see "Virus Link Found," *Los Angeles Times,* November 30, 1964.

14 *"Is there something I can do to kill the cancer germ?":* Letter from Mary Kirkpatrick to Peyton Rous, June 23, 1962, Peyton Rous papers, the American Philosophical Society, quoted in James T. Patterson, *The Dread Disease: Cancer and Modern American Culture* (Cambridge, MA: Harvard University Press, 1987), 237.

15 *the NCI inaugurated a Special Virus Cancer Program:* Nicholas Wade, "Special Virus Cancer Program: Travails of a Biological Moonshot," *Science* 174, no. 4016(1971): 1306–11.

16 *the cancer virus program siphoned away more than 10 percent:* Ibid.

17 *"Relatively few viruses":* Peyton Rous, "The Challenge to Man of the Neoplastic Cell," Nobel lecture, December 13, 1966, *Nobel Lectures, Physiology or Medicine, 1963–1970* (Amsterdam: Elsevier, 1972).

18 *"Relatively few viruses":* Peyton Rous, "Surmise and Fact on the Nature of Cancer," *Nature* 183, no. 4672 (1959): 1357–61.

19 *"The program directed by the National Cancer Institute":* "Hunt Continues for Cancer Drug," *New York Times,* October 13, 1963.

20 *"The iron is hot and this is the time":* Letter from Sidney Farber to Mary Lasker, September 4, 1965, Mary Lasker Papers, Box 171.

21 *"No large mission or goal-directed effort":* Mary Lasker, "Need for a Commission on the Conquest of Cancer as a National Goal by 1976," Mary Lasker Papers, Box 111.

22 *Solomon Garb, a little-known professor of pharmacology:* Solomon Garb, *Cure for Cancer: A National Goal* (New York: Springer, 1968).

23 *"A major hindrance to the cancer effort":* Ibid.

24 *At 4:17 p.m. EDT on July 20, 1969:* "The Moon: A Giant Leap for Mankind," *Time,* July 25, 1969.

25 *"magnificent desolation":* Buzz Aldrin, *Magnificent Desolation: The Long Journey Home from the Moon* (New York: Harmony Books, 2009).

26 *"It suddenly struck me":* "Space: The Greening of the Astronauts," *Time,* December 11, 1972.

27 *"It was a stunning scientific and intellectual accomplishment":* "The Moon," *Time.*

28 *When Max Faget, the famously taciturn engineer:* Glen E. Swanson, *Before This Decade Is Out: Personal Reflections on the Apollo Program* (Washington, DC: NASA History Office, 1999), 374.

29 *In her letters, Mary Lasker began:* Lasker, "Need for a Commission."

30 *Lister Hill, the Alabama senator:* "Two Candidates in Primary in Alabama Count Ways They Love Wallace," *New York Times,* May 27, 1968.

31 *Edward Kennedy, Farber's ally from Boston:* "Conflicted Ambitions, Then, Chappaquiddick," *Boston Globe,* February 17, 2009.

32　*"We're in the worst," Lasker recalled:* Mary Lasker Oral History Project, Part II, Session 5, p. 125.

第二十三章　"登月计划"

1　*The relationship of government:* William Carey, "Research Development and the Federal Budget," Seventeenth National Conference on the Administration of Research, September 11, 1963.

2　*What has Santa Nixon:* Robert Semple, *New York Times,* December 26, 1971.

3　*On December 9, 1969, on a chilly Sunday:* Advertisement from the American Cancer Society, *New York Times,* December 17, 1971.

4　*in Aleksandr Solzhenitsyn's* Cancer Ward: Aleksandr Solzhenitsyn, *Cancer Ward* (New York: Farrar, Straus and Giroux, 1968).

5　*in* Love Story: Erich Segal, *Love Story,* DVD, directed by Arthur Hiller, 2001.

6　Bang the Drum Slowly, *a 1973 release*: Mark Harris, *Bang the Drum Slowly,* DVD, directed by John D. Hancock, 2003.

7　Brian's Song, *the story of the Chicago Bears star*: Al Silverman, Gale Sayers, and William Blinn, *Brian's Song,* DVD, directed by Buzz Kulik, 2000.

8　*"plunged into numb agony":* Richard A. Rettig, *Cancer Crusade: The Story of the National Cancer Act of 1971* (Lincoln, NE: Author's Choice Press, 1977), 175.

9　*"Cancer changes your life," a patient wrote:* "My Fight against Cancer," *Chicago Tribune,* May 6, 1973.

10　*"A radical change happened to the perception":* Renata Salecl, *On Anxiety* (London: Routledge, 2004), 4. Also Renata Salecl, interview with author, April 2006.

11　*The "Big Bomb," a columnist wrote:* Ellen Goodman, "A Fear That Fits the Times," September 14, 1978.

12　*"To oppose big spending against cancer":* James T. Patterson, *The Dread Disease: Cancer and Modern American Culture* (Cambridge, MA: Harvard University Press, 1987), 149.

13　*Nixon often groused:* For Nixon's comments, see National Archives and Records Administration, Nixon Presidential Materials Project, 513–14, June 7, 1971, transcribed by Daniel Greenberg. See I. I. Rabi, quoted in Daniel S. Greenberg, *The Politics of Pure Science* (Chicago: University of Chicago Press, 1999), 3.

14　*Mary Lasker proposed that a "neutral" committee:* Rettig, *Cancer Crusade,* 82.

15　*The commission, she wrote, should "include space scientists":* Mary Lasker, "Need for a Commission on the Conquest of Cancer as a National Goal by 1976," Mary Lasker Papers, Box 111.

16　*Sidney Farber was selected as the cochairman:* Rettig, *Cancer Crusade,* 74–89.

17　*Yarborough wrote to Mary Lasker in the summer of 1970:* Letter from Ralph W. Yarborough to Mary Lasker, June 2, 1970, Mary Lasker Papers, Box 112.

18　*The panel's final report:* The report was published in two documents in November 1970 and reprinted in December 1970 and April 1971. See Senate Document 92–99, 1st sess., April 14, 1971. Also see Rettig, *Cancer Crusade,* 105.

19　*"Not only can we afford the effort":* Benno Schmidt, quoted by Alan C. Davis (interview with Richard Rettig) in Rettig, *Cancer Crusade,* 109.

20　*On March 9, 1971, acting on the panel's recommendations:* Ibid.

21　*she persuaded her close friend Ann Landers:* "Mary Woodard Lasker: First Lady of

Medical Research," presentation by Neen Hunt at the National Library of Medicine, http://profiles.nlm.nih.gov/TL/B/B/M/P/ (accessed January 6, 2010).

22 *Landers's column appeared on April 20, 1971:* Ask Ann Landers, *Chicago Sun-Times,* April 20, 1971.

23 *"I saw trucks arriving at the Senate":* Rick Kogan, *America's Mom: The Life, Lessons, and Legacy of Ann Landers* (New York: Harper Collins, 2003), 104.

24 *An exasperated secretary charged with sorting:* "Ann Landers," *Washington Post,* May 18, 1971.

25 *Stuart Symington, the senator from Missouri:* Ann Landers and Margo Howard, A Life in Letters (New York: Warner Books, 2003), 255.

26 *"Cancer is not simply an island":* Philip Lee. Also see Committee on Labor and Public Welfare Report No. 92–247, June 28, 1971, p. 43. S. 1828, 92nd Cong., 1st sess.

27 *"An all-out effort at this time":* Patterson, *Dread Disease,* 152.

28 *James Watson, who had discovered the structure of DNA:* See James Watson, "To Fight Cancer, Know the Enemy," *New York Times,* August 5, 2009.

29 *"Doing 'relevant' research":* James Watson, "The Growing Up of Cancer Research," *Science Year: The Book World Science Annual, 1973;* Mary Lasker Papers.

30 *"In a nutshell":* "Washington Rounds," *Medical World News,* March 31, 1972.

31 *"I suspect there is trouble ahead":* Irvine H. Page, "The Cure of Cancer 1976," *Journal of Laboratory and Clinical Medicine* 77, no. 3 (1971): 357–60.

32 *"If Richard Milhous Nixon":* "Tower Ticker," *Chicago Tribune,* January 28, 1971.

33 *"Don't worry about it":* Benno Schmidt, oral history and memoir (gift and property of Elizabeth Smith, New York).

34 *In November 1971, Paul Rogers:* For details of Representative Rogers's bill, see Rettig, *Cancer Crusade,* 250–75.

35 *In December 1971, the House finally:* Iwan W. Morgan, *Nixon* (London: Arnold, 2002), 72.

36 *On December 23, 1971, on a cold, windswept afternoon:* "Nixon Signs Cancer Bill; Cites Commitment to Cure," *New York Times,* December 24, 1971.

37 *$400 million for 1972:* "The National Cancer Act of 1971," Senate Bill 1828, enacted December 23, 1871 (P.L. 92–218), National Cancer Institute, http://legislative.cancer.gov/history/phsa/1971 (accessed December 2, 2009). Frank Rauscher, the director of the National Cancer Program, estimated the real numbers to have been $233 million in 1971, $378 million in 1972, $432 million in 1973, and $500 million in 1974. Frank Rauscher, "Budget and the National Cancer Program (NCP)," *Cancer Research* 34, no. 7 (1974): 1743–48.

38 *If money was "frozen energy":* Mary Lasker Oral History Project, Part 1, Session 7, p. 185.

39 *The new bill, she told a reporter, "contained nothing":* Ibid., Part 2, Session 10, p. 334.

40 *Lasker and Sidney Farber withdrew:* Ibid., Part 1, Session 7, p. 185; and Thomas Farber, interview with author, December 2007.

41 *"Powerful? I don't know":* "Mary Lasker: Still Determined to Beautify the City and Nation," *New York Times,* April 28, 1974.

42 *"A crash program can produce only one result":* *Chicago Tribune,* June 23, 1971, p. 16.

43 *On March 30, 1973, in the late afternoon:* Denis R. Miller, "A Tribute to Sidney Farber—the Father of Modern Chemotherapy," *British Journal of Haematology* 134 (2006): 20–26; "Dr. Sidney Farber, a Pioneer in Children's Cancer Research; Won

Lasker Award," *New York Times,* March 31, 1973. Also see Mary Lasker, "A Personal Tribute to Sidney Farber, M.D. (1903–1973)," *CA: A Cancer Journal for Clinicians* 23, no. 4 (1973): 256–57.

44　*"Surely,"* she wrote, *"the world will never be the same":* Lasker, "A Personal Tribute."

第三部分
"如果我没有好转，你会把我赶走吗？"

1　*Oft expectation fails:* William Shakespeare, *All's Well That Ends Well* (New York: Macmillan, 1912), act 2, scene 1, lines 145–47, p. 34.

2　*I have seen the moment of my greatness flicker:* T. S. Eliot, "The Love Song of J. Alfred Prufrock," lines 84–86, *The Norton Anthology of Poetry,* 4th ed. (New York: Norton, 1996), 1232.

3　*You are absolutely correct:* Frank Rauscher, letter to Mary Lasker, March 18, 1974, Mary Lasker Papers, Box 118.

第二十四章　"我们信仰上帝，其他（必须）源自数据"

1　*In science, ideology tends to corrupt:* "Knowledge Dethroned," *New York Times,* September 28, 1975.

2　*Orthodoxy in surgery is like orthodoxy in other departments:* G. Keynes, "Carcinoma of the Breast, the Unorthodox View," *Proceedings of the Cardiff Medical Society,* April 1954, 40–49.

3　*You mean I had a mastectomy for nothing?:* Untitled document, 1981, Rose Kushner Papers, 1953–90, Box 43, Harvard University.

4　*"In my own surgical attack on carcinoma":* Cushman Davis Haagensen, *Diseases of the Breast* (New York: Saunders, 1971), 674.

5　Halsted's *"centrifugal theory":* W. S. Halsted, "The Results of Operations for the Cure of the Cancer of Breast Performed at the Johns Hopkins Hospital from June 1889 to January 1894," *Johns Hopkins Hospital Bulletin* 4 (1894): 497–555.

6　*"To some extent,"* he wrote: Haagensen, *Diseases of the Breast,* 674.

7　*"operated on cancer of the breast solely":* D. Hayes Agnew, *The Principles and Practice of Surgery, Being a Treatise on Surgical Diseases and Injuries,* 2nd ed. (Philadelphia: J. B. Lippincott Company, 1889), 3: 711.

8　*"I do not despair of carcinoma being cured":* Ibid.

9　*at St. Bartholomew's Hospital in London:* G. Keynes, "The Treatment of Primary Carcinoma of the Breast with Radium," *Acta Radiologica* 10 (1929): 393–401; G. Keynes, "The Place of Radium in the Treatment of Cancer of the Breast," *Annals of Surgery* 106 (1937): 619–30. For biographical details, see W. LeFanu, "Sir Geoffrey Keynes (1887–1982)," *Bulletin of the History of Medicine* 56, no. 4 (1982): 571–73.

10　*In August 1924, Keynes examined a patient:* "The Radiation Treatment of Carcinoma of the Breast," *St. Bartholomew's Hospital Reports,* vol. 60, ed. W. McAdam Eccles et al. (London: John Murray, 1927), 91–93.

11　*"The ulcer rapidly heal[ed]":* Ibid.

12　*"extension of [the] operation beyond a local removal":* Ibid., 94.

13　*the lumpectomy:* Roger S. Foster Jr., "Breast Cancer Detection and Treatment: A Personal and Historical Perspective," *Archives of Surgery* 138, no. 4 (2003): 397–408.

14　George Barney Crile: Ibid.; G. Crile Jr., "The Evolution of the Treatment of Breast Cancer," *Breast Cancer: Controversies in Management,* ed. L. Wise and H. Johnson Jr. (Armonk, NY: Futura Publishing Co., 1994).

15　*Crile's father, George Crile Sr.:* Narendra Nathoo, Frederick K. Lautzenheiser, and Gene H. Barnett, "The First Direct Human Blood Transfusion: the Forgotten Legacy of George W. Crile," *Neurosurgery* 64 (2009): 20–26; G. W. Crile, *Hemorrhage and Transfusion: An Experimental and Clinical Research* (New York: D. Appleton, 1909).

16　*Political revolutions, the writer Amitav Ghosh writes:* Amitav Ghosh, *Dancing in Cambodia, at Large in Burma* (New Delhi: Ravi Dayal, 1998), 25.

17　*Crile Jr. was beginning to have his own doubts:* Foster, "Breast Cancer Detection and Treatment"; George Crile, *The Way It Was: Sex, Surgery, Treasure and Travel* (Kent, OH: Kent University Press, 1992), 391–400.

18　*Crile soon gave up on the radical mastectomy:* George Crile Jr., "Treatment of Breast Cancer by Local Excision," *American Journal of Surgery* 109 (1965): 400–403; George Crile Jr., "The Smaller the Cancer the Bigger the Operation? Rational of Small Operations for Small Tumors and Large Operations for Large Tumors," *Journal of the American Medical Association* 199 (1967): 736–38; George Crile Jr., *A Biologic Consideration of Treatment of Breast Cancer* (Springfield, IL: Charles C. Thomas, 1967); G. Crile Jr. and S. O. Hoerr, "Results of Treatment of Carcinoma of the Breast by Local Excision," *Surgery, Gynecology, and Obstetrics* 132 (1971): 780–82.

19　*two statisticians, Jerzy Neyman and Egon Pearson:* J. Neyman and E. S. Pearson, "On the Use and Interpretation of Certain Test Criteria for Purposes of Statistical Inference. Part I," *Biometrika* 20A, nos. 1–2 (1928): 175–240; J. Neyman and E. S. Pearson, "On the Use and Interpretation of Certain Test Criteria for Purposes of Statistical Inference. Part II," *Biometrika* 20A, nos. 3–4 (1928): 263–94.

20　*"Go thou and do likewise":* Haagensen, *Diseases of the Breast,* 674.

21　*It took a Philadelphia surgeon:* Kate Travis, "Bernard Fisher Reflects on a Half-Century's Worth of Breast Cancer Research," *Journal of the National Cancer Institute* 97, no. 22 (2005): 1636–37.

22　*"It has become apparent":* Bernard Fisher, Karnosfky Memorial Lecture transcript, Rose Kushner papers, Box 4, File 62, Harvard University.

23　*Thalidomide, prescribed widely to control:* Phillip Knightley, *Suffer the Children: The Story of Thalidomide* (New York: Viking Press, 1979).

24　*In Texas, Jane Roe:* Roe v. Wade, 410 U.S. 113 (1973).

25　*"Refuse to submit to a radical mastectomy":* "Breast Cancer: Beware of These Danger Signals," *Chicago Tribune,* October 3, 1973.

26　*Rachel Carson, the author of* Silent Spring: Ellen Leopold, *A Darker Ribbon: Breast Cancer, Women, and Their Doctors in the Twentieth Century* (Boston: Beacon Press, 1999), 199.

27　*Betty Rollin and Rose Kushner:* Betty Rollin, *First, You Cry* (New York: Harper, 2000); Rose Kushner, *Why Me?* (Philadelphia: Saunders Press, 1982).

28　*"Happily for women," Kushner wrote:* Rose Kushner papers, Box 2, File 22; Kushner, *Why Me?*

29　*In 1967, bolstered by the activism:* See Fisher's NSABP biography at http://www.nsabp.pitt.edu/BCPT_Speakers_Biographies.asp (accessed January 11, 2010).

30　*"The clinician, no matter how venerable":* Bernard Fisher, "A Commentary on the Role of the Surgeon in Primary Breast Cancer," *Breast Cancer Research and Treatment* 1 (1981): 17–26.

31 *"In God we trust"*: "Treating Breast Cancer: Findings Question Need for Removal," *Washington Post*, October 29, 1979.

32 *"To get a woman to participate in a clinical trial"*: "Bernard Fisher in Conversation," *Pitt Med Magazine* (University of Pittsburgh School of Medicine magazine), July 2002.

33 Fisher's NSABP mastectomy trial: Bernard Fisher et al., "Findings from NSABP Protocol No. B-04: Comparison of Radical Mastectomy with Alternative Treatments. II. The Clinical and Biological Significance of Medial-Central Breast Cancers," *Cancer* 48, no. 8 (1981): 1863–72.

第二十五章　盲目乐观

1 *Few doctors in this country*: Rose Kushner, "Is Aggressive Adjuvant Chemotherapy the Halsted Radical of the '80s?" *CA: A Cancer Journal for Clinicians* 34, no. 6 (1984): 345–51.

2 *And it is solely by risking life*: Georg Wilhelm Friedrich Hegel, *The Phenomenology of Mind* (New York: Humanities Press, 1971), 232.

3 *"large-scale chemotherapeutic attack"*: James D. Hardy, *The World of Surgery, 1945–1985: Memoirs of One Participant* (Philadelphia: University of Pennsylvania Press, 1986), 216.

4 *"our trench and our bunker"*: Mickey Goulian, interview with author, December 2005.

5 *"Wandering about the NIH clinical center"*: Stewart Alsop, *Stay of Execution: A Sort of Memoir* (New York: Lippincott, 1973), 218.

6 *"Although this was a cancer ward"*: Kathleen R. Gilbert, ed. *The Emotional Nature of Qualitative Research* (Boca Raton, FL: CRC Press, 2001).

7 *"accepted roles, a predetermined outcome, constant stimuli"*: Gerda Lerner, *A Death of One's Own* (New York: Simon and Schuster, 1978), 71.

8 *"yellow and orange walls in the corridors"*: "Cancer Ward Nurses: Where 'C' Means Cheerful," *Los Angeles Times*, July 25, 1975.

9 *the nurses wore uniforms with plastic yellow buttons*: Alsop, *Stay of Execution*, 52.

10 *"Saving the individual patient"*: Ibid., 84.

11 *In 1965, at Michigan State University*: Barnett Rosenberg, Loretta Van Camp, and Thomas Krigas, "Inhibition of Cell Division in *Escherichia coli* by Electrolysis Products from a Platinum Electrode," *Nature* 205, no. 4972 (1965): 698–99.

12 John Cleland: Larry Einhorn, interview with author, November 2009; also see *Cure*, Winter 2004; Craig A. Almeida and Sheila A. Barry, *Cancer: Basic Science and Clinical Aspects* (Hoboken, NJ: Wiley-Blackwell, 2010), 259; "Survivor Milks Life for All It's Worth," *Purdue Agriculture Connections*, Spring 2006; "John Cleland Carried the Olympic Torch in 2000 When the Relay Came through Indiana," Friends 4 Cures, http://www.friends4cures.org/cure_mag_article.shtml (accessed January 9, 2010).

13 *"I cannot remember what I said"*: John Cleland, *Cure*, Winter 2004.

14 *By 1975, Einhorn had treated*: Einhorn, interview with author, December 2009.

15 *"Walking up to that podium"*: Ibid.

16 *"It was unforgettable"*: Ibid. Also see "Triumph of the Cure," *Salon*, July 29, 1999, http://www.salon.com/health/feature/1999/07/29/lance/index.html (accessed November 30, 2009).

17 *Margaret Edson's play* Wit: Margaret Edson, *Wit* (New York: Dramatists Play Service, 1999).

18 *"You may think my vocabulary"*: Ibid., 28.

19 *"We want and need and seek better guidance"*: Howard E. Skipper, "Cancer Chemotherapy Is Many Things: G.H.A. Clowes Memorial Lecture," *Cancer Research* 31, no. 9 (1971): 1173–80.

20 *There was Taxol:* Monroe E. Wall and Mansukh C. Wani, "Camptothecin and Taxol: Discovery to Clinic—Thirteenth Bruce F. Cain Memorial Award Lecture," *Cancer Research* 55 (1995): 753–60; Jordan Goodman and Vivien Walsh, *The Story of Taxol: Nature and Politics in the Pursuit of an Anti-Cancer Drug* (Cambridge, England: Cambridge University Press, 2001).

21 *Adriamycin, discovered in 1969:* F. Arcamone et al., "Adriamycin, 14-hydroxydaimo-mycin, a New Antitumor Antibiotic from *S. Peucetius* var. *caesius,*" *Biotechnology and Bioengineering* 11, no. 6 (1969): 1101–10.

22 *could irreversibly damage the heart:* C. A. J. Brouwer et al., "Long-Term Cardiac Follow-Up in Survivors of a Malignant Bone Tumor," *Annals of Oncology* 17, no. 10 (2006): 1586–91.

23 *Etoposide came from the fruit:* A. M. Arnold and J. M. A. Whitehouse, "Etoposide: A New Anti-cancer Agent," *Lancet* 318, no. 8252 (1981): 912–15.

24 *Bleomycin, which could scar lungs without warning:* H. Umezawa et al., "New Antibiotics, Bleomycin A and B," *Journal of Antibiotics* (Tokyo) 19, no. 5 (1966): 200–209; Nuno R. Grande et al., "Lung Fibrosis Induced by Bleomycin: Structural Changes and Overview of Recent Advances," *Scanning Microscopy* 12, no. 3 (1996): 487–94; R. S Thrall et al., "The Development of Bleomycin-Induced Pulmonary Fibrosis in Neutrophil-Depleted and Complement-Depleted Rats," *American Journal of Pathology* 105 (1981): 76–81.

25 *"Did we believe we were going to cure cancer"*: George Canellos, interview with author.

26 *In the mid-1970s:* J. Ziegler, I. T. McGrath, and C. L. Olweny, "Cure of Burkitt's Lymphoma—Ten-Year Follow-Up of 157 Ugandan Patients," *Lancet* 3, no. 2 (8149) (1979): 936–38. Also see Ziegler et al., "Combined Modality Treatment of Burkitt's Lymphoma," *Cancer Treatment Report* 62, no. 12 (1978): 2031–34.

27 *"Our applications skyrocketed"*: Ibid.

28 *"There is no cancer that is not potentially curable"*: "Cancer: The Chill Is Still There," *Los Angeles Times,* March 20, 1979.

29 *the eight-in-one study:* J. Russel Geyer et al., "Eight Drugs in One Day Chemotherapy in Children with Brain Tumors: A Critical Toxicity Appraisal," *Journal of Clinical Oncology* 6, no. 6 (1988): 996–1000.

30 *"When doctors say that the side effects are tolerable"*: "Some Chemotherapy Fails against Cancer," *New York Times,* August 6, 1985.

31 *"The smiling oncologist"*: Rose Kushner, "Is Aggressive Adjuvant Chemotherapy the Halsted Radical of the '80s?" 1984, draft 9, Rose Kushner papers. The phrase was deleted in the final text that appeared in 1984.

32 *"Hexamethophosphacil with Vinplatin to potentiate"*: Edson, *Wit*, 31.

第二十六章　知己知彼

1 *It is said that if you know your enemies:* Sun Tzu, *The Art of War* (Boston: Shambhala, 1988), 82.

2 *a urological surgeon, Charles Huggins:* Luis H. Toledo-Pereyra, "Discovery in Surgical Investigation: The Essence of Charles Brenton Huggins," *Journal of Investigative Surgery* 14 (2001): 251–52; Robert E. Forster II, "Charles Brenton Huggins (22 September 1901–12 January 1997)," *Proceedings of the American Philosophical Society* 143, no. 2 (1999): 327–31.

3 Huggins's studies of prostatic fluid: C. Huggins et al., "Quantitative Studies of Prostatic Secretion: I. Characteristics of the Normal Secretion; the Influence of Thyroid, Suprarenal, and Testis Extirpation and Androgen Substitution on the Prostatic Output," *Journal of Experimental Medicine* 70, no. 6 (1939): 543–56; Charles Huggins, "Endocrine-Induced Regression of Cancers." *Science* 156, no. 3778 (1967): 1050–54; Tonse N. K. Raju, "The Nobel Chronicles. 1966: Francis Peyton Rous (1879–1970) and Charles Brenton Huggins (1901–1997), *Lancet* 354, no. 9177 (1999): 520.

4 *"It was vexatious to encounter a dog":* Huggins, "Endocrine-Induced Regression."

5 *"Cancer is not necessarily autonomous":* Ibid.

6 *"Its growth can be sustained and propagated":* Ibid.

7 *In 1929, Edward Doisy, a biochemist:* Edward A. Doisy, "An Autobiography," *Annual Review of Biochemistry* 45 (1976): 1–12.

8 *diethylstilbestrol (or DES):* E. C. Dodds et al., "Synthetic Oestrogenic Compounds Related to Stilbene and Diphenylethane. Part I," *Proceedings of the Royal Society of London, Series B, Biological Sciences* 127, no. 847 (1939): 140–67; E. C. Dodds et al., "Estrogenic Activity of Certain Synthetic Compounds," *Nature* 141, no. 3562 (1938): 247–48; Edward Charles Dodds, *Biochemical Contributions to Endocrinology: Experiments in Hormonal Research* (Palo Alto, CA: Stanford University Press, 1957); Robert Meyers, *D.E.S., the Bitter Pill* (New York: Seaview/Putnam, 1983).

9 *Premarin, natural estrogen purified:* Barbara Seaman, *The Greatest Experiment Ever Performed on Women: Exploding the Estrogen Myth* (New York: Hyperion, 2004), 20–21.

10 *he could inject them to "feminize" the male body:* Huggins, "Endocrine-Induced Regression"; Charles Huggins et al., "Studies on Prostatic Cancer: II. The Effects of Castration on Advanced Carcinoma of the Prostate Gland," *Archives of Surgery* 43 (1941): 209–23.

11 George Beatson and breast cancer: George Thomas Beatson, "On the Treatment of Inoperable Cases of Carcinoma of the Mamma: Suggestions for a New Method of Treatment, with Illustrative Cases," *Lancet* 2 (1896): 104–7; Serena Stockwell, "George Thomas Beatson, M.D. (1848–1933)," *CA: A Cancer Journal for Clinicians* 33 (1983): 105–7.

12 *only about two-thirds of all women:* Alexis Thomson, "Analysis of Cases in Which Oophorectomy was Performed for Inoperable Carcinoma of the Breast," *British Medical Journal* 2, no. 2184 (1902): 1538–41.

13 *"It is impossible to tell beforehand":* Ibid.

14 *a young chemist in Chicago:* E. R. DeSombre, "Estrogens, Receptors and Cancer: The Scientific Contributions of Elwood Jensen," *Progress in Clinical and Biological*

Research 322 (1990): 17–29; E. V. Jensen and V. C. Jordan, "The Estrogen Receptor: A Model for Molecular Medicine," *Clinical Cancer Research* 9, no. 6 (2003): 1980–89.

15 *Ovarian removal produced many other severe side effects:* R. Sainsbury, "Ovarian Ablation as a Treatment for Breast Cancer," *Surgical Oncology* 12, no. 4 (2003): 241–50.

16 *"there was little enthusiasm":* Jensen and Jordan, "The Estrogen Receptor."

17 Tamoxifen: Walter Sneader, *Drug Discovery: A History* (New York: John Wiley and Sons, 2005), 198–99; G. R. Bedford and D. N. Richardson, "Preparation and Identification of *cis* and *trans* Isomers of a Substituted Triarylethylene," *Nature* 212 (1966): 733–34.

18 *Originally invented as a birth control pill:* M. J. Harper and A. L. Walpole, "Mode of Action of I.C.I. 46,474 in Preventing Implantation in Rats," *Journal of Endocrinology* 37, no. 1 (1967): 83–92.

19 *tamoxifen had turned out to have exactly the opposite effect:* A. Klopper and M. Hall, "New Synthetic Agent for Induction of Ovulation: Preliminary Trials in Women," *British Medical Journal* 1, no. 5741 (1971): 152–54.

20 Arthur Walpole and breast cancer: V. C. Jordan, "The Development of Tamoxifen for Breast Cancer Therapy: A Tribute to the Late Arthur L. Walpole," *Breast Cancer Research and Treatment* 11, no. 3 (1988): 197–209.

21 Mary Cole's tamoxifen trial: M. P. Cole et al., "A New Anti-oestrogenic Agent in Late Breast Cancer: An Early Clinical Appraisal of ICI46474," *British Journal of Cancer* 25, no. 2 (1971): 270–75; Sneader, *Drug Discovery,* 199.

22 *In 1973, V. Craig Jordan:* See V. C. Jordan, *Tamoxifen: A Guide for Clinicians and Patients* (Huntington, NY: PRR, 1996). Also see V. C. Jordan, "Effects of Tamoxifen in Relation to Breast Cancer," *British Medical Journal* 6075 (June 11, 1977): 1534–35.

第二十七章　辅助化疗

1 *I would rather be ashes:* Jack London, *Tales of Adventure* (Fayetteville, AR: Hannover House, 1956), vii.

2 *Will you turn me out:* Cicely Saunders, *Selected Writings, 1958–2004,* 1st ed. (Oxford: Oxford University Press, 2006), 71.

3 *at the NCI, Paul Carbone, had launched a trial:* Vincent T. DeVita, "Paul Carbone: 1931–2002," *Oncologist* 7, no. 2 (2002): 92–93.

4 *"Except for an occasional woman":* Paul Carbone, "Adjuvant Therapy of Breast Cancer 1971–1981," *Breast Cancer Research and Treatment* 2 (1985): 75–84.

5 *With his own trial, the NSABP-04:* B. Fisher et al., "Comparison of Radical Mastectomy with Alternative Treatments for Primary Breast Cancer. A First Report of Results from a Prospective Randomized Clinical Trial," *Cancer* 39 (1977): 2827–39.

6 *In 1972, as the NCI was scouring the nation:* G. Bonadonna et al., "Combination Chemotherapy as an Adjuvant Treatment in Operable Breast Cancer," *New England Journal of Medicine* 294, no. 8 (1976): 405–10; Vincent T. DeVita Jr. and Edward Chu, "A History of Cancer Chemotherapy," *Cancer Research* 68, no. 21 (2008): 8643–53.

7 *"The surgeons were not just skeptical":* Springer, *European Oncology Leaders* (Berlin, 2005), 159–65.

8 Fisher's tamoxifen trial: B. Fisher et al., "Adjuvant Chemotherapy with and without Tamoxifen in the Treatment of Primary Breast Cancer: 5-Year Results from

the National Surgical Adjuvant Breast and Bowel Project Trial," *Journal of Clinical Oncology* 4, no. 4 (1986): 459–71.

9 *"We were all more naive a decade ago"*: "Some Chemotherapy Fails against Cancer," *New York Times,* August 6, 1985.

10 *"We shall so poison the atmosphere of the first act"*: James Watson, *New York Times,* May 6, 1975.

11 *"If there is persistent pain"*: J. C. White, "Neurosurgical Treatment of Persistent Pain," *Lancet* 2, no. 5 (1950): 161–64.

12 *"a window in [her] home"*: Saunders, *Selected Writings,* xiv.

13 care, *she wrote, "is a soft word"*: ibid., 255.

14 *"The resistance to providing palliative care to patients"*: Nurse J. N. (name withheld), interview with author, June 2007.

15 *"The provision of . . . terminal care:* Saunders, *Selected Writings,* 71.

第二十八章 癌症统计

1 *We must learn to count the living:* Audre Lourde, *The Cancer Journals,* 2nd ed. (San Francisco: Aunt Lute, 1980), 54.

2 *Counting is the religion of this generation:* Gertrude Stein, *Everybody's Autobiography* (New York: Random House, 1937), 120.

3 *"These registries," Cairns wrote in an article:* John Cairns, "Treatment of Diseases and the War against Cancer," *Scientific American* 253, no. 5 (1985): 51–59.

4 John Bailar and Elaine Smith's analysis: J. C. Bailar III and E. M. Smith, "Progress against Cancer?" *New England Journal of Medicine* 314, no. 19 (1986): 1226–32.

5 *cancer mortality was not declining:* This was not unique to the United States; the statistics were similarly grim across Europe. In 1985, a separate analysis of age-adjusted cancer mortality across twenty-eight developed countries revealed an increase in cancer mortality of about 15 percent.

6 *There is "no evidence"*: Bailar and Smith, "Progress against Cancer?"

7 *"a thorn in the side of the National Cancer Institute"*: Gina Kolata, "Cancer Progress Data Challenged," *Science* 232, no. 4753 (1986): 932–33.

8 *As evidence, they pointed to a survey:* See E. M. Greenspan, "Commentary on September 1985 NIH Consensus Development Conference on Adjuvant Chemotherapy for Breast Cancer," *Cancer Investigation* 4, no. 5 (1986): 471–75. Also see Ezra M. Greenspan, letter to the editor, *New England Journal of Medicine* 315, no. 15 (1986): 964.

9 *"The problem with reliance on a single measure"*: Lester Breslow and William G. Cumberland, "Progress and Objectives in Cancer Control," *Journal of the American Medical Association* 259, no. 11 (1988): 1690–94.

10 *"Our purpose in making these calculations"*: Ibid. The order of the quotation has been inverted for the purpose of this narrative.

11 *prevention research received:* John Bailar interviewed by Elizabeth Farnsworth, "Treatment versus Prevention" (transcript), *NewsHour with Jim Leher,* PBS, May 29, 1997; Richard M. Scheffler and Lynn Paringer, "A Review of the Economic Evidence on Prevention," *Medical Care* 18, no. 5 (1980): 473–84.

12 *By 1992, this number had increased:* Samuel S. Epstein, *Cancer-Gate: How to Win the Losing Cancer War* (Amityville, NY: Baywood Publishing Company, 2005), 59.

13 *In 1974, describing to Mary Lasker:* Letter from Frank Rauscher to Mary Lasker, March 18, 1974, Mary Lasker Papers, Box 118, Columbia University.

14 *At Memorial Sloan-Kettering in New York:* Ralph W. Moss, *The Cancer Syndrome* (New York: Grove Press, 1980), 221.

15 *"not one" was able to suggest an "idea":* Edmund Cowdry, *Etiology and Prevention of Cancer in Man* (New York: Appleton-Century, 1968), xvii.

16 *Prevention, he noted drily:* Moss, *The Cancer Syndrome,* 221.

17 *"A shift in research emphasis":* Bailar and Smith, "Progress against Cancer?"

第四部分
预防就是治疗

1 *It should first be noted:* David Cantor, "Introduction: Cancer Control and Prevention in the Twentieth Century," *Bulletin of the History of Medicine* 81 (2007): 1–38.

2 *The idea of preventive medicine:* "False Front in War on Cancer," *Chicago Tribune,* February 13, 1975.

3 *The same correlation could be drawn:* Ernest L. Wynder letter to Evarts A. Graham, June 20, 1950, Evarts Graham papers.

第二十九章 "黑色棺材"

1 *When my mother died I was very young:* "The Chimney Sweeper," William Blake, *The Complete Poetry and Prose of William Blake,* ed. David V. Erdman (New York: Random House, 1982), 10.

2 *It is a disease, he wrote:* Percivall Pott and James Earles, *The Chirurgical Works of Percivall Pott, F.R.S. Surgeon to St. Bartholomew's Hospital, a New Edition, with His Last Corrections, to Which Are Added, a Short Account of the Life of the Author, a Method of Curing the Hydrocele by Injection, and Occasional Notes and Observations, by Sir James Earle, F.R.S. Surgeon Extraordinary to the King* (London: Wood and Innes, 1808), 3: 177.

3 *"Syphilis," as the saying ran:* Michael J. O'Dowd and Elliot E. Philipp, *The History of Obstetrics & Gynaecology* (New York: Parthenon Publishing Group, 2000), 228.

4 *In 1713, Ramazzini had published:* Bernardino Ramazzini, *De Morbis Artificum Diatriba* (Apud Josephum Corona, 1743).

5 *"All this makes it (at first) a very different case":* Pott and Earles, *Chirurgical Works,* 3: 177.

6 *Eighteenth-century England:* See Peter Kirby, *Child Labor in Britain, 1750–1870* (Hampshire, UK: Palgrave Macmillan, 2003). For details on chimney sweeps, see ibid., 9; and *Parliamentary Papers* 1852–52, 88, pt. 1, tables 25, 26.

7 *"I wants a 'prentis":* Charles Dickens, *Oliver Twist, or The Parish Boy's Progress* (London: J. M. Dent & Sons, 1920), 16.

8 *In 1788, the Chimney Sweepers Act:* Joel H. Wiener, *Great Britain: The Lion at Home: A Documentary History of Domestic Policy, 1689–1973* (New York: Chelsea House Publishers, 1974), 800.

9 *In 1761, more than a decade before:* John Hill, *Cautions against the Immoderate Use of Snuff* (London: R. Baldwin and J. Jackson, 1761).

10　*a self-professed "Bottanist, apothecary, poet":* G. S. Rousseau, ed. *The Letters and Papers of Sir John Hill, 1714–1775* (New York: AMS Press, 1982), 4.

11　*"close, clouded, hot, narcotic rooms":* George Crabbe, *The Poetical Works of the Rev. George Crabbe: With his Letters and Journals, and His Life* (London: John Murray, 1834), 3: 180.

12　*By the mid-1700s, the state of Virginia:* See Paul G. E. Clemens, "From Tobacco to Grain," *Journal of Economic History* 35, no. 1: 256–59.

13　*In England the import of tobacco:* Kenneth Morgan, *Bristol and the Atlantic Trade in the Eighteenth Century* (Cambridge University Press, 1993), 152.

14　*In 1855, legend runs, a Turkish soldier:* See Richard Klein, *Cigarettes Are Sublime* (Durham, NC: Duke University Press, 1993), 134–35.

15　*In 1870, the per capita consumption in America:* Jack Gottsegen, *Tobacco: A Study of Its Consumption in the United States* (New York: Pittman, 1940).

16　*A mere thirty years later, Americans:* Ibid.

17　*On average, an adult American smoked ten cigarettes:* Harold F. Dorn, "The Relationship of Cancer of the Lung and the Use of Tobacco," *American Statistician* 8, no. 5 (1954): 7–13.

18　*By the early twentieth century, four out of five:* Richard Peto, interview with author, September 2008.

19　*"By the early 1940s, asking about a connection":* Ibid.

20　*"So has the use of nylon stockings":* John Wilds and Ira Harkey, *Alton Ochsner, Surgeon of the South* (Baton Rouge: Louisiana State University Press, 1990), 180.

21　*"the cigarette century":* Allan M. Brandt, *The Cigarette Century: The Rise, Fall, and Deadly Persistence of the Product That Defined America* (New York: Basic Books, 2007).

第三十章　皇帝的新装

1　*Whether epidemiology alone can:* Sir Richard Doll, "Proof of Causality: Deduction from Epidemiological Observation," *Perspectives in Biology and Medicine* 45 (2002): 499–515.

2　*lung cancer morbidity had risen nearly fifteenfold:* Richard Doll and A. Bradford Hill, "Smoking and Carcinoma of the Lung," *British Medical Journal* 2, no. 4682 (1950): 739–48.

3　*"matter that ought to be studied":* Richard Peto, "Smoking and Death: The Past 40 Years and the Next 40," *British Medical Journal* 309 (1994): 937–39.

4　*In February 1947, in the midst of a bitterly cold:* Ibid.

5　*One expert, having noted parenthetically:* British Public Records Office, file FD. 1, 1989, as quoted by David Pollock, *Denial and Delay* (Washington, DC: Action on Smoking and Health, 1989); full text available through Action on Smoking and Health, www.ash.org.

6　*Yet the resources committed for the study:* Medical Research Council 1947/366 and Ibid.

7　*In the summer of 1948:* Pollock, *Denial and Delay,* prologue. Also see Sir Richard Doll, "The First Report on Smoking and Lung Cancer," in *Ashes to Ashes: The History of Smoking and Health,* Stephen Lock, Lois A. Reynolds, and E. M. Tansey, eds. (Amsterdam: Editions Rodopi B.V., 1998), 129–37.

8 *"The same correlation could be drawn to the intake of milk":* Ernst L. Wynder, letter to Evarts A. Graham, June 20, 1950, Evarts Graham papers.

9 *Wynder and Graham's trial:* Ernst L. Wynder and Evarts A. Graham, "Tobacco Smoking as a Possible Etiologic Factor in Bronchiogenic Carcinoma: A Study of Six Hundred and Eighty-Four Proved Cases," *Journal of the American Medical Association* 143 (1950): 329–38.

10 *When Wynder presented his preliminary ideas:* Ernst L. Wynder, "Tobacco as a Cause of Lung Cancer: Some Reflections," *American Journal of Epidemiology* 146 (1997), 687–94. Also see Jon Harkness, "The U.S. Public Health Service and Smoking in the 1950s: The Tale of Two More Statements," *Journal of the History of Medicine and Allied Sciences* 62, no. 2 (2007): 171–212.

11 Doll and Hill's study: Doll and Hill, "Smoking and Carcinoma of the Lung."

12 *When the price of cigarettes was increased:* Richard Peto, personal interview. Also see Virginia Berridge, *Marketing Health: Smoking and the Discourse of Public Health in Britain* (Oxford: Oxford University Press, 2007), 45.

13 *By May 1, 1948, 156 interviews:* David Pollock, "Denial and Delay," collections from the public record office files deposited in the Action on Smoking and Health archives, UK. Also see the Action on Smoking and Health Tobacco Chronology, http://www.ash.org.uk/ash_669pax88_archive.htm (accessed January 21, 2010).

14 *In the early 1940s, a similar notion had gripped:* R. A. Fisher and E. B. Ford, "The Spread of a Gene in Natural Conditions in a Colony of the Moth *Panaxia diminula* L.," *Heredity* 1 (1947): 143–74.

15 *And the notion of using a similar cohort:* Stephen Lock, Lois A. Reynolds, and E. M. Tansey, eds., *Ashes to Ashes* (Amsterdam: Editions Rodopi B.V., 1998), 137.

16 Doll and Hill's study of smoking habits and lung cancer in doctors: Richard Doll and A. Bradford Hill, "The Mortality of Doctors in Relation to Their Smoking Habits: A Preliminary Report," *British Medical Journal* 1, no. 4877 (1954): 1451–55.

第三十一章 "夜贼"

1 *By the way, [my cancer]:* Evarts Graham, letter to Ernst Wynder, February 6, 1957, Evarts Graham papers.

2 *We believe the products that we make:* "A Frank Statement to Cigarette Smokers," *New York Times,* January 4, 1954.

3 *Cigarette sales had climbed:* See, for instance, Richard Kluger, *Ashes to Ashes* (New York: Vintage Books, 1997), 104–6, 123, 125. Also see Verner Grise, *U.S. Cigarette Consumption: Past, Present and Future,* conference paper, 30th Tobacco Workers Conference, Williamsburg, VA, 1983 (archived at http://tobaccodocuments.org).

4 *cigarette industry poured tens, then hundreds:* For a succinct history of postwar advertising campaigns of cigarette makers see Kluger, *Ashes to Ashes,* 80–298.

5 *"More doctors smoke Camels":* See, for example, *Life,* October 6, 1952, back cover.

6 *At the annual conferences of the American Medical Association:* See Martha N. Gardner and Allan M. Brandt, "'The Doctors' Choice Is America's Choice': The Physician in US Cigarette Advertisements, 1930–1953," *American Journal of Public Health* 96, no. 2 (2006): 222–32.

7 *In 1955, when Philip Morris:* Katherine M. West, "The Marlboro Man: The Making of

an American Image," *American Studies at the University of Virginia* website, http://xroads.virginia.edu/~CLASS/marlboro/mman.html (accessed December 23, 2009).

8　*"Man-sized taste of honest tobacco"*: Ibid.

9　*By the early 1960s, the gross annual sale:* Estimated from U.S. Surgeon General's report on per capita consumption rates for 1960–1970.

10　*On average, Americans were consuming:* Jeffrey E. Harris, "Patterns of Cigarette Smoking," *The Health Consequences of Smoking for Women: A Report of the Surgeon General* (Washington, DC: U.S. Department of Health and Human Services, 1980), 15–342. Also see Allan Brandt, *The Cigarette Century,* 97.

11　*On December 28, 1953, three years before:* "Notes on Minutes of the Tobacco Industry Research Committee Meeting—December 28, 1953," John W. Hill papers, "Selected and Related Documents on the Topic of the Hill & Knowlton Public Relations Campaign Formulated on Behalf of the Tobacco Industry Research Committee," State Historical Society of Wisconsin, http://www.ttlaonline.com/HKWIS/12307.pdf (accessed December 23, 2009).

12　*The centerpiece of that counterattack:* "Frank Statement," *New York Times.*

13　*In January 1954, after a protracted search:* Brandt, *Cigarette Century,* 178.

14　*In a guest editorial written for the journal:* C. C. Little, "Smoking and Lung Cancer," *Cancer Research* 16, no. 3 (1956): 183–84.

15　*In a stinging rebuttal written to the editor:* Evarts A. Graham, "To the Editor of *Cancer Research,*" *Cancer Research* 16 (1956): 816–17.

16　*"We may subject mice, or other laboratory animals":* Sir Austin Bradford Hill, *Statistical Methods in Clinical and Preventative Medicine* (London: Livingstone, 1962), 378.

17　*Graham had invented a "smoking machine":* Ernst L. Wynder, Evarts A. Graham, and Adele B. Croninger, "Experimental Production of Carcinoma with Cigarette Tar," *Cancer Research* 13 (1953): 855–64.

18　Forbes *magazine had famously spoofed the research: Forbes* 72 (1953): 20.

19　Bradford Hill's nine criteria for epidemiology: Sir Austin Bradford Hill, "The Environment and Disease: Association or Causation?" *Proceedings of the Royal Society of Medicine* 58, no. 5 (1965): 295–300.

20　*"Perhaps you have heard that":* Letter from Evarts Graham to Alton Ochsner, February 14, 1957, Evarts Graham papers.

21　*In the winter of 1954, three years before:* Alton Ochsner, *Smoking and Cancer: A Doctor's Report* (New York: J. Messner, 1954).

第三十二章　"警告声明"

1　*Our credulity would indeed be strained: Eva Cooper v. R. J. Reynolds Tobacco Company,* 256 F.2d 464 (1st Cir., 1958).

2　*Certainly, living in America in the last half:* Burson Marsteller (PR firm) internal document, January 1, 1988. Cipollone postverdict document available at the UCSF Legacy Tobacco Documents Library.

3　*In the summer of 1963, seven years after:* See Richard Kluger, *Ashes to Ashes,* 254–55.

4　*Auerbach's paper describing the lesions:* O. Auerbach and A. P. Stout, "The Role of Carcinogens, Especially Those in Cigarette Smoke, in the Production of Precancerous Lesions," *Proceedings of the National Cancer Conference* 4 (1960): 297–304.

5 *Auerbach's three visitors that morning:* See Kluger, *Ashes to Ashes,* 254.

6 *In 1961, the American Cancer Society:* "The 1964 Report on Smoking and Health," Reports of the Surgeon General, Profiles in Science: National Library of Medicine, http://profiles.nlm.nih.gov/NN/Views/Exhibit/narrative/smoking.html (accessed December 26, 2009); U.S. Surgeon General. "Smoking and Health," *Report of the Advisory Committee to the Surgeon General of the Public Health Service,* Public Health Service publication no. 1103 (Washington, DC: U.S. Department of Health, Education, and Welfare, Public Health Service, 1964).

7 *"a reluctant dragon":* Lester Breslow, *A History of Cancer Control in the United States, 1946–1971* (Bethesda, MD: U.S. National Cancer Institute, 1979), 4: 24.

8 *he announced that he would appoint an advisory committee:* U.S. Surgeon General's report: *Smoking and Health,* 1964.

9 *Data, interviews, opinions, and testimonies:* Ibid.

10 *Each member of the committee:* Ibid. Also see Kluger, *Ashes to Ashes,* 243–45.

11 *"The word 'cause,' " the report read:* U.S. Surgeon General's report: *Smoking and Health.*

12 *Luther Terry's report, a leatherbound, 387-page:* "1964 Report on Smoking and Health."

13 *"While the propaganda blast was tremendous":* George Weissman memo to Joseph Cullman III, January 11, 1964, Tobacco Documents Online, http://tobaccodocu ments.org/landman/1005038559–8561.html (accessed December 26, 2009).

14 *the commission's shining piece of lawmaking: Annual Report of the Federal Trade Commission* (Washington DC: United States Printing Office, 1950), 65.

15 *In 1957, John Blatnik, a Minnesota chemistry teacher:* "Making Cigarette Ads Tell the Truth," *Harper's,* August 1958.

16 *The FTC had been revamped:* "Government: The Old Lady's New Look," *Time,* April 16, 1965.

17 *A week later, in January 1964:* Federal Trade Commission, "Advertising and Labeling of Cigarettes. Notice of Rule-Making Proceeding for Establishment of Trade Regulation Rules," *Federal Register,* January 22, 1964, 29:530–32.

18 *they voluntarily requested regulation by Congress:* "The Quiet Victory of the Cigarette Lobby: How It Found the Best Filter Yet—Congress," *Atlantic,* September 1965.

19 *Entitled the Federal Cigarette Labeling and Advertising Act:* Cigarette Labeling and Advertising Act, Title 15, chap. 36, 1965; "Quiet Victory of the Cigarette Lobby."

20 *In the early summer of 1967, Banzhaf: John F. Banzhaf III v. Federal Communications Commission et al.,* 405 F.2d 1082 (D.C. Cir. 1968).

21 *"The advertisements in question":* Ibid.

22 *"a squadron of the best-paid lawyers in the country":* John Banzhaf, interview with author, June 2008.

23 *"Doubt is our product":* "Smoking and Health Proposal,"1969, Brown & Williamson Collection, Legacy Tobacco Documents Library, University of California, San Francisco.

24 *In 1968, a worn and skeletal-looking William Talman:* A video of the ad is available at http://www.classictvads.com/smoke_1.shtml (accessed December 26, 2009).

25 *The last cigarette commercial:* See Brandt, *Cigarette Century,* 271.

26 *He had already died:* "William Hopper, Actor, Dies; Detective in 'Perry Mason,' 54," *New York Times,* March 7, 1970.

27 *cigarette consumption in America plateaued:* U.S. Department of Agriculture, *Tobacco Situation and Outlook Report,* publication no. TBS-226 (Washington, DC: U.S. Department of Agriculture, Economic Research Service, Commodity Economics

Division, April 1994) table 2; G. A. Glovino, "Surveillance for Selected Tobacco-Use Behaviors—United States, 1900–1994," *Morbidity and Mortality Weekly Report CDC Surveillance Summaries* 43, no. 3 (1994): 1–43.

28 *"Statistics," the journalist Paul Brodeur once wrote:* Paul Brodeur, *Outrageous Misconduct: The Asbestos Industry on Trial* (New York: Pantheon Books, 1985).

29 *She represented the midpoint:* See "Women and Smoking," Report of the U.S. Surgeon General 2001, and prior report from 1980.

30 *"[It's] a game only for steady nerves":* See, for example, *Popular Mechanics,* November 1942, back cover.

31 *"never twittery, nervous or jittery":* Redd Evans and John Jacob Loeb, "Rosie the Riveter" (New York: Paramount Music Corp., 1942).

32 *Marc Edell, a New Jersey attorney:* For details of Cipollone's case see *Cipollone v. Liggett Group, Inc.,* 505 U.S. 504 (1992).

33 *"deaf, dumb and blind":* Ibid.

34 *In the three decades between 1954 and 1984:* Burson Marsteller (PR firm), Position Paper, *History of Tobacco Litigation Third Draft,* May 10, 1988.

35 *"Plaintiff attorneys can read the writing":* Burson Marsteller (PR firm), internal document, Cipollone postverdict communication plan, January 1, 1988.

36 *In one letter, Fred Panzer:* David Michaels, *Doubt Is Their Product: How Industry's Assault on Science Threatens Your Health* (Oxford: Oxford University Press, 2008), 11. Also see Brown and Williamson (B & W), "Smoking and Health Proposal," B & W document no. 680561778-1786, 1969, available at http://legacy.library.ucsf.edu/tid/nvs40f00.

37 *"In a sense, the tobacco industry may be thought":* "Research Planning Memorandum on the Nature of the Tobacco Business and the Crucial Role of Nicotine Therein," April 14, 1972, Anne Landman's Collection, Tobacco Documents Online, http://tobacco documents.org/landman/501877121–7129.html (accessed December 26, 2009).

38 *"Think of the cigarette pack as a storage container":* "Motives and Incentives in Cigarette Smoking," 1972, Anne Landman's Collection, Tobacco Documents Online, http://tobaccodocuments.org/landman/2024273959–3975.html (accessed December 26, 2009).

39 *Edell quizzed Liggett's president: Cipollone v. Liggett Group, Inc., et al.,* transcript of proceedings [excerpt], *Tobacco Products Litigation Reporter* 3, no. 3 (1988): 3.2261–3.268.

40 *the Cipollone cancer trial appeared before the court in 1987:* See *Cipollone v. Liggett Group, Inc., et al.,* 893 F.2d 541 (1990); *Cipollone v. Liggett Group, Inc., et al.,* 505 U.S. 504 (1992).

41 *By 1994, the per capita consumption of cigarettes in America:* "Trends in Tobacco Use," American Lung Association Research and Program Services Epidemiology and Statistics Unit, July 2008, http://www.lungusa.org/finding-cures/for-professionals/epidemiology-and-statistics-rpts.html (accessed December 27, 2009).

42 *Among men, the age-adjusted incidence:* "Trends in Lung Cancer Morbidity and Mortality," American Lung Association Epidemiology and Statistics Unit, Research and Program Services Division, September 2008, http://www.lungusa.org/finding-cures/for-professionals/epidemiology-and-statistics-rpts.html (accessed December 27, 2009).

43 *In 1994, in yet another landmark case:* "Mississippi Seeks Damages from Tobacco Companies," *New York Times,* May 24, 1994.

44　*"You caused the health crisis":* Ibid.

45　*Several other states then followed:* "Tobacco Settlement Nets Florida $11.3B," *USA Today,* August 25, 1997; "Texas Tobacco Deal Is Approved," *New York Times,* January 17, 1998.

46　*In June 1997, facing a barrage:* The Master Settlement Agreement is available online from the Office of the Attorney General of California, http://www.ag.ca.gov/tobacco/msa.php (accessed December 27, 2009).

47　*Tobacco smoking is now a major preventable cause:* Gu et al., "Mortality Attributable to Smoking in China," *New England Journal of Medicine* 360, no. 2 (2009): 150–59; P. Jha et al., "A Nationally Representative Case-Control Study of Smoking and Death in India," *New England Journal of Medicine* 358, no. 11 (2008): 1137–47.

48　*Richard Peto, an epidemiologist at Oxford:* Ibid.

49　*In China, lung cancer is already:* Gu et al., "Mortality Attributable to Smoking in China."

50　*In 2004, tobacco companies signed:* Samet et al., "Mexico and the Tobacco Industry," *BMJ* 3 (2006): 353–55.

51　*In the early 1990s, a study noted, British American Tobacco:* Gilmore et al., "American Tobacco's Erosion of Health Legislation in Uzbekistan," *BMJ* 332 (2006): 355–58.

52　*Cigarette smoking grew by about 8 percent:* Ibid.

53　*In a recent editorial in the* British Medical Journal: Ernesto Sebrié and Stanton A. Glantz, "The Tobacco Industry in Developing Countries," *British Medical Journal* 332, no. 7537 (2006): 313–14.

第三十三章　危险因素

1　*You're under a lot of stress:* Transcript of interview with Barry Marshall and an anonymous interviewer, National Health and Medical Research Council archives, Australia.

2　*In the early 1970s, for instance, a series of studies:* J. S. Harrington, "Asbestos and Mesothelioma in Man," *Nature* 232, no. 5305 (1971): 54–55; P. Enterline, P. DeCoufle, and V. Henderson, "Mortality in Relation to Occupational Exposure in the Asbestos Industry," *Journal of Occupational Medicine* 14, no. 12 (1972): 897–903; "Asbestos, the Saver of Lives, Has a Deadly Side," New York Times, January 21, 1973; "New Rules Urged For Asbestos Risk," *New York Times,* October 5, 1975.

3　*In 1971, yet another such study identified:* Arthur L. Herbst, Howard Ulfelder, and David C. Poskanzer, *New England Journal of Medicine* 284, no. 15 (1971): 878–81.

4　*In the late 1960s, a bacteriologist named Bruce Ames:* Bruce N. Ames et al., "Carcinogens Are Mutagens: A Simple Test System Combining Liver Homogenates for Activation and Bacteria for Detection," *Proceedings of the National Academy of Sciences of the United States of America* 70, no. 8 (1973): 2281–85; Bruce N. Ames, "An Improved Bacterial Test System for the Detection and Classification of Mutagens and Carcinogens," *Proceedings of the National Academy of Sciences of the United States of America* 70, no. 3 (1973): 82–786.

5　*So did X-rays, benzene compounds, and nitrosoguanidine:* "Carcinogens as Frameshift Mutagens: Metabolites and Derivatives of 2-Acetylaminofluorene and Other Aromatic Amine Carcinogens," *Proceedings of the National Academy of Sciences of the United States of America* 69, no. 11 (1972): 3128–32.

6　*Not every known carcinogen scored on the test:* For DES, see Ishikawa et al., "Lack of Mutagenicity of Diethylstilbestrol Metabolite and Analog, (±)-Indenestrols A and B, in Bacterial Assays," *Mutation Research/Genetic Toxicology* 368, nos. 3–4 (1996): 261–65; for asbestos, see K. Szyba and A. Lange, "Presentation of Benzo(a)pyrene to Microsomal Enzymes by Asbestos Fibers in the Salmonella/Mammalian Microsome Mutagenicity Test," *Environmental Health Perspectives* 51 (1983): 337–41.

7　*A biochemistry student at Oxford:* Marc A. Shampo and Robert A. Kyle, "Baruch Blumberg—Work on Hepatitis B Virus," *Mayo Clinic Proceedings* 78, no. 9 (2003): 1186.

8　The work of Baruch Blumberg: Baruch S. Blumberg, "Australia Antigen and the Biology of Hepatitis B," *Science* 197, no. 4298 (1977): 17–25; Rolf Zetterström, "Nobel Prize to Baruch Blumberg for the Discovery of the Aetiology of Hepatitis B," *Acta Paediatrica* 97, no. 3 (2008): 384–87; Shampo and Kyle, "Baruch Blumberg," 1186.

9　*Blumberg began to scour far-flung places:* A. C. Allison et al., "Haptoglobin Types in British, Spanish, Basque and Nigerian African Populations," *Nature* 181 (1958): 824–25.

10　*In 1964, after a brief tenure at the NIH:* Zetterström, "Nobel Prize to Baruch Blumberg."

11　*One blood antigen that intrigued him:* Baruch S. Blumberg, Harvey J. Alter, and Sam Visnich, "A 'New' Antigen in Leukemia Sera," *Journal of the American Medical Association* 191, no. 7 (1965): 541–46.

12　*In 1966, Blumberg's lab set out to characterize:* Baruch S. Blumberg et al., "A Serum Antigen (Australia Antigen) in Down's Syndrome, Leukemia, and Hepatitis," *Annals of Internal Medicine* 66, no. 5 (1967): 924–31.

13　*Au and hepatitis:* Blumberg, "Australia Antigen and the Biology of Hepatitis B."

14　*"roughly circular . . . about forty-two nanometers":* Baruch Blumberg, *Hepatitis B: The Hunt for a Killer Virus* (Princeton: Princeton University Press, 2002), 115.

15　*By 1969, Japanese researchers:* Baruch S. Blumberg, "Australia Antigen and the Biology of Hepatitis B."; K. Okochi and S. Murakami, "Observations on Australia Antigen in Japanese," *Vox Sanguinis* 15, no. 5 (1968): 374–85.

16　*But another illness soon stood out:* Blumberg, *Hepatitis B,* 155.

17　*"discipline-determined rigidity of the constituent institutes":* Ibid., 72.

18　*By 1979, his group had devised one:* Ibid., 134–46.

19　*"Since the early days of medical bacteriology":* J. Robin Warren, "Helicobacter: The Ease and Difficulty of a New Discovery (Nobel Lecture)," *ChemMedChem* 1, no. 7 (2006): 672–85.

20　Barry Marshall and Robin Warren's discovery of ulcer-causing bacteria: J. R. Warren, "Unidentified Curved Bacteria on Gastric Epithelium in Active Chronic Gastritis," *Lancet* 321, no. 8336 (1983): 1273–75; Barry J. Marshall and J. Robin Warren, "Unidentified Curved Bacilli in the Stomach of Patients with Gastritis and Peptic Ulceration," *Lancet* 323, no. 8390 (1984): 1311–15; Barry Marshall, *Helicobacter Pioneers: Firsthand Accounts from the Scientists Who Discovered Helicobacters, 1892– 1982* (Hoboken, NJ: Wiley-Blackwell, 2002); Warren, "Helicobacter: The Ease and Difficulty"; Barry J. Marshall, "Heliobacter Connections," *ChemMedChem* 1, no. 8 (2006): 783–802.

21　*"On the morning of the experiment":* Marshall, "Heliobacter Connections."

22　*The effect of antibiotic therapy on cancer:* Johannes G. Kusters, Arnoud H. M. van Vliet, and Ernst J. Kuipers, "Pathogenesis of *Helicobacter pylori* Infection," *Clinical Microbiology Reviews* 19, no. 3 (2006): 449–90.

第三十四章 "天罗地网"

1 *It is to earlier diagnosis that we must look:* J. P. Lockhart-Mummery, "Two Hundred Cases of Cancer of the Rectum Treated by Perineal Excision," *British Journal of Surgery* 14 (1926–27): 110–24.

2 *The greatest need we have today:* Sidney Farber, letter to Etta Rosensohn, November 1962.

3 *Lady, have you been "Paptized"?:* "Lady, Have You Been 'Paptized'?" *New York Amsterdam News,* April 13, 1957.

4 George Papanicolaou: For an overview, see George A. Vilos, "After Office Hours: The History of the Papanicolaou Smear and the Odyssey of George and Andromache Papanicolaou," *Obstetrics and Gynecology* 91, no. 3 (1998): 479–83; S. Zachariadou-Veneti, "A Tribute to George Papanicolaou (1883–1962)," *Cytopathology* 11, no. 3 (2000): 152–57.

5 *By the late 1920s:* Zachariadou-Veneti, "Tribute to George Papanicolaou."

6 *As one gynecologist archly remarked:* Edgar Allen, "Abstract of Discussion on Ovarian Follicle Hormone," *Journal of the American Medical Association* 85 (1925): 405.

7 *Papanicolaou thus began to venture:* George N. Papanicolaou, "The Cancer-Diagnostic Potential of Uterine Exfoliative Cytology," *CA: A Cancer Journal for Clinicians* 7 (1957): 124–35.

8 *"aberrant and bizarre forms":* Ibid.

9 *Papanicolaou published his method:* G. N. Papanicolaou, "New Cancer Diagnosis," *Proceedings of the Third Race Betterment Conference* (1928): 528.

10 *"I think this work will be carried":* Ibid.

11 *Between 1928 and 1950:* George A. Vilos, "After Office Hours," *Obstetrics and Gynecology* 91 (March 1998): 3.

12 *A Japanese fish and bird painter:* George N. Papanicolaou, "The Cell Smear Method of Diagnosing Cancer," *American Journal of Public Health and the Nation's Health* 38, no. 2 (1948): 202–5.

13 *At a Christmas party in the winter of 1950:* Irena Koprowska, *A Woman Wanders through Life and Science* (Albany: State University of New York Press, 1997), 167–68.

14 *"It was a revelation":* Ibid.

15 *In 1952, Papanicolaou convinced the National Cancer Institute:* Cyrus C. Erickson, "Exfoliative Cytology in Mass Screening for Uterine Cancer: Memphis and Shelby County, Tennessee," *CA: A Cancer Journal for Clinicians* 5 (1955): 63–64.

16 *In the initial cohort of about 150,000:* Harold Speert, "Memorable Medical Mentors: VI. Thomas S. Cullen (1868–1953)," *Obstetrical and Gynecological Survey* 59, no. 8 (2004): 557–63.

17 *557 women were found to have preinvasive cancers:* Ibid.

18 *In 1913, a Berlin surgeon named Albert Salomon:* D. J. Dronkers et al., eds., *The Practice of Mammography: Pathology, Technique, Interpretation, Adjunct Modalities* (New York: Thieme, 2001), 256.

19 *"trabeculae as thin as a spider's web":* H. J. Burhenne, J. E. Youker, and R. H. Gold, eds., *Mammography* (symposium given on August 24, 1968, at the University of California School of Medicine, San Francisco) (New York: S. Karger, 1969), 109.

20 *In the winter of 1963, three men set out:* Sam Shapiro, Philip Strax, and Louis Venet, "Evaluation of Periodic Breast Cancer Screening with Mammography: Methodology

and Early Observations," *Journal of the American Medical Association* 195, no. 9 (1966): 731–38.

21　*By the mid-1950s, a triad of forces:* Thomas A. Hirschl and Tim B. Heaton, eds., *New York State in the 21ˢᵗ Century* (Santa Barbara, CA: Greenwood Publishing Group, 1999), 144.

22　*By the early 1960s, the plan had enrolled:* See, for instance, Philip Strax, "Screening for breast cancer," *Clinical Obstetrics and Gynecology* 20, no. 4 (1977): 781–802.

23　*Strax and Venet eventually outfitted a mobile van:* Philip Strax, "Female Cancer Detection Mobile Unit," *Preventive Medicine* 1, no. 3 (1972): 422–25.

24　*"Interview . . . 5 stations X 12 women":* Abraham Schiff quoted in Philip Strax, *Control of Breast Cancer through Mass Screening* (Philadelphia: Mosby, 1979), 148.

25　*In 1971, eight years after the study:* S. Shapiro et al., "Proceedings: Changes in 5-Year Breast Cancer Mortality in a Breast Cancer Screening Program," *Proceedings of the National Cancer Conference* 7 (1972): 663–78.

26　*"The radiologist," he wrote:* Philip Strax, "Radiologist's Role in Screening Mammography," unpublished document quoted in Barron H. Lerner, "'To See Today with the Eyes of Tomorrow': A History of Screening Mammography," *Canadian Bulletin of Medical History* 20, no. 2 (2003): 299–321.

27　*"Within 5 years, mammography has moved":* G. Melvin Stevens and John F. Weigen, "Mammography Survey for Breast Cancer Detection. A 2-Year Study of 1,223 Clinically Negative Asymptomatic Women over 40," *Cancer* 19, no. 1 (2006): 51–59.

28　*"The time has come":* Arthur I. Holleb, "Toward Better Control of Breast Cancer," American Cancer Society press release, October 4, 1971 (New York: ACS Media Division), Folder: Breast Cancer Facts, quoted in Lerner, " 'To See Today with the Eyes of Tomorrow.' "

29　*the Breast Cancer Detection and Demonstration Project:* Myles P. Cunningham, "The Breast Cancer Detection Demonstration Project 25 Years Later," *CA: A Cancer Journal for Clinicians* 47, no. 3 (1997): 131–33.

30　*Between 1976 and 1992, enormous parallel trials:* See below for particular studies. Also see Madelon Finkel, ed., *Understanding the Mammography Controversy* (Westport, CT: Praeger, 2005), 101–5.

31　*In Canada, meanwhile, researchers lurched:* A. B. Miller, G. R. Howe, and C. Wall, "The National Study of Breast Cancer Screening Protocol for a Canadian Randomized Controlled Trial of Screening for Breast Cancer in Women," *Clinical Investigative Medicine* 4, nos. 3–4 (1981): 227–58.

32　*Edinburgh was a disaster:* A. Huggins et al., "Edinburgh Trial of Screening for Breast Cancer: Mortality at Seven Years," *Lancet* 335, no. 8684 (1990): 241–46; Denise Donovan et al., "Edinburgh Trial of Screening for Breast Cancer," *Lancet* 335, no. 8695 (1990): 968–69.

33　*The Canadian trial, meanwhile:* Miller, Howe, and Wall, "National Study of Breast Cancer Screening Protocol."

34　For a critical evaluation of the CNBSS, HIP, and Swedish studies, see David Freedman et al., "On the Efficacy of Screening for Breast Cancer," *International Journal of Epidemiology* 33, no. 1 (2004): 43–5.

35　Randomization problems in the Canadian National Breast Screening Study: Curtis J. Mettlin and Charles R. Smart, "The Canadian National Breast Screening Study: An Appraisal and Implications for Early Detection Policy," *Cancer* 72, no. S4 (1993): 1461–65; John C. Bailar III and Brian MacMahon, "Randomization in the Canadian

National Breast Screening Study: A Review for Evidence of Subversion," *Canadian Medical Association Journal* 156, no. 2 (1997): 193–99.

36 *"Suspicion, like beauty"*: Cornelia Baines, *Canadian Medical Association Journal* 157 (August 1, 1997): 249.

37 *"One lesson is clear"*: Norman F. Boyd, "The Review of Randomization in the Canadian National Breast Screening Study: Is the Debate Over?" *Canadian Medical Association Journal* 156, no. 2 (1997): 207–9.

38 *Migration into and out of the city:* See, for instance, *Scandinavian Journal of Gastroenterology* 30 (1995): 33–43.

39 *In 1976, forty-two thousand women enrolled:* Ingvar Andersson et al., "Mammographic Screening and Mortality from Breast Cancer: The Malmö Mammographic Screening Trial," *British Medical Journal* 297, no. 6654 (1988): 943–48.

40 *"There was only one"*: Ingvar Andersson, interview with author, March 2010.

41 *In 1988, at the end of its twelfth year:* Andersson et al., "Mammographic Screening and Mortality." Also Andersson, interview with author.

42 *When the groups were analyzed by age:* Ibid.

43 *In 2002, twenty-six years after the launch of the original:* Lennarth Nystöm et al., "Long-Term Effects of Mammography Screening: Updated Overview of the Swedish Randomised Trials," *Lancet* 359, no. 9310 (2002): 909–19.

44 *Its effects, as the statistician Donald Berry describes it:* Donald Berry, interview with author, November 2009.

45 *Berry wrote, "Screening is a lottery"*: "Mammograms Before 50 a Waste of Time," *Science a Go Go,* October 12, 1998, http://www.scienceagogo.com/news/ 19980912094305data_trunc_sys.shtml (accessed December 29, 2009).

46 *"This is a textbook example"*: Malcolm Gladwell, "The Picture Problem: Mammography, Air Power, and the Limits of Looking," *New Yorker,* December 13, 2004.

47 *"All photographs are accurate"*: Richard Avedon, *An Autobiography* (New York: Random House, 1993); Richard Avedon, *Evidence, 1944–1994* (New York: Random House, 1994).

48 *"As the decade ended," Bruce Chabner:* Bruce Chabner, interview with author, August 2009.

第三十五章　STAMP

1 *Then did I beat them:* 2 Samuel 22:43 (King James Version).

2 *Cancer therapy is like beating the dog:* Anna Deveare Smith, *Let Me Down Easy,* script and monologue, December 2009.

3 *"If a man die"*: William Carlos Williams, *The Collected Poems of William Carlos Williams: 1939–1962* (New York: New Directions Publishing, 1991), 2: 334.

4 *In his poignant memoir of his mother's illness:* David Rieff, *Swimming in a Sea of Death: A Son's Memoir* (New York: Simon & Schuster, 2008), 6–10.

5 *"Like so many doctors"*: Ibid., 8.

6 *"To say this was a time of unreal"*: Abraham Verghese, *My Own Country: A Doctor's Story of a Town and Its People in the Age of AIDS* (New York: Simon & Schuster, 1994), 24.

7 *"There seemed to be little that medicine could not do"*: Ibid., 24.

8 *E. Donnall Thomas, had shown that bone marrow:* E. Donnall Thomas, "Bone Marrow

Transplantation from the Personal Viewpoint," *International Journal of Hematology* 81 (2005): 89–93.

9 *In Thomas's initial trial at Seattle*: E. Thomas et al., "Bone Marrow Transplantation," *New England Journal of Medicine* 292, no. 16 (1975): 832–43.

10 *"We have a cure for breast cancer"*: Craig Henderson, interview with Richard Rettig, quoted in Richard Rettig et al., *False Hope: Bone Marrow Transplantation for Breast Cancer* (Oxford: Oxford University Press, 2007), 29.

11 *"It was an intensely competitive place"*: Robert Mayer, interview with author, July 2008.

12 *In 1982, Frei recruited William Peters*: Shannon Brownlee, "Bad Science and Breast Cancer," *Discover,* August 2002.

13 *In the fall of 1983, he invited Howard Skipper*: William Peters, interview with author, May 2009.

14 *a "seminal event"*: Ibid.

15 *George Canellos, for one, was wary*: George Canellos, interview with author, March 2008.

16 *"We were going to swing and go for the ring"*: Brownlee, "Bad Science and Breast Cancer."

17 *The first patient to "change history" with STAMP*: Ibid., and Peters, interview with author.

18 *"The ultimate trial of chemotherapeutic intensification"*: Peters, interview with author.

19 *"Suddenly, everything broke loose"*: Ibid.

20 *The woman was thirty-six years old*: Ibid.

21 *"the most beautiful remission you could have imagined"*: Ibid.

22 *In March 1981, in the journal* Lancet: Kenneth B. Hymes et al., "Kaposi's Sarcoma in Homosexual Men—a Report of Eight Cases," *Lancet* 318, no. 8247 (1981): 598–600.

23 *"gay compromise syndrome"*: Robert O. Brennan and David T. Durack, "Gay Compromise Syndrome," *Lancet* 318, no. 8259 (1981): 1338–39.

24 *In July 1982, with an understanding of the cause*: "July 27, 1982: A Name for the Plague," *Time,* March 30, 2003.

25 *In a trenchant essay written as a reply*: Susan Sontag, *Illness as Metaphor and AIDS and Its Metaphors* (New York: Picador, 1990).

26 *For Volberding, and for many of his earliest*: See ACT UP Oral History Project, http://www.actuporalhistory.org/.

27 *Volberding borrowed something more ineffable*: Arthur J. Amman et al., *The AIDS Epidemic in San Francisco: The Medical Response, 1981–1884,* vol. 3 (Berkeley: Regional Oral History Office, the Bancroft Library, University of California, Berkeley, 1997).

28 *"What we did here"*: Ibid.

29 *In January 1982, as AIDS cases boomed*: "Building Blocks in the Battle on AIDS," *New York Times,* March 30, 1997; Randy Shilts, *And the Band Played On* (New York: St. Martin's Press).

30 *In January 1983, Luc Montagnier's group*: Shilts, *And the Band Played On,* 219; F. Barré-Sinoussi et al. "Isolation of a T-Lymphotropic Retrovirus from a Patient at Risk for Acquired Immune Deficiency Syndrome (AIDS)," *Science* 220, no. 4599 (1983): 868–71.

31 *Gallo also found a retrovirus*: Mikulas Popovic et al., "Detection, Isolation, and Continuous Production of Cytopathic Retroviruses (HTLV-III) from Patients with AIDS and Pre-AIDS," *Science* 224, no. 4648 (1984): 497–500; Robert C. Gallo et

al., "Frequent Detection and Isolation of Cytopathic Retroviruses (HTLV-III) from Patients with AIDS and at Risk for AIDS," *Science* 224, no. 4648 (1984): 500–503.

32 *On April 23, 1984, Margaret Heckler:* James Kinsella, *Covering the Plague: AIDS and the American Media* (Piscataway, NJ: Rutgers University Press, 1992), 84.

33 *In the spring of 1987:* Steven Epstein, *Impure Science: AIDS, Activism, and the Politics of Knowledge* (Berkeley: University of California Press, 1998), 219.

34 *"genocide by neglect":* Ibid., 221.

35 *"Many of us who live in daily terror":* "The F.D.A.'s Callous Response to AIDS," *New York Times,* March 23, 1987.

36 *"Drugs into bodies":* Raymond A. Smith and Patricia D. Siplon, *Drugs into Bodies: Global AIDS Treatment Activism* (Santa Barbara, CA: Greenwood Publishing Group, 2006).

37 *"The FDA is fucked-up":* "Acting Up: March 10, 1987," *Ripples of Hope: Great American Civil Rights Speeches,* ed. Josh Gottheimer (New York: Basic Civitas Books, 2003), 392.

38 *"Double-blind studies":* "F.D.A.'s Callous Response to AIDS," *New York Times.*

39 *He concluded, "AIDS sufferers":* Ibid.

40 *By the winter of 1984, thirty-two women:* Peters, interview with author.

41 *"There was so much excitement within the cancer community":* Donald Berry, interview with author, November 2009.

42 *Peters flew up from Duke to Boston:* Peters, interview with author.

第三十六章　地图与降落伞

1 *Oedipus: What is the rite of purification?:* Sophocles, *Oedipus the King.*

2 *Transplanters, as one oncologist:* Craig Henderson, quoted in Brownlee, "Bad Science and Breast Cancer."

3 Nelene Fox and bone marrow transplantation: See Michael S. Lief and Harry M. Caldwell, *And the Walls Came Tumbling Down: Closing Arguments that Changed the Way We Live, from Protecting Free Speech to Winning Women's Sufferage to Defending the Right to Die* (New York: Simon & Schuster, 2004), 299–354; "$89 Million Awarded Family Who Sued H.M.O.," *New York Times,* December 30, 1993.

4 *On June 19, a retinue:* Lief and Caldwell, *And the Walls Came Tumbling Down,* 310.

5 *"You marketed this coverage to her":* Ibid., 307.

6 *In August 1992, Nelene Fox:* Ibid., 309.

7 *"The dose-limiting barrier":* S. Ariad and W. R. Bezwoda, "High-Dose Chemotherapy: Therapeutic Potential in the Age of Growth Factor Support," *Israel Journal of Medical Sciences* 28, no. 6 (1992): 377–85.

8 *In Johannesburg, more than 90 percent:* W. R. Bezwoda, L. Seymour, and R. D. Dansey, "High-Dose Chemotherapy with Hematopoietic Rescue as Primary Treatment for Metastatic Breast Cancer: A Randomized Trial," *Journal of Clinical Oncology* 13, no. 10 (1995): 2483–89.

9 *On April 22, eleven months after:* Lief and Caldwell, *And the Walls Came Tumbling Down,* 309.

10 *In 1993 alone:* Papers were assessed on www.pubmed.org.

11 *"If all you have is a cold or the flu":* Lief and Caldwell, *And the Walls Came Tumbling Down,* 234.

12 *On the morning of December 28, 1993:* Ibid.

13 *That evening, it returned a verdict:* "$89 Million Awarded Family," *New York Times.*

14 *In Massachusetts, Charlotte Turner:* "Cancer Patient's Kin Sues Fallon" and "Coverage Denied for Marrow Transplant," *Worcester (MA) Telegram & Gazette,* December 7, 1995; Erin Dominique Williams and Leo Van Der Reis, *Health Care at the Abyss: Managed Care vs. the Goals of Medicine* (Buffalo, NY: William S. Hein Publishing, 1997), 3.

15 *Between 1988 and 2002:* See Richard Rettig et al., eds., *False Hope: Bone Marrow Transplantation for Breast Cancer* (New York: Oxford University Press, 2007), 85, and Table 3.2.

16 *"complicated, costly and potentially dangerous":* Bruce E. Brockstein and Stephanie F. Williams, "High-Dose Chemotherapy with Autologous Stem Cell Rescue for Breast Cancer: Yesterday, Today and Tomorrow," *Stem Cells* 14, no. 1 (1996): 79–89.

17 *Between 1991 and 1999, roughly forty thousand:* JoAnne Zujewski, Anita Nelson, and Jeffrey Abrams, "Much Ado about Not . . . Enough Data," *Journal of the National Cancer Institute* 90 (1998): 200–209. Also see Rettig et al., *False Hope,* 137.

18 *"Transplants, transplants, everywhere":* Robert Mayer, interview with author, July 2008.

19 *As Bezwoda presented the data:* W. R. Bezwoda, "High Dose Chemotherapy with Haematopoietic Rescue in Breast Cancer," *Hematology and Cell Therapy* 41, no. 2 (1999): 58–65. Also see Werner Bezwoda, plenary session, American Society of Clinical Oncology meeting, 1999 (video recordings available at www.asco.org).

20 *three other trials presented that afternoon:* Ibid.

21 *At Duke, embarrassingly enough:* Ibid.

22 *"even a modest improvement":* Ibid.

23 *A complex and tangled trial from Sweden:* Ibid.

24 *"My goal here," one discussant began:* Ibid.

25 *"People who like to transplant will continue to transplant":* "Conference Divided over High-Dose Breast Cancer Treatment," *New York Times,* May 19, 1999.

26 Investigation of Bezwoda's breast cancer study: Raymond B. Weiss et al., "High-Dose Chemotherapy for High-Risk Primary Breast Cancer: An On-Site Review of the Bezwoda Study," *Lancet* 355, no. 9208 (2000): 999–1003.

27 *Another patient record, tracked back to its origin:* "Bezwoda," Kate Barry (producer), archived in video format at http://beta.mnet.co.za/Carteblanche, M-Net TV Africa (March 19, 2000).

28 *"I have committed a serious breach of scientific honesty":* "Breast Cancer Study Results on High-Dose Chemotherapy Falsified," Imaginis, February 9, 2000, http://www .imaginis.com/breasthealth/news/news2.09.00.asp (accessed January 2, 2010).

29 *"By the late 1990s, the romance was already over":* Robert Mayer, interview with author.

30 *Maggie Keswick Jencks:* Maggie Keswick Jencks, *A View from the Front Line* (London, 1995).

31 *"There you are, the future patient":* Ibid., 9.

32 *In May 1997, exactly eleven years after:* John C. Bailar and Heather L. Gornik, "Cancer Undefeated," *New England Journal of Medicine* 336, no. 22 (1997): 1569–74.

33 *Pressed on public television, he begrudgingly conceded:* "Treatment vs. Prevention," *NewsHour with Jim Lehrer,* May 29, 1997, PBS, transcript available at http://www.pbs .org/newshour/bb/health/may97/cancer_5-29.html (accessed January 2, 2010).

34　*"'Cancer' is, in truth, a variety of diseases"*: Barnett S. Kramer and Richard D. Klausner, "Grappling with Cancer—Defeatism versus the Reality of Progress," *New England Journal of Medicine* 337, no. 13 (1997): 931–35.

第五部分
基因蓝图，自我扭曲

1　*It is vain to speak of cures:* Robert Burton, *The Anatomy of Melancholy* (: C. Armstrong and Son, 1893), 235.
2　*You can't do experiments to see:* Samuel S. Epstein, *Cancer-Gate: How to Win the Losing Cancer War* (Amityville, NY: Baywood Publishing Company, 2005), 57.
3　*What can be the "why" of these happenings?:* Peyton Rous, "The Challenge to Man of the Neoplastic Cell," *Nobel Lectures, Physiology or Medicine, 1963–1970* (Amsterdam: Elsevier Publishing Company, 1972).

第三十七章　"共同病因"

1　*As early as 1858:* Rudolf Virchow, *Lecture XX, Cellular Pathology as Based upon Physiological and Pathological Histology,* trans. Frank Chance (London: Churchill, 1860). The passage on irritation appears on page 488 of the translated version: "A pathological tumor in man forms . . . where any pathological irritation occurs . . . all of them depend upon a proliferation of cells."
2　*Walther Flemming, a biologist working in Prague:* Neidhard Paweletz, "Walther Flemming: Pioneer of Mitosis Research," *Nature Reviews Molecular Cell Biology* 2 (2001): 72–75.
3　*It was Virchow's former assistant David Paul von Hansemann:* Leon P. Bignold, Brian L. D. Coghlan, and Hubertus P. A. Jersmann, eds., *Contributions to Oncology: Context, Comments and Translations* (Basel: Birkhauser Verlag, 2007), 83–90.
4　*Boveri devised a highly unnatural experiment*: Theodor Boveri, *Concerning the Origin of Malignant Tumours by Theodor Boveri,* translated and annotated by Henry Harris (New York: Cold Spring Harbor Press, 2006). This is a reprint and new translation of the original text.
5　*"unitary cause of carcinoma"*: Ibid., 56.
6　*not "an unnatural group of different maladies"*: Ibid., 56.
7　*In 1910, four years before Boveri had published his theory:* Peyton Rous, "A Transmissible Avian Neoplasm (Sarcoma of the Common Fowl)," *Journal of Experimental Medicine* 12, no. 5 (1910): 696–705; Peyton Rous, "A Sarcoma of the Fowl Transmissible by an Agent Separable from the Tumor Cells," *Journal of Experimental Medicine* 13, no. 4 (1911): 397–411.
8　*In 1909, a year before:* Karl Landsteiner et al., "La transmission de la paralysie infantile aux singes," *Compt. Rend. Soc. Biologie* 67 (1909).
9　*In the early 1860s, working alone:* Gregor Mendel, "Versuche über Plfanzenhybriden," *Verhandlungen des Naturforschenden Vereines in Brünn. IV für das Jahr 1865, Abhandlungen* (1866): 3–47. English translation available at http://www.esp.org/foundations/genetics/classical/gm-65.pdf (accessed January 2, 2010). Also see Robin

Marantz Henig, *The Monk in the Garden: The Lost and Found Genius of Gregor Mendel, the Father of Genetics* (Boston: Mariner Books, 2001), 142.

10 *decades later, in 1909, botanists:* Wilhelm Ludwig Johannsen, *Elemente der Exakten Erblichkeitlehre* (1913), http://caliban.mpiz-koeln.mpg.de/johannsen/elemente/index.html (accessed January 2, 2010).

11 *In 1910, Thomas Hunt Morgan:* See T. H. Morgan, "Chromosomes and Heredity," *American Naturalist* 44 (1910): 449–96. Also see Muriel Lederman, "Research Note: Genes on Chromosomes: the Conversion of Thomas Hunt Morgan," *Journal of the History of Biology* 22, no. 1 (1989): 163–76.

12 *The third vision of the "gene":* Oswald T. Avery et al., "Studies on the Chemical Nature of the Substance Inducing Transformation of Pneumococcal Types: Induction of Transformation by a Deoxyribonucleic Acid Fraction Isolated from Pneumococcus Type III," *Journal of Experimental Medicine* 79 (1944): 137–58.

13 *George Beadle, Thomas Morgan's student:* See George Beadle, "Genes and Chemical Reactions in Neurospora," *Nobel Lectures, Physiology or Medicine, 1942–1962* (Amsterdam: Elsevier Publishing Company, 1964), 587–99.

14 *In the mid-1950s, biologists termed:* See for instance Francis Crick, "Ideas on Protein Synthesis," October 1956, Francis Crick Papers, National Library of Medicine. Crick's statement of the central dogma proposed that RNA could be back converted as a special case, but that proteins could never be back converted into DNA or RNA. Reverse transcription was thus left as a possibility.

15 *In 1872, Hilário de Gouvêa:* A. N. Monteiro and R. Waizbort, "The Accidental Cancer Geneticist: Hilário de Gouvêa and Hereditary Retinoblastoma," *Cancer Biology and Therapy* 6, no. 5 (2007): 811–13.

16 *In 1928, Hermann Joseph Muller:* See Hermann Muller, "The Production of Mutations," *Nobel Lectures, Physiology or Medicine, 1942–1962* (Amsterdam: Elsevier Publishing Company, 1964).

17 *"the doctor may then want to call in his geneticist friends for consultation!":* Thomas Morgan, "The Relation of Genetics to Physiology and Medicine," *Nobel Lectures, Physiology or Medicine 1922–1941* (Amsterdam: Elsevier Publishing Company, 1965).

第三十八章　"癌症病毒"

1 *Unidentified flying objects, abominable snowmen: Medical World News,* January 11, 1974.

2 *The biochemist Arthur Kornberg once joked:* Arthur Kornberg, "Ten Commandments: Lessons from the Enzymology of DNA Replication," *Journal of Bacteriology* 182, no. 13 (2000): 3613–18.

3 *Temin was cooking up an unusual experiment:* See Howard Temin and Harry Rubin, "Characteristics of an Assay for Rous Sarcoma Virus," *Virology* 6 (1958): 669–83.

4 *"The virus, in some structural as well as functional sense":* Howard Temin, quoted in Howard M. Temin et al., *The DNA Provirus: Howard Temin's Scientific Legacy* (Washington, DC: ASM Press, 1995), xviii.

5 *"Temin had an inkling":* J. Michael Bishop, interview with author, August 2009.

6 *"The hypothesis":* J. Michael Bishop in Temin et al., *DNA Provirus,* 81.

7 *Mizutani was a catastrophe:* See Robert Weinberg, *Racing to the Beginning of the Road* (New York: Bantam, 1997), 61.
8 *At MIT, in Boston:* Ibid., 61–65.
9 *"It was all very dry biochemistry":* Ibid., 64.
10 *In their respective papers:* David Baltimore, "RNA-Dependent DNA Polymerase in Virions of RNA Tumor Viruses," *Nature* 226, no. 5252 (1970): 1209–11; and H. M Temin and S. Mizutani, "RNA-Dependent DNA Polymerase in Virions of Rous Sarcoma Virus," *Nature* 226, no. 5252 (1970): 1211–13.
11 *Spiegelman raced off to prove:* Weinberg, *Racing to the Beginning,* 70.
12 *"It became his single-minded preoccupation":* Robert Weinberg, interview with author, January 2009.
13 *"The hoped-for human virus":* Weinberg, *Racing to the Beginning,* 83.

第三十九章 "猎杀 sarc"

1 *For the Snark* was *a Boojum, you see:* Lewis Carroll, *The Hunting of the Snark: An Agony in Eight Fits* (New York: Macmillan, 1914), 53.
2 *By analyzing the genes altered in these mutant viruses:* For a review of Duesberg's and Vogt's contributions, see G. Steven Martin, "The Hunting of the Src," *Nature Reviews Molecular Cell Biology* 2, no. 6 (2001): 467–75.
3 *A chance discovery in Ray Erikson's laboratory:* J. S. Brugge and R. L. Erikson, "Identification of a Transformation-Specific Antigen Induced by an Avian Sarcoma Virus," *Nature* 269, no. 5626 (1977): 346–48.
4 *other scientists nicknamed the project:* See, for instance, Martin, "The Hunting of the Src."
5 *"Src," Varmus wrote in a letter:* Harold Varmus to Dominique Stehelin, February 3, 1976, Harold Varmus papers, National Library of Medicine archives. Also see Stehelin et al., "DNA Related to the Transforming Genes of Avian Sarcoma Viruses Is Present in Normal DNA," *Nature* 260, no. 5547 (March 1976): 170–73.
6 *"Nature," Rous wrote in 1966:* Peyton Rous, "The Challenge to Man of the Neoplastic Cell," *Nobel Lectures, Physiology or Medicine, 1963–1970* (Amsterdam: Elsevier Publishing Company, 1972).
7 *"We have not slain our enemy":* Harold Varmus, "Retroviruses and Oncogenes I," *Nobel Lectures, Physiology or Medicine, 1981–1990,* ed. Jan Lindsten (Singapore: World Scientific Publishing Co., 1993).

第四十章 突变假说

1 *The fine, fine wind:* D. H. Lawrence, "The Song of a Man Who Has Come Through," *Penguin Book of First World War Poetry,* ed. John Silkin (New York: Penguin Classics, 1996), 213.
2 *Rowley's specialty was studying:* Janet Rowley, "Chromosomes in Leukemia and Lymphoma," *Seminars in Hematology* 15, no. 3 (1978): 301–19.
3 *In the late 1950s, Peter Nowell:* P. C. Nowell and D. Hungerford, *Science* 142 (1960): 1497.
4 *In 1969, Knudson moved:* Al Knudson, interview with author, July 2009.

5 *"The number two," he recalled:* Ibid.
6 *Knudson's two-hit theory:* A. Knudson, "Mutation and Cancer: Statistical Study of Retinoblastoma," *Proceedings of the National Academy of Sciences of the United States of America* 68, no. 4 (1971): 820–23.
7 *"Two classes of genes are apparently critical":* A. Knudson, "The Genetics of Childhood Cancer," *Bulletin du Cancer* 75, no. 1 (1988): 135–38.
8 *"jammed accelerators" and "missing brakes":* J. Michael Bishop, in Howard M. Temin et al., *The DNA Provirus: Howard Temin's Scientific Legacy* (Washington, DC: ASM Press, 1995), 89.

第四十一章　风险预测

1 *They see only their:* Plato, *The Republic of Plato,* Benjamin Jowett, trans. (Oxford: Clarendon Press, 1908), 220.
2 *"Isolating such a gene":* Robert Weinberg, interview with author, January 2009.
3 *"The chair of the department":* Ibid.
4 *Clarity came to him one morning:* Ibid.
5 *In the summer of 1979, Chiaho Shih:* Ibid.
6 *"If we were going to trap a real oncogene":* Ibid. Also, Cliff Tabin, interview with author, December 2009.
7 *In 1982, Weinberg:* C. Shih and R. A. Weinberg (1982), "Isolation of a Transforming Sequence from a Human Bladder Carcinoma Cell Line," *Cell* 29: 161–169. Also see M. Goldfarb, K. Shimizu, M. Perucho, and M. Wigler, "Isolation and Preliminary Characterization of a Human Transforming Gene from T24 Bladder Carcinoma Cells," *Nature* 296 (1982): 404–9. Also see S. Pulciani et al., "Oncogenes in Human Tumor Cell Lines: Molecular Cloning of a Transforming Gene from Human Bladder Carcinoma Cells," *Proceedings of the National Academy of Sciences. USA* 79: 2845–49.
8 *"Once we had cloned":* Robert Weinberg, *Racing to the Beginning of the Road* (New York: Bantam, 1997), 165.
9 *Ray Erikson traveled to Washington:* Ray Erikson, interview with author, October 2009.
10 *"I don't remember any enthusiasm":* Ibid.
11 *"How can one capture genes":* Robert Weinberg, *One Renegade Cell* (New York: Basic Books, 1999), 74.
12 *"We knew where Rb lived":* Weinberg, interview with author.
13 *Dryja began his hunt for Rb:* Thaddeus Dryja, interview with author, November 2008.
14 *"I stored the tumors obsessively":* Ibid.
15 *"It was at that moment":* Ibid.
16 *"We have isolated [a human gene]":* Stephen H. Friend et al., "A Human DNA Segment with Properties of the Gene that Predisposes to Retinoblastoma and Osteosarcoma," *Nature* 323, no. 6089 (1986): 643–46.
17 *When scientists tested the gene isolated by Dryja:* D. W. Yandell et al., "Oncogenic Point Mutations in the Human Retinoblastoma Gene: Their Application to Genetic Counseling," *New England Journal of Medicine* 321, no. 25 (1989): 1689–95.
18 *Its chief function is to bind to several other proteins:* See for instance James A. DeCaprio, "How the Rb Tumor Suppressor Structure and Function was Revealed by the Study of Adenovirus and SV40," *Virology* 384, no. 2 (2009): 274–84.

19 *a horde of other oncogenes and anti-oncogenes*: George Klein, "The Approaching Era of the Tumor Suppressor Genes," *Science* 238, no. 4833 (1987): 1539–45.

20 *Philip Leder's team at Harvard engineered*: Timothy A. Stewart, Paul K. Pattengale, and Philip Leder, "Spontaneous Mammary Adenocarcinomas in Transgenic Mice That Carry and Express MTV/myc Fusion Genes," *Cell* 38 (1984): 627–37.

21 *In 1988, he successfully applied for a patent*: Daniel J. Kevles, "Of Mice & Money: The Story of the World's First Animal Patent," *Daedalus* 131, no. 2 (2002): 78.

22 *"The active myc gene does not appear to be sufficient"*: Stewart, Pattengale, and Leder, "Spontaneous Mammary Adenocarcinomas," 627–37.

23 *Leder created a second OncoMouse*: E. Sinn et al., "Coexpression of MMTV/v-Ha-ras and MMTV/c-myc Genes in Transgenic Mice: Synergistic Action of Oncogenes in Vivo," *Cell* 49, no. 4 (1987): 465–75.

24 *"Cancer genetics," as the geneticist Cliff Tabin*: Tabin, interview with author, November 2009.

第四十二章　癌症标志

1 *I do not wish to achieve immortality*: Eric Lax, *Woody Allen and His Comedy* (London: Elm Tree Books, 1976).

2 *"The four molecular alterations accumulated"*: B. Vogelstein et al., "Genetic Alterations During Colorectal-Tumor Development," *New England Journal of Medicine* 319, no. 9 (1988): 525–32.

3 *A tumor could thus "acquire" its own blood supply*: Judah Folkman, "Angiogenesis," *Annual Review of Medicine* 57 (2006): 1–18.

4 *Folkman's Harvard colleague Stan Korsmeyer*: W. B. Graninger et al., "Expression of Bcl-2 and Bcl-2-Ig Fusion Transcripts in Normal and Neoplastic Cells," *Journal of Clinical Investigation* 80, no. 5 (1987): 1512–15. Also see Stanley J. Korsemeyer, "Regulators of Cell Death," 11, no. 3 (1995): 101–5.

5 *In the fall of 1999, Robert Weinberg attended*: Robert Weinberg, interview with author, January 2009.

6 *In January 2000, a few months after their walk*: Douglas Hanahan and Robert A. Weinberg, "The Hallmarks of Cancer," *Cell* 100, no. 1 (2000): 57–70.

7 *"We discuss . . . rules that govern"*: Ibid.

8 *"With holistic clarity of mechanism"*: Ibid. Also see Bruce Chabner, "Biological Basis for Cancer Treatment," *Annals of Internal Medicine* 118, no. 8 (1993): 633–37.

第六部分
渐进发展，颠覆改变

1 *We are really reaping the fruits*: Mike Gorman, letter to Mary Lasker, September 6, 1985, Mary Lasker Papers.

2 *The National Cancer Institute, which has overseen*: "To Fight Cancer, Know the Enemy," *New York Times*, August 5, 2009.

3 *The more perfect a power is*: See for instance St. Aquinas, *Commentary on the Book of Causes*, trans. Vincent Guagliardo et al. (CUA Press, 1996), 9.

第四十三章　"努力绝非徒劳无功"

1　*Have you met Jimmy?*: Jimmy Fund solicitation pamphlet, 1963.

2　*In the summer of 1997*: "Einar Gustafson, 65, 'Jimmy' of Child Cancer Fund, Dies," *New York Times*, January 24, 2001; "Jimmy Found," *People*, June 8, 1998.

3　*Only Sidney Farber had known*: Phyllis Clauson, interview with author, 2009.

4　*"Jimmy's story," she recalled*: Ibid.

5　*A few weeks later, in January 1998*: Karen Cummings, interview with author, 2009.

6　*And so it was in May 1998*: Ibid.

7　*"Everything has changed"*: Clauson, interview with author.

8　*"How to overcome him became"*: Max Lerner, *Wrestling with the Angel: A Memoir of My Triumph over Illness* (New York: Touchstone, 1990), 26.

9　*The poet Jason Shinder wrote, "Cancer"*: "The Lure of Death," *New York Times*, December 24, 2008.

10　*"I've made a long voyage"*: Maxwell E. Perkins, "The Last Letter of Thomas Wolfe and the Reply to It," *Harvard Library Bulletin*, Autumn 1947, 278.

11　*In 2005, an avalanche of papers*: See, for example, Peter Boyle and Jacques Ferlay, "Mortality and Survival in Breast and Colorectal Cancer," *Nature Reviews and Clinical Oncology* 2 (2005): 424–25; Itsuro Yoshimi and S. Kaneko, "Comparison of Cancer Mortality (All Malignant Neoplasms) in Five Countries: France, Italy, Japan, UK and USA from the WHO Mortality Database (1960–2000)," *Japanese Journal of Clinical Oncology* 35, no. 1 (2005): 48–51; Alison L. Jones, "Reduction in Mortality from Breast Cancer," *British Medical Journal* 330, no. 7485 (2005): 205–6.

12　*The mortality for nearly every major*: Eric J. Kort et al., "The Decline in U.S. Cancer Mortality in People Born Since 1925," *Cancer Research* 69 (2009): 6500–6505.

13　*mortality had declined by about 1 percent*: Ibid. Also see Ahmedin Jemal et al., "Cancer Statistics, 2005," *CA: A Cancer Journal for Clinicians* 55 (2005): 10–30; "Annual Report to the Nation on the Status of Cancer, 1975–2002," *Journal of the National Cancer Institute*, October 5, 2005.

14　*between 1990 and 2005, the cancer-specific*: Ibid.

15　*more than half a million American men and women*: American Cancer Society, *Cancer Facts & Figures 2008* (Atlanta: American Cancer Society, 2008), 6.

16　*Donald Berry, a statistician in Houston*: Donald A. Berry, "Effect of Screening and Adjuvant Therapy on Mortality from Breast Cancer," *New England Journal of Medicine* 353, no. 17 (2005): 1784–92.

17　*"No one," as Berry said*: Donald Berry, interview with author, November 2009.

18　*Mary Lasker died of heart failure*: "Mary W. Lasker, Philanthropist for Medical Research, Dies at 93," *New York Times*, February 23, 1994.

19　*the cancer geneticist Ed Harlow captured*: Ed Harlow, "An Introduction to the Puzzle," *Cold Spring Harbor Symposia on Quantitative Biology* 59 (1994): 709–23.

20　*In the winter of 1945, Vannevar Bush*: Vannevar Bush, *Science the Endless Frontier: A Report to the President by Vannevar Bush, Director of the Office of Scientific Research and Development, July 1945* (Washington, D.C.: U.S. Government Printing Office, 1945).

第四十四章　旧病新药

1 *In the story of Patroclus:* Louise Gluck, *The Triumph of Achilles* (New York: Ecco Press, 1985), 16.

2 *The perfect therapy has not been developed:* Bruce Chabner letter to Rose Kushner, Rose Kushner Papers, Box 50.

3 *In the summer of 1985:* Laurent Degos, "The History of Acute Promyelocytic Leukaemia," *British Journal of Haematology* 122, no. 4 (2003): 539–53; Raymond P. Warrell et al., "Acute Promyelocytic Leukemia," *New England Journal of Medicine* 329, no. 3 (1993): 177–89; Huang Meng-er et al., "Use of All-*Trans* Retinoic Acid in the Treatment of Acute Promyelocytic Leukemia," *Blood* 72 (1988): 567–72.

4 *"The nucleus became larger":* Meng-er et al., "Use of All-*Trans* Retinoic Acid."

5 *In 1982, a postdoctoral scientist:* Robert Bazell, *Her-2: The Making of Herceptin, a Revolutionary Treatment for Breast Cancer* (New York: Random House, 1998), 17.

6 *"It would have been an overnight test":* Ibid.

7 *although Padhy's discovery was published:* Lakshmi Charon Padhy et al., "Identification of a Phosphoprotein Specifically Induced by the Transforming DNA of Rat Neuroblastomas," *Cell* 28, no. 4 (1982): 865–71.

第四十五章　万缕之城

1 *In Ersilia, to establish the relationships:* Italo Calvino, *Invisible Cities* (Boston: Houghton Mifflin Harcourt, 1978), 76.

2 *In his book* Invisible Cities: Ibid.

3 *In the summer of 1984:* Robert Bazell, *Her-2: The Making of Herceptin, a Revolutionary Treatment for Breast Cancer* (New York: Random House, 1998).

4 *In 1982, Genentech unveiled the first:* "A New Insulin Given Approval for Use in U.S.," *New York Times,* October 30, 1982.

5 *in 1984, it produced a clotting factor:* "Genentech Corporate Chronology," http://www.gene.com/gene/about/corporate/history/timeline.html (accessed January 30, 2010).

6 *in 1985, it created a recombinant version:* Ibid.

7 *It was under the aegis:* L. Coussens et al., "3 Groups Discovered the Neu Homolog (Her-2, Also Called Erb-b2)," *Science* 230 (1985): 1132–39. Also see T. Yamamoto et al., *Nature* 319 (1986): 230–34, and C. King et al., *Science* 229 (1985): 974–76.

8 *In the summer of 1986:* Bazell, *Her-2,* and Dennis Slamon, interview with author, April 2010.

9 *Dennis Slamon, a UCLA oncologist:* Ibid.

10 *a "velvet jackhammer":* Eli Dansky, "Dennis Slamon: From New Castle to New Science," *SU2C Mag,* http://www.standup2cancer.org/node/194 (accessed January 24, 2010).

11 *"a murderous resolve":* Ibid.

12 *In Chicago, Slamon had performed a series:* See, for example, I. S. Chen et al., "The x Gene Is Essential for HTLV Replication," *Science* 229, no. 4708 (1985): 54–58; W. Wachsman et al., "HTLV x Gene Mutants Exhibit Novel Transcription Regulatory Phenotypes," *Science* 235, no. 4789 (1987): 647–77; C. T. Fang et al., "Detection of Antibodies to Human T-Lymphotropic Virus Type 1 (HTLV-1)," *Transfusion* 28, no. 2 (1988): 179–83.

13　*If Ullrich sent him the DNA probes:* Details of the Ullrich and Slamon collaboration are outlined in Bazell, *Her-2,* and from Slamon, interview with author.

14　*In a few months:* D. Slamon et al., "Human Breast Cancer: Correlation of Relapse and Survival with Amplification of the Her-2/Neu Oncogene," *Science* 235 (1987): 177–82.

15　*In the mid-1970s, two immunologists at Cambridge University:* See *Nobel Lectures, Physiology or Medicine, 1981–1990,* ed. Jan Lindsten (Singapore: World Scientific Publishing, 1993).

16　*"allergic to cancer":* Merrill Goozner, *The $800 Million Pill: The Truth Behind the Cost of New Drugs* (Berkeley: University of California Press, 2004), 195.

17　*Drained and dejected:* Ibid.

18　*"Nobody gave a shit":* Bazell, *Her-2,* 49.

19　*"When I was finished with all that":* Ibid. Also Barbara Bradfield, interview with author, July 2008.

20　*But there was more river to ford:* Ibid.

21　*"His tone changed," she recalled:* Ibid.

22　*"I was at the end of my road":* Ibid

23　*"Survivors look back and see omens":* Joan Didion, *The Year of Magical Thinking* (New York: Vintage, 2006), 152.

24　*On a warm August morning in 1992:* Bradfield, interview with author. Details of the trial and the treatment are from Bradfield's interview, from Bazell's *Her-2,* and from Slamon, interview with author, April 2010.

第四十六章　同情用药

1　*Dying people don't have time or energy:* "Dying for Compassion," *Breast Cancer Action Newsletter* 31 (August 1995).

2　*It seemed as if we had:* Musa Mayer, *Breast Cancer Action Newsletter* 80 (February/March 2004).

3　*"True success happens":* Breast Cancer Action Newsletter 32 (October 1995).

4　*The number of women enrolled in these trials:* Robert Bazell, *Her-2: The Making of Herceptin, a Revolutionary Treatment for Breast Cancer* (New York: Random House, 1998), 160–80.

5　*"We do not provide . . . compassionate use":* Ibid., 117.

6　*"If you start making exceptions":* Ibid., 127.

7　*"Why do women dying of breast cancer":* "Dying for Compassion," *Breast Cancer Action Newsletter.*

8　*"Scientific uncertainty is no excuse":* Charlotte Brody et al., "Rachel's Daughters, Searching for the Causes of Breast Cancer: A Light-Saraf-Evans Production Community Action & Resource Guide," http://www.wmm.com/filmCatalog/study/rachelsdaughters.pdf (accessed January 31, 2010).

9　*Marti Nelson, for one, certainly could not:* Marti Nelson's case and its aftermath are described in Bazell, *Her-2.*

10　*On Sunday, May 17:* Bruce A. Chabner, "ASCO 1998: A Commentary," *Oncologist* 3, no. 4 (1998): 263–66; D. J. Slamon et al., "Addition of Herceptin to First-Line Chemotherapy for HER-2 Overexpressing Metastatic Breast Cancer Markedly Increases Anti-Cancer Activity: A Randomized, Multinational Controlled Phase

III Trial (abstract 377)," *Proceedings of the American Society of Clinical Oncology 16* (1998): 377.

11 *In the pivotal 648 study:* Slamon et al., "Addition of Herceptin to First-Line Chemotherapy," 377.

12 *In 2003, two enormous multinational studies:* Romond et al. and Piccart-Gebhart et al., *New England Journal of Medicine* 353 (2005): 1659–84.

13 *"The results," one oncologist wrote:* Gabriel Hortobagyi, "Trastuzumab in the treatment of breast cancer," editorial, *New England Journal of Medicine,* 353, no. 16 (2005): 1734.

14 *"The company," Robert Bazell, the journalist:* Bazell, *Her-2,* 180–82.

第四十七章　乘胜追击

1 *The nontoxic curative compound:* James F. Holland, "Hopes for Tomorrow versus Realities of Today: Therapy and Prognosis in Acute Lymphocytic Leukemia of Childhood," *Pediatrics* 45:191–93.

2 *Why, it is asked, does the supply of new miracle drugs:* Lewis Thomas, *The Lives of a Cell* (New York: Penguin, 1978), 115.

3 *This abnormality, the so-called Philadelphia chromosome:* John M. Goldman and Junia V. Melo, "Targeting the BCR-ABL Tyrosine Kinase in Chronic Myeloid Leukemia," *New England Journal of Medicine* 344, no. 14 (2001): 1084–86.

4 *The identity of the gene:* Annelies de Klein et al., "A Cellular Oncogene Is Translocated to the Philadelphia Chromosome in Chronic Myelocitic Leukemia," *Nature* 300, no. 5894 (1982): 765–67.

5 *The mouse developed the fatal spleen-choking:* E. Fainstein et al., "A New Fused Transcript in Philadelphia Chromosome Positive Acute Lymphocytic Leukaemia," *Nature* 330, no. 6146 (1987): 386–88; Nora Heisterkamp et al., "Structural Organization of the Bcr Gene and Its Role in the Ph' Translocation," *Nature* 315, no. 6022 (1985): 758–61; de Klein et al., "Cellular Oncogene Is Translocated"; Nora Heisterkamp et al., "Chromosomal Localization of Human Cellular Homologues of Two Viral Oncogenes," *Nature* 299, no. 5885 (1982): 747–49.

6 *In the mid-1980s:* Daniel Vasella and Robert Slater, *Magic Cancer Bullet: How a Tiny Orange Pill Is Rewriting Medical History* (New York: HarperCollins, 2003), 40–48; Elisabeth Buchdunger and Jürg Zimmermann, "The Story of Gleevec," innovation. org, http://www.innovation.org/index.cfm/StoriesofInnovation/InnovatorStories/ The_Story_of_Gleevec (accessed January 31, 2010).

7 *Jürg Zimmermann, a talented chemist:* Howard Brody, *Hooked: Ethics, the Medical Profession, and the Pharmaceutical Industry* (Lanham, MD: Rowman & Littlefield, 2007), 14–15; Buchdunger and Zimmermann, "Story of Gleevec."

8 *"[It was] what a locksmith does":* Buchdunger and Zimmermann, "Story of Gleevec."

9 *"I was drawn to oncology as a medical student":* Brian Druker, interview with author, November 2009.

10 *In 1993, he left Boston:* Ibid.

11 *"Everyone just humored me":* Ibid.

12 *In October 1992, just a few months:* Ibid.

13 *"Although freedom from leukemia":* S. Tura et al., "Evaluating Survival After Allogeneic Bone Marrow Transplant for Chronic Myeloid Leukaemia in Chronic Phase: A

Comparison of Transplant Versus No-Transplant in a Cohort of 258 Patients First Seen in Italy Between 1984 and 1986," *British Journal of Haematology* 85 (1993): 292–99.

14 *"Cancer is complicated"*: Druker, interview with author.

15 *In the summer of 1993, when Lydon's drug:* Ibid.

16 *Druker described the findings in the journal:* Brian J. Druker, "Effects of a Selective Inhibitor of the Abl Tyrosine Kinase on the Growth of Bcr-Abl Positive Cells," *Nature Medicine* 2, no. 5 (1996): 561–66.

17 *"The drug . . . would never work":* The story of Gleevec's development is from Druker, interview with author.

18 *In early 1998, Novartis finally relented:* Lauren Sompayrac, *How Cancer Works* (Sudbury, MA: Jones and Bartlett, 2004), 21.

19 *Druker edged into higher and higher:* Brian J. Druker et al., "Efficacy and Safety of a Specific Inhibitor of the BCR-ABL Tyrosine Kinase in Chronic Myeloid Leukemia," *New England Journal of Medicine* 344, no. 14 (2001): 1031–37.

20 *Of the fifty-four patients:* Ibid.

21 *"Before the year 2000":* Hagop Kantarjian, Georgetown Oncology Board Review Lectures, 2008.

22 *"When I was a youngster in Illinois":* Bruce A. Chabner, "The Oncologic Four-Minute Mile," *Oncologist* 6, no. 3 (2001): 230–32.

23 *"It proves a principle":* Ibid.

第四十八章　红桃皇后

1 *"Well, in our country," said Alice:* Lewis Carroll, *Alice in Wonderland and Through the Looking Glass* (Boston: Lothrop, 1898), 125.

2 *In August 2000:* Details of Jerry Mayfield's case are from the CML blog newcmldrug .com. This website is run by Mayfield to provide information to patients about CML and targeted therapy.

3 *CML cells, Sawyers discovered:* See for instance M. E. Gorre et al., "Clinical Resistance to STI-571 Cancer Therapy Caused by BCR-ABL Gene Mutation or Amplification," *Science* 293, no. 5531 (2001): 876–80; Neil P. Shah et al., "Multiple *BCR-ABL* Kinase Domain Mutations Confer Polyclonal Resistance to the Tyrosine Kinase Inhibitor Imatinib (STI571) in Chronic Phase and Blast Crisis Chronic Myeloid Leukemia," *Cancer Cell* 2, no. 2 (2002): 117–25.

4 *"an arrow pierced through the center of the protein's heart":* Attributed to John Kuriyan; quoted by George Dmitri to the author at a Columbia University seminar, November 2009.

5 *In 2005, working with chemists:* Jagabandhu Das et al., "2-Aminothiazole as a Novel Kinase Inhibitor Template. Structure-Activity Relationship Studies toward the Discovery of *N*-(2-Chloro-6-methylphenyl)-2-[[6-[4-(2-hydroxyethyl)-1-(piperazinyl)]-2-methyl-4-pyrimidinyl](amino)]-1,3-thiazole-5-carboxamide (Dasatinib, BMS-354825) as a Potent *pan*-Src Kinase Inhibitor," *Journal of Medicinal Chemistry* 49, no. 23 (2006): 6819–32; Neil P. Shah et al., "Overriding Imatinib Resistance with a Novel ABL Kinase Inhibitor," *Science* 305, no. 5682 (2004): 399–401; Moshe Talpaz et al., "Dasatinib in Imatinib-Resistant Philadelphia Chromosome–Positive Leukemias," *New England Journal of Medicine* 354, no. 24 (2006): 2531–41.

6 *twenty-four novel drugs:* For a full list, see National Cancer Institute, targeted ther-

apies list, http://www.cancer.gov/cancertopics/factsheet/Therapy/targeted (accessed February 23, 2010). This website also details the role of such drugs as Avastin and bortezomib.

7 *Over a decade:* "Velcade (Bortezomib) Is Approved for Initial Treatment of Patients with Multiple Myeloma," U.S. Food and Drug Administration, http://www.fda.gov/AboutFDA/CentersOffices/CDER/ucm094633.htm (accessed January 31, 2010); "FDA Approval for Lenalidomide," National Cancer Institute, U.S. National Institutes of Health, http://www.cancer.gov/cancertopics/druginfo/fda-lenalidomide (accessed January 31, 2010).

8 *In 1948, epidemiologists identified a cohort:* Framingham Heart Study, the National Heart, Lung and Blood Institute and Boston University, http://www.framingham-heartstudy.org/ (accessed January 31, 2010).

9 *In May 2008, two Harvard epidemiologists:* Nicholas A. Christakis, "The Collective Dynamics of Smoking in a Large Social Network," *New England Journal of Medicine* 358, no. 21 (2008): 2249–58.

10 *"Cancer at the* fin de siècle*":* Harold J. Burstein, "Cancer at the *Fin de Siècle*," *Medscape Today,* February 1, 2000, http://www.medscape.com/viewarticle/408448 (accessed January 31, 2010).

第四十九章　山外有山

1 *"Every sickness is a musical problem":* W. H. Auden, "The Art of Healing (*In Memoriam David Protetch, M.D.*)," *New Yorker,* September 27, 1969.

2 *The revolution in cancer research:* Bert Vogelstein and Kenneth Kinzler, "Cancer Genes and the Pathways They Control," *Nature Medicine* 10, no. 8 (2004): 789–99.

3 *"The purpose of my book":* Susan Sontag, *Illness as Metaphor and AIDS and Its Metaphors* (New York: Picador, 1990), 102.

4 *The Human Genome Project:* "Once Again, Scientists Say Human Genome Is Complete," *New York Times,* April 15, 2003.

5 *the Cancer Genome Atlas:* "New Genome Project to Focus on Genetic Links in Cancer," *New York Times,* December 14, 2005.

6 *"When applied to the 50 most common":* "Mapping the Cancer Genome," *Scientific American,* March 2007.

7 *In 2006, the Vogelstein team revealed:* Tobias Sjöblom et al., "The Consensus Coding Sequences of Human Breast and Colorectal Cancers," *Science* 314, no. 5797 (2006): 268–74.

8 *In 2008, both Vogelstein's group and the Cancer Genome Atlas:* Roger McLendon et al., "Comprehensive Genomic Characterization Defines Human Glioblastoma Genes and Core Pathways," *Nature* 455, no. 7216 (2008): 1061–68. Also see D. Williams Parsons et al., "An Integrated Genomic Analysis of Human Glioblastoma Multiforme," *Science* 321, no. 5897 (2008): 1807–12; and Roger McLendon et al., "Comprehensive Genomic Characterization."

9 *Only a few cancers are notable exceptions:* C. G. Mullighan et al., "Genome-Wide Analysis of Genetic Alterations in Acute Lymphoblastic Leukemia," *Nature* 446, no. 7137 (2007): 758–64.

10 *"In the end," as Vogelstein put it:* Bert Vogelstein, comments on lecture at Massachusetts

General Hospital, 2009; also see Vogelstein and Kinzler, "Cancer Genes and the Pathways They Control."

11　*Other mutations are not passive players:* The distinction between passenger and driver mutations has generated an enormous debate in cancer genetics. Many scientists suspect that the initial analysis of the breast cancer genome may have overestimated the number of driver mutations. Currently, this remains an open question in cancer genetics. See, for instance, Getz et al., Rubin et al., and Forrest et al., *Science* 317, no 5844: 1500, comments on Sjöblom article above.

12　*In a recent series of studies, Vogelstein's team:* See, for example, Rebecca J. Leary, "Integrated Analysis of Homozygous Deletions, Focal Amplifications, and Sequence Alterations in Breast and Colorectal Cancers," *Proceedings of the National Academy of Sciences of the United States of America* 105, no. 42 (2008): 16224–29; Siân Jones et al., "Core Signaling Pathways in Human Pancreatic Cancer Revealed by Global Genomic Analyses," *Science* 321, no. 5897 (2008): 1801–6.

13　*"Cancer," as one scientist recently put it:* Emmanuel Petricoin, quoted in Dan Jones, "Pathways to Cancer Therapy," *Nature Reviews Drug Discovery* 7 (2008): 875–76.

14　*In a piece published in the* New York Times: "To Fight Cancer, Know the Enemy," *New York Times,* August 5, 2009.

15　*In 2000, the so-called Million Women Study:* Valerie Beral et al., "Breast Cancer and Hormone-Replacement Therapy in the Million Women Study," *Lancet* 362, no. 9382 (2003): 419–27.

16　*The second controversy also has its antecedents:* See, for instance, F. J. Roe and M. C. Lancaster et al., "Natural, Metallic and Other Substances, as Carcinogens," *British Medical Bulletin* 20 (1964): 127–33; and Jan Dich et al., "Pesticides and Cancer," *Cancer Causes & Control* 8, no. 3 (1997): 420–43.

17　*In 2005, the Harvard epidemiologist David Hunter:* Yen-Ching Chen and David J. Hunter, "Molecular Epidemiology of Cancer," *CA: A Cancer Journal for Clinicians* 55 (2005): 45–54.

18　*In the mid-1990s, building on the prior decade's advances:* Yoshio Miki et al., "A Strong Candidate for the Breast and Ovarian Cancer Susceptibility Gene *BRCA1*," *Science* 266, no. 5182 (1994): 66–71; R. Wooster et al., "Localization of a Breast Cancer Susceptibility Gene, BRCA2, to Chromosome 13q12–13," *Science* 265, no. 5181 (1994): 2088–90; J. M. Hall et al., "Linkage of Early-Onset Familial Breast Cancer to Chromosome 17q21," *Science* 250, no. 4988 (1990): 1684–89; Michael R. Stratton et al., "Familial Male Breast Cancer Is Not Linked to the *BRCA1* Locus on Chromosome 17q," *Nature Genetics* 7, no. 1 (1994): 103–7.

19　*An Israeli woman:* Breast cancer patient O. B-L. (name withheld), interview with author, December 2008.

20　*In the mid-1990s, John Dick:* Tsvee Lapidot et al., "A Cell Initiating Human Acute Myeloid Leukaemia After Transplantation into SCID Mice," *Nature* 367, no. 6464 (1994): 645–58.

21　*Indeed, as the fraction of those affected by cancer creeps:* "One in three" is from the recent evaluation by the National Cancer Institute. See http://www.cancer.gov/news-center/tip-sheet-cancer-health-disparities. The number "one in two" comes from the NCI seer statistics, http://seer.cancer.gov/statfacts/html/all.html, but includes all cancer sites, summarized in Matthew Hayat et al., "Cancer Statistics, Trends and Multiple Primary Cancer Analyses," *Oncologist* 12 (2007): 20–37.

阿托莎之战

1 *We aged a hundred years:* Anna Akhmatova, "In Memoriam, July 19, 1914," in *The Complete Poems of Anna Akhmatova,* vol. 1 (Chicago: Zephyr Press, 1990), 449.

2 *It is time, it is time for me too to depart:* Aleksandr Solzhenitsyn, *Cancer Ward* (New York: Farrar, Straus and Giroux, 1974), 476.

3 *On May 17, 1973:* "A Memorial Tribute in Honor of Dr. Sidney Farber, 1903–1973," Thursday, May 17, 1973. Gift of Thomas Farber to the author.

4 *It is impossible to enumerate:* Atossa's case and her survival numbers are speculative, but based on several sources. See, for instance, "Effects of chemotherapy and hormonal therapy for early breast cancer on recurrence and 15-year survival: An overview of the randomised trials," *Lancet,* 365, no. 9472: 1687–1717.

5 *In 1997, the NCI director, Richard Klausner:* See Barnett S. Kramer and Richard D. Klausner, "Grappling with Cancer—Defeatism Versus the Reality of Progress," *New England Journal of Medicine* 337, no. 13 (1997): 931–35.

6 *The new drug was none other than Gleevec:* See, for example, H. Joensuu, "Treatment of Inoperable Gastrointestinal Stromal Tumors (GIST) with Imatinib (Glivec, Gleevec)," *Medizinische Klinik* (Munich) 97, suppl. 1 (2002): 28–30; M. V. Chandu de Silva and Robin Reid, "Gastrointestinal Stromal Tumors (GIST): C-kit Mutations, CD117 Expression, Differential Diagnosis and Targeted Cancer Therapy with Imatinib," *Pathology Oncology Research* 9, no. 1 (2003): 13–19.

译者注记

作为一名与癌症打交道多年的外科医生,我从未想过会用文字来诠释另一位同行的作品。2013年深秋的某天,徐文老师介绍我与董正老师相识。当时董老师尚在中信出版社任职,他提到一本名为《癌症传》的作品刚刚上市。我笑着对董老师说:"我的研究方向恰好就是这个领域。"董老师得知后非常高兴,他答应要送给我一本书。我满怀好奇留下了联系方式,没想到从此却踏上了漫漫征途。由于我接触过的教科书通常都是些精装的大部头,因此当我初次看到其貌不扬的《癌症传》时完全没有感觉。作为医学领域中具有里程碑意义的象征,螃蟹成为癌症的代名词源自希波克拉底时代。我从作者注记中了解到,穆克吉博士是一位肿瘤内科医生,他用6年时间完成了这部著作。看着字里行间描写的那些史海钩沉,我的思绪仿佛早已穿越了时空界限。

我花了两周时间如饥似渴地读完了这部作品,深深地被拉斯克与法伯等前辈的事迹感动。与此同时,我也将勘误在书中的空白处做了注释,并且重新翻译了一页发给董老师参考。董老师非常重视我反馈的意见,前后帮我联系了出版社多个部门,让我对这个领域有了初步了解。可惜这些努力最后都悄无声息,没有得到任何实质性的反馈。为了保护好这本《癌症传》,我用牛皮纸给它包了书皮,然后放在写字台旁的书柜里,默默地等待它浴火重生。2015年夏季,时任大地工作室负责人的覃田甜老师联系到我，希望我能够翻译弗朗西斯医生的作品《认识身体》。尽管这不是我所期待的《癌症传》，但是我考虑再三还是接受了邀约。2016 年 5 月，在《认识身体》即将杀青之际，覃老师告诉我，穆克吉医生的新作《基因传》6 月份即将上市。听闻这个消息后，我隐约感到《癌症传》可能会迎来转机，于是便抖擞精神签下了这部作品。

我在研究生期间的课题本来就与癌基因有关，如今长期积累的临床经验与基础知识终于派上了用场。之所以我在阅读此类作品的时候能够感同身受，是因为我也经历了同样忙碌充实的青葱岁月。原版《基因传》的厚度堪比一部词典，捧在手中有一种高大上的感觉。2016 年 6 月下旬，我第二次来到西藏出差。白天处理完公务之后，高原反应令人头疼欲裂。我随身带着两种止痛药，一片可以坚持两个小时。在美丽的雪域高原上，《基因传》反而成为缓解缺氧症状的良方。对于我来说，阅读适合在夜深人静中迸发灵感，文字需要在心无旁骛时慷慨激昂。其实真正痛苦的不是旅途劳顿，而是长时间的严重睡眠不足。

《基因传》不负众望得到了市场认可，我则忙于关注社交媒体上的读者留言，逐个回复他们提出的意见与建议，然后再将问题汇总反馈给出版社。相比之下，姗姗来迟的《认识身体》显得非常低调。我非常欣赏《认识身体》的作者弗朗西斯医生的才华，他将我带入了一座散发着文学与艺术气息的殿堂。虽然与穆克吉医生的风格不同，但是都彰显了医学人文的真谛。在广大读者的厚爱下，《认识身体》很快便位居分类排名的榜首，我和弗朗西斯医生也成了惺惺相惜的笔友。彼时，距离我与《癌症传》初次邂逅已经有五个年头。2018 年春节前，副总编辑王强老师联系我，希望能够重新翻译这部作品。其实我对上述结果并不感到意外，仿佛一切都是命中注定的安排。如果不是常年与癌症患者生死相依，旁人恐怕很难理解我锲而不舍的执着。我始终记得他们的音容笑貌，以及共同度过的快乐时光。

《癌症传》不仅是我心中祈望的白色巨塔，它也是我从医二十余年的人生感悟。读者可以从中系统地了解此类顽疾的前世今生。当这部历经磨难的作品终于尘埃落定后，我埋藏在心底的使命感也得到了充分释放。从某种意义上来说，与《癌症传》相伴的过程更像是一部跌宕起伏的影视剧。我的眼前时常会浮现出某个章节的动态画面，自己则在潜移默化中跟随穆克吉医生融入了历史长河。即便我从未到访过宏伟的古埃及金字塔去瞻仰前人的伟绩，不过依然可以凝视世界上最早记载癌症的史密斯纸莎草纸。

随着科学技术迅猛发展，癌症治疗早已不局限于传统的手术、化疗和放疗，靶向治疗、免疫治疗与基因治疗正在显著改善癌症患者的生存率，如今人们似乎又开始吹响新一轮的冲锋号。其实人类早已是主宰世间万物的精灵，征服癌症则是追求生命至上的永恒信念。我望着书架上那本完好如初的《癌症传》，8 年来经历的艰难曲折不禁涌上心头。做书又何尝不是一种人生历练呢？自两年前《癌症传》翻译完成之后，我就开始了自己的探索，目前已经完成了将近 20 万字，内容涵盖了我的求学与行医生涯。与此同时，我还在社交媒体上设立了专栏"Page One"，与各位读者一起鉴赏优秀的外版作品。

我要感谢赐予我生命的父亲和母亲，你们总是默默无闻地承担家庭的重任。我要感谢分享快乐生活的妻子和女儿，你们给了我充足的自由去展翅翱翔。我要感谢热爱这部作品的广大读者，你们一直在等我兑现对大家的承诺。我要感谢徐文、董正和刘俐娴老师，你们曾经为我打开了一扇众妙之门。我要感谢李英洪、王强与丁川老师，你们共同见证了这部作品的凤凰涅槃。我要感谢前任策划编辑肖雪老师，最后的精彩本来应该与你分享。我要感谢现任策划编辑关建老师，你在收尾阶段做了大量沟通工作。我要感谢文字编辑的辛勤工作，你们深知外科医生的文字洁癖。我要感谢伊静波、唐金陵和陈静老师，你们都亲历了这场没有硝烟的战争。我要感谢未曾谋面的穆克吉医生，你的博学与人文情怀激励着我前行。最后，我要感谢那些癌症患者和家属，你们的信任让我的人生备感荣耀。

愿这部作品能够为饱受病痛折磨的患者带来一丝抚慰，愿我们心中隐形的太阳能够继续发出璀璨的生命之光。

马向涛

2021 年 11 月 20 日

见识丛书

科学 历史 思想